最新临床妇产科诊疗技术

高 楠 杨 鹂 主编

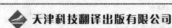

天津出版传媒集团

天津科技翻译出版有限公司

图书在版编目(CIP)数据

最新临床妇产科诊疗技术 / 高楠,杨鹏主编. —天津:天津科技翻译
出版有限公司,2012.9
ISBN 978-7-5433-3070-2

Ⅰ.①最… Ⅱ.①高… ②杨… Ⅲ.①妇产科病—诊疗 Ⅳ.①R71

中国版本图书馆 CIP 数据核字(2012)第 204367 号

出　　版:天津科技翻译出版有限公司
出 版 人:刘　庆
地　　址:天津市南开区白堤路 244 号
邮政编码:300192
电　　话:022-87894896
传　　真:022-87895650
网　　址:www.tsttpc.com
印　　刷:天津市蓟县宏图印务有限公司
发　　行:全国新华书店
版本记录:787×1092　16 开本　44 印张　950 千字
　　　　　2012 年 9 月第 1 版　2012 年 9 月第 1 次印刷
　　　　　定价:78.00 元

(如有印装问题,可与出版社调换)

编委名单

顾 问

张 愈　张秀珠　卓开敏　卓加发　陶富文
宁凤海　赵 亮　詹宇辉　陈世步　张毓琦
李国建　陈永兴　陈龙海　游宗武　游春燕
游东升　林新尧　林新泰　阎国林　陈建新
商雁冰　苏金斗　苏进华　苏建华　陈 峰
苏进峰　殷艳萍　刘景林　李 勇　王桂芝
杜云杉　闫丽晨

主 编

高 楠　杨 鹏

副主编

尚玉敏　冯 冰　李小萍　陆晓兰　唐政萍
康国峰　李向红　李红霞　潘 霖　张晨霞
曹 韵　王 强　汪庭胜　王成光　李 楠
高洪军

编 委

丁作臣　王 莹　王 强　王成光　王秀颖
王艳洁　王艳艳　冯 冰　吕春征　孙红星
邬 静　闫文娟　闫丽晨　吴 迪　张 芳
张志伟　张晨霞　李 洁　李 楠　李小萍
李向红　李红霞　李朋朋　李彩云　杨 洁
杨 鹏　杨晓燕　汪庭胜　陆晓兰　陈 静
陈 霖　陈建新　周凯园　宗 杰　尚玉敏
唐政萍　殷艳萍　袁美玲　钱敬华　高 楠
高洪军　寇业玲　康国峰　扈桂英　曹红枚
曹国苹　景月静　温信艳　潘 霖
（按姓名笔画排列）

序　一

　　《最新临床妇产科诊疗技术》一书,是高楠和杨鹂两位主任与多位妇产科临床专家、主任、主治医师精诚合作撰写的一部优秀专著。它汇集了当代国内外最新的有关妇产科医学理论、科研动向及最新临床诊疗技术之精华。高楠、杨鹂二位主任长期工作于临床一线,将数十年的实践经验加以总结,并汲取近年来妇产科领域的新理论与新技术编著此书,实属难能可贵。其旨在挽救生命,惩治病魔,造福于人类,并促进我国妇产科事业的不断进步。

　　在本书的编写中,高楠、杨鹂二位主任根据当今广大的各级妇产科临床医生的迫切渴求及病患种类的不断翻新与根治要求,基于原《妇产科临床速查手册》曾多方受到了各界妇产科同仁的追捧与厚爱,推陈出新,填补了原书在无创、微创诊治妇产科疾病等方面的空白。本书详述了恶性妇产科肿瘤介入疗法,腹腔镜与宫腔镜联合下施行各种高难度的妇产科手术及导丝疏通梗阻的输卵管治疗不孕症,LEEP术,宫颈消融术一次性根治宫颈疾患,不开腹射频治疗多发性或单发性子宫肌瘤,不开腹保守治疗盆腔肿物,波姆光、微波、超短波治疗妇科各种久治不愈的顽症,无痛处女膜修补术,无痛会阴、阴道紧缩术,以及试管婴儿等各种先进的助孕技术。

　　本书内容丰富,具有易学、易懂、实用、速查的独特功能。一书在手,将为妇产科医生、护士在临床实践中提供有价值的参考。

　　医学本身是一门发展的科学,随着科学技术的进步,定会有更多新知识新理念填补进高楠、杨鹂二位主任的著作当中,同时也竭诚希望有更多的年轻医师在此书当中受益,在临床上总结更多经验,为我国妇产科学事业的发展作出贡献。

陈世步

天津乐园医院院长

2012 年 7 月 25 日

序　二

近期在与医务界同行的交谈中得知，妇科专家、医学科普作家高楠和杨鹂主任撰写的《最新临床妇产科诊疗技术》出版发行了。为此，由衷地向她表示祝贺。毕业于哈尔滨医科大学的杨鹂主任，在多年的妇科、产科的临床实践中，积累和总结了丰富的临床经验，她能把宝贵的经验、智慧的结晶、实践的总结，毫无保留地广传世人，让百姓受益，这种奉献知识的举措，可谓是件功德无量的好事。在此，代表众多读者向著作人表示感谢。书是知识的载体。人类的文明自有文字记载以来，书一直为教学育人、学术传播、科学的发展及社会的进步起着决定性的作用。笔者由于医务工作的需要也时常漫步于书店、书馆，在林林总总的书海里寻找相关专业的书籍，倘若发现一本与本专业对口的图书也是爱不释手。就医学书籍来说，书架上不乏大部头的专业巨著，但对于新毕业刚参加工作的医护人员来说，可实际操作的实用书籍并不多，尤其是妇科、产科更如凤毛麟角，难以寻觅……欣喜！《最新临床妇产科诊疗技术》的出版发行，弥补了医疗书籍的不足，解决了广大基层医务工作者的需求。作者在书中详细讲解了"无创与微创"等新的诊治内容，填补了一些妇科、产科的手术空白。该书在写作手法上深入浅出，图文并茂，通俗易懂，言简意赅。让读者看得懂，用得上，可操作，称得上是一本好的基层医务工作的"口袋书"。

祝《最新临床妇产科诊疗技术》出版发行获得成功！

宁凤海

天津渤海专家医院院长

2012 年 7 月

再版前言

《临床妇产科速查手册》自问世以来,深受各界妇产科同仁抬爱,它成为同仁们的囊中宝,手中贝,在其"启迪"下救治了成千上万例的妇女及其腹中宝宝,使无数危重病者及时得以救治,转危为安。

而今,时代在进步,科学在发展,医学在腾飞,新的医学理论及创新的医疗技术犹如雨后春笋般日新月异地喷射出绚丽的光彩。始终坚守在妇产科一线的优秀工作者们极为渴望能即时掌握新理论、新技术,用以造福人类,为母亲保全孩子,为孩子保全母亲,使占人类半边天的女性能健康无疾。

为满足同仁们的渴求,在百忙中耕耘此书——《最新临床妇产科诊疗技术》,本书在原《临床妇产科速查手册》基础上添加了医者与病患均急切需要的最新无创与微创诊治内容。

为排解女性对贞操的纠结,详述了处女膜修复方法,填补了处女膜修补手术的空白。引进了一次性治疗即可根治宫颈顽疾的 LEEP 术、宫颈消融术,解决了长久以来多种治疗宫颈糜烂方法不能彻底根除此病的弊端。填补了六联治疗顽固性外阴白斑、阴道炎及盆疗、微波、盆腔炎性包块的治疗细则。细述了不开腹射频消融治疗子宫肌瘤、卵巢囊肿的最新方法。以图文并茂的方式详解了腹腔镜与宫腔镜联合下导丝治疗输卵管阻塞所致不孕症的技术细则。

针对日益提高的剖宫产率,剖宫产子宫瘢痕妊娠的多发及危险,对如何处治及避免发生意外做了极为详细的阐述。

总之,本书补齐了无创、微创的妇产科各种理论、诊治及手术方略。

一册在手,可速查,速治,速救,裨益匪浅。

万望同仁青睐。

盼不吝指正。

高　楠
杨　鸥
2012 年 7 月 8 日

目 录

第一章 症状识别

内容提要

详述妇产科常见疾病各种症状的起因分类,尤其是子宫出血、腹痛的病因。

一、白带

白带包括来自大小阴唇、前庭大腺、宫颈腺体及阴道黏膜的渗出物,少量由宫内膜分泌,呈白色或透明黏液状。其量和性状随雌激素量的变化和月经的周期而变化。经前、经后 2~3 天及排卵期和妊娠期量增多,排卵期白带多且稀薄。

白带异常包括其量、色、味和质的变化。

(一)量增多

由盆腔及子宫充血、心力衰竭及盆腔肿物所致。

(二)色异常

黄色、绿色、灰色为炎症感染或异物所致。白带中含泡,阴道壁有点状、杨梅状出血点为滴虫感染。

(三)味异常

1.腥味多为炎症感染。

2.恶臭提示是由子宫恶性肿瘤,黏膜下肌瘤感染、坏死,或阴道内异物残留所致。

(四)质异常

1.凝乳状或豆渣样白带为真菌感染所致。

2.高粱米汤样或洗肉水样恶臭白带为宫颈癌或宫体癌所致。

3.脓性白带为炎性感染,如阴道炎、宫颈炎、宫内膜炎或性病所致。

4.清亮黄红色液性白带为输卵管癌所致。

5.血性白带为宫颈息肉、宫内节育器所致。

二、出血

阴道出血可能为肿瘤、炎症、流产、异位妊娠、损伤及药物所致。

(一)点滴出血

1. 宫颈息肉,宫颈炎。

2. 先兆流产,药物流产。

3. 异位妊娠。

4. 宫内节育器。

5. 应用避孕药后突破性出血。

6. 性交后出血应警惕早期宫颈癌。

(二)不规则出血

1. 子宫肌瘤,子宫肉瘤。

2. 宫颈癌较晚期。

3. 宫体癌(绝经后出血)。

4. 卵巢功能性肿瘤。

5. 葡萄胎。

6. 绒毛膜上皮癌。

7. 异位妊娠。

8. 宫颈妊娠。

9. 流产。

10. 功能性子宫出血。

11. 宫内节育器。

12. 激素类药物不规则治疗。

13. 血液病。

14. 阴道癌。

(三)大出血

1. 子宫肌瘤,尤其黏膜下肌瘤。

2. 子宫内膜增殖症。

3. 子宫内膜息肉。

4. 宫颈癌晚期。

5. 宫体癌。

6. 葡萄胎。

7. 绒毛膜上皮癌。

8. 难免流产、不全流产。

9. 损伤(性交所致的阴道裂伤、后穹隆破裂,或手术操作引起的生殖器损伤)。

10. 血液病(血实验室检查、骨髓穿刺实验室检查异常)。

11. 弥散性血管内凝血[皮肤、黏膜出血斑,血实验室检查 3P 试验阳性,血小板 < 100×10^9/L,血凝血因子(纤维蛋白原)≤150mg/dL]。

12. 阴道癌。

三、闭经

大脑皮层－下丘脑－垂体－卵巢－子宫，其中任何部位异常（功能性或器质性）均可引起闭经。闭经的原因有如下几种：

1.营养不良可引起闭经。

2.精神紧张、忧伤可致闭经。

3.疾病（贫血、结核、甲亢、甲低、糖尿病等）可致闭经。

4.性染色体异常，例如 X－三体综合征和特纳综合征，常伴闭经。

5.下丘脑－垂体性闭经

（1）席汉综合征　大出血引起垂体前叶坏死变性，致闭经。

（2）垂体肿瘤　闭经伴有视野缺损、头痛，头颅 X 线片可见垂体占位性病变影像。

（3）闭经泌乳综合征　闭经、泌乳及生殖器萎缩。系由于过久哺乳、内分泌紊乱、肿瘤、药物（抗胆碱药、氯丙嗪、利舍平、吗啡）等，抑制下丘脑，使其不能释放对垂体泌乳激素有抑制作用的抑制因子所致，泌乳激素致长期泌乳，并抑制垂体促性腺激素的分泌，而引起闭经。

（4）弗勒利希综合征（肥胖生殖无能综合征）　闭经、肥胖、生殖器官与第二性征发育不全，系由于颅底创伤、肿瘤、血管异常所致。

（5）口服避孕药诱发闭经。

6.卵巢性闭经

（1）卵巢先天性发育不良　对垂体促性腺激素缺乏反应，不能产生卵巢激素。促性腺激素分泌高致闭经、矮小或高大，及第二性征发育不全，并可伴先天畸形、蹼状颈、主动脉狭窄、视力不佳、耳聋和肘关节外翻等。

（2）卵巢早衰　40 岁以前过早绝经。雌激素减少，促卵泡激素增加，伴更年期综合征。

（3）暗经　终身无月经，无更年期症状，外形女性化。

（4）卵巢男性化肿瘤　含睾丸细胞瘤、肾上腺细胞残迹瘤等，使雄激素过高，抑制卵巢功能，致闭经、男性化——多毛、阴蒂肥大等症。

（5）多囊卵巢综合征　双侧卵巢对称性囊性增大，闭经、不育、肥胖、多毛。

7.子宫性闭经

（1）先天性无子宫。

（2）子宫切除术后。

（3）子宫发育不良或幼稚型子宫。

（4）先天性无宫内膜。

（5）宫内膜受损，刮宫过重，损伤宫内膜基底层，或宫腔粘连，或放射治疗损伤宫内膜。

（6）宫内膜感染，如结核。

四、痛经

经期或经期前后腹痛或其他不适,影响正常生活与工作为痛经。

原发性痛经主要分为以下几种:

1. 精神性痛经,恐惧紧张致气滞血淤,或寒邪引起痛经。

2. 卵巢性痛经,排卵性月经,内分泌失调导致痛经。

3. 子宫性痛经

(1)子宫肌痉挛引起痉挛性痛经。

(2)子宫狭部张力增强或颈口狭窄所致痛经。

(3)子宫过度倾屈使经血排出不畅而痛经。

(4)膜性痛经,整块排出宫内膜,子宫强烈收缩或不协调收缩致痛经。

五、腹痛

腹痛的部位与性质,取决于引起腹痛的原因与病灶的部位。

(一)下腹正中痛

1. 痛经　经期或经前、后疼痛,多为小腹部阵发痉挛性疼痛。

2. 流产

(1)先兆流产为小腹部轻微坠痛。

(2)难免流产为小腹阵发性坠痛或痉挛性疼痛。

3. 炎症　子宫炎性疼痛多为小腹持续性钝痛。

4. 葡萄胎　破坏性葡萄胎自发穿孔,表现为小腹持续性剧痛。

(二)下腹一侧或双侧痛

1. 卵巢囊肿蒂扭转　下腹一侧突发性剧痛,卵巢蒂部压痛最明显。

2. 异位妊娠　输卵管妊娠破裂时表现为下腹一侧突发性剧痛,有闭经、早孕反应及阴道不规则出血史。输卵管妊娠破裂,腹腔内出血严重者失血休克和贫血症状。尿妊娠试验阳性,血 HCG 升高。输卵管妊娠未破裂者表现为下腹一侧持续性轻度钝痛。

3. 输卵管积水扭转　表现为下腹一侧突发剧痛。阴道检查可发现长形的积血输卵管,其根部压痛最重。多有慢性输卵管炎病史。

4. 阑尾炎　初起为心窝部或脐周痛,然后转至右下腹,麦氏点压痛、反跳痛最明显。

5. 盆腔炎　多为小腹两侧持续性钝痛。

(三)脐周痛

1. 肠炎　多为阵发性脐周部痉挛性疼痛,排便后减轻。

2. 蛔虫　阵发性脐周部痉挛性疼痛,空腹时加重。

3. 肠扭转　小肠扭转表现为以脐周为主的全腹持续性剧痛。

(四)右上腹痛

1. 炎症　肝炎、肝大表现为右上腹持续性钝痛。

2.胆道蛔虫症　右上腹阵发性钻顶样疼痛。

3.胆石症　右上腹阵发性剧烈绞痛。胆囊区压痛,肌紧张明显。

4.脾破裂　季肋部受外力后突发疼痛,继之腹腔内出血,休克。

(五)上腹部痛

1.胃溃疡　上腹阵发性烧灼样疼痛,与空腹相关。胃溃疡穿孔时表现为突发刀割样疼痛。继之腹痛遍及全腹——全腹持续性剧痛。

2.急性胃扩张　暴饮暴食后上腹部持续性剧痛,伴恶心、呕吐。

3.急性胰腺炎　上腹剧痛,伴淀粉酶升高。

4.冠心病　不典型心绞痛可表现为上腹部阵发性挤压样剧痛;心肌梗死则可表现为上腹部持续性剧痛,心电图有典型的心肌缺氧表现。冠状动脉血管痉挛所致的心绞痛,服扩冠药效佳。

(六)左上腹痛

1.脾大　左上腹轻度钝痛。

2.结肠炎　腹痛与腹泻相关,沿乙状结肠走行有轻度压痛。

3.便秘　便秘引起的左侧腹持续性轻度钝痛,排便后减轻。

(七)全腹痛

1.腹膜炎　全腹压痛、反跳痛,伴发烧、白细胞增高。

2.肠梗阻　阵发性绞痛,伴恶心、呕吐,吐隔夜宿食,甚至吐粪,不排气,不排便,肠鸣亢进,可闻气过水声,腹痛可有肠型。

六、腹胀

1.卵巢癌　卵巢癌伴腹水时,腹胀明显,B超可见盆腔包块、腹水症状。

2.卵巢纤维瘤　卵巢纤维瘤伴腹水时,有腹胀症状。

3.肝硬化　肝硬化伴腹水时,腹胀明显。

4.结核性腹膜炎　有包裹性积液时,腹胀明显,抗结核治疗有效。

5.肠胀气　术后肠胀气可致腹胀。

6.麻痹性肠梗阻　腹胀、恶心、呕吐、肠鸣消失或肠鸣微弱。

7.低钾血症　血钾低,致肠胀气,出现腹胀。

七、腹部包块

1.子宫肌瘤　超过妊娠3个月大小的子宫肌瘤,在下腹中部可触及硬性不活动的实性包块。

2.妊娠　妊娠3个月以后,在下腹部可触及增大的子宫,子宫大小与孕月相符,妊娠4个月后可出现胎动,B超可见胎儿影像。

3.葡萄胎　子宫增大,大于孕月,伴阴道流血,阴道可排出葡萄粒。B超可见典型的葡萄胎影像。

4.卵巢囊肿　下腹一侧活动性肿物,可移至对侧。

5.炎性包块或脓肿　盆腔、腹腔各种炎性包块或脓肿。

6.陈旧性血肿　陈旧性宫外孕血肿包块,多有急性宫外孕破裂或流产史,附件区包块界限欠清楚,不活动。质较软。

7.肠系膜囊肿　阴道触诊难以触及的腹腔活动大的肿物,多为肠系膜囊肿。

8.尿潴留　双合诊时发现囊肿位于耻骨上、居中、偏前,边界欠清楚。导尿有残留尿,且囊肿消失。

9.子宫积血　先天无阴道,或处女膜闭锁,导致子宫积血,宫体变大。

八、不孕

婚后两年未孕为原发不孕。

流产或足月产后 2 年,未采取避孕措施未再妊娠者为继发不孕。不孕的原因如下。

1.精液异常

(1)无精子。

(2)少精子。

(3)精子活动力差。

(4)精液液化不良。

2.抗精子抗体。

3.无排卵。

4.输卵管阻塞,使精子与卵无法会合。

九、外阴瘙痒

1.精神神经性外阴瘙痒。

2.代谢异常引起外阴瘙痒　如糖尿病、痛风等。

3.血液病所致外阴瘙痒　如白血病。

4.肝胆疾病、黄疸　可有瘙痒症状。

5.变态反应引起外阴瘙痒　①药物疹。②荨麻疹。③对尼龙类内裤过敏。④对避孕器具过敏。

6.真菌性外阴、阴道炎　阵发性奇痒,伴凝乳样或豆渣样白带。

7.滴虫性外阴、阴道炎　外阴瘙痒,伴含泡脓性白带。

8.外阴白斑　外阴变白、皲裂。

9.外阴皮肤病

(1)外阴湿疹。

(2)外阴扁平苔癣。

(3)外阴牛皮癣。

10. 蛲虫病。

11. 阴虱。

12. 尿瘘 尿液长期刺激引起阴部瘙痒。

13. 粪瘘 粪渣刺激阴部引起瘙痒。

14. 阴道分泌物刺激 例如宫颈炎,阴道分泌物过多,刺激阴部引起瘙痒症状。

十、外阴包块

1. 外阴良性肿物 多为单发、边界清楚,生长缓慢的赘生物。

2. 外阴恶性肿物 外阴肿物质地较硬,边界欠清楚,可伴溃疡,久治不愈。

3. 外阴血肿 有阴部外伤史,伤后突发阴部紫色包块,疼痛重,表面有破口者有血液外流。

4. Ⅱ~Ⅲ度子宫脱垂。

5. 疝 可还纳,还纳后包块消失。

6. 尖锐湿疣 外阴、阴道菜花状或鸡冠样赘生物,涂片可见挖空细胞,病检证实为尖锐湿疣。

7. 脱垂于阴道口外的黏膜下肌瘤 长蒂黏膜下肌瘤可突露于阴道口外。

十一、性交困难

1. 先天无阴道。

2. 处女膜闭锁。

3. 板状处女膜。

4. 阴道横隔、阴道纵隔。

5. 瘢痕性阴道狭窄或粘连。

6. 阴道痉挛 阴道检查时手指压向后阴道壁下段,可诱发阴道痉挛,以协助诊断。

十二、性交疼痛

1. 阴道炎症 较严重的阴道炎可致性交疼痛。

2. 阴道干涩 卵巢早衰,或更年期后,由于阴道内分泌物过少,阴道干涩,阴道萎缩,可致性交疼痛。

3. 子宫内膜异位症。

4. 卵巢脱垂 卵巢脱垂于子宫直肠窝内,性交时可诱发疼痛。

5. 盆腔炎 附件及宫旁组织炎症增厚、粘连,性交时盆腔充血,触动宫颈,牵扯病灶,引起疼痛。

十三、性感异常

1. 性冷淡 无性欲,甚至厌恶性交。

2.性感缺失　有强烈性欲要求,但不能达到性欲高潮。

(1)疾病　全身性疾病、神经内分泌功能紊乱。

(2)过度疲劳。

(3)生殖器局部病变　例如炎症、内膜异位,导致性交疼痛,使性感缺失。

(4)性交方式不当。

(5)夫妻双方性交配合不协调。

(6)恐惧妊娠。

十四、性早熟

(一)女性性早熟

女孩在8岁前出现乳房发育、月经来潮、阴毛生长等青春期体征者,称为女性"性早熟症"。系由于雌激素分泌过早所致。

身高增长迅速常常是性早熟的最早体征。

1.真性性早熟(体质性性早熟)　系由于下丘脑－垂体－卵巢性腺轴功能过早成熟,分泌雌激素所致。

2.假性性早熟　系由于分泌雌激素的肿瘤(如卵巢粒层－卵泡膜细胞瘤),分泌促性腺激素的卵巢畸胎性肿瘤(如绒癌、胚胎癌)等有分泌功能的肿瘤所致。

(二)异性性早熟

主要表现为阴毛过早生长、阴蒂肥大、皮肤痤疮、生胡须、声音变粗、身体增长快、肌肉发达等男性化体征。系由于产生雄激素的肾上腺皮质肿瘤或卵巢肿瘤所致。

注意事项

必须娴熟掌握各种临床症状的鉴别,才可避免漏诊与误诊,并可养成快速确诊的能力。

第二章　妇产科辅助诊断技术

第一节　妇科检查法

内容提要

妇科检查主要是查盆腔,包括视诊、触诊、窥器检查、双合诊、三合诊、肛腹诊。

【注意事项】

1. 检查前必须排空小便,排尿困难者要导尿。

2. 检查应仔细、认真,动作要轻柔。

3. 注意防止交叉感染,用具要消毒,每人用后更换,每人用一块会阴垫。

4. 患者取膀胱截石位,腹壁尽量放松。

5. 有阴道出血,需查盆腔时,应消毒外阴,戴无菌手套,用无菌器械。

6. 月经期避免阴道检查,以防引起感染及子宫内膜异位症。

7. 未婚者禁行阴道检查,可行肛诊。必须查阴道时,应征得患者或家属的同意,并行书面签字认可。

8. 男医生进行检查时,必须有其他医务人员在场。

9. 疑有张力性尿失禁的患者,检查前不排尿,嘱其在膀胱充盈时咳嗽,以观察有无尿液溢出。

一、外阴部检查

观察外阴发育,阴毛多少及分布,外阴、阴道有无红肿或慢性炎症,外阴皮肤色泽,有无溃疡、静脉曲张、肿瘤、瘢痕、裂伤及分泌物性状,注意有无畸形。处女膜状态:完整为未婚型,破裂为已婚型,仅残留处女膜痕为经产型。前庭大腺是否肿大。阴道前后壁有无膨出,加腹压时有无尿失禁和子宫脱垂。

二、窥器检查

(一)窥器的放置

注意避免夹卷小阴唇等阴部组织,以防增加患者痛苦。

检查者左手分开小阴唇,伸食、中 2 指入阴道,并稍向后方压阴道壁,使阴道口张开裂隙,右手将两叶并拢的窥器沿此阴道口的裂隙顺阴道后壁轻轻插入。窥器放入前应先涂滑润剂。拟取阴道分泌物做细胞涂片时,则不宜用滑润剂,以免影响检查结果,可用生理盐水润滑窥器。

打开窥器,直至宫颈完全暴露,但应避免碰伤宫颈而出血。

(二)阴道视诊

旋转窥器,检查阴道黏膜有无充血、出血、溃疡、新生物等。注意分泌物的量、色、质、味;阴道穹隆部有无瘢痕、裂伤、膨隆或肿块。

(三)宫颈视诊

观察宫颈大小、颜色、外口形状,有无撕裂、糜烂、外翻、息肉、白斑、肥大、颈腺囊肿、赘生物及接触出血等。

结合病史及患者年龄进行防癌、滴虫、真菌、阴道清洁度、内分泌等涂片检查。

三、双合诊

经阴道手指触诊的同时用手在腹部配合检查,称为双合诊(图 2 - 1 - 1)。用以触诊阴道、宫颈、子宫、输卵管、卵巢、宫旁组织及韧带以及盆腔内壁情况。

检查者一手戴橡皮手套,食、中 2 指沾滑润剂,沿阴道后壁轻轻伸入。检查阴道深度,松紧度,及有无狭窄、瘢痕、硬结、肿块、畸形(横隔、纵隔等),以及宫颈、阴道壁、穹隆部有无异常及触痛等。

然后将阴道内两手指置子宫颈下,以腹部触诊手指的手心面向下按下腹部,两手配合触摸子宫轮廓、大小、硬度、活动度及有无压痛,并明确其位置(子宫的倾与屈,倾——子宫体纵轴与人体纵轴的关系,宫体向耻骨方向为前倾;向骶骨方面为后倾。屈——子宫体与宫颈间关系,前屈与后屈)。

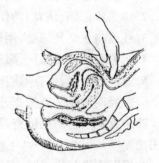

图 2 - 1 - 1 双合诊检查法

宫体触诊完毕后,进行子宫附件触诊,阴道内手指移向侧穹隆,尽力向上、外、后深触,内手紧压会阴部,腹壁手指在髂前上棘内侧距中线 5cm 处向盆后侧深压腹壁,直至腹部指端与阴道指端接近,使输卵管、卵巢居于两手指间。

正常的输卵管不能触及。正常卵巢有时可触及,卵巢为椭圆形。约为 3cm × 2cm × 1cm,表面光滑,可活动。

附件增厚、压痛时,应注意其部位、范围、厚度、轮廓及压痛程度等。

如摸到包块,应查明其大小、形态、性质(囊性或实性)、活动度、表面光滑或凹凸不平,有无压痛及反跳痛,并应查清包块与子宫的关系。

四、三合诊

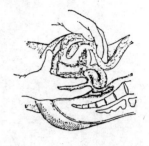

图2-1-2　三合诊检查法

经直肠、阴道、腹部联合检查为三合诊(图2-1-2)。检查者手指沾滑润油,食指置入阴道,中指插入直肠,另一手置于下腹部协同触诊。可比较清楚地查明位于盆腔较后部、子宫直肠窝部的肿物与子宫、直肠的关系,并可查清极度后倾的子宫、阴道直肠隔、主韧带、骶韧带、骨盆侧、后壁、直肠以及闭孔淋巴结的情况。并应注意检查指套上沾染物的性状。

五、肛腹诊

食指伸入直肠,另一只手在腹部配合的检查称肛腹诊。适用于未婚妇女和阴道闭锁、狭窄或阴道出血,不适宜做阴道检查者。

第二节　阴道清洁度及致病微生物检测法

内容提要

阴道清洁度的划分法,阴道、滴虫、真菌、淋菌检查法。

一、阴道清洁度判定法

(一)阴道清洁度的划分

阴道清洁度系按阴道杆菌、白细胞及杂菌的多少来判定。共分为以下4度(图2-2-1)。

Ⅰ度　只有多量阴道杆菌及上皮细胞,无杂菌、白细胞,视野干净,系正常阴道分泌物。

Ⅱ度　阴道杆菌及上皮细胞中量,少量白细胞及杂菌,系基本正常阴道分泌物,多见于阴道口松弛的经产妇。

Ⅲ度　少许阴道杆菌及鳞状上皮,较多杂菌及白细胞。提示炎症,如阴道炎、宫颈炎。

Ⅳ度　无阴道杆菌,只有少许上皮细胞,有大量白细胞及杂菌。多见于严重阴道炎,如淋菌性阴道炎、滴虫性阴道炎等。

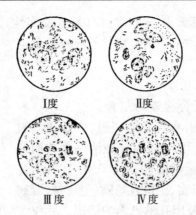

I度 II度

III度 IV度

图 2-2-1　阴道清洁度示意图

(二)临床应用

1.阴道杆菌少,抗菌能力低,应注意预防感染。

2.阴道清洁度为Ⅲ、Ⅳ度时,应抗感染治疗,尤其阴道手术前。治疗后,复查阴道清洁度为Ⅰ、Ⅱ度时,可进行手术。

二、阴道滴虫检查法

(一)适应范围

1.阴道或腹部术前,常规检查阴道分泌物,以排除阴道滴虫感染或慢性带菌。

2.白带多,色黄、绿、灰,尤其含泡,应查阴道滴虫。

3.滴虫性阴道炎治疗后,复查疗效。

(二)检查法

1.白带悬滴法　将一滴生理盐水滴于洁净的玻片上,然后用长镊子或棉签从阴道后穹隆蘸取少量白带,放入此滴盐水中,在低倍镜下观察,判定。

在镜下见到活动的滴虫为阳性。镜下的滴虫大小与白细胞相似,前端略圆,有四根游离鞭毛,后端稍尖,有一根小尖刺,呈旋转式钻动(图2-2-2)。

检查时的注意事项如下:

(1)生理盐水应保持在20℃左右,以提高阳性检出率。

(2)白带应现取现验,新鲜标本检出率高。

(3)检查前48小时内应避免房事、阴道冲洗及阴道内放置药物。

(4)采取标本时,窥器、手套、镊子等器械不要接触润滑剂、肥皂等,以免影响滴虫活力及阳性检出率。

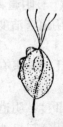

图 2-2-2　阴道滴虫

2.涂片检查法　取阴道后穹隆分泌物涂片,经染色后查滴虫。

三、阴道真菌检查法

（一）适用范围

1. 阴道或腹部术前，常规查阴道分泌物，以排除真菌性阴道炎及慢性带菌。

2. 外阴瘙痒，白带呈凝乳状或豆渣状，应查白带中有无真菌，以指导诊断与治疗。

3. 真菌性阴道炎治疗后，复查疗效。

（二）检查法

1. 涂片法　用长镊子或棉签取阴道后穹隆分泌物，或阴道壁白色片状分泌物，涂于玻片上。再加盖玻片，在低倍显微镜下检查，可见白色念珠菌的芽孢及菌丝（图2-2-3）。

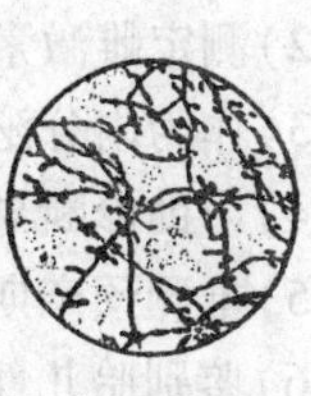

2. 染色法　将上述涂片用革兰染色法染片，镜检。

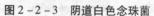
图2-2-3　阴道白色念珠菌

3. 注意事项

（1）检查前48小时避免阴道冲洗、性交及阴道内放置药物。

（2）窥器、手套等检查器械不要接触润滑剂、肥皂等，以免影响检出效果。

四、阴道淋菌检查法

（一）适应范围

1. 阴道或腹部术前，为排除淋菌感染。

2. 有性乱史，或接触过性病者。

3. 女性生殖器炎症，为鉴定其病原体。

4. 淋菌性阴道炎治疗后判定疗效。

5. 被强奸者。

（二）检查法

1. 涂片法　用盐水棉签分别蘸少许尿道口排泄物，阴道、宫颈分泌物，各自涂片，查淋菌。

2. 培养法　可将上述采取的标本做培养，以查找淋菌（淋病双球菌）。

3. PCR法　取被检者阴道分泌物检测淋菌。

第三节　病理标本采集

内容提要

　　阴道细胞、宫颈细胞采集法，宫颈黏液与羊水检查法，宫颈活检及刮取宫颈内膜及子宫内膜的方法。

一、阴道细胞采集

(一)适用范围

1. 妇癌普查。

2. 测定女性内分泌功能

(1)测定排卵。

(2)测定雌激素水平的周期性变化,了解其与月经周期是否相符。

(3)作为内分泌治疗的指标,检验治疗效果。

(4)协助诊断早孕,估计先兆流产保胎的效果。

(5)推测预产期,了解胎盘功能。

(6)鉴别胎儿性别。

3. 癌瘤疗效判定

(1)根据阴道细胞分级选择放疗。

(2)根据放疗后细胞形态改变,判定疗效及预后。

(3)随查了解癌瘤是否复发。

(二)采集方法

1. 采集前的准备

(1)玻片 擦洗干净,使其干燥,不黏附任何药物及润滑剂,用金刚钻笔刻上号码,或贴上实验室检查单联号。

(2)刮板、吸管 洁净,干燥,刮片进行脱脂处理。

(3)填齐实验室检查单。

(4)窥阴器 无菌,干燥,不涂润滑剂。

(5)固定液制备 ①95%酒精与乙醚各半。此固定液细胞染色清楚。乙醚易挥发,应将瓶口盖严。②单纯95%酒精。固定时间应少于30分钟,以防固定过久导致核膨大、核膜破裂。③甲醇固定液,固定15分钟左右,每次用过后过滤后再用,以防玻璃片上冲下来的细胞污染,影响结果。

(6)患者 在取标本前24小时内,应禁止阴道内任何刺激,如性交、冲洗、坐浴、阴道检查、上药等,以免影响检查结果的准确性。

2. 采集步骤

(1)宫颈刮片 早期宫颈癌筛选。暴露宫颈后,如表面白带多,先用无菌干棉球轻轻拭去。在宫颈癌好发部位,即鳞柱上皮交界的宫颈外口处,用刮片轻轻刮一周。切忌用力刮,以免出血,影响结果。

(2)宫颈管涂片 筛查宫颈管癌。①将用生理盐水浸湿的棉签插入颈管,轻轻转动2周后,取出做涂片。②用较细玻璃吸管吸取颈管内标本。③或用颈管取细胞特制毛刷轻轻在颈管内转动一周,涂片。

(3)TCT(thinprep cytology test,TCT) 是国际领先的薄膜液基细胞检查法。

①TCT 标本的采集(具体采集方法详见图 2 - 3 - 1)。

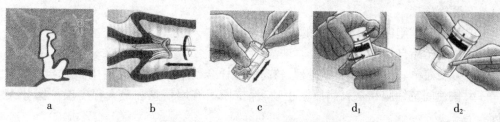

a　　　　　　b　　　　　　c　　　　　　d₁　　　　　　d₂

图 2 - 3 - 1　TCT 标本的采集方法

a. 准备　采样应尽量避开月经期,采样前 24 小时不上药、不冲洗、不过性生活。

b. 采样　采样在直接观察下进,将专用取样刷平行插入子宫颈内,直到刷子最下面的刷毛暴露在子宫颈外为止。用手轻轻固定、避免刷子滑出;然后将宫颈刷向同一方向转 3 ~ 5 圈,切勿来回转动,不要太用力或转得过多以免出血冲淡细胞,并使用恰当的力度保证取到更多的细胞。

c. 漂洗　在专用保存瓶中漂洗取样刷。漂洗时将取样刷轻轻抵住瓶的内壁(使毛刷散开),并在溶液中上下摇动刷子 10 次;然后快速地转动 10 圈左右以进一步将细胞样本漂洗下来。漂洗后扔掉取样刷。

d. 拧紧,记录　拧紧瓶盖,使瓶盖上的扭矩标志越过瓶上的扭矩标志线为止。将患者的名字和样本号码写在瓶上空白标签处;将患者的个人资料和病历填写在细胞学检验申请表上,字迹工整,尽可能提供相关的临床信息。

e. 存放送检　常温保存,最长可达 4 周。将样本保存瓶和专用申请单统一管理,以便送往实验室。

②注意事项

a. 经期不能取材。

b. 分泌物太多时要用干棉签擦干净后再取。

c. 宫颈糜烂严重的,旋转不要超过 3 圈,以免出血。

d. 旋转时向同一方向,不要来回转动以免加大创伤引起出血。

e. 一般情况下尽量避免短期内(小于 3 个月)重复取材,以免出现假阴性结果。

③TCT(液基细胞学)报单如何解读

a. 炎症、微生物感染、正常均看成是阴性筛查结果,患宫颈癌的危险很低,对症处理并定期筛查即可。

b. CIN 是发现一些癌前病变细胞但并非癌细胞,依病变程度从低到高分为Ⅰ、Ⅱ、Ⅲ级,癌变的危险也依次递增,需进一步做阴道镜下取活检做确诊,根据结果做局部处理或子宫全切除,手术后要定期复查[说明:有时只针对宫颈鳞状上皮细胞报告病变(SIL),分低度(LSIL)和高度(HSIL)两个级别]。

c. 非典型鳞状细胞(ASCUS,包括高度病变的 ASC - H)和非典型腺细胞(AGCUS)是发现一些异常细胞但不能明确诊断,这种情况要高度警惕,因为有是癌的可能性

（特别是 ASC – H 和 AGCUS），此时建议加做 HPV 检测或隔段时间复查，或做阴道镜检查及颈管诊刮。

d. 发现癌细胞需做其他方法的确诊及治疗。

④TCT 产品自身优势

a. 方便简单、无损伤的取样过程，较高的取样合格率，大大方便医生和患者。

b. 快速固定细胞和杀灭病原微生物，保持原始有用信息和最大程度保护医务人员。

c. 高精度的过滤膜技术和微电脑全自动控制系统，一次性成片，细胞均匀、不遗漏有价值细胞，利于诊断。

⑤子宫颈癌的病因

a. 世卫组织（WHO）已确认高危型人乳头瘤病毒（HPV）持续感染是引起宫颈癌的必要条件。

b. 性接触是 HPV 的主要感染途径，但避孕套并不能有效防止其传播。

c. 与没有感染 HPV 的妇女相比，感染者患宫颈癌的危险性高 250 倍。

（4）目前国际国内医疗界公认的对高危型 HPV 病毒检测的最佳方法。

①样本采集要求

a. 检查前准备：3 天内不要做阴道冲洗或使用阴道内药物；b. 24 小时内不要有性生活；c. 非月经期做检查。

②采样步骤：放置阴道张开器，用专用小刷子置于宫颈口与黏膜交界处逆时针转 3 圈，停留 10 秒图 2 – 3 – 2（a）；将小刷子放于专用试管中图 2 – 3 – 2（b），折断多余部分；盖上盖子，可见小刷子存放于试管中图 2 – 3 – 2（c）。

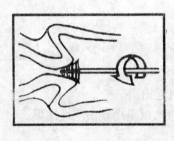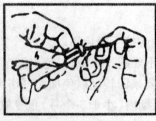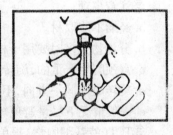

　　　　a　　　　　　　　　　b　　　　　　　　　　c

图 2 – 3 – 2　采样步骤

③注意事项：取好样的小刷在取出放置专用管过程中避免碰到其他物体，以免造成污染。

④标本保存：标本在室温可保存 2 周，在 4℃可保存 3 年。

⑤结果解读：高危型 HPV 检测值≥1pg/mL，为 HPV 阳性患者，应定期进行妇科检查。

说明：阳性代表有高危型 HPV 感染，患宫颈癌的危险很高，但并不意味着就是癌，需做其他方法的确诊并定期复查;阴性说明未来 3~5 年患宫颈癌的风险非常低。

⑥HPV – DNA 检测的临床运用

a. HPV – DNA 检测可用于宫颈癌的初筛。

b. 作为细胞学的补充,分流 ASCUS、指导 CIN 的处理。

c. 宫颈病变手术后复查随访的最有效手段之一。

(5)阴道涂片

①阴道上段侧壁涂片:了解卵巢功能,主要是雌激素水平。

a. 已婚患者,用窥阴器扩张阴道后,直视下,用刮片或生理盐水浸湿棉棒在阴道侧壁上 1/3 处轻轻刮取分泌物少许,但切勿用力,以免将深层细胞混入。

b. 幼女,或未婚妇女可用浸湿棉棒伸入阴道内取标本。注意须将棉棒上的棉花卷紧,以防遗落在阴道内,同时要将阴唇分开,以避免外阴分泌物影响检查结果。

②阴道后穹隆涂片

a. 检测来自子宫、输卵管、卵巢的癌细胞,若涂片呈阴性,也不能除外恶性肿瘤。

b. 了解雌激素水平。由于其细胞来源复杂,蜕变多,受宫颈黏液酸碱度影响,故反映出雌激素水平偏低。

(5)宫腔吸片　检测子宫内膜癌。采取标本的步骤如下:①截石位。②严格消毒外阴、阴道、宫颈。③用探针检查宫腔。④用金属吸管伸入宫腔,上下左右移动吸取标本。⑤将标本制片固定。

(6)病灶局部印片,直接贴接外阴、阴道壁病灶,印片,然后固定、染色,以发现恶性肿物。

(三)注意事项

1. 将取得的标本刮在玻片上时,应向一个方向涂抹,切忌往返涂抹,以免损坏细胞。涂片厚薄应适中,过厚染色不良;过薄细胞稀少,影响检查结果的准确性。

2. 若盛固定液的器皿中无固定架,则应在每张玻片上夹一回纹针,以防两玻片粘在一起,损坏标本。

二、子宫颈黏液检查

子宫颈管内膜富有腺体,分泌黏液。其黏液性能受卵巢激素影响。故可通过宫颈黏液性能(量、黏稠度、黏液结晶类型)的测定,推测卵巢功能。

(一)宫颈黏液结晶检查

1. 检查方法

(1)取宫颈黏液前不应冲洗阴道,或放置药物。

(2)窥器暴露宫颈后,用棉球轻拭宫颈外口及穹隆部黏液,勿用力使宫颈出血,以免血液影响结晶形成。

(3)用长镊子或吸管伸入宫颈约 0.5cm,取出黏液,轻铺于干燥洁净的玻片上。

(4)待玻片自然干燥后进行镜检。天冷或潮湿时可用灯泡烤干,但对结晶形状有影响。

2.结果判定 宫颈黏液结晶性状与量决定于雌激素的水平。近排卵期雌激素水平最高时,宫颈黏液结晶最丰富,形成密集的细长羊齿叶状。当排卵后,黄体激素阻止结晶形成,黏液结晶可全消失(图2-3-3)。

(1)典型结晶(+++) 涂片布满直、细长、分支繁复的羊齿叶状结晶,表示即将排卵。

(2)较典型结晶(++) 涂片布满弯曲较粗的羊齿状结晶,或呈带状,似树枝落雪状,相当于月经周期第10~12天。即排卵前2~4天。

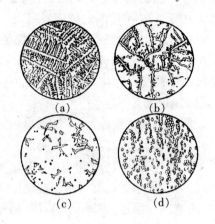

(a)"+++"典型结晶 (b)"++"较典型结晶
(c)"+"不典型结晶 (d)"-"椭圆体
图2-3-3 宫颈黏液结晶

(3)不典型结晶(+) 结晶呈细树枝状,分支少、稀疏,似金鱼草状,相当于月经第7~8天,表示雌激素水平低落。

(4)椭圆体 较白细胞大2~3倍,但较窄,透光度大,镜下有亮感。约在排卵后48小时出现,表示黄体作用。

(5)涂片中无结晶,仅有上皮细胞及白细胞,出现于月经前期及绝经后妇女。

(二)宫颈黏液抽丝试验

排卵期,由于雌激素作用,宫颈黏液量增多、稀薄、透明,似蛋清,且弹性增加,可拉长不断(可拉长至6~10cm)称"拉丝现象"。

孕激素作用下,宫颈黏液变黏稠、浑浊。似胶冻,阻塞在子宫颈管内,延伸性大降。排卵后期,无拉丝现象。

1.临床应用

(1)判定有无排卵 从月经干净开始,每日或隔日连续测定宫颈黏液,渐渐增多,且稀,下半月量变少,且黏稠,提示可能有排卵。

(2)如整个月经周期中宫颈黏液的黏稠度变化不大,提示雌激素低落,卵巢功能不全。

(3)若宫颈黏液持续呈稀薄、透明、延展性强,而无周期性变化,标志雌激素高度影响,缺乏孕激素作用,提示无排卵或未妊娠,以鉴别闭经原因。

2.检查方法

(1)暴露宫颈,观察宫颈口黏液性状(稀薄或黏稠,透明或混浊),用于棉球擦净宫颈表面及阴道穹隆部分泌物,用干燥长吸管或长镊子伸入宫颈1cm,钳取黏液。

(2)将黏液置于玻片上,用另一张玻片蘸取黏液,拉成丝状,测其长度。或直接分开钳取黏液的钳口,测其拉丝长度。

三、羊水检查

高位胎膜早破,或破口小,羊水流出少,需查羊水结晶,可确定胎膜是否已破。

(一)检查方法

1. 常规消毒外阴,切勿使消毒液流入阴道。

2. 窥器暴露阴道后穹隆部。

3. 用吸管从后穹隆部吸取"羊水",滴于玻片上,待检。

(二)结果判定

1. 阴道液 pH 值 4.5~5.5,呈酸性。羊水 pH 值为 7~7.5。将试纸放于有阴道液的玻片上。变色后与标准色图比较,可测出其液酸碱度。若测得的 pH 值超过 6.5,提示胎膜已破。

2. 涂片干燥后,镜检,如有羊齿叶状结晶,为阳性,表示胎膜已破。

3. 在阴道液玻片上滴苏丹(Sudan)Ⅲ液,若观察到胎儿皮脂红色脂肪小球,也证实为破膜。

(三)注意事项

1. 采取阴道液时,避免将宫颈血性液混入,以免影响羊水结晶的形成及阴道酸碱度测定的准确性。

2. 早产儿皮脂少,检查来自胎儿皮脂的脂肪小球可呈假阴性结果。

四、宫颈标本采集法

(一)适用范围

诊断子宫颈癌。

(二)采集方法

1. 碘试验 用窥器暴露宫颈,用于棉球擦净宫颈分泌物。将复方碘液(碘 2g,碘化钾 4g,加水至 100mL)涂宫颈,正常宫颈上皮染棕色,病变区缺乏糖原,不着色。在碘不染色区取活检,以提高病检准确率。

2. 若无复方碘液,宫颈局部消毒后,用活检钳,在宫颈鳞柱上皮交界处,或正常与异常组织交界处,3、6、9、12 点或 2、5、8、11 点处,行多点活检。

3. 若宫颈病变比较典型,临床已初步确诊为浸润癌。可在病灶与正常组织交界处单点钳取活检。钳取 1~2 块组织通常可确诊。

4. 采取的组织立即浸入盛有 10% 甲醛溶液的小瓶中,必要时可将各部位所取的组织分装在各小瓶中。小瓶应标记姓名、门诊或住院号、标本名称及采取部位。

5. 活检部位如有出血,可用干棉球或纱布压迫止血。若血仍不止,可用止血粉,或止血纤维,或吸收性明胶海绵置出血处,再以带尾纱球或纱布压迫止血,8~12 小时后取出。也可用电灼止血。

6. 填记病理切片申请单中的各项,并注明地址。申请单与标本瓶一同送检。

五、子宫内膜标本采集法

(一)适用范围

1. 了解子宫内膜周期性变化,有无排卵及黄体功能。

2. 诊断或排除宫内膜恶性病变。

3. 了解宫内膜的增生程度。

4. 诊断或排除宫内膜结核或其他宫内膜炎症。

5. 了解宫内膜炎症、增生等病变对治疗的反应,判断疗效。

(二)采集方法

1. 常规妇科检查,了解子宫大小、位置、活动度。

2. 常规消毒外阴、阴道,窥器暴露宫颈,用0.1%碘伏液消毒阴道及宫颈。

3. 将子宫探针放入宫口,沿宫腔方向测宫腔深度和方向。

4. 用小刮匙下刮内膜至子宫内口处,然后将刮下的内膜推出。

5. 将刮出的内膜置于10%的甲醛液中固定,送检。

6. 病理申请单应逐项填齐,并写明地址,以备追访。

(三)注意事项

1. 不孕症诊刮,最好在诊断前的1个月内坚持避孕,以避免在不知怀孕的情况下,误行诊刮术。

·2. 不提倡月经来潮最初几小时内诊刮,因经期诊刮易导致子宫内膜异位症,继发感染,且经期内膜不易识别有无排卵征象,并有“刮空”——刮不出内膜的可能(因月经来潮前内膜已剥脱)。

六、颈管标本采集法

(一)适用范围

诊断或排除颈管内膜癌变。

(二)采集方法

1. 常规消毒外阴、阴道及宫颈。

2. 用小刮匙刮取宫颈管内膜。

3. 将刮出物置于10%甲醛液中,固定,送检。

(三)注意事项

1. 颈管及宫内膜标本同时采取时,先用小刮匙刮颈管内膜,然后用探针探宫腔,再刮宫内膜。

2. 将颈管内膜与宫内膜分装在两个有10%甲醛液的小瓶内送检。

第四节　PCR 技术

内容提要

聚合酶链式反应(Polymerase Chain Reaction,PCR)技术是体外扩增特异性基因片段的新技术。是用 DNA 聚合酶在体外反应系统中诱发一对引物间的 DNA 双链的合成过程。经过 20~35 次循环反应后,可使目的基因片段放大上百万倍,使得对该基因片段的检测和分析研究更为有利,PCR 技术具有操作简便、特异性强、灵敏度高、反应时间短的特点,其应用范围越来越广。从分子生物学基础研究发展到广泛应用于临床医学诊断。

一、PCR 技术步骤

PCR 全过程分三步,其中每一步的转换是通过温度的改变来控制的。

第一步:DNA 变性。

第二步:与附加物退火(DNA 复性)。

第三步:引物延伸(扩增新的 DNA)。

经过上述三步,就完成了一个 PCR 的循环反应,每经过这样一个循环反应,就使被检测的基因片段被放大了一倍,如此经过 30~35 次循环后,则能将被监测的基因片段放大 10^6 倍。

二、PCR 技术的应用

(一)分子生物学研究方面的应用

1. 生成克隆化双链 DNA 的特异序列作为探针。

2. 通过选择性地扩增特定 DNA 区段,生成某些克隆化基因的特异性探针。

3. 由少量 mRNA 生成 CDAN 文库。

4. 生成大量 DNA 进行序列分析。

5. 突变分析。

6. 染色体缓移。

(二)PCR 技术在法医学中的应用

PCR 技术应用于法医学的优点是:对检材要求低,存放几十年的血痕也可进行检测,需要量非常少就能进行检测。

(三)PCR 技术在临床医学诊断中的应用

1. 遗传疾病的产前诊断

PCR 技术的发明,使得遗传疾病的产前诊断变得快速、方便、灵敏且又安全。

(1)伴性遗传病　目前已知的人类遗传疾病中,有不少是伴性遗传的。如血友病

A、B,就是一种人类 X 基因性连锁疾病,临床表现为女性遗传,男性发病。对于这一类遗传疾病,在产前先做一下胎儿的性别鉴定,然后根据结果(男或女)采取必要的措施或再做进一步检查以做决定。以往做胎儿的性别鉴定一般取 10 周以上的胎儿绒毛,做染色体检查或提取 DNA 做分子杂交,标本需求量大,操作繁琐,实验周期长,对胎儿还具有一定的危险性。

用 PCR 技术做胎儿的性别鉴定则只需采取孕妇指尖或耳垂的外周血,提取 DNA,用 PCR 技术扩增男性 Y 染色体上 DYZ 基因的一段高度保守序列,出现阳性结果者为男性。反之则为女性。PCR 技术用于胎儿的性别鉴定可做到快速———一般 3 ~ 4 小时可完成实验;灵敏——怀孕 2 ~ 4 周已可检出;准确——怀孕 2 ~ 4 周的准确率为86.56%,6 周后其准确率已达 99.80% 以上,为及时采取必要措施提供了时间上的保证;安全——只采取孕妇的外周血,不触及胎儿。

(2)点突变遗传性疾病 例如,B - 珠蛋白生成障碍性贫血(地中海贫血)是 B - 珠蛋白基因中碱基突变所致。传统方法是取大量的绒毛做染色体检查或做分子杂交,技术要求高,标本需求量大,准确率低。用 PCR 技术检测,只需用羊膜穿刺法采取少量羊水,取其中胎儿的脱落细胞,提取 DNA 做 PCR,检出率在 95% 以上。

(3)非整倍体遗传疾病 21 - 三体(唐氏综合征)、13 - 三体、X - 三体、18 - 三体等三体综合征。

传统诊断这类疾病的方法是染色体核型分析,它能在 20 周内准确地诊断出胎儿是否患有此类疾病。这是目前临床上最常用的也是准确性最好的方法。但这种方法周期长(25 ~ 30 天),工作量大,技术要求高。1994 年美国加州大学在世界上首先采用定量 PCR 技术诊断 21 - 三体综合征和其他一些非整倍体疾病,检出率达 99% 以上,整个工作能在 24 小时内完成,大大缩短了检测的时间。可用定量 PCR 技术作为一个在临床上初筛的手段,所有的阳性及处于临界的结果都应用核型分析的方法进行复核。

2. 传染性疾病的识别

(1)细菌性传染病

①淋病:传统的淋球菌感染早期检测方法主要有:

a. 直接检查:革兰染色法;荧光体抗体法。

b. 分离培养鉴定:氧化酶试验;糖发酵试验。

c. 血清学试验。

这些方法虽能从被测标本中检出淋球菌,但对标本的保存和数量要求都很高,灵敏度也很低,往往一种方法不能确认,需几种方法同时进行。即使这样,检出率也只在50% ~ 70% 之间,操作复杂,费时费力。临床上诊断淋病主要还是依靠发病后症状的观察,这就必须等到病情发展到一定时期,这样就给早期诊断和治疗带来了难度。PCR 技术能有效地解决淋球菌的早期诊断这一问题。

PCR 技术检测淋球菌,对标本的要求不高,不一定要十分新鲜的标本,在 - 20℃

长期保存的标本也能作出正确的诊断结果,用甲醛等固定剂后的标本也可用于 PCR 反应,标本也可在取得后立即放入由 SDS 之类的表面活性剂组成的 PCR 反应专用裂解液中保存。

由于 PCR 反应的灵敏度极高(能将目的 DNA 放大 100 万倍左右),所以需要的量很少,且又不影响检出率,据国外有关资料,PCR 检出率可达 98% 以上。

人体是否感染淋球菌,或淋病患者在经过大剂量抗生素治疗后是否已经痊愈,应该看体内是否还有淋球菌的存在,而不应该只看细菌学指标或免疫学指标。因为在淋球菌感染的不同时期这些指标不一定能够在被检标本中被检出,而 DNA 却总是存在的。PCR 技术由于其高灵敏度,可以检出标本 0.1ng 的淋球菌 DNA,也就是说,只要被检标本中存在一个淋球菌,就可被检出。所以 PCR 技术还可以用来评价抗淋治疗的疗效及患者的愈后情况。

②衣原体:性传播疾病中的衣原体是由沙眼衣原体中的某些特殊的血清型引起的,其中 A－K 型引起衣原体性病;L1、L2、L3 型引起淋巴肉芽肿。患者受衣原体感染后有 1~3 周的潜伏期,发病较为缓慢,有些患者的症状不明显,所以大约 50% 的患者在初诊时被误诊。女性患者的感染部位主要是子宫颈,也可并发前庭大腺炎、阴道炎、宫颈炎、急性输卵管炎及盆腔炎等。新生儿通过产道 33% 发生感染性结膜炎,17% 发生新生儿衣原体肺炎。在性传播衣原体病的病原体中,不论何种血清型的衣原体 DNA 都有两个高度保守序列,可利用 PCR 技术的高灵敏性来扩增这两个序列的 DNA,以达到检测衣原体的目的。国外已经广泛使用 PCR 技术在临床检测衣原体。其灵敏度可达 0.2ng 衣原体 DNA。

③结核:结核病的诊断、治疗需要花费很长的时间,这是长期以来存在的问题。临床医生一般根据临床症状、X 射线检查、直接镜检、皮肤试验及抗结核疗效进行初步诊断。

临床标本直接镜检虽然简单、经济、易行和应用广泛,但并非总能检测到抗酸杆菌,即使查到也无法鉴别是结核杆菌还是其他分枝杆菌。临床确诊只依靠分枝杆菌培养和分型鉴定。这种方法不仅阳性率低,需 3~8 周时间,操作要求也很高。

采用 PCR 技术诊断结核分枝杆菌,将引物设计在其高度保守区域,具有灵敏度高、特异性强的优点,是临床早期诊断结核病及疗效评价的一个理想方法。

④解脲支原体:寄生于男、女生殖道。常引起非淋球菌性尿道炎。传播方式与淋病相似。近年来,国内外陆续报道它与自然流产有关;也是人工流产或宫腔操作引起继发不孕的潜在因素。因此,检测支原体有重要的临床意义。

支原体的检测,以往主要是依靠细菌培养及临床观察,但由于支原体是一种不完备的细胞,所以培养难度极高,检测度不到 2%;临床观测又易和淋病及其他尿路感染混淆。用 PCR 技术检测支原体,方法简便,快速,检测率达 98% 以上,是目前国际上公认的检测支原体的好方法。

⑤其他细菌性传染疾病:PCR 技术除了能对上述疾病进行早期诊断以外,还能对

其他一些细胞性传染病进行早期、快速的诊断,如肺炎支原体、幽门螺杆菌等,随着科学技术的不断发展,越来越多的细菌的基因序列被测定,PCR 技术在细菌性传染病检测的应用范围将更为广泛。

(2)病毒性传染病

①乙型肝炎:临床上诊断乙型肝炎,最早是根据临床症状,再检测患者的谷丙转氨酶(GPT,ASAT)指标,以后又发展了酶免疫诊断技术检查与乙型肝炎有关的指标——两对半或三对。检查上述这些指标,在一定程度上能诊断乙型肝炎,但也是不完备的。GPT 反映的只是肝脏功能的情况,其他许多疾病及一些生理情况也能使这个指标出现异常。两对半或三对指标虽然在客观上反映了乙型肝炎病毒在体内的存在情况,但也有缺陷,例如,两对半指标中有的指标阳性,而有的指标阴性,很难确认病毒在体内的存在。许多资料证实,只有 HBV – DNA 的存在,才可以引起 HBV 感染,并且 HBV – DNA 的出现先于其他血清学指标。因此,HBV – DNA 是早期诊断 HBV 感染的直接证据。HBV – DNA 的序列已被测定,其 DNA 序列中有几个保守区域,可根据这些保守区域的序列,设计相应的引物并人工合成,用 PCR 技术在体外扩增。用 PCR 技术来检测 HBV – DNA,能检出血清中 0.1ng 的 HBV – DNA。

HBV 患者在目前无针对性药物治疗的情况下,只能进行其他治疗——中西医结合治疗、免疫治疗等,其预后情况是一项很重要的问题,用 PCR 检查患者血清中的 HBV – DNA 能客观地反映治疗后的预后情况。

②丙型肝炎:丙型肝炎是由丙型肝炎病毒(HCV)引起的一种肝脏疾病,临床上一般表现为暴发性非甲非乙型肝炎,危害极大。HCV 是一种 RNA 单链病毒,人体对其产生免疫反应较晚,且有时也不敏感,据有关资料报道。用酶联免疫法检测患者血清中的 HCV 抗体,在急性发病期的检出率才达到 60% 。这给临床上早期诊断 HCV 带来了一定的困难。

PCR 可检测到低至黑猩猩最小感染剂量的 1/10,如 HCV 阳性血浆做 10^{-6} 稀释后不能感染黑猩猩,但 PCR 对 10^{-7} 稀释度 HCV 阳性血浆仍可检出,HCV – RNA 时,发现短暂阳性者为康复性丙型肝炎,间歇或持续阳性者为慢性丙型肝炎。故 PCR 可作为丙型肝炎早期诊断、预后、监测及献血员的筛选,同时还可鉴别活动性丙型肝炎或既往感染,前者 HCV – RNA 和抗 HCV 均为阳性,而后者仅抗 HCV 为阳性。

③甲型肝炎(HAV):PCR 可快速检测 HAV。先将 HAV – RNA 转录成 CDNA,并以此为模板进行体外扩增,从而检出食品中的 HAV。

用 PCR 技术检测患者肝组织中 HAV – RNA 的分布. 可用于推测 HAV 致肝细胞操作的发病机制。

④人乳头瘤病毒(HPV):HPV 属乳多空病毒属,是一种 DNA 双链动物病毒,目前已发现 60 余种亚型。女性的宫颈、阴道、外阴等鳞状上皮各部分可同时感染 HPV,主要通过性接触传染。在已发现的 60 余种 HPV 亚型中,大部分 HPV 感染可自行消退,但其中 6 型和 11 型能引起尖锐湿疣,16 型和 18 型则是高危的,会诱使细胞癌变,引

发宫颈癌。因此,检测致病型 HPV 有极其重要的临床价值。

由于 HPV 感染癌位的特殊性,所以用常规的免疫学方法很难检出,用 PCR 方法检测宫颈刮取物中的 HPV,其灵敏度高,可达98%以上,且可同时检出标本中的6、11、16、18 四型致病 HPV。

⑤人巨细胞病毒(HCMV):HCMV 是一种 DNA 双链动物病毒,在机体内可长期潜伏,损伤机体的免疫功能。近年来,通过分子杂交检测肿瘤组织 HCMV 或抗原及血清流行病学研究发现,宫颈癌、睾丸癌、前列腺癌等肿瘤的发生与 HCMV 感染有关。机制是可能会引起细胞激活和转化,引起染色体发生畸变、细胞原癌基因激活等,HCMV 也是引起新生儿先天性感染的重要病原微生物之一。

用 PCR 法可从尿液、血清、活体组织、石蜡包埋块、宫颈刮取物及分泌物中检测出极其微量的 HCMV – DNA,敏感度可达 0.2fg DNA,检出率达98%。

⑥人类免疫缺陷病毒(HIV):即艾滋病病毒,是一种反转录 RNA 病毒。HIV 的检测,曾以病毒培养作为标准方法,但费时费力,耗资昂贵,也不一定能成功。ELISA 法检测 HIV 抗体具有较好的敏感性,但假阳性率高达10%;WEST BLOT 检测 HIV 抗体的敏感性可达100%,特异性强。RIA 检测 HIV 抗体的敏感性达94%,也有较好的特异性。但是血清中检测出 HIV 抗体,只是确定曾经感染过 HIV,不能证实体内有无 HIV 的存在。用巢式 PCR 检测 HIV 的 RNA 或用 PCR 直接检测 HIV 中的 DNA,则能证实体内 HIV 的存在。

(3)检测弓形体病　弓形体病是一种可使胎儿发生严重先天感染的寄生虫病。胎儿发病与孕妇感染时间有关,在妊娠3个月内感染者,胎儿发病最为严重,故早期诊断并及时治疗极为重要。用 PCR 技术检测羊水中的弓形体,检出率达80%以上,国际上认为 PCR 技术产前诊断弓形体感染是最佳方法。

(4)妇科肿瘤的检测　卵巢癌时,由于卵巢的解剖位置特殊,早期诊断及正确分期有较大的困难,给治疗带来了不便。1993 年国外首先报道用 PCR 技术检测其特有的 FGF – 3 致癌基因获得成功,发现临床分期与 FGF – 3 有显著的差异性,并认为 FGF – 3 是卵巢癌扩散的标记物。对指导临床诊断及治疗有很大的意义。

(5)滋养体细胞疾病　滋养体细胞疾病常发展成为滋养细胞肿瘤,约8%的患者需要化疗。用多种引物 PCR 扩增其特异序列,具有快速、灵敏及特异性好的特点,是一种高效的检测手段。

随着医学和分子生物学的不断发展,PCR 技术本身也在不断地完善和发展,出现了 LP – PCR、彩色 PCR、反向 PCR、复合 PCR、免疫 PCR 等多种新的衍生技术。它在医学中的应用领域将不断扩大,PCR 技术正逐步显示了它在临床医学中的应用潜力。

注意事项

应结合患者实际情况,有针对性地应用 PCR 技术指导诊断与治疗,不断地提高医疗水平。

第五节　基因探针诊断技术

内容提要

　　基因探针技术的发展和应用,为传染病的诊断、流行病学调查、食品卫生检验、肿瘤和人类遗传病早期检测等工作打开了一个新的局面,达到了特异性强、敏感度高、简便和快速的目的。

一、基因探针杂交机制

　　生物的遗传物质是核酸。核酸分两大类:脱氧核糖核酸(DNA)和核糖核酸(RNA)。DNA 含有 1 个磷酸分子、1 个脱氧核糖和 4 个碱基。4 个碱基是胞嘧啶(C)、胸腺嘧啶(T)、腺嘌呤(A)和鸟嘌呤(G);RNA 除核糖代替脱氧核糖和尿嘧啶(U)代替胸腺嘧啶外,其他与 DNA 相同。碱基和糖缩合生成核苷,核苷与磷酸缩合生成核苷酸。许多单核苷酸之间通过 3',5 磷酸二酯键连接形成一条多核苷酸长链。

　　DNA 碱基之间的配对不是随意的,总是 A 与 T 相配对,G 与 C 相配对,一条链上有一个 G,另一条链上必定有一个 C 与它配对。同样一条链上有一个 A,另一条链上的碱基配对是互补的,这样当一条核苷酸链上的碱基顺序固定下来时,按照链上的碱基排列顺序。AT 之间有三个氢键结合,两条链根据碱基互补,经氢键联结形成了 DNA 双链结构。碱基互补现象具有十分重要的生物学意义,因为它不仅与核酸结构有关,而且 DNA 的复制、转录及遗传信息的传递都与它有着密切的关系。

　　以 DNA 为模板,通过 RNA 聚合酶,酶促合成 RNA 称为转录。经过转录产生的 RNA,它的碱基排列顺序结构是由模板 DNA 碱基排列顺序所决定的。因此 RNA 的结构正确无误地反映了模板 DNA 结构的特异性。转录可产生三类不同功能的 RNA,即 mRNA(信使 RNA)、rRNA(核糖体 RNA)和 tRNA(转移 RNA)。在蛋白质合成过程中。mRNA 的功能是传递遗传信息,是 RNA 的中介物。因为 mRNA 的碱基排列顺序与模板 DNA 单链排列顺序互补,所以 mRNA 又称是 DNA 的副本。rRNA 与蛋白质结合,形成蛋白质合成的场所核基的组合称为"三联体"密码子。运送活化氨基酸按一定排列顺序在核糖体上井然有序地串联起来,缩合成肽链,这个过程叫转译过程。一切生物体都服从这一规律。

　　DNA 探针是一个含有特异核苷酸序列的带标记的单链 DNA/RNA 片段。利用这个片段可以检测在临床标本中存在的与其互补的序列。DNA 杂交技术因能够检查与探针互补的特序列而具有高度的特异性。微生物种属的鉴定,完全取决于事先能够获得一个与被鉴定微生物特异序列互补的 DNA 或 RNA 片段。

通常 DNA 是双链,然而在适当的条件下(离子强度、pH 和温度),双链能够变性(分离)。当条件改变时,这两条分离的链又可发生复性,即互补序列重新结合,因此可采用标记的特异 DNA 序列(DNA 探针),与临床标本培养物或临床标本中的(DNA)互补序列(靶序列)直接进行杂交(形成双链)。在合适的条件下,RNA 也能与互补DNA 链杂交。应用标记的探针可能检测 DNA 或 RNA 标本中的靶片段。

二、基因探针特性

1. 敏感性高　探针能精确检出微生物的最小数量。这可通过探针对不同浓度的微生物检测来确定。DNA 探针具有非常高的敏感性,如检测一个单基因仅需要 10^4拷贝,而用单克隆测定至少需要 10^7 抗原分子。应用肠毒素 LT(不耐热毒素)和 ST(耐热毒素)DNA 探针,检测毒源性大肠杆菌引起的腹泻,其敏感性比 Y－1 肾上腺细胞和乳鼠试验高 1 万倍。另外,由于探针很短(20 个核苷酸),结合生物素化的位点少,只能结合有限的信号量。

2. 特异性强　在临床上,特异性是指探针能够从混合标本中正确鉴定目的微生物的能力。鉴定结果可直接由临床标本中获得,或可对通过培养或选择性培养已初步鉴定的微生物做出确诊。DNA 探针的检测技术是建立在探针与待检核苷酸碱基序列同源性的基础上,只本身就决定了探针的特异性是很强的。

三、基因探针类型

细菌 DNA 探针可分为下述 3 种类型。

(一)用菌种的全部 DNA 或部分 DNA 作为探针

这种探针可对大多数单一菌种进行分类鉴定,因为在细菌种与种之间,种内 DNA中至少有30% 的 DNA 单一序列与其他细菌不同,同样,这个探针类型也可用于鉴定一些属或属内的群,因不同水平的 DNA 同源性代表着不同水平的分类单位。如博德特菌、布氏菌属、大肠杆菌属、志贺菌属、气单胞菌和沙门菌属等。但这一类型的探针不能鉴别下述菌种:鼠疫耶尔森和假结核耶尔森菌、克雷白杆菌属中的肺炎克雷白杆菌、臭鼻克雷白杆菌和臭硬结克雷白杆菌、脑膜炎奈瑟菌和淋病奈瑟菌。

(二)由单一基因或一个小基因区构成的探针

这种类型的探针可用于检测特异毒力,或与毒力相关的基因,也可用于遗传类似菌种之间的鉴别。当寻找毒力基因时,特异基因或基因区段必须先被分离(克隆)出来,如霍乱弧菌的霍乱肠素、不耐热和耐热大肠杆菌肠毒素、痢疾杆菌侵袭性因子、淋病的特异性隐蔽性质粒等。

(三)由全部或部分保守基因作为探针

这个探针是一个特异的 rRNA 基因。rRNA 基因(rDNA)始终是高度保守的。rDNA的区域在所有细菌中的存在根本没有变化(未分离),即同源性很强的、未分离非特异的 rRNA 基因探针可应用于检测任何细菌。所以这个探针可很好地用于检测血液、尿和身体组织中任何细菌的存在,以及检测工业食品、无菌液体和细菌培养基中细菌的污染。

四、基因探针在传染病诊断中的应用

1. 可对病毒、细菌、寄生虫和原生动物等所致疾病的病原做出快速准确的诊断。

2. 可在混有大量杂菌的标本中直接检出致病菌,包括不能培养和难培养的细菌、病毒和死菌。

3. 除用于诊断患者外,探针用于检测带菌者。如可对某地区中全部人群(约 10^6 人口)进行带菌者分子流行病学调查。这在以前由于费钱和费时等原因几乎是不可能的。

4. 可对医学微生物科、属和种进行准确的分类鉴定。

5. 可对培养基和无菌试剂中存在的任何微生物进行检测;可对细菌抗药性进行快速敏感的试验测定。

6. 可对某些人类遗传病进行产前诊断,提高优生素质,减轻社会和家庭负担。可进行癌基因和衰老有关问题研究。

7. 除应用于人类传染病和遗传病诊断外,核酸探针可用于法医(DNA)指纹谱、兽医和食品卫生检测。

目前 DNA 探针主要用于诊断遗传病和病毒病,其次为诊断细菌病、包括食品卫生检测,用于诊断寄生虫病的仅为少数。

五、基因探针在遗传病诊断中的应用

目前发现人类遗传性疾病有 3000 多种,如果仅依靠以往的染色体分析技术或对基因产物与代谢物的测定,我们只能对其中为数极少的一部分疾病在发病前或产前进行诊断。因为许多基因的表达有时相性和组织异性(如有些基因在胎儿早期并不表达,苯丙氨酸羟化酶只在肝组织中表达)。用常规的方法采集的胎儿标本或其他人体材料,常常不能测出这些基因的产物或代谢产物。

然而,作为构成机体基本单位的细胞,无论其来自何种器官或组织。它们的基因组成却是完全一致的。虽然在某些特异化的组织中某些基因并不表达,但那些基因的突变却存在于一切细胞之中。如果采用基因分析的方法进行检测,在个体发育的任何阶段,以任何一种有核细胞为检材,基因的缺陷都能被检测出来。

这就是近十几年来飞速发展的重组 DNA 技术给遗传病的早期(症状前和出生前)诊断带来的福音。重组 DNA 技术不仅极大地丰富了我们对人类遗传病分子病理学的知识,而且同时也提供了从 DNA 水平对遗传病进行基因诊断的手段。自从 1978 年发现一个限制酶切位点多态性并应用于遗传病(镰形细胞贫血)的基因诊断以后,能够进行基因诊断的病种不断增加,方法和途径越来越多。

注意事项

应熟练掌握基因探针技术,高效地应用临床实际,造福于人类。

第六节　基础体温测定

内容提要

基础体温即休息6~8小时后,尚未起床、谈话、活动、进食前测定的体温,可间接反映妇女卵巢功能。

正常生育年龄的妇女,基础体温于月经期后稍低,排卵当日更低,排卵后由于卵巢分泌的黄体素可使体温升高0.33℃~0.5℃。直至行经前黄体素分泌下降,体温也随之下降,至下次排卵后体温又复上升,称双相曲线。如图2-6-1所示。

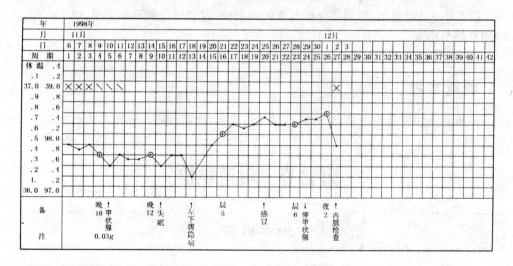

图2-6-1　基础体温曲线

正常排卵的妇女体温升高应持续12~14天,若仅持续8~9天,表示黄体发育不健全。

无排卵者体温不升,呈单相曲线。

一、适用范围

1. 不孕症者测基础体温,了解有无排卵,若有排卵,排卵期同房,以提高妊娠率。如无排卵,可使用促排卵药物,观察基础体温变化,以了解治疗效果。

2. 指导功血的诊断与治疗。

3. 掌握排卵日期,以便采取安全期避孕法。

二、测试方法

1. 备描记体温的体温表,记录笔 1 支,体温计 1 支,每晚睡前将体温计水银甩低后置于床边。

2. 每晨清醒后,立即测口温 5 分钟。夜班后,卧床休息 6~8 小时后测口温。测定的温度数记录于体温表内。

3. 记录体温的方法

(1)以"·"表示体温。

(2)用"⊙"表示房事日期,并注明时间。

(3)将发烧、感冒等疾病,或迟睡、饮酒等可能影响体温等特殊情况,在表中注明。

(4)周期中,如有服药,应注明何种药。服药及停药日期应以"↑"及"↓"加注。

(5)每一月经周期,使用一张体温表的一表格,自表格左侧开始记录,以"×"表示经期开始与结束。

(6)连续记录 3 个月体温。

注意事项

只有认真测量每日体温,如实地记录体温变化,才能切实反映卵巢功能。

第七节 阴道镜检

内容提要

阴道镜由目镜、物镜、焦距调节器、光源和支持架组成。阴道镜可将子宫颈阴道黏膜放大 10~40 倍,可观察到肉眼看不到的宫颈异型上皮和异型血管,以便准确地选择可疑部位取活检,有助于早期发现癌变。

物镜距宫颈约 15cm,距外阴部约 5cm,无污染,患者无痛苦,且可反复应用。

【适应证】

1. 宫颈涂片核异质病例。

2. 患者有合房出血等可疑宫颈癌症状。

3. 宫颈糜烂接触出血。

4. 宫颈有结节、溃疡、白斑等可疑癌灶。

5. 宫颈非典型增生,定期随访。

【禁忌证】

1. 阴道出血,影响检查视野。

2. 阴道闭锁、狭窄,无法暴露宫颈。

一、阴道镜检查法

1. 阴道镜检前 24 小时内禁忌房事、阴道冲洗、阴道内放置药物及阴道检查等阴道操作。

2. 暴露宫颈的窥器不应含有滑润剂,且应充分暴露出宫颈,注意窥器不应接触宫颈面,以免宫颈上皮损伤或出血,影响镜检。

3. 用干棉球轻轻拭净宫颈分泌物,均匀用力。必要时用 4% 苏打液擦净宫颈黏液。并应做宫颈刮片和宫颈管涂片。

4. 接通光源,调整焦距,先用扩大 10 倍的低倍镜观察,再用扩大倍数观察。

5. 涂 3% 醋酸溶液,使柱状上皮膨胀、变白,呈葡萄状,易与鳞状上皮区别。但涂醋酸后,血管收缩,不易观察。

6. 观察血管时,应加绿色滤光镜片,并放大 20 倍。

7. 阴道镜检发现异常上皮或血管时,取宫颈活检前,可行碘着色试验,用 2% 碘液涂布宫颈,碘与正常鳞状上皮内糖原结合变成深棕色,而角化上皮、鳞癌上皮内糖原少,碘不着色,在不着色区取活检可提高诊断的阳性率。

二、结果

(一)正常宫颈黏膜

1. 宫颈鳞状上皮 呈淡红色、光滑、闪光图像。

2. 宫颈管内膜 宫颈外口处鳞状上皮与柱状上皮有明显的分界线,呈暗红色,有多个腺管开口,略呈乳突状,涂 3% 醋酸液后呈葡萄状。

(二)真糜烂

宫颈上皮脱落缺损形成真糜烂,无鳞状上皮与柱状上皮,镜下可见分界清晰、色泽较红的区域,毛细血管丰富,用 3% 醋酸或碘液涂片均无反应,用 3%~5% 硝酸银涂布宫颈表面,该处呈银白色薄膜。此糜烂大都由窥器或子宫托外伤所致,少见。

(三)糜烂(假糜烂)或异位

在正常的宫颈鳞状上皮区内出现柱状上皮,此区为异位区,即临床上的宫颈炎。涂醋酸后柱状上皮呈葡萄样水肿,色泽变浅。因柱状上皮含糖原极少,故涂碘不着色。

(四)宫颈管内膜外翻

多因分娩宫颈裂伤导致宫颈管内膜外翻。其所见同糜烂。外翻内膜有棕榈状皱襞。

(五)转变区

转变区为鳞状上皮与柱状上皮交替存在的区域,是宫颈炎向鳞化愈合过程的表现。其特征如下:

1.常有未被鳞状上皮替代的柱状上皮异位岛存在。

2.腺体开口　新生鳞状上皮厚薄不均,有散在腺体开口,可见黏液分泌,涂碘腺开口不着色,新生鳞状上皮着色不均且较浅。

3.宫颈腺囊肿　鳞状上皮将柱状上皮形成的腺体开口封闭后,导致黏液潴留,即形成潴留囊肿(纳氏囊肿),大小不等,可呈小斑点状或圆形灰白斑,表面可见正常分支的血管。

4.血管　呈树枝状分支,管径粗大,走向整齐。

(六)宫颈异型上皮

1.宫颈白斑　系宫颈表面鳞状上皮角化增生,细胞内不含糖原,碘试验不着色,称为白斑。

(1)单纯性白斑　宫颈表层上皮增生角化较薄,表面平滑,略呈白色。病理表现为浅表鳞状上皮角化或角化不全。

(2)真性白斑　表层上皮角化增生隆起,表面粗糙不平,无血管,片状,白色。病理表现为鳞状上皮增生角化较厚,颗粒层及基底细胞增生,甚至呈不典型增生。

(3)白斑基底　宫颈真性白斑的上皮由于性交、冲洗、擦伤等原因脱落,上皮基底暴露,称为白斑基底。镜下可见该处稍呈凹陷,乳头间有鲜红色散在点状血管。碘试验阴性。

(4)镶嵌白斑　宫颈白斑区域里有细小多边形血管网,联成斑块镶嵌在一起,呈不规则的多角形。当异型上皮增生极快时,则镶嵌区表面不规则,突出。将血管推向四周,标志细胞增生过速,可能有癌变。

2.乳头状基底　细胞基底内的乳头,增生迅速,乳头明显突起,高于四周边界,呈红黄色,血管较密集,呈逗点状或螺旋状,称乳头状基底。其血管分化不良,去甲肾上腺试验时,收缩反应差。病理表现为不典型增生或早期癌。

3.猪油状突起　宫颈表面隆突,凸凹不平,黄白或灰白色,亮似猪肉,即在强光下表面结构不清,为可疑癌变图像。

4.赤斑(非特殊性红色区)　表面色赤、光滑、境界模糊的赤斑。涂碘不着色,有恶性倾向。

5.奇异血管　通常,宫颈上皮的变化都伴随血管形态的改变。依靠血管异常形态来发现宫颈癌早期病变,比单由不典型上皮所发现的多。异形血管有以下几种:

(1)逗点状、螺旋形血管　若发现逗点状血管或细小螺旋形血管,常提示存在宫颈早期癌。

(2)发夹状血管　螺旋形血管被快速增长的癌组织挤压伸展形成,直但两端有弯曲,管径较粗,走行紊乱。

(3)单支走向的血管　血管管径扩大伸延较长,缺乏细小分支和联系,走向不规则,管壁薄,易出血,血管收缩功能差,去甲肾上腺素试验时无正常的血管收缩反应,仍清晰可见。

(4)栓塞性不典型血管(棍棒型血管)　瘤血管紊乱,管径不规则扩大,血液缓慢出现局部血管栓塞,栓塞近端淤血变粗大,另端变细小,呈棍棒型。

注意事项

阴道镜检时不仅细察宫颈上皮病变,更不能忽略血管异常,谨防漏诊。

第八节　阴道窥灯(SPE)

内容提要

宫颈癌占妇科恶性肿瘤发病率之首。在大面积普查中,宫颈刮片巴氏染色法是当前最常用的手段,但经常漏诊。阴道镜检的宫颈恶性病变检出阳性率虽然比较高,但其耗时长,器械笨重不易携带,且技术较为复杂,不是所有妇科医生或妇幼保健机构都能掌握的检查技术。而阴道窥灯则弥补了两者的缺憾。

子宫颈早期病变检测灯是由美国太空医学专家 Marty Lonkey. MD 发明的,是美国20 世纪 90 年代的高科技产品。该检测灯——阴道窥灯通过局部颜色的变化能直观地发现病变所在部位,具有操作简便,诊断率高,假阴性率为零等优点。阴道窥灯可弥补宫颈刮片及阴道镜两者的不足,例如,当阴道窥灯检查阳性时,这时即使刮片、阴道镜检均为阴性,也应在宫颈阳性部位取活检,以避免宫颈恶性疾患的漏诊。

一、应用范围

1. 应用于大范围人群宫颈恶性疾患的普查,在无阴道镜时,可根据 SPE 阳性处取活检。

2. 应用于有异常症状的妇科就诊患者,例如绝经后阴道出血、宫颈触血(妇科检查时宫颈接触性出血,或性交出血)、异味白带等。

3. 中、重度宫颈糜烂。

4. 宫颈刮片巴氏染色Ⅱ级。

5. 宫颈刮片有核异质。

二、使用方法

1. 患者置暗室中。

2. 排空膀胱后,患者取膀胱截石位。

3. 将阴道窥灯(SPE)折屈后摇匀,则发出蓝白色荧光。

4. 将 SPE 用双面胶带黏着于阴道窥器前叶的后 4/5 处。

5. 窥阴器置于阴道内,暴露宫颈,使 SPE 窥灯恰好照射子宫颈表面及阴道壁。

6. 用镊子夹无菌棉球拭净阴道内白带及宫颈分泌物。

7. 用 5% 醋酸棉球擦拭宫颈及阴道壁约 1 分钟。

8. 继之,用 4~6 倍的放大镜距宫颈 14~16cm 处观察。若见有白色上皮后经顺时针及逆时针移动窥阴器,此白色病损不随之移动者为 SPE 阳性;无白色病损则为阴性。

三、注意事项

1. 对宫颈刮片巴氏染色Ⅲ级,伴有症状,例如出血、异味白带等,绝不可掉以轻心。应利用 SPE 窥灯做进一步检查,因 SPE 窥灯对下生殖道恶性肿瘤具有高的检出率。

2. 用 SPE 窥灯检查时,若见白色上皮,必须顺时针及逆时针移动窥阴器,此白色病损若随之移动则为窥灯的反光所致,只有不随之移动的白色病损才为 SPE 阳性。

3. SPE 窥灯由于其蓝白色光较暗易于察觉颈管内的异常变化,而阴道镜的光强,反光也强。故浅白色上皮不易被发现,易漏诊。然而,阴道镜可查看上皮的血管,SPE 窥灯对宫颈表面血管变化的观察不如阴道镜,对有疑诊病例,有条件的医院,可两者结合检查,以互补。

第九节　肛查(P.R)

内容提要

　　准确而适时的肛查对及时诊断胎位不正,骨盆中、下段狭窄及盆头不称有重要意义。妇产科工作者必须熟练掌握,以便及时发现剖宫产指征。

　　肛查较易掌握。操作时无需严格的外阴消毒与较复杂的设备。正确的肛查引起宫腔内感染的机会较阴道检查少,且肛查时手指在直肠内仅隔直肠后壁一层薄膜状组织,了解骨盆腔内的情况(骶骨表面弧度、骶尾关节活动度、坐棘突出度等),比阴道检查更清楚。但肛查对宫口及软产道其他情况,如胎先露、胎方位及骨盆入口的了解不及阴道检查直接、明了。肛查的使用有其局限性,前置胎盘病例为避免肛查引起大出血,被列为禁忌之一。

一、肛查的时间与次数

1. 潜伏期 宫口开大 2cm 之内,每 2 ~ 4 小时查肛 1 次。

2. 活跃期 宫口开大 2 ~ 9cm 时,每 1 ~ 2 小时查肛 1 次。

3. 宫口开大 9cm 至第二产程胎儿娩出前,每 1 小时查肛 1 次,必要时 30 分钟查肛 1 次。

查肛时应注意无菌操作,不可暴力,避免损伤直肠壁。在整个产程中查肛的次数累积不得超过 11 次。

二、肛查内容

(一)先露

先露为胎儿何部,下降程度(居骨盆那个平面)及胎方位。

(二)胎膜

胎膜是否完整及其紧张度。如已破膜,应观察羊水颜色、气味,判断有无胎儿宫内窘迫及宫腔感染。

(三)宫颈

宫颈长短、厚薄及软硬度,宫颈的方向(居前、中、后或偏左、偏右)。宫颈展平及开大程度(宫口开大 2cm 以内,可用 1 指、或 1 指松表示,开大超过 2cm 时则一律用"cm"表示开大的程度),宫颈与先露的关系(是否衔接)。

宫缩规律有力,宫口不能相应开大,甚呈水肿增厚,为宫颈难产。宫颈居于后方,宫颈前唇长,常可发生前唇嵌顿。破水后,宫颈与儿头不衔接,提示盆头不称或胎先露下降梗阻。

(四)骨盆

骨盆情况,骶骨表面光滑度、弧度,及其倾斜度(以第三骶骨为中心,分为骶骨的上段与下段),坐骨棘突出度,坐骨切迹底部宽度,骶尾关节活动度,骨盆中下段的径线。

正常骨盆的骶耻内径大于 12cm,故行肛查时,触不到骶岬。当骶岬下沉,或存在第二骶岬,或骶耻内径短缩时,方能触及骶岬。

1. 中段平面

(1)中段前后径:末节骶椎关节(通常是第四、五骶椎关节)至耻骨联合下缘间距小于 10cm 为狭窄。

(2)中段横径(坐棘间径):正常者 5 横指宽,小于 5 横指(即 <9.5cm)为狭窄。

(3)坐骨切迹底部的宽度(即骶、坐骨间的空隙)正常骨盆平均 3 指宽,≤2 指为狭窄。

(4)骨盆侧壁倾斜度:侧壁明显内聚或显著的骨性隆起者,骨盆内腔变小。

2.出口平面

（1）出口前后径:骶尾关节至耻骨联合下面的距离小于10cm为狭窄,在估计此径线时不应忽略骶尾关节的活动度。骶尾关节不活动者,应测尾骨尖至耻骨联合下面的间距。活动度好的骶尾关节在胎儿排出时,可向后移2~3cm,使前后径加大。固定的骶尾关节伴骨性隆起或伴明显前钩的尾骨时,骨盆出口前后径缩小,胎儿娩出时可发生出口梗阻。

（2）出口横径:坐骨结节前距点间距小于8cm为狭窄。

（3）盆腔软组织:骶棘韧带的弹性、韧度及盆底组织的厚度。过于肥厚、坚硬或未待胎儿娩出即出现坏死、移位、脱落等异常情况,均应及时行剖宫产术。

注意事项

妇产科医护必须熟练掌握肛查技术。

第十节 阴道检查(P.V)

内容提要

阴道检查须为严格的无菌操作,否则会导致宫腔感染。整个产程中阴道检查的次数不能超过两次,否则会增加感染的机会。

一、阴道检查适应证

1.儿头不衔接 过月头浮,初产妇临产头浮,经产妇破水头浮,尤其宫缩规律有力儿头仍不入盆者。

2.胎先露与宫口开大情况经腹部及肛查不能确定者。

3.胎儿出现宫内窘迫,为除外脐带隐性脱垂以及胎头下降梗阻受压等情况。

4.妊娠合并产前出血,欲确定诊断,拟定处理方针者。

5.B超显示羊水过少（液平≤3cm）为破水诊断者。

6.妊娠过期为扩宫口剥膜进行引产者。

7.决定手术分娩前。

8.产程图显示宫口扩张延缓或停滞,以及胎头下降延缓或停滞者。

9.早破水为扩张宫口催产者。

10.肛查发现骨盆狭窄或软产道异常,为进一步诊断者。

二、阴道检查的内容

(一)软产道情况

检查外阴、阴道的发育,有无水肿、肿物、静脉曲张、瘢痕挛缩、畸形等异常,及其弹性、(扩张力)通畅度等。宫颈管是否消失(分娩开始前颈管一般长1~3cm,初产妇比经产妇长些),宫颈软硬度、厚薄。宫缩及间歇期开大的厘米数。有无裂伤、水肿、坏死、脱落、瘢痕、畸形及赘生物等。宫颈与先露部之间是否紧密相贴。并应注意盆底软组织的厚度、弹性。楔形的会阴体原厚5cm,分娩时变为2~4cm,并前移2.5cm。有人称之为"第二宫口"的盆底组织过厚或缺乏弹性,对胎儿娩出的阻力,不亚于病变引起狭窄的阴道对胎儿娩出的影响。因此,不应忽视。

若胎膜早破,胎先露位置高,胎头与宫颈贴附不好,宫颈呈袖套状悬垂于阴道中,可能存在盆头不称、子宫下段发育不良、宫缩不协调、脐绕颈或前置胎盘,应进行鉴别。有胎盘前置的宫颈质软,紫蓝着色显著。部分性前置胎盘者,可摸到宫口一部分被海绵状组织覆盖(胎盘),中央性前置胎盘者,则宫口全部被其覆盖(应先经穹隆触诊,如触及胎头与穹隆间有海绵状物,能确诊为前置胎盘时,则不必伸手指入宫口,以免引起大出血)。

先露高浮,宫口开的不大,为避免阴道检查引起人工破水,在宫缩胎囊明显前凸,张力增大时,应避免触摸之;相反,当胎头已深定,前羊水囊不凸欲行人工破水时,应在宫缩前羊水囊张力增高时进行破膜。

流出的羊水应注意其色、量以及是否混有胎便、血液、脓汁等。羊水量少,呈黏稠胎便状是胎儿窘迫严重的征象,血性羊水指示胎盘早剥。有宫内感染的羊水,由于感染的菌种不同,其呈现的颜色与黏稠度也各异。

(二)骨盆情况

1. 首先伸指于两耻骨降支间,估计耻骨弓的角度。如为锐角(<90°),则弓下废区大;如为钝角(>90°),则弓下废区小。耻骨弓角度小,尤其耻骨降支长(前骨盆深)伴骨盆侧壁向内倾斜者,则表示坐棘间径、坐骨结节间径不富裕,甚至狭窄。

2. 骶岬的突出度。触及骶岬时,应继续向两侧触摸,如在骶岬的两侧触及髂耻线,则肯定其为骶岬。测量骶耻内径(耻骨联合下缘至骶岬),大于12cm为正常。

此外,逐一检查骶骨的弯曲度、光滑度,尾骨翘度,坐骨切迹底部、顶部的宽度,坐骨棘的突出度,坐棘间径,中段与出口前后径及骨盆侧壁倾斜度。检查方法同肛查。

3. 做阴道检查时,可初步估计出骨盆的形态。

(1)耻骨弓宽大,入口前后径短,坐骨切迹窄,侧壁直立,则为扁骨盆。

(2)耻骨弓角度小,骨盆侧壁向内倾斜,骶骨较宽、平坦,骶骨下段向前翘,坐骨切迹变窄,坐骨棘较突,则可能为男型骨盆。

(3)骨盆中、下段前后径高度伸展,骶骨较窄,坐骨切迹宽,骨盆较深,则可能为猿型骨盆。

(三)胎儿情况

1. 先露部及其位置 阴道检查时必须查清胎儿的先露部及其位置。头先露根据囟门及矢状缝的位置确定胎方位。产瘤大,颅骨重叠严重者,不易查清囟门与缝合。此时应触摸胎耳,用食、中二指夹住胎耳来回移动耳轮,耳背与枕骨同侧,以此确定胎位。

2. 产瘤与颅骨重叠　胎头沿产道前进时,受到来自盆底的阻力。二者相互抗击产生产瘤。未破水也可产生产瘤。当胎头颅骨重叠明显,产瘤严重时,有时产瘤虽居棘下,但双顶径尚未通过骨盆入口,(腹部触诊可触及尚未入盆的大部分胎头)提示存在盆头不称,不应盲目地阴道助产,应选择剖宫产结束分娩。

3. 胎头矢状缝

(1)胎头矢状缝在骨盆入口时,常与母体骨盆斜径一致。胎头矢状缝居于骨盆横径上(枕横入盆)应查明盆头是否均倾。矢状缝靠近耻骨联合,后顶入盆,为后头倾势不均;矢状缝靠近骶岬,前顶入盆,为前头倾势不均。

(2)胎头矢状缝持续以枕额径(11.2cm)衔于骨盆入口的前后径上,为胎头高直位。

若枕骨朝向耻骨联合时,为枕耻位(正枕前位),衔接后,通过骨盆入口平面后下降,即可仰伸剥露于耻骨弓下缘,有时可自然分娩。

枕骨朝向骶岬者,为枕骶位(正枕后位)胎头必须高度屈曲及变形,才能进入骨盆。易摸到小囟门。持续呈枕后位者,只有25%经阴道分娩。母子易受损伤。

如果宫口已开全,胎头仍取高枕直后位,不能下降者,应行剖宫产术结束分娩。

4. 胎头额缝　阴道检查时,若摸到额部隆突与额缝,则为额先露。因枕颏径最长(13.2cm),阴道分娩困难,应选择剖宫取子术。

5. 面先露　面先露者,应特别注意有无骨盆狭窄及胎儿畸形,以决定生产方式。骨盆正常时,不要过早干涉,颏前位者,须待胎头降至盆底,才能确定盆头关系。面先露,胎头仰伸时,以气管前囟径(9.2cm)衔接入骨盆,比顶产式以枕下前囟径(9.4cm)衔接为短。因此,面先露颏前位的分娩未必比顶产式困难。颏后位者,因颈部已极度伸展,无法适应产道后面的弯度,故被阻塞的胎头无法自然娩出,施用产钳也不能将嵌顿的胎头牵出。因此,持续性颏后位时,必须选择刮宫术结束分娩。

注意事项

妇产科医务工作者必须熟练掌握阴道检查技术。

第十一节　X线骨盆摄影

内容提要

X线骨盆摄影对骨盆形态、径线、胎位、盆头关系以及除外胎儿骨骼畸形等有重要诊断价值。但由于胎儿期接受X线照射,新生儿将来有发生白血病的可能,因此,临床上应本着能不用尽量不用的原则。

一、X 线骨盆像测量

若临产后摄骨盆入口像及侧位像,则对盆头关系的估计更为有利。必要时摄耻骨弓像协助诊断(图 2 - 11 - 1)。

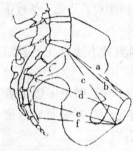

a.真结合径　　　　b.产科结合径(骨盆入口前后径)
c.对角径(骶耻内径)　d.骨盆最宽部前后径
e.骨盆中段前后径　　f.骨盆出口前后径

图 2-11-1　骨盆各平面前后径比较

(一)骨盆侧位像

理想的 X 线片应具备以下条件——两髋臼影像相互套叠,两侧坐骨结节、坐骨棘、坐骨切迹、股骨相重叠,显像清晰。

侧位像可测量如下径线。

1. 入口前后径　耻骨联合上缘下约 1cm(即两髂耻线起始部)至两髂耻线在骶骨上的交接处(骶岬下方)之间的距离。

2. 中段前后径　耻骨联合下缘至第 4、5 骶椎关节处(即骶骨末节关节处)之间的距离。

3. 中段后矢状径　两坐骨棘间平均位置至第 4、5 骶椎关节处(骶骨末节关节处)之间的距离(标志中段后骨盆大小)。

4. 出口前后径　耻骨联合下缘至骶尾关节处内表面之间的距离(骶尾关节固定者则测量至尾骨尖端)。

5. 出口后矢状径　两坐骨结节的平均位置至骶尾关节处内表面间距(骶尾关节固定者则测量至尾骨尖端)。

6. 骨盆前部高度　耻骨横支至坐骨结节影像平均位置的距离(根据此数据在骨盆入口像上选择相对应的校正尺,以测量坐骨结节间径大小)。

7. 中骨盆深度　坐棘两影像平均位置至髂耻线的垂直距离(根据此数据在入口像上选择相对应的校正尺测量坐棘间径)。

除测量上述径线外,尚可观察坐骨切迹顶部、底部的宽度(以大、中、小区分)。骶骨长短、节数及骶骨表面形态、倾斜度,以第三节骶椎为中心分为骶骨上段及下段。骶尾关节是否固定。骶骨与耻骨联合之间的关系。临产时盆头比例,胎头位置及入盆程度,胎儿骨骼发育情况,有否畸形。

(二)骨盆入口平面像

理想的入口平面像应具备以下条件——耻骨横支与坐骨耻骨支绝对重叠。若闭孔露在耻骨横支的前方,表明投照位置不良;闭孔露在耻骨横支的后方,表明骨盆前壁内聚。骶岬、两侧骶髂关节、坐骨结节均清晰显影。

在入口像中可了解骨盆的形态及横径。

1.骨盆入口形态 共14种(4种标准型—女、男、扁、猿型及10种混合型)(图2-11-2)。

2.入口横径 用校正尺第一条线测量。

3.骶骨前表面宽度(以左右骶髂关节为距点,测量其间距离),用第一条校正尺测量。

4.坐棘间径 两侧坐棘尖端之间的距离。

5.坐骨结节间径 两坐骨结节后据点间距(即两坐棘下边缘在坐骨结节半圆形影像上2/3消失点间距)。

入口横径大于出口横径0.5cm以上者为侧壁内聚;小于0.5cm以上者为侧壁外展;入口横径与出口横径相差不足0.5cm者为侧壁直立。唯侧壁明显内聚者对分娩有影响。

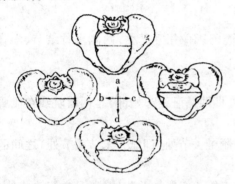

a.猿型 b.女型 c.男型 d.扁型

图2-11-2 骨盆的基本类型(入口像)

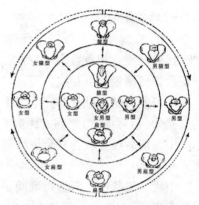

图2-11-3 骨盆的混合型

(三)耻骨弓相

对出口狭窄者有重要意义。女型耻骨弓角度正常者,弓下的废区不大,利于胎头娩出。男型及猿型骨盆耻骨弓角度小,出口横径短缩,分娩时胎头势必向后移,常发生出口梗阻。耻骨弓角度狭小者常合并骨盆侧壁内聚。耻骨弓角度过大者可能是佝偻病性骨盆(图2-11-4)。

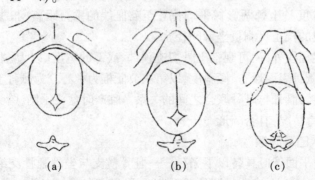

(a)   (b)   (c)

图2-11-4 耻骨弓角度与弓下废区

二、通过骨盆像估计盆头关系

(一)通过骨盆像估计盆头关系要密切结合临床情况

分娩顺利与否取决于产力、产道、胎儿三要素。胎儿大小与骨产道情况是一恒定因素,但胎方位,尤其胎头之屈曲程度分娩中常发生变化。产力这一可变因素对分娩常起决定性作用。因此,估计分娩能否顺利完成不能仅依靠骨盆X线检查结果,必须结合临床,综合判断,才不致发生错误。

(二)对胎儿的估计

1.胎儿大小　根据儿头大小、颅壁厚薄、脊柱椎体显影大小判断胎儿大小。一般儿头越大、颅壁越厚、脊柱椎体显影越大者,胎儿体重越重。

2.胎头是否入盆　胎头双顶间径越过髂耻线以下为入盆。

3.胎儿入盆的趋势　注意胎儿入盆的轴向是否与骨盆的轴向一致。若二者不一致,又无法纠正,则阴道分娩常常发生困难。

4.儿头屈曲情况(图2-11-5)

(1)儿头屈曲良好　在骨盆入口像内可见到一圆形的儿头轮廓,近似球形。在儿头轮廓范围内颅底影像与枕骨的关系密切。颅底靠近枕骨(颅底的岩骨影像呈八字形),在侧位像上可见儿头的下颏与前胸密接。

(2)儿头屈曲欠佳　骨盆入口像儿头影像略呈长圆,儿头影像范围内的颅底骨与枕骨比较接近。侧位像可见儿头轻度伸展,下颏与前胸的关系不甚密切。

(3)儿头仰伸　骨盆入口像儿头轮廓呈长圆形,颅底骨位于儿头轮廓影像的中央。侧位像儿头仰伸,下颏与前胸相距较远。

(4)儿头反屈　骨盆入口像可见儿头颅骨影像,3/4是颅壁影像,1/4是颅底影像。侧位像可见盆口上有完整的儿头轮廓影像,儿头前额向着盆口。

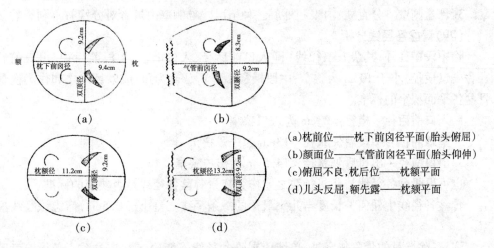

(a)枕前位——枕下前囟径平面(胎头俯屈)
(b)颜面位——气管前囟径平面(胎头仰伸)
(c)俯屈不良,枕后位——枕额平面
(d)儿头反屈,额先露——枕额平面

图2-11-5　骨盆入口平面儿头像

儿头屈曲不良者入盆常需较强的产力配合。临床上虽无明显的盆头不称,若产力欠佳时,也可导致分娩停滞。

儿头呈高度反屈位者,因胎头以最大径线入盆,规律宫缩后若儿头不能纠正其反屈姿势,则阴道分娩困难,须剖宫产结束分娩。

5.胎方位 通过骨盆入口平面像及侧位像上胎头的影像特点,根据枕骨——最厚的颅壁及岩骨八字朝向,来判断胎头取何方位入盆。

枕后位入盆者,尤其扁骨盆,分娩常发生梗阻。但若骨盆大,废区小,胎儿不大,儿头屈曲佳,产力好,枕后位也可经阴道娩出。因此,在根据胎方位判断盆头关系时,应注意其方位与骨盆形态是否适宜。

女型骨盆者,胎头可以任何方位入盆。扁骨盆胎头以枕横位入盆有利。

猿型骨盆枕前位入盆比枕后位入盆少,但优越。

男型骨盆有三个废区(入口近似三角形,相当于三角的部位是废区),尽管径线够大,也能发生难产。多枕横入盆,若枕后入盆,则发生难产的机会增多。

(三)骨盆的形态及一般情况

1.骨盆的形态 分别判定骨盆前部与后部属何种类型。骨盆入口横径将入口划分为前、后两部。

2.骶骨的形态 以第三节骶骨为中心(相当于坐骨切迹顶部消失点),将骶骨分为上、下两段。

骶骨一般呈下述三种形态:

(1)骶骨直立 盆腔呈筒形。

(2)骶骨内收 盆腔呈漏斗形。在骨盆的各径线中以出口径线最小。

(3)骶骨外展 骨盆呈倒漏斗形。在骨盆的各径线中,以入口径线为最短。胎儿只要能入盆,一般可经阴道分娩。

3.骨盆侧壁 分直立、内聚和外展三种情况。唯侧壁内聚者对分娩有不利影响。

(四)骨盆各径线分析

除中段横径外,其余五条径线(即入口前后径、入口横径、中段前后径、出口前后径和出口横径)小于10cm为狭窄;中段横径小于9.5cm为短;或以径线之和作为衡量骨盆各平面狭窄的标准。

1.入口前后径+横径<23cm为入口狭窄。

2.坐棘间径+中段后矢状径<13cm为中段狭窄。

3.出口横径+出口后矢状径<14.5cm为出口狭窄。

也可以骨盆各径线与儿头径线之差作为衡量骨盆各径线是否狭窄的标准。

骨盆各径线中任何一长度与儿头最短的一条径线之差小于0.5cm,标志该径线狭窄。

注意:除严重的骨盆狭窄外,单纯依据骨盆径线不能确定盆头关系。必须参考胎儿大小、胎头大小、胎方位、儿头屈曲程度、胎儿入盆轴向、骨盆入口形态、骶骨表面形态、节数以及骨盆侧壁内聚否,综合分析后才可能得出比较切合实际的结论。

注意事项

妇产科工作者必须严格掌握 X 线骨盆测量指征。

第十二节 盆头不称的诊断

内容提要

盆头不称(CPD)是产科难产的主要原因。

一、盆头不称的定义

有关盆头不称的定义,目前有两种。苏应宽指出盆头不称的含义是骨盆径线属正常范围,但在胎头与骨盆的比例上,由于儿头过大或胎头位置不正,胎头与骨盆不相适应,即骨盆相对狭小(临床骨盆狭小),使产程受阻。

另有些学者认为,骨盆明显狭窄者毕竟是少数,而导致骨盆相对狭窄的因素却较多。故将骨盆狭窄统归在盆头不称之内。

曹珍修则主张盆头不称包括下列情况:

1. 胎儿大小正常,骨盆明显狭窄。
2. 胎儿较大,骨盆轻度狭窄。
3. 巨大胎儿,骨盆大小正常。
4. 胎头位置异常,如呈面位、额位、高直后位、持续性枕横位或枕后位等所致胎头径线增大。

从实用的角度出发,盆头不称的定义应为儿头与骨盆的径线不相适应。产生的原因可能有以下三种因素:

1. 骨盆狭窄。
2. 胎儿大,尤其胎头大。
3. 胎头位置异常,胎头不能以最小径线来适应骨盆的最大径线,例如儿头屈曲不良、额位、颏后位、高直后位、持续性枕横位、枕后梗阻等。

上述三种因素可单独或交错存在于一个产妇。

盆头不称的诊断往往需要经过动态观察后才能得出。因骨盆大小在临产前虽可估计,但胎头位置是否正常,往往要在临产宫口开到一定大小时才能确定。

有人称臀位胎儿与骨盆不相适应也为“盆头不称”,笔者认为称之为“胎盆不称”更恰当些。因为臀位最后娩出胎头,分娩前不易估计盆头关系,通常以胎体的大小

（包括胎头双顶径的大小）来估计胎盆是否相称。

盆头不称可分为绝对性和相对性盆头不称。

绝对性盆头不称系指骨盆极度狭窄或变形，致使足月死胎浸软儿也难于阴道碎胎取出。临床上少见。

相对性盆头不称系指骨盆与胎儿相比相对狭窄。临床多见此种类型。

Архангеи лвскчй 建议将骨盆狭窄分为解剖狭窄和临床狭窄两类。

解剖狭窄：系指明显的骨盆狭窄或畸形。

临床狭窄：系指骨盆解剖大致正常，而通过手法试验盆头关系或经过试产才能发现异常者，即盆头不称。

目前在国内外均有将临床骨盆狭窄和盆头不称合二为一论者。

临床上通过询问病史，骨盆外测量，仔细观察产程进展，正确的肛查及阴道检查，必要的 X 线骨盆测量，头位评分法以及产程图的分析，不难对盆头不称作出诊断。

二、盆头不称的诊断

(一)病史

单纯依据病史虽不易得出盆头不称的诊断，但可提示有盆头不称的可能。如幼年患佝偻病、学步晚、婴儿瘫后遗跛行、严重的鸡胸、陈旧的下位胸椎、腰椎病变，既往难产史、困难的助产史、新生儿产伤史、死产史、既往因盆头不称剖宫产史等。

遇有上述病史者应进一步检查有否盆头不称。

(二)骨盆外测量

国内、国外有的学者认为由于骨盆骨质厚度以及内展、外翻等生理因素对骨盆测量值的影响，骨盆外测量值不能表现实际的骨盆大小，主张淘汰。

柯氏认为此种测量方法简单易行，有筛选价值。下述骨盆外测量值提示骨盆径线异常，应警惕盆头不称的存在。

1. 骨盆各径线值均小于正常低值 1cm 以上均为小骨盆。

2. 髂嵴间径与髂棘间径之差小于 2cm 为佝偻病性骨盆。

3. 骶耻外径小于 18cm 为扁骨盆或均小骨盆。骶耻外径为 18cm 者有 10% 需行剖宫产术。

4. 骶耻外径减去 1/2 右尺桡周径之差小于 10cm 时为扁骨盆或均小骨盆。骨盆测量值在此范围者 60% 施行剖宫产。

5. 米氏菱形窝不对称，各边不等长为偏斜骨盆。

6. 可利用出口前后径小于 10cm 时为出口前后径狭窄。

7. 坐骨结节间径与出口后矢状径之和小于 15cm 为出口狭窄。

8. 耻骨弓角度呈锐角，耻骨弓低为出口狭窄。

9. 坐骨结节间径（坐骨结节前据点间距）小于 7cm 为出口横径狭窄伴有骨盆狭窄。

（三）功能检查法

即对跨耻征（叠掩现象），或称 Pinard 或 Seitz 或 Bacteh 征试验。令产妇取仰卧位，比较耻骨联合前表面与胎头前表面之间的关系。

1. 儿头前表面低于耻骨联合前表面为跨耻征阴性，标志无盆头不称，99% 可经阴道分娩。

2. 儿头前表面与耻骨联合前表面平行，为跨耻征（±），可疑盆头不称。

3. 儿头前表面高于耻骨联合前表面，为跨耻征（+），预示盆头不称。

可疑盆头不称与盆头不称者符合率较低。当前盆头倾势不均时，前顶先露，前顶入盆，虽然跨耻征为阴性，但仍可能存在盆头不称。

（四）肛查(P. R)

肛查操作简便，通过肛查能清楚地了解骨盆中下段的情况。肛查时如发现下述异常应警惕盆头不称的存在。

1. 骨盆

（1）骶骨上段明显前倾，骶骨表面有大凸起，骶骨末端明显前翘或呈钩状，尤其骶尾关节不活动者，可能存在骨盆前后径狭窄。

（2）估测骨盆中、下段前后径小于 10cm。

骨盆中段前后径　耻骨联合下缘至第 4、5 骶椎关节。

骨盆下段前后径　耻骨联合下缘至骶尾关节处。

（3）坐骨切迹底部≤2 指宽为中骨盆后部窄。

（4）坐骨棘明显突出，棘间径小于 5 指宽（10cm）为中骨盆横径窄。

（5）坐骨棘不对称，不等高，坐骨切迹底部明显不等宽为偏斜骨盆。

（6）骨盆侧壁明显内聚为中骨盆横径狭窄或漏斗骨盆。

（7）骨盆内腔软组织厚而缺乏弹性为骨盆内腔窄。

2 儿头

（1）胎头位置高，宫口开大大于 4cm 时，儿头仍居棘平或棘上，推压宫底或宫缩时（有效宫缩）儿头不下降。

（2）儿头变形重、产瘤大、颅骨重叠明显。颅骨重叠大于 0.5cm 可发生小脑幕、大脑镰撕裂。

（3）儿头入盆偏斜、偏左、偏右或偏前、偏后。偏前者后骨盆空虚。

3. 宫颈

（1）宫颈局部，尤其前唇或全部明显增厚、水肿，窥视可发现宫颈变紫黑色，或伴阴道壁水肿，大多由于骨盆入口狭窄，胎头紧紧楔入骨盆，使宫颈与阴道壁受压于耻骨联合与胎头之间，血循受阻所致。

（2）宫颈与儿头不相贴附，呈袖套状。

遇有上述可疑盆头不称的情况，应进一步行阴道检查，以便确诊。

（五）阴道检查(P. V)

适时、准确的阴道检查对盆头不称的诊断有决定性意义。阴道检查可对肛查发现的骨盆狭窄或胎位异常进行核实。肛查与阴道检查可协助诊断盆头不称,阴道检查除包括上述肛查的内容外,尚可诊断骨盆入口狭窄,并能较清楚地查清胎头位置及变形程度,便于对盆头关系进行比较。

若有下述情况可能存在盆头不称:

1. 骶耻内径小于 11.5cm。

2. 胎头高浮于骨盆入口之上,阴道内检查手与腹部按推胎头之手同时配合检查,胎头双顶径仍不能入盆,且儿头前表面明显高于耻骨联合前表面。

3. 胎头已衔接,检查者以手握住胎头双顶径稍向左右转动即感有阻碍,甚至在胎头与盆壁之间无插手的空隙,胎头紧紧填塞于盆腔内。

4. 宫口开大超过 4cm,儿头已变形,矢状缝横居于盆腔内(枕横位),矢状缝偏向耻骨联合或骶骨,即单顶先露——后顶骨先露,或前顶骨先露,先露部接近或已达棘平,另一顶仍未入盆,呈重度倾势不均(图 2-12-1)。

5. 胎头矢状缝呈前后相,即胎头呈持续性高直位,尤其高直后位,阴道分娩往往困难。

6. 宫口开全,胎头双顶径仍居坐骨棘水平以上,宫缩时仍不能达棘平,或在耻骨联合上方触诊尚有部分胎头未入盆。

7. 胎头屈曲不良,呈某种仰伸位,例如持续性额先露,持续性颏后位。

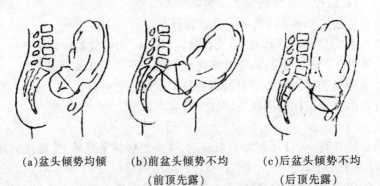

(a)盆头倾势均倾　　(b)前盆头倾势不均　　(c)后盆头倾势不均
　　　　　　　　　　　(前顶先露)　　　　　　(后顶先露)

图 2-12-1　盆头倾势的判断

判断胎头双顶径是否入盆时,应注意骨盆入口至坐骨棘深 5~6cm,胎头顶距双顶径 3~4cm,无明显变形的顶先露头达棘平时双顶径已通过骨盆入口,颜面距双顶径为 7cm 左右。面先露面部达坐骨棘水平时,双顶径尚在骨盆入口以上。

(六)X 线骨盆测量

投照准确的骨盆 X 线摄影除可准确地测量骨盆各径线外,尚可了解骨盆入口的形态、骶骨表面的形态、骶骨节数、坐骨切迹顶部形态、胎位位置、变形程度及胎头入盆程度,对盆头不称的诊断有重要价值。

1. **骨盆入口狭窄的诊断**

（1）按入口前后径区分（即按产科真结合径区分）：①Ⅰ级狭窄（临界性狭窄）：10.5～9.6cm。②Ⅱ级狭窄（相对性狭窄）：9.5～8.5cm。③Ⅲ级狭窄（绝对性狭窄）：＜8.5cm。一般其径线在9.0～10.5cm之间为可疑盆头不称，可试产。其值在9cm者，约半数需行剖宫产术。

有的学者将入口前后径≤8.5cm列为重度狭窄，正常足月儿盆头不称，则需行剖宫产术；而将≤5.5cm定为绝对性狭窄，碎胎的足月儿难以经阴道娩出。

（2）按入口前后径与横径之和区分：①Ⅰ级狭窄（临界性狭窄）：24～22cm。②Ⅱ级狭窄（相对性狭窄）：22～20cm。③Ⅲ级狭窄（绝对性狭窄）：20cm以下。

（3）按骨盆最短前后径区分　一般情况下，以产科真结合径为最短。但如果骶骨的形态不凹、平直或某部有隆起时，那么在产科结合径下方还有比其更短的最短前后径。侧面像中24%～40%可见到此径线：①最短前后径＜9.5cm：盆头不称，应行剖宫产术。②最短前后径在9.6～10.5cm为中间界限：可疑盆头不称，可试产。③最短前后径＞10.5cm：一般可经阴道分娩。

（4）按骨盆最短前后径与儿头大横径（双顶径）之差区分。

此法是诊断盆头不称的最普通的方法。铃村调查的结果如下：①其差＞2.5cm：无盆头不称，可经阴道分娩。②其差＜1cm：可疑盆头不称，剖宫产率达75%。③最短前后径小于儿头大横径：盆头不称，剖宫产率达100%。

（5）按骶骨形态区分　骶骨的形态对分娩的影响较大。根据骶骨的弧度指数及其上下段形态（以第三骶椎体中央划分为上、下段）骶骨分为以下6型：①中弧型：弧度指数为10.1～20.0，此型最多。②上凸型：上部凸，下部呈弧型。③浅弧型：弧度指数为5.1～10.0。④深弧型：弧度指数＞20.0。⑤钩型：上段直立，下段前钩。⑥直型：弧度指数为0～5。

$$骶骨弧度指数 = \frac{弧的深度（CD）}{骶骨高度（AB）} \times 100（图2-12-2）$$

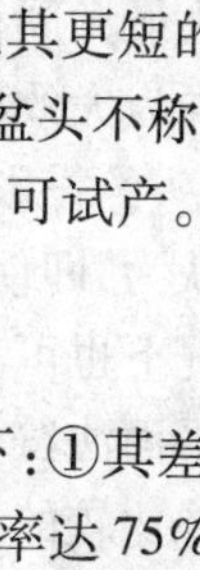

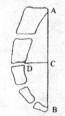

骨盆最短前后径与儿头大横径之差大于2.5cm时，骶骨形态影响不大，可阴道分娩；其差小于1cm时，可疑盆头不称，骶骨的形态对试产有重要意义。

骶骨的形态呈凹弯属中弧型时，使入口平面以下的前后径逐渐增大，利于胎头的衔接、下降。胎头受骶骨下段弧度影响。加深俯屈、侧屈，利于内回转的完成。胎头通过产科真结合径受到的压力是一时性的。

图2-12-2　骶骨弧度指数

深弧型骶骨常因弧度太大，骶岬突出，末端呈钩状，使胎头难以通过骨盆入口及出口。

上凸型、钩型骶骨也有上述对分娩不利的影响。

平直骶骨使骨盆的阔部变狭，胎头内回转困难，易发生持续性枕横位与枕后位，胎儿通过时胎头受到的压力大而久。

(6)按入口横径区分　除猿型骨盆外,入口横径的重要性小于入口前后径。其他几种类型的骨盆入口横径大于入口前后径。

骨盆入口横径小于10cm,考虑骨盆狭窄,可能存在盆头不称。骨盆入口横径大于11.5cm属正常范围。介于上述二者之间为较狭窄。

(7)按入口平面法区分　单纯X线骨盆测量有时不能最后确定盆头关系。因胎头是骨盆最好的测量尺,尚需从骨盆入口平面像及侧面像观察胎头与骨盆大小的比例关系。两者参照对比,才能初步确定盆头是否相称。

入口平面法是一种简单的比较盆头关系的方法,即把入口平面的面积和儿头影像大小进行比较。

当儿头最大周径部分位于骨盆入口或极接近骨盆入口时,则像片上的骨盆与儿头扩大率可视为大致相同。即使直接比较各自的大小,误差也小。但当儿头高浮于骨盆入口时,儿头的投影扩大率比入口平面大。故直接比较二者的大小,显然有些不妥。然而铃村认为,即使儿头浮动,其扩大率之差和产道的软组织厚度也大致相等,因此,在这种情况下也可直接比较。

入口平面法符合率的高低则由X线片质量的好坏,及从摄片至分娩的日期决定。

盆头像比较的结果有以下三种(图2-12-3):①胎头影像完全纳入骨盆轮廓之中:无盆头不称,其符合率为98.8%。②胎头影像一部分与骨盆相接触,为临界类型:可疑盆头不称,其中90%可经阴道分娩。③胎头影像不能纳入骨盆轮廓之中:盆头不称,87.2%剖宫产。

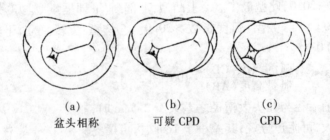

|　(a)|　(b)|　(c)|
|盆头相称|可疑 CPD|CPD|

图2-12-3　入口平面法比较盆头关系

胎头影像大于骨盆入口平面时,则需结合侧面像来判断。胎头高浮者,因扩大率所致胎头影像大,常似不相称。应测量骨盆径线大小及胎头与骨盆入口平面之间的距离,才能最后判定盆头是否真的不相称。

(8)侧面像法　胎头最大横径距骶骨和耻骨联合内表面的最短距离小于1cm时,盆头不称的发生率明显增加。儿头大横径在骨盆最短前后径上明显存在颅骨重叠时提示存在盆头不称。但应注意枕后位以及颜面位儿头反屈等情况,易误诊为盆头不称,应参照入口平面像的盆头关系再作出诊断,不能仅依据侧面像作诊断。

(9)按骨盆入口形态区分　骨盆入口形态基本类型有4种:扁型、女型、猿型、男型。

男型骨盆多为漏斗骨盆,其入口呈三角形,废区大,其前后径比实际的前后径短,发生盆头不称的概率较高。猿型骨盆横径比前后径短,废区也较大,但盆头不称的发生率低于男型骨盆。

2.骨盆中段狭窄的诊断

坐骨棘间径正常值为10.5cm,以坐骨棘间径10cm为临界值,小于等于9.5cm为中骨盆横径狭窄。

3.骨盆出口狭窄的诊断

(1)骨盆出口横径(坐骨结节后距点间距)小于10cm,为出口横径狭窄。

(2)骨盆出口前后径小于10cm,为出口前后径狭窄。

(3)骨盆出口横径与出口后矢状径之和小于14.5cm,为出口狭窄。

4.综合判定

(1)骨盆比胎头大,其差值为1.0~0.5cm,为稍小。

(2)骨盆比胎头大,其差值为0.5~10cm,为边界骨盆,可能存在轻度CPD。

(3)儿头比骨盆大,为中、重度CPD。

5.CPD的处理

根据盆头不称的程度处理,见表(2-12-1)。

表2-12-1 盆头不称的程度与处理

种 类 程 度	稍小 骨盆>儿头 (1.0~0.5cm)	临界值 轻度CPD	中高度 CPD
径线不称	试产	试产	剖宫产
平面不称	试产	试产 (作好剖宫产准备)	剖宫产
立体不称	试产 (作好剖宫产准备)	剖宫产	剖宫产

(1)径线不称 1处不称者为径线不称。

(2)平面不称 2~3处不称者为平面不称。

(3)立体不称 不在同一平面上的2处以上出现的不称为立体不称。

注意事项

妇产科医生必须具备准确诊断CPD的能力,产妇母子才能平安度过分娩期。

第十三节 遗传病及先天畸形儿的产前诊断

内容提要

产前准确地诊断遗传病及畸形儿,可帮助医师正确选择分娩方式,是优生优育的重要环节。

一、产前诊断对象

对每个孕妇都应进行产前诊断,但在有些地区,因受条件限制,只能对以下孕妇进行必要的产前诊断。

1. 40 岁以上高龄孕妇。

2. 有生产染色体异常儿史的孕妇。

3. 夫妇有一方为染色体平衡易位或嵌合体。

4. 已生过一个无脑儿等神经管缺陷的孕妇。

5. 双亲有先天性代谢病或已生过一个病儿者。

6. 前胎或家族系中有严重伴性遗传病者。

7. 羊水增生过快,疑有胎儿异常者。

8. 孕期,尤其孕前 8 周胚胎发育最重要的时期,接触过下述有致畸危险因素者。

(1) 妊娠 3 个月内接受过 X 线照射,尤其受精后 8 周之内,胚胎对放射线最敏感。

(2) 病毒感染,如风疹病毒、巨细胞病毒、流感病毒、水痘病毒、肝炎病毒、柯萨奇 B 等病毒。

(3) 药物和化学物质:①抗生素:四环素可影响胎儿牙齿发育并引起白内障;链霉素可损害颅神经;卡那霉素可引起听觉障碍。②磺胺药。③激素及其拮抗药物。④抗惊厥药。⑤抗代谢药和免疫抑制剂,如 5 – Fu、MTX 等。

9. 罹患可引起胎儿畸形疾病的孕妇,如甲状腺功能低下的孕妇,除了可引起甲状腺代偿性肿大外,还可以引起骨骼、牙齿异常和隐睾等畸形的发生。

二、产前诊断的主要方法

(一)遗传咨询

遗传咨询是遗传病患者或有患遗传病风险的亲属,就此病的转归、发病或遗传的概率及其预防或缓解的方法提供意见的过程,其内容包括:

1. 详细询问家族史 根据病史作出初步诊断是遗传咨询的基础。医师应采集家族详史,绘制家族系谱,家族史记录越详细,对诊断的核实越仔细,则遗漏或差错也就越少。

2. 风险估算　一旦获得家族详史诊断明确后,就可对某次妊娠的风险进行估算了。在严重的遗传性疾病中,其子代危险率如果等于或大于 10% 时,通常不应再要孩子。

主要遗传病风险估算如下:

(1)常染色体显性遗传病　患者的子女有 50% 的患病风险,而健康亲属的子女则无患病风险。常见的有马方综合征、家族性多囊肾、多指(趾)畸形、软骨发育不全、成骨不全、先天性肌强直、遗传性球形红细胞增多症等。

(2)常染色体隐性遗传病　子女中有高达 1/4 的再发风险,50% 为表现型正常的致病基因携带者,25% 完全正常。常见有白化病、苯丙酮尿症、半乳糖血症、肝豆状核变性、糖原累积病、黏多糖增多症Ⅰ型等绝大多数先天性代谢异常疾病。

(3)X 链锁显性遗传病　子代患病机会为 50%,绝无父子相传。女婴发病多于男婴,但症状较男婴轻。临床较少见,如遗传性肾炎、抗维生素 D 佝偻病等 10 多种疾病。

(4)X 链锁隐性遗传病　男性患儿的母亲必为隐性基因携带者,遗传常由母系而来。男婴儿一半正常,一半为患者;而女婴中一半正常,一半为携带者。常见病如血友病 A、血友病 B、6 磷酸葡萄糖脱氢酶缺乏症。

(二)产前实验室诊断

1. 血清 AFP 的测定　羊水中甲胎蛋白(AFP)含量增高可以作为无脑畸形和开放性脊柱裂胎儿产前诊断的一种标志。母血的 AFP(MSAFP)测定作为开放性神经管缺损的筛选试验。

MSAFP 测定最适时间是孕 16～18 周,在测 MSAFP 之前,应通过 B 超准确测定胎龄,免疫放射测定或酶联免疫试验,在孕 15 周时超过 90mIU/mL。孕 20 周时超过 160mIU/mL 时应警惕。并应排除由于多胎和先兆流产所造成的 MSAFP 的升高。

2. 孕早期绒毛膜绒毛活检　在妊娠的第 8～12 周,可进行绒毛膜绒毛活检,主要是查染色体。此期可发现的胎儿缺陷有染色体畸变、神经管缺损(羊水 AFP 的测定)部分遗传代谢病和血红蛋白病。

3. 孕中期羊膜穿刺　常在妊娠 16 周前行羊膜穿刺,既可作为初步诊断,又可作为进一步诊断的手段。羊膜穿刺的主要目的是羊水分析,包括检测羊水细胞的染色体胎儿核型,测定羊水的生化成分,如甲胎蛋白、乙酰胆碱酯酶、光密度、卵磷脂－鞘磷脂比值或磷脂酰甘油。同时通过羊膜穿刺,向羊水内注射不透 X 线液体,可用来显示胎儿解剖方面的缺陷。

4. 胎儿镜检查和胎组织采样　胎儿镜检查是一项新技术,可直接窥视胎儿,并能采取胎血或胎儿组织,可诊断几十种先天畸形。此法是在局麻下,做 3mm 长的皮肤切口,然后插装有尖头套管针的胎儿镜套管。用胎儿镜检查法,可从妊娠中期的绒毛板或脐带血管获取胎血,用胎血进行产前诊断的第一类疾病是血红蛋白病。

5. 先天性畸形的超声诊断　用 B 超诊断胎儿异常。主要根据胎儿某一特定部分不成比例的生长(如小头畸形的头部或侏儒症的四肢),或是呈现组织结构缺损(如脊柱裂),或是出现某一缺陷时有关器官影响(如阻塞性尿路病或十二指肠闭锁)的图像。

要特别观察羊水量,高位肠道阻塞一般伴羊水过多,羊水过少时应仔细观察胎儿泌尿道。

注意事项

妇产科医生必须娴熟遗传病及先天畸形儿的产前诊断以避免出生异常孩子。

第十四节　创伤性产前诊断技术

内容提要

绒毛活检,羊膜腔穿刺,羊水化验,胎儿皮肤、肝脏活检及取胎血分析,对各种遗传病、先天性代谢病及致病微生物宫内感染均可做出产前诊断。

一、绒毛活检

绒毛活检(Chorionic villus sampling,CVS)CVS 是目前国内外常用的安全可靠的妊娠早期产前诊断的方法。

(一)绒毛活检适应证

1. 染色体分析。

2. 基因诊断。

3. 判定胎儿性别。

4. 检测胎儿血型。

5. 诊断胎儿先天性代谢异常。

6. 诊断胎儿病毒感染。

7. 诊断 B 型血友病。

(二)绒毛取样时间

孕 8~10 周胎盘才能在 B 超下清晰显影,故理想的绒毛活检时间为妊娠 9~11 周。

(三)绒毛取样途径

有经腹、经宫颈、经阴道三种途径。过去多采用经宫颈途径,不过经腹途径逐渐增多。因经腹途径不受阴道、宫颈炎症限制,发生子宫及腹腔感染概率低,且操作类似羊膜腔穿刺,易于掌握。若子宫极度后倾、子宫肌瘤、严重肠胀气,最好选择经宫颈或经阴道途径。而外阴、阴道、宫颈急性炎症者,则应选择经腹途径。无论何种途径均应在

B 超引导下完成。

(四)经宫颈绒毛取样操作方法(TCCVS)

1. 患者取膀胱截石位。

2. 利用 B 超确定子宫大小及胎盘位置。

3. 在实时超声引导下,将吸管(长 21~26cm,直径 14.5mm 的韧性金属管,外套塑料套管)插入胎盘内,吸管与注射器(内装 5mL 平衡盐液或组织培养液)相连,快速负压抽吸。

4. 在持续负压抽吸下拔出导管,可获约 10mg 绒毛组织。

(五)绒毛取样并发症

1. 诱发流产　取样途径不同,流产发生率也略异,经腹流产率为 3.5%,经宫颈流产率为 3.7%~5.5%。

2. 出血。

3. 感染　多见于经宫颈与经阴道途径。严重者可发生感染中毒性休克。

4. 胎儿畸形　Burton 报道绒毛取样引起胎儿肢体畸形。

二、羊膜腔穿刺术

(一)羊膜腔穿刺适应证

1. 染色体分析。

2. 基因诊断。

3. 判定胎儿性别。

4. 诊断胎儿畸形。

5. 评价胎儿成熟度。

6. 分析羊水生化成分。

7. 胎儿病毒感染的诊断。

8. 促进胎肺成熟(羊膜腔内注入氟美松、甲状腺素、内酯等促进胎肺成熟物质)。

9. 治疗胎儿宫内发育迟缓(经羊膜腔注入氨基酸、白蛋白等可促进胎儿发育的营养物质)。

10. 治疗羊水过少(间断向羊膜腔内注入生理盐水,以免胎儿、胎盘、脐带受压而发生胎儿发育畸形、胎肺发育不良或胎儿宫内窘迫)。

11. 控制羊水过多(对胎儿发育无畸形,羊水生化指标正常,切盼子女,又有羊水压迫症状者可间断穿刺放羊水以保胎)。

12. 引产,胎儿畸形、死胎、计划外妊娠(中、晚期)引产。

(二)羊膜腔穿刺时间

穿刺适应证不同,时间各异。

1. 染色体分析或生化分析　孕 13~17 周,以孕 15~17 周最佳。因此期羊水内活细胞多,培养易成功。

2.测定羊水内 AFP 含量　妊娠 16~20 周。

3.测定胎儿成熟度　终止妊娠前进行穿刺。

4.IUGR　应在排除畸形后穿刺注药。

5.治疗羊水过少或过多　在除外胎儿发育异常后进行。

6.促进胎肺成熟　应在分娩前 48 小时以上穿刺注药。

(三)羊膜腔穿刺方法

1.排空膀胱。

2.仰卧位。

3.B 超观察胎儿发育情况,了解胎盘位置和羊水量。

4.常规消毒腹部术野皮肤,铺巾。

5.在实施 B 超引导下穿刺,尽量避开胎盘。

6.可用 12 号腰麻穿刺针,在适宜点刺入,取出针芯,针头接注射器,慢慢抽取羊水分析,或注入药物、生理盐水进行治疗。

注意:抽取羊水量不应过多,速度不宜过快,以免引起宫缩或胎盘早剥。

(四)羊膜腔穿刺并发症

1.诱发流产,发生率为 0.1%~1%。

2.宫腔感染。

3.母体穿刺部位出血、血肿。

4.羊水渗漏。

5.母子血型不合可使母体致敏,使母抗体升高。故对 Rh 阴性孕妇穿刺前应预防性地注射抗-D 免疫球蛋白,以防止母致敏。

三、胎儿皮肤活检

此法适用于不能经 DNA 分析或其他方法产前诊断的遗传性皮肤病。

(一)适应证

1.常染色体隐性遗传皮肤病　大疱性营养不良性表皮松解症、无汗性外胚层发育不良、大疱性表皮松解病、花斑性鱼鳞病、眼皮白化病、Sjögren-Larsson 综合征、非大疱性鱼鳞癣样红皮病。

2.常染色体显性遗传性皮肤病　大疱性先天性鱼鳞癣样红皮病。

3.伴 X 染色体隐性遗传性皮肤病　少汗性外胚层发育不良。

(二)胎儿皮肤活检时间妊娠 17~20 周。

(三)胎儿皮肤活检方法

1.排空膀胱。

2.仰卧位。

3.给孕妇静脉注射安定 10mg,使其镇静并减少胎动。

4.B 超了解是否多胎,确定胎儿存活力、胎龄、胎位、胎盘位置,除外胎儿畸形。

5. 常规消毒腹部皮肤,铺巾。

6. 局麻。

7. 根据胎产式及胎盘位置,选择穿刺点。在此处行长约 5mm 的切口,将有针芯的 14 号套管针插入羊膜腔、拔出针芯,插入活检钳。

8. 在胎儿固定部位(胸、背、臀)取活检。

9. 活检毕,取出活检钳,拔出套管,压迫止血。

10. B 超观察胎儿情况,同时密切观察孕妇生命体征。

(四)并发症

1. 诱发流产、早产。

2. 羊膜腔感染。

3. 羊水渗漏。

4. 穿刺部位出血。

5. 胎儿被穿刺部位皮肤形成瘢痕影响外观及功能。

四、胎儿肝脏活检

(一)适应证

用于产前诊断下述疾病。

1. 鸟氨酸转酰酶缺乏。

2. 非酮症性高乳酸血症。

3. 6 磷酸葡萄糖激酶缺乏。

4. 氨甲酰磷酸合成酶缺乏。

(二)胎儿肝脏活检时间

孕 17～20 周。

(三)胎儿肝脏活检方法

1. 排空膀胱。

2. 取仰卧位。

3. B 超确定胎儿肝脏位置,以选择穿刺点。

4. 给孕妇静脉注射安定 10mg,以使孕妇镇静并减少胎动。

5. 常规消毒腹部术野皮肤,铺巾。

6. 局麻。

7. 在超声引导下将活检针刺入胎儿肝脏实质。

8. 负压抽吸下拔出活检针,可获得胎儿肝脏组织。

(四)并发症

诱发流产、早产、宫腔感染、母儿出血、羊水外漏。

五、取胎血标本

1. 适应证

（1）染色体分析。

（2）诊断常染色体隐性及伴性染色体免疫功能缺陷。

（3）诊断胎儿免疫性溶血。

（4）诊断胎儿血红蛋白病。

（5）诊断胎儿血小板数量及功能异常。

（6）诊断血友病。

（7）诊断先天性代谢异常。

（8）诊断胎儿病毒、细菌及寄生虫感染。

2.取胎血标本时间，因取血途径不同，时间各异。

（1）胎儿镜下脐带穿刺取血，取血时间限在孕28周内。

（2）B超下经皮脐带穿刺取血，通常在孕18周后取血。此法为首选。

（3）胎儿肝脏内静脉穿刺取血，在上述方法失败后，始采用此法取血。

（4）胎儿心脏穿刺取血，在经皮脐带穿刺取血失败后，且孕妇过度肥胖、胎儿有罹患严重遗传病风险时，可考虑采用此法取血。

3.取胎血方法

（1）胎儿镜下脐带穿刺取血　因此法胎儿死亡率高达5%，故已废弃。

（2）B超下经皮脐带穿刺取血：①排空膀胱。②仰卧位。③B超确定穿刺点。④碘酒、酒精消毒孕妇腹部皮肤。⑤局麻。⑥B超下引导穿刺，穿刺部位最好在脐根部或游离部，抽取3~5mL胎血，送实验室检查。⑦穿刺后，再行B超观察胎儿。⑧观察孕妇1小时。⑨Rh（－）孕妇，术后肌注300μg Rh（抗－D）免疫球蛋白。⑩并发症：a.自然流产发生率为0.5%~1.5%。b.脐带穿刺点出血，胎儿继发贫血，甚至死亡，其发生率极低。c.羊膜腔感染。

（3）穿刺胎儿肝内静脉取血：①碘酒、酒精消毒腹部。②局麻。③在B超引导下，将20号穿刺针刺入胎儿腹部（进针部位为胎儿剑突下左右季肋部），经肝实质将穿刺针刺入脐静脉或左门静脉。④不固定穿刺针，使之随胎动自由摆动，以免穿刺针脱出或伤及胎儿内脏。⑤穿刺成功后，抽取胎血，送实验室检查。⑥若胎儿出现心动过速或过缓，或腹腔内有液性暗区，提示胎儿出血，应每天做B超进行检查，至异常转为正常为止。⑦并发症：a.胎心过缓、过速。b.胎儿腹腔内出血。c.死胎；d.自然流产。

（4）穿刺胎儿心脏取血　取血方法基本同经皮脐带穿刺取血：①B超引导下，将9cm长的22号腰穿针刺入胎儿右心室（右心室贴近前胸壁较易穿刺）或左心室，取血，送实验室检查。②术后3小时及10天复查B超，观察胎儿。③术后给抗生素预防感染。④孕妇Rh（－）其胎儿Rh（＋）者，给孕妇抗－D免疫球蛋白注射。

（5）并发症：①胎心过缓。②死胎，发生率5.6%。③胎儿心包积血。

注意事项

严格掌握创伤性产前诊断的指征及操作规程，避免病儿出生。

第十五节　染色体检查

内容提要
染色体、染色质的检查可预测胎儿性别、诊断遗传病、鉴定两性畸形。

一、概念

1. 染色质　细胞通过有丝分裂而增殖。在细胞间期(非分裂期)核内的遗传物质交织成网,称为染色质。

2. 染色体　在细胞的分裂期,染色质浓缩排列成条状,称为染色体。

正常人体细胞有 23 对(46 条)染色体,其中 22 对(44 条)为常染色体,男女一样,1 对(2 条)为性染色体。男性为 XY 型染色体,女性为 XX 型染色体。

构成染色体的主要化学成分是脱氧核糖核酸(DNA),还有核糖核酸(RNA)与蛋白质。

当细胞在有丝分裂中期,最易看清染色体的形态。

二、染色体畸变

1. 染色体数目得失异常。

2. 染色体结构、形态异常。即出现易位、缺损、断裂、倒置、重叠等。

三、常染色体畸变的一般症状

1. 智力低下。

2. 发育障碍　低体重儿,幼儿瘦小、弱、发育迟缓。

3. 多发性畸形。

四、性染色体异常的一般症状

1. 智力低下。

2. 性发育异常　卵巢发育不全,可呈条索状纤维,原发闭经、不育、两性畸形等。

3. 女性侏儒症。

表 2 - 15 - 1   常见常染色体异常疾病

疾病	典型异常核型	主要表现
21 - 三体综合征 先天愚型 Down 综合征	47XX(XY)21$^+$	智力低,鼻根平,眼裂小,向上斜,内眦赘皮,口小、半张,伸舌,颈短,手宽,掌纹呈通贯手,可有先心病或其他畸形 发生率 1/400 ~ 1/800
18 - 三体综合征 Edward's 综合征	47XX(XY)18$^+$	智力低,发育迟,眼裂小,睑下重,耳变形、附着低,枕部突,肌力强,手指弯,挛缩,可伴先心病、多死于生后半年内 发生率 1/3500
13 - 三体综合征 Pataus's 综合征	47XX(XY)13$^+$	智力低,小头,小眼球或无眼球,耳变形、附着低,腭裂、唇裂,常有先心病及其他畸形 发生率 1/4000 - 1/6000
猫叫综合征 Cat cry 综合征	46XX(XY)5p$^-$ 46XX(XY)5r	小头,眼间距宽,内眦赘皮、眼裂斜,啼哭似猫叫,肌张力低,常伴先心病

表 2 - 15 - 2   常见性染色体异常疾病

疾病	典型异常核型	X染色质	Y染色质	外表	主要表现
先天性卵巢发育不全症 特纳综合征	45XO	(-)	(-)	女性	侏儒,颈短,发际低,肘外翻,女性生殖器发育不良,原发闭经,乳房不发育,无阴毛,无腋毛,多伴主动脉狭窄,FSH 上升,LH 上升,雌激素下降或无,45XO 者症状典型 发生率约为 1/3500
	45XXQ$^-$ 46XXP$^-$	(+)	(-)		
	或嵌分型 45XO/46XX 45XO/47XXX	(+)	(-)		
先天性睾丸发育不全症 克莱恩费尔特综合征	47XXY	(+)	(+)	男性	男性体型,高大,男性第二性征发育不良,阴茎基本正常,性生活可,睾丸不能产生精子,无生育力,可有乳房发育或智力障碍,FSH 上升,LH 上升,雄激素下降 发生率约为男性的 1/800
	嵌合型				
	46XY/47XXY	2个	(+)		
	48XXXY	3个			
	49XXXXY				
超雌综合征	47XXX	2个	(-)	女性	智力低,畸形少,颈短,眼裂上斜,耳壳、四肢异常
	49XXXXX	4个	(-)	女性	
真性两性畸形	46XX 46XY 46XX/46XY	(+) (-)		两性畸形	同时有卵巢和睾丸组织,有子宫、阴道、外阴畸形

五、临床检查染色体或染色质指征

1. 预测胎儿性别,诊断遗传病

(1)孕妇年龄≥40 岁。

(2)生过染色体异常的子代者。

(3)双亲中有一方为染色体畸变携带者。

2. 查病因

(1)原发闭经。

(2)过早绝经。

(3)两性畸形。

(4)难以纠治的卵巢功能低下。

(5)不育症。

(6)习惯性流产。

(7)智力低下。

(8)性腺肿瘤。

(9)难以确诊的早期恶性肿瘤。

六、性染色质检查法

(一)X 染色质

女性两条 X 染色体中,只有一条 X 染色体有活性,另一条无活性,在间期细胞核中呈固缩状态,在镜下呈浓染颗粒,称性染色质(X 小体),又称 Barr 体。女性口腔黏膜细胞中有 20% ~60% ,男性仅有 2% ~6% 。其检查方法如下:

1. 刮取口颊黏膜　脱落细胞涂片。

2. 刮取阴道黏膜　脱落细胞涂片。

3. 抽取羊水,离心沉淀取沉渣涂片。

4. 孕期从宫腔吸取少许绒毛检查。

涂片在 95% 酒精中固定 30 分钟或 30 分钟以上,Feulagen 染色,镜检。

(二)Y 染色质

Y 染色体长臂远侧端荧光点,称为 Y 染色质,或 Y 荧光小体。女性无此小体。

检查方法如下:

1. 刮取口腔颊黏膜。

2. 抽取羊水,沉淀。

3. 吸取绒毛。

4. 外周血涂片。

将涂片在甲醇液中固定 30 分钟(<60 分钟),用二盐酸米帕林染色,荧光显微镜下观察。男性口腔黏膜上皮细胞、男性羊水细胞、男性血淋巴细胞出现率约为 50% 。

七、性染色质检查临床意义

1. 鉴定假两性畸形的性别。

2. 预测胎儿性别,以期发现胎儿性链锁遗传病。及时中止妊娠,以防止生出病儿。

但应注意,性染色质有可能与性别不一致,如先天睾丸发育不全男儿,性染色体XXY,X染色质阳性,与实际性别不符。

脱纳症女性,性染色体XO,无X染色质,也与性别不符。

八、染色体检查法

1. 取材方法

(1)抽取周围静脉血2mL(肝素润湿空针)培养。

(2)骨髓培养。

(3)羊水沉淀培养。

(4)脏器或腹部皮肤(小块,深达真皮层)培养。

2. 染色与镜检 培养后染色,在光学显微镜下检查。

注意事项

娴熟染色体、染色质检查的指征与方法可提高临床诊断率,避免生出病儿。

第十六节 输卵管通畅检验方法

内容提要

检验输卵管通畅的方法主要有3种,即输卵管通气法,输卵管通液法,子宫输卵管造影术。

一、适应证

1. 原发或继发不孕症,男方精液及生殖功能正常,为排除输卵管阻塞者,或了解输卵管阻塞部位。

2. 检查、评价输卵管再通术的效果。

3. 对轻度输卵管黏膜粘连有疏通作用。

4. 输卵管再通术后经宫腔注药或通气,可防止吻合部粘连,以保证手术效果。

5. 研究输卵管的生理解剖及病理改变。

6. 检验各种绝育术的效果。

二、禁忌证

1. 内外生殖器急性炎症或慢性盆腔炎急性或亚急性发作。

2. 月经期

3. 阴道不规则出血。

4. 重度宫颈糜烂,或宫颈炎有脓性分泌物。

5. 阴道清洁度Ⅲ~Ⅵ度。

6. 严重全身疾病,如心功能代偿较差、活动性结核病、肾衰、糖尿病酸中毒、癌症等。

7. 妊娠期。

三、检查时间

月经彻底干净3~7天,3天内无房事。

四、输卵管通气法

(一)操作方法(图2-16-1)

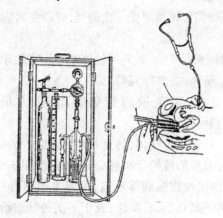

图2-16-1 输卵管通气术

1. 受检查者取膀胱截石位,常规冲洗外阴、阴道后,铺巾。

2. 将通气仪安装妥善。

3. 窥器暴露宫颈,擦净宫颈黏液,碘酒、酒精消毒阴道、宫颈外口及宫颈管。

4. 用宫颈钳夹住宫颈前唇向外牵拉。以探针测宫腔方向、长度,并排除颈管狭窄。如颈管狭窄,可用宫颈扩张器稍扩大。

5. 将导管沿子宫方向插入宫口内,外口必须与导管紧密相贴,导管插入深度应短于宫体长度。

6. 连接导管与输卵管通气机。徐徐通入气体(二氧化碳或氧气),通气过程中应注意以下情况。

(1)随时观察描绘记录。

(2)助手同时在腹部用听诊器听取是否有气体通过输卵管时所产生的吹泡声。

(3)严密注意患者有无突然下腹剧痛、气急、发绀等输卵管破裂或气栓表现。

(二)结果判定

1.输卵管通畅的临床表现

(1)压力上升至 10～13kPa(80～100mmHg)时,迅即下降 2.6～5.3kPa(20～40mmHg),此后气体继续经过输卵管时压力不再上升,但有波动。

(2)患者坐起或立起时感肩酸痛,系气体刺激膈神经所致。

(3)气体通过输卵管时产生的吹泡声,清晰可闻。

(4)荧光透视下可见膈下有游离气体。

(5)当压力达 18.6～20kPa(140～150mmHg)时,出现压力下降,说明原有轻度粘连或阻塞,已被分离而通畅。

2.输卵管阻塞的临床表现

(1)压力升达 21.3～26.6kPa(160～200mmHg),仍持续不下降。

(2)在下腹部未闻及吹泡声。

(3)患者感到下腹部胀痛。

出现输卵管阻塞现象时,可再重复做一次通气,以避免因输卵管痉挛所产生的误诊。

(三)注意事项

1.通气术前,应仔细检查通气机,并先使气体通过子宫颈导管,证实通畅,方可应用。

2.通气过程中,如有漏气,应立即调整。

3.通气速度不宜过急,以免输卵管破裂,且压力最高不能超过 26.6kPa(200mmHg),以免引起气栓。

4.如需要重复通气,应先放出气体,休息片刻后,再进行一般不应重复超过 3 次。

5.应严格无菌操作,术后酌情给予抗感染药物预防感染。

6.若通气压力不高即出现腹胀痛等不适,可能为输卵管一时痉挛所致,输卵管痉挛造成阻塞假象,可给阿托品 0.5mg,肌注;或于下次通气前给予注射,以缓解之。

7.通气过程中应采取臀高头低位,以防万一气栓时气体进入头部。

8.气体进入腹腔,刺激腹膜,若出现晕厥,应立即停止通气,抢救患者。

9.通气后,一周内禁性生活。

五、输卵管通液法

(一)操作方法(图2-16-2)

1.受检者排尿后,取膀胱截石位,常规消毒外阴、阴道、宫颈,铺巾。

2.窥器暴露宫颈,用宫颈钳夹持,牵拉宫颈,将通液导管插入宫颈。

3.将通液导管与注射器"Y"形接管、压力计逐个相连。压力计应高于注射器水平,以免注射液进入压力计。

4. 注射器内装有 20mL 生理盐水,缓缓推注,压力维持在 21.3 ~ 26.6kPa(160 ~ 200mmHg) ,切勿超过 26.6kPa(200mmHg) 。

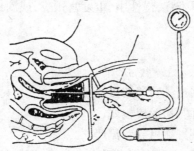

图 2 - 16 - 2　输卵管通流装置

(二)结果判定

1. 输卵管通畅的临床表现

(1)注入 20mL 盐水,毫无阻力,压力维持在 8 ~ 10.6kPa(60 ~ 80mmHg) 以下,患者无酸胀不适,停止注液后,压力速降,表明液体已进入腹腔,反复试验,结果相同。

(2)不用压力计,直接由注射器向导管内推注。输卵管通畅时,注入生理盐水 20mL 无阻力,患者无不适症状。

2. 输卵管阻塞的临床表现

(1)注入生理盐水 4 ~ 5mL,患者即感下腹酸痛,且压力持续上升不降。

(2)不用压力计,当注入生理盐水时,感有阻力,勉强注入不足 10mL,患者即感下腹胀痛,停注入盐水后,液体又回流到注射器中,标志输卵管阻塞。若再加压注射,又能将盐水逐渐推进,提示输卵管轻度粘连已被分开。

(三)注意事项

1. 严格无菌操作。

2. 注射用的生理盐水,应加温接近体温,以免冷盐水刺激输卵管发生痉挛。

3. 推注盐水时,导管应与宫颈紧贴,以防漏水。

4. 术后一周内禁性生活,酌情给抗感染药物。

六、子宫输卵管造影术

【适应证】

1. 不孕症,通常先通气或通液,输卵管不通,再行子宫输卵管造影术,以确定阻塞部位。

2. 原因不明的习惯性流产,了解子宫内口是否松弛,排除宫颈畸形。

3. 腹腔妊娠或盆腔包块与子宫境界不清,应明确子宫大小及位置。

4. 为确诊子宫发育异常,如子宫纵隔、双子宫等畸形。

5. 疑有子宫黏膜下肌瘤,或黏膜下息肉。

6. 内生殖器结核的确诊与疗效判定。

7.绝育手术,欲行输卵管吻合术前,造影以明确输卵管结扎部位,用以指导手术。

【禁忌证】

1.急性、亚急性生殖器炎症,慢性中、重度宫颈炎,或滴虫、真菌、淋菌感染。

2.严重心肺疾患。

3.体温在37.5℃以上。

4.碘过敏。

5.子宫恶性肿瘤,有促进其转移的可能。

6.经期或子宫出血期间,易形成栓塞。

7.妊娠期,尤其是早期妊娠可导致流产。

8.产后6个月内,刮宫、宫颈锥切术后1个月内,应避免造影术。

（一）造影剂选择

1.碘化油　常用40%碘化油,其密度大,显影清晰,刺激性小,无腹痛副反应;但吸收慢,可引起异物反应,甚至形成肉芽肿,若进入静脉的量较多,则可引起油栓栓塞。用量6~10mL。

2.碘水剂　25%碘化钠,黏膜与腺体显影较好。但碘化钠对腹膜有刺激作用,可引起腹痛,加适量利多卡因同时注入可防止输卵管痉挛,减少刺激反应。碘水剂流动快,摄片必须迅速。通常用量10mL。

（二）术前准备

1.选择适宜造影时间　月经彻底干净3~7天为宜。若过早,内膜创面未全愈合,易导致油栓栓塞,或残留经血,可引起经血逆流,致子宫内膜异位症;过晚,由于子宫内膜增生,造影剂不易进入输卵管内,且易出血。

2.做碘过敏试验　先询问有无碘过敏史。一般可做皮肤划痕试验,将2.5%碘酊涂于前臂屈面直径为2~3cm处,在其上划痕。20分钟后观察有无红肿反应。阴性可造影。

3.便秘者在造影前一天的晚上服液体石蜡30mL,以清洁肠道。

4.术前排空膀胱。

5.术前用1/5000碘液冲洗阴道。

（三）造影方法

1.仰卧于X线机台上,取膀胱截石位。

2.常规消毒外阴及阴道,铺巾。

3.阴道检查子宫的方位及大小。

4.用窥器扩张阴道,暴露宫颈,用0.1%新碘伏消毒子宫颈及阴道。

5.用探针探测宫颈大小及方位。

6.将碘油充盈子宫颈导管,排除管内空气,证实导管通畅,备用。

7.子宫颈前唇用齿钳钳住拉下。

8.将子宫颈导管顺子宫腔方向伸入子宫颈。此时,令患者伸直双腿。

9. 在荧光透视下徐徐注入碘油,观察油进入子宫及流经输卵管的情况。

10. 拍片,通常双侧输卵管充盈后拍片一张,待造影剂进入盆腔时再拍一张片。

11. 复查拍片,用碘化油造影时,阴道内填塞一块无菌纱布,取出窥器及夹持宫颈齿钳,24 小时后再拍一张片。

用碘溶液造影时,一般在 15 分钟后再拍一张,如前次拍片造影剂已明显进入盆腔,可不再拍复查片。

(四)注意事项

1. 造影前,应用碘油充盈子宫颈导管,并应将导管头朝向上方,以便驱除管内空气,避免气泡进入宫腔造成充盈缺损而误诊。

2. 子宫颈导管与子宫颈外口必须紧贴,以免碘油漏流入阴道,影响诊断。

3. 注油时用力应均匀,切勿用力过大,或推进过速,以免引起碘油逆入或输卵管破裂。碘油用量通常为 10mL。

4. 在透视下如发现造影剂进入血管或淋巴管,或患者出现咳嗽等异常情况,立即停止注油,取出导管,随即取头低足高位,严密观察生命体征。

5. 阴道内填纱,于当晚 8 时自取。

6. 造影后给抗生素 3 天,预防感染。

7. 两周内禁止盆浴及房事。

(五)副反应及并发症

1. 感染。

2. 疼痛　碘液进入腹腔可有疼痛反应。

3. 油栓　量较多的油栓进入肺、心、肾可致呼吸困难、发绀、胸痛、咳嗽、咯血,或血尿,重者休克,甚至死亡。

4. 碘过敏　碘过敏试验阴性者也可能出现碘过敏反应,患者出现头晕、呼吸困难、呕吐、红斑、血压下降、休克、惊厥等症状。

应立即进行抗过敏休克,加压吸氧,静注或肌注氟美松 20 ~40mg 等抗过敏性药物。

5. 输卵管破裂　注药推力过大,尤其输卵管原有病变,可导致输卵管黏膜破裂。少量出血刺激腹膜,轻度腹痛,常被误诊为炎症;出血多时类似输卵管妊娠破裂内出血症状。

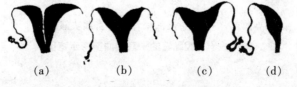

(a)　　　　(b)　　　　(c)　　　　(d)

(a)中隔子宫　　(b)双角子宫　　(c)马鞍型子宫　　(d)单角子宫

图 2-16-3　子宫腔形态异常造影像

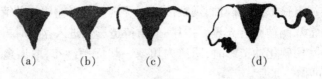

(a)间质部　　(b)峡部　　(c)壶腹部　　(d)伞部(右侧峡部痉挛)

图 2-16-4　输卵管不同闭塞移位的造影像

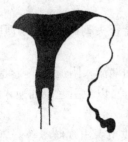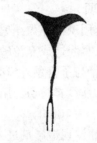

图 2-16-5　子宫颈内口松弛造影像　　图 2-16-6　宫颈过长、痉挛造影像

6.慢性炎性肉芽肿　碘油吸收慢,可引起慢性炎性肉芽肿和腹腔粘连。

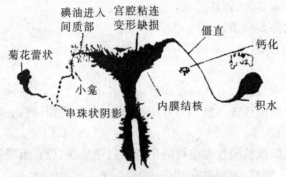

图 2-16-7　子宫输卵管结核碘油造影示意图

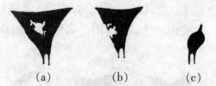

(a)中央部黏着　　(b)边缘部黏着　　(c)宫颈峡部黏着

图 2-16-8　子宫腔黏着的子宫碘油造影示意图

注意事项

严格掌握输卵管通气、通液及造影指征及无菌操作规程,杜绝对受术者造成意外的伤害。

第十七节　盆腔血管造影

内容提要

　　盆腔肿瘤、血管疾病、炎症、畸形等可引起盆腔血管位置、分布、数目和形态变化。注射造影剂使血管显影,以协助诊断。

一、适应证

1. 盆腔血管疾患　盆腔静脉淤血症。
2. 滋养叶细胞疾患　了解恶性葡萄胎或绒癌有无子宫肌壁侵犯及侵犯程度。

二、禁忌证

1. 全身感染,或急性盆腔炎,或慢性盆腔炎急性或亚急性发作。
2. 心、肝、肾衰竭,或恶病质者。
3. 月经期,或阴道流血时。
4. 碘过敏者。

三、术前准备

1. 术前日服液体石蜡 30mL,术前 2 小时肥皂水灌肠。
2. 碘过敏试验　泛影酸钠 1mL 或 30％ 醋碘苯酸钠溶液 1mL 静脉注射,观察有无过敏反应。
3. 做普鲁卡因过敏试验。
4. 检查血常规、出凝血时间、血小板计数。
5. 冲洗外阴,灌洗阴道,可用 1/5000 高锰酸钾溶液。
6. 术前排空膀胱。

四、盆腔静脉造影

(一)操作方法
1. 经净后 3～5 日进行造影。
2. 选择造影的途径
(1)宫底部肌层注射,多用。
(2)通过骨髓腔(耻骨、髂嵴等盆骨)注射,少用。
(3)通过髂总静脉插管注射,少用。

3.患者取膀胱截石位,阴道检查,明确子宫大小及方位。常规消毒外阴、阴道。

4.窥器暴露子宫颈,擦净宫颈管黏液,用碘酒、酒精认真消毒宫颈外口及颈管。用齿钳夹持宫颈前唇,用探针探测宫腔方向及深度。

5.顺宫腔方向放入特制套管,达宫底部正中,向宫底稍施压力,并固定住套管,经套管按预定深度插入已排空空气的穿刺针,刺入宫底深度达 0.5～0.4cm。

6.注射透明质酸酶1500U,以利造影剂扩散进入子宫壁静脉。或注射 0.5%普鲁卡因 5mL。

7.5 分钟后,将 30%醋碘苯酸钠或 70%碘吡啦啥 20mL,快速推入宫肌层(30 秒推完)。

8.注射后,立即摄片 1 张,以后 20 秒及 40 秒时各摄片 1 张。

（二）注意事项

1.造影后,患者应卧床休息 3 日。

2.造影后两周内禁盆浴及房事。

3.给抗生素预防感染。

（三）结果

1.正常影像　摄片中可见子宫肌层内静脉网状结构样阴影,使子宫轮廓清晰可见,子宫静脉及卵巢静脉粗细均匀,无曲张。20 秒钟后静脉内造影剂全部排空,片中静脉影像完全消失。

2.病理影像　子宫静脉及卵巢静脉增粗、弯曲,静脉影像消失的时间延长,20 秒及 40 秒摄片仍有造影剂潴留。提示可能存在盆腔静脉淤血症、附件炎性包块、子宫肌瘤、子宫颈炎等疾患,应结合临床症状进行诊断。

五、盆腔动脉造影（股动脉切开插管造影法）

（一）操作方法

1.用碘酒、酒精消毒股部及下腹部皮肤,铺巾。

2.解剖出股三角,暴露股动脉,分离出约3cm。

3.将股动脉(见图 2－17－1)穿刺点刺口,经此口向心插入 7～8 号塑料管,达主动脉分叉处(相当于刺入点至骶岬上 3 横指长)。

4.固定插入管。向导管内慢慢注入肝素生理盐水以防血凝。

5.用止血带加压阻断远端肢体血循环后再推药。先推入 1mL 造影剂,观察 5 分钟,若无不良反应,应将造影剂用 1～2 秒快速推注完,并立即拍片,每隔 0.5～1 秒拍 1 张,共拍片 4～6 张。

6.造影后,拔出导管,缝合切口,加压包扎止血。5 天拆线。

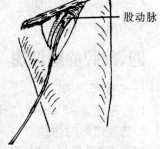

股动脉

图 2－17－1　股动脉穿刺部位

（二）结果

1. 正常影像 盆腔动脉造影时,盆腔动脉均可显影。子宫动脉分为下行段、横行段、上行段三段。子宫动脉又分若干小的肌壁动脉,在宫侧壁外与中间的 1/4～1/3 间形成弓形动脉。弓形动脉又分为若干小支走向肌壁及宫内膜,其联结成网状。

注入造影剂 0.5 秒,盆腔动脉开始显影,1～2 秒子宫动脉显影,3～5 秒子宫肌层血管网显影,即 3～5 秒内为动脉期。7 秒后静脉开始显影,即进入静脉期。

2. 病理影像 通常,良、恶性的卵巢及子宫肿瘤不借助血管造影来鉴别。血管造影主要用于识别良、恶性葡萄胎和绒癌有无肌壁转移。

（1）良性葡萄胎 病变主要局限于子宫腔及蜕膜层。动脉期,蜕膜血窦及绒毛间隙呈模糊片状阴影,葡萄胎呈圆形、半圆形边缘锐利的充盈缺损,静脉期提前出现。

（2）恶性葡萄胎 水泡侵入子宫肌层,破坏血管,在肌层内形成血窦及动静脉瘘。

动脉造影可见病灶部分血管异常丰富、变粗。弓形动脉不通过子宫肌壁的血管网,而直接与肌壁内呈团块状的血窦相连。肌壁内的血窦中有圆形或半圆形边缘锐利的充盈缺损(即水泡),静脉期提前出现。

（3）绒癌 由于癌组织破坏肌壁形成血窦,而癌组织又无完整绒毛。

动脉造影时,肌壁内形成边缘不整齐的充盈缺损,与葡萄胎肌层内圆形、半圆形边缘锐利的充盈缺损不同。

（三）并发症

1. 局部出血、渗血、血肿。

2. 感染。

3 栓塞。

注意事项

严格盆腔血管造影的适应证及操作,避免发生并发症。

第十八节 盆腔充气造影

内容提要

腹腔注气,使盆腔器官周围充气,经 X 线片显示子宫及附件的外形,了解肿物的部位、大小及与邻近器官的关系。也可同时行子宫输卵管造影,以明确盆器病变的准确部位。

一、适应证

1. 肥胖或未婚者疑盆腔包块,双合诊或肛诊不能查明时。
2. 盆腔肿块经双合诊或肛诊不能排除卵巢肿瘤者。
3. 疑有内生殖器畸形者,如先天无子宫或两性畸形。
4. 用其他方法不能确诊的多囊卵巢综合征,用以了解卵巢的大小。

二、禁忌证

1. 健康状态差,尤其有较严重的心脏病。
2. 盆、腹腔内有急、慢性炎症,或有粘连者。
3. 病变范围广或肿块占据大部盆腔者。

三、术前准备

1. 检查前晚及术前 2 小时清洁洗肠。
2. 施术前排空膀胱。
3. 普鲁卡因皮试。
4. 术前 6 小时禁水。
5. 准备注入的气体,氧或二氧化碳(二氧化碳易吸收),并准备注气机(可采用人工气胸机或简易注气机)。

四、检查方法

1. 可经腹壁或宫腔注入气体。经腹壁注气较安全。
2. 患者仰卧,碘酒、酒精常规消毒术野皮肤,铺巾。
3. 在脐外下各二横指处(左或右),穿刺注气压力 $1.5kPa(150mmH_2O)$,注气量 1000mL。
4. 气腹后,平卧做透视,了解气体分布及腹腔情况。如气体分布均匀,拔出穿刺针,局部覆以无菌纱布,摄片。
5. 同时做子宫输卵管造影时,做完气腹后,取膀胱截石位,固定好输卵管造影导管。
6. 摄片时令患者慢慢翻身,改成俯卧式,并将检查台头端摇低,倾斜 30°~35°,使气体向盆腔集中,并在腹部放置数个小棉垫,以使气体充盈盆腔。在耻骨联合前置一厚 6cm 棉垫,以避免子宫卵巢影像与耻骨联合阴影重叠。
7. X 线管球与台面垂直,中心线对准臀间沟上端,避免尾骨、耻骨与内生殖器影像重叠。
8. 气腹造影常规摄后前位,双重造影可摄前后位,必要时拍左前斜位、右前斜位片。
9. 气腹、碘油联合造影时,气腹后拍第一张片,注碘油后拍第二张片,24 小时后再拍片对照。

10. 拍片完毕后,再消毒原穿刺部位,将大部分气体排出后,局部覆以无菌纱布。

五、注意事项

1. 腹腔内注气压力不应超过 1.5kPa(150mmH$_2$O),若超过,提示气体未进入腹腔,可能在腹膜外,应立即停止注射,调整针头深度。

2. 术毕患者卧床 2~4 小时后可下地活动。

3. 气腹后患者可有腹胀、肩酸等不适,一般 1~2 日即可自行消失,无须特殊处理。

六、副作用及并发症

1. 轻者腹胀痛,肩酸痛。

2. 重者可出现气栓、气胸、纵隔气肿、皮下气肿及肠损伤。

七、盆腔充气后女性生殖器官影像

(一)正常影像

1. 子宫 盆腔中央,呈现出纺锤形均匀的阴影,平均为 7.2cm×4cm。

2. 输卵管 细条状软组织阴影,自子宫两角部伸向盆腔侧壁,由细而粗。

3. 卵巢 位于盆腔两侧,呈椭圆形或圆形、密度均匀、轮廓凹凸不平的阴影,约为子宫的 1/4。

4. 膀胱 在耻骨联合上方,呈半圆形阴影,密度均匀,有时膀胱部分阴影与子宫阴影重叠。

5. 直肠与乙状结肠 呈管状阴影,位于腰部偏向左侧,大小不一。在直肠与子宫的阴影间有一透明区,即子宫直肠陷凹。

(二)异常影像

1. 子宫肿瘤 子宫影像增大,密度增高。

2. 子宫畸形 同时行子宫造影术可鉴别纵隔子宫与双角子宫等畸形。

3. 输卵管病变

(1)输卵管炎 输卵管增宽,密度增高。

(2)输卵管积水 输卵管增宽明显,呈带状。造影时可见阴影中有圆珠状碘油。

(3)输卵管妊娠 输卵管局部膨大,密度较深。

4. 卵巢肿瘤 卵巢体积增大,大于子宫的 1/4,可增至子宫的 1/2~3/4 大小,或更大。结合临床可考虑多囊卵巢综合征或功能性肿瘤。

若卵巢阴影正常,附近有包块,可能为卵巢冠囊肿或输卵管积水,可行子宫输卵管碘油造影进行鉴别。

注意事项

严格盆腔充气造影适应证及禁忌证,避免发生意外。

第十九节 盆腔淋巴造影

内容提要

淋巴造影,是使造影剂进入淋巴系后,在 X 线下显示淋巴管及淋巴结功能的一种检查方法。该方法对恶性肿瘤患者在确定诊断、分期、定位、疗效观察及随访等方面是一种准确率高、简易安全、并发症少的检查手段。

一、适应证

1. 诊断疾病的性质,确定病灶部位 可明确淋巴结的病变是良性还是恶性,常淋巴结的部位。估计预后,确定分期。

2. 指导穿刺 初步定位后,可指导经腹股沟或腹穿活检淋巴结,以进一步明确诊断。

3. 确定淋巴结有无受累 盆腔恶性肿瘤,如卵巢癌、子宫颈癌、子宫体癌等,外阴及阴道癌,疑腹股沟深浅淋巴结及盆腔淋巴结转移者。

4. 指导手术 在盆腔淋巴清扫术中,可对照淋巴造影所摄 X 线片,确定需摘除的病变淋巴结,以提高手术治愈率。

5. 指导放疗 对需行放射治疗的患者,根据淋巴结造影提示,规定需放射的范围及剂量。

6. 辅助治疗 在淋巴管内注入一定量的抗癌药、放射性核素和碘油的复合物,既有诊断作用,又可作为某些癌肿的姑息治疗或辅助治疗。

二、禁忌证

1. 足部软组织炎,尤其是趾间感染未治愈者。
2. 严重的蜂窝组织炎和淋巴结炎者。可在急性炎症控制 2 周后行淋巴造影术。
3. 合并脑、心、肺、肾、肝功能衰竭者。
4. 对碘剂过敏者。

三、术前准备

1. 术前行碘过敏试验,方法同子宫输卵管造影术。
2. 术前晚将足部彻底清洗干净。
3. 造影前 3 天停服含重金属类药物。
4. 普鲁卡因皮试。

5. 术日晨清洁洗肠,排除肠内积粪。

6. 术前排净尿液。

四、操作步骤

(一)体位

患者取仰卧位,双腿放平呈放松状态。

(二)消毒

足背皮肤用碘酒、酒精或 0.5% 碘伏液消毒。

(三)铺巾

术野铺无菌孔巾。

(四)麻醉

局麻(1% 普鲁卡因或利多卡因局部浸润麻)。

(五)注射染料

在足背第一、二趾间向上 1cm 处皮内注射 1% 亚甲蓝液 0.5mL,使足背淋巴管蓝染。注射后向小腿方向按摩淋巴网络,促使尽快蓝染(图 2 - 19 - 1)。

(六)切开

局麻后切开皮肤。切口选择在两踝连线下 2cm 处或内踝切口,小心分离蓝色淋巴管。一般可见到 2~3 根较粗、明显的淋巴管。

(七)游离淋巴管

游离淋巴管长度约 1.5~2cm,近心及离心端分别放置 2 根丝线,离心端结扎后留线牵引(图 2 - 19 - 2)。

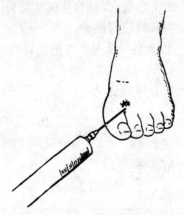

图 2-19-1 淋巴造影穿刺注药部位

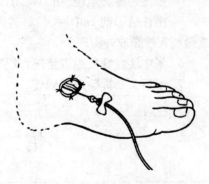

图 2-19-2 足部淋巴管穿刺后

(八)注入造影剂

将带塑料管的 4 号(或 4½号)小儿头皮针头慢慢刺入淋巴管内,朝向近心端,牵引离心端,拉直淋巴管以利穿刺成功。将近心端丝线固定针头及淋巴管,以防移动、漏液。

慢慢注入造影剂 Myodil 6～8mL。速度控制在每 5 分钟推注 1mL 以下,动作轻、速度慢,针头勿移动,也可用微量注射泵,注射速度掌握在 0.1mL/min。

(九)缝合切口

推注顺利,无阻力,无漏液及局部水肿,拔出针头,局部缝合,盖以敷料(图 2-19-3)。

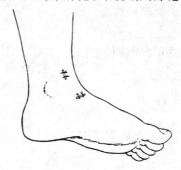

图 2-19-3　淋巴造影术毕

(十)X 线片

术后活动下脚,即刻及 24 小时后摄取骨盆和腹部片。

必要时,加摄斜位或侧位片。

【注意事项】

1. 足背注射亚甲蓝液后应向小腿处按摩。

2. 切开皮肤需小心,不可过深,动作轻巧。

3. 针头刺入淋巴管后,用留存丝线打结,以固定淋巴管,保证推注碘油顺利。

4. 推注速度必须慢,用力均匀,以防推注过快引起淋巴管破裂。

5. 推注造影剂 2mL 时,最好透视肢体和拍片,以观察针头是否在淋巴管内或有无造影剂入静脉或外溢现象。

6. 术中注意观察患者情况,及早发现过敏、栓塞等异常情况。

7. 术后 7 日拆除局部缝线。

第二十节　宫腔镜

内容提要
宫腔镜种类不同,适应证及使用方法也不同。

一、宫腔镜(XG-8型)

(一)适应证

1. 用于鉴别异常子宫出血　如不规则子宫出血、月经过多、绝经后出血等。

2. 原因不明性不孕或不育。

3. 闭经、月经过少、痛经等,怀疑宫腔内粘连者。

4. 识别习惯性流产的原因,如内口松弛、缺损或子宫畸形、肌瘤、粘连等。

5. 生殖器畸形。

6. 子宫造影失败或未能明确诊断。

7. 查明产后或流产出血原因。

8. 对取出困难 IUD 的诊断和处理。

9. IUD 及其副反应的检查。

10. 宫腔镜下输卵管绝育。

11. 钳取活体组织。

12. 对宫腔进行某种冲洗和治疗。

(二)禁忌证

1. 体温≥37.5℃。

2. 急性亚急性生殖道炎症。

3. 活动性子宫出血。

4. 近期子宫穿孔或有修补史。

5. 欲继续的妊娠。

6. 宫颈难以扩张者。

7. 宫颈恶性肿瘤

8. 严重心血管、肺或血液病等内科疾病。

(三)术前准备

1. 详细询问病史。

2. 测量血压、脉搏、体温,检查心、肺。

3. 阴道检查,了解子宫位置、大小、方向,排除炎症。

4. 阴道分泌物查滴虫、真菌,必要时查 PCR。

5. 带 IUD 者,做 B 超或 X 线盆腔透视,初步确定 IUD 位置。

6. 术前排空膀胱,如与 B 超联合检查,保持膀胱适度充盈。

7. 认真消毒外阴、阴道。

(四)检查时间

1. 一般在月经净后 1~5 天,以在月经周期第 10 天内进行为宜。

2. 阴道出血时,一般不做检查,止血治疗后仍有少量阴道出血者,可酌情给予抗生素治疗后再检查。

（五）麻醉方法

1. 除个别精神紧张者,术前半小时可肌注哌替啶 50mg 外,一般不需术前药物。

2. 吲哚美辛栓:施术前 20 分钟将此栓 50～100mg 置于肛门深部。其能抑制前列腺素的合成与释放,消除痛觉的敏感性,镇痛效佳。此药血浆半衰期 20 分钟,故镇痛时间不长,适宜宫腔简单小操作。

3. 宫颈旁神经阻滞麻醉:在宫颈旁注入 0.5% 利多卡因 5～10mL,回抽无血后,方可注药。

4. 宫颈管黏膜表面麻醉:用长无菌棉签浸 2% 利多卡因药液插入宫颈管,上至内口水平,保留 1 分钟。

5. 子宫内膜喷淋麻醉:将 1% 利多卡因或 0.25% 布比卡因 8mL,通过特制的宫腔喷注器喷注子宫内膜表面,5 分钟后施术。

6. 静脉麻醉:静脉输注异丙酚或氯胺酮药物。

（六）操作步骤

1. 术者应穿清洁工作衣,戴口罩、帽子,洗手并戴消毒手套。

2. 受术者取膀胱截石位。

3. 外阴盖以无菌洞布。

4. 检查确认全套器械及其功能无障碍,包括宫腔镜、附件、冷光源、膨宫液调压系统,准备足够的膨宫液及其他备用药物。

5. 详细复查子宫位置、大小及附件。

6. 用窥器扩开阴道,拭净阴道内积液,露出子宫颈,宫颈及颈管用 2.5% 碘酒及 75% 酒精或 0.50% 碘伏液消毒后,用宫颈钳钳夹宫颈前唇。

7. 用探针探清子宫位置和深度,并扩张宫颈达 6.5～7 号为止。

8. 接好宫腔镜导水皮管及光源,排出镜管中气泡。

9. 将宫腔镜管顺宫腔方向插入到宫颈内口水平,在 10.6～24kPa（80～180mmHg）范围压力下注入膨宫介质,并需随时严格防止膨宫液管道内气体进入宫腔,待镜体排水孔流出的液体清亮后,并使宫腔充分扩展即可检视。

10. 按顺序检视宫底、宫角、前后侧壁和颈管等。注意宫腔形态,有无宫内异常或病变。若宫内有 IUD 者,须注意 IUD 的位置、形状以及宫腔的关系,随后缓缓退出镜管,并将 IUD 推动移位,结束检查。

11. 检视完毕,若有必要可做相应的操作。例如内膜活检、分离粘连、矫正 IUD 在宫腔中位置或取换 IUD 等。

12. 术毕需临床观察 1～2 小时。

13. 术后禁行房事及盆浴 2 周。休假 5 天,必要时给予抗生素预防感染。

14. 术后 1 周门诊随访。

二、手术宫腔镜（SGJ-1 型）

手术宫腔镜是宫腔内手术治疗子宫疾患的妇科专用手术器械。它具有手术时间短、恢复快等优点。电切器操作把手为主动式,外鞘管采用的连续灌流系统可有效地防止子宫内压过高。

(一)适应证

1. 无排卵功能子宫出血(子宫内膜增殖症)。

2. 子宫内膜息肉、宫颈管息肉。

3. 黏膜下肌瘤。

4. 子宫纵隔。

5. 子宫腔不全粘连。

6. 子宫内膜原位癌(局灶性)。

(二)禁忌证

1. 急性生殖器官炎症。

2. 子宫大于镜体长度。

3. 水电解质紊乱。

4. 严重高血压。

5. 新发生或未控制的心力衰竭。

6. 严重支气管哮喘和肺部感染。

7. 肾功能不全。

8. 肝功能明显异常。

9. 血液系统疾病,严重贫血,血小板减少及全身出血性疾病。

10. 糖尿病患者。

(三)器械消毒

可采用5%福尔马林(甲醛)液或酒精浸泡15~30分钟,或采用福尔马林冷蒸气消毒,切忌高压蒸气和煮沸消毒。

(四)术前准备

1. 应对患者做全面认真的检查,如血尿常规、出凝血时间、肝肾功能的测定及心电图等。

2. 术前的晚上,宫颈管内放置导尿管或宫颈扩张棒,扩张宫口。

(五)麻醉

硬膜外麻醉、全麻,骶管麻醉均可。

(六)操作方法

1. 患者取膀胱截石位,有条件最好用能升降的手术台。

2. 常规冲洗消毒外阴阴道。

3. 铺无菌单。

4. 经阴道检查子宫位置、大小,并取出导尿管或宫颈扩张棒或口服米索前列醇。

5. 阴道内用碘酒、酒精或0.5%碘伏消毒,用组织钳夹持并固定宫颈。

6. 用海氏扩张器扩至8号。

7.将手术宫腔镜电切环、外鞘管联结锁紧后,经宫颈进入宫腔,并膨胀宫腔。

8.用5%葡萄糖液作为灌流液,在持续灌流状态下,电切子宫内膜及内膜下2~3mm子宫肌层,充分止血。

9.冲出切割组织,并做病理检查。

10.术后给子抗生素预防感染。

(七)并发症及其预防

1.子宫损伤　主要是电切过深,造成子宫穿子 L。电切时应充分掌握解剖关系,注意电切深度,必要时可在患者腹部采用 B 超行双向对比监视手术过程,即充盈膀胱及向子宫腔内注入灌流液。切割子宫纵隔时,最好在腹腔镜监视下进行。

2.出血　如术中出血,经反复冲洗,找出出血点,电凝止血。如出血较多,可用宫缩剂,待找到出血点后,再电凝止血。

3.感染　术前及术后给予抗生素,预防感染。

第二十一节　肝功
(甲、乙、丙、戊、庚、肝及肝纤的测定)

一、测定对象

妊娠后的孕妇或准备接受手术的妇产科患者,均要测定肝功。测定项目包括甲、乙、丙、戊、庚肝及肝纤测定。有异常者应进行治疗。

二、肝功测定项目

(一)甲肝抗体 HAV – IgM,HAV – IgG 测定

(二)乙肝(两对半实验室检查结果判定)

潜伏期3~5年,最长可达10年才发病。

感染乙肝病毒后通常在45天后,血清抗体呈阳性。因此,一次血实验室检查血清抗体阴性不能排除乙肝感染,需间隔一段时期后再做实验室检查。

(三)丙肝抗体 HCV – IgM,HCV – IgG 及丙肝病毒 DNA 定性定量测定。

(四)戊肝抗体 HEV – IgM,HEV – IgG 及戊肝病毒 DNA 定性定量测定。

(五)庚肝抗体 HGV – IgM、HGV – IgG 及庚肝病毒 DNA 定性定量测定。

(六)肝纤测定

HA、L、N、IV – C、PC – Ⅲ、CG 测定透明质酸 HA、层粘连蛋白 CN、IV 型胶原 IVC、Ⅲ型前胶胶原 pc – Ⅲ、甘胆酸 CG。

表 2-21-1　乙肝两对半实验室检查结果测定

阳性	临床意义
①	急性乙肝潜伏期后期,慢性携带者
①③	急性乙肝早期,活动性病毒复制,传染性强
①③⑤	急性或慢性乙肝,活动性病毒复制,传染性强
①⑤	急、慢性乙肝感染,中等病毒复制
①③④⑤	急、慢性乙肝,正处于 E 抗原向 E 抗体转变时期,中等度传染
①④⑤	急、慢性乙肝,病毒复制少,传染性较低. 若治疗中患者从①③⑤阳性转为①④⑤阳性说明病情好转;无症状者为病毒复制期
⑤	乙肝携带者,有 4 种可能:Ⓐ低水平表面抗原带毒者;Ⓑ表面抗原量少至测不出,血清学表面抗体测不出;Ⓒ表示以前有过乙肝病毒感染;Ⓓ交替反应,体内感染与乙肝无关
④⑤	表示现有感染,或表示近期发生过乙肝感染阳性
②④⑤	乙肝痊愈期,表示过去有过感染,现免疫持续存在
②⑤	乙肝痊愈期,表示过去有过感染,现免疫持续存在
②	已发生免疫,已无感染

注:HbsAg:表面抗原①;HbsAb:表面抗体②;HBeAg:E 抗原③;HBeAb:E 抗体④;HBcAb 核心抗体⑤;乙肝病毒肝炎 HBV-DNA 定性定量测量。

第二十二节　HCG 测定——妊娠试验

一、原理

胚胎滋养叶细胞能分泌绒毛腺促性腺激素(HCG),HCG 经由血液从尿中排出,将含 HCG 尿注至小白鼠或家兔等雌性动物体内,则其卵巢卵泡发育增大、出血、突起,为妊娠试验阳性。

含 HCG 尿注至雄蟾蜍体内,刺激睾丸,则排精,为妊娠试验阳性。

含 HCG 组织,如葡萄胎、绒癌、畸胎瘤等,尿妊娠试验均可呈阳性反应。

上述各种检测尿妊娠的方法繁琐、昂贵、费时,目前临床多已废弃。

垂体黄体生成激素的作用同 HCG,但平日此激素量少,故不致使尿妊娠呈阳性反应。只有绝经后,偶有黄体生成激素的分泌量异常增高,此种尿可呈尿妊娠试验阳性反应。

二、免疫法测 HCG 常用方法

1.胶乳凝集抑制试验　此法快速、简便,但不敏感,易被干扰。

2.羊红细胞凝集抑制试验　此法敏感度为 HCG312 IU/L,故原尿浓缩 3 倍后,即能测出 100 IU/L 的 HCG,相当于蟾蜍浓缩试验将原尿 300mL 浓缩 30 倍的效果。故此法简便可靠。

3.快速验尿妊娠反应法　即用特定试纸,根据试纸的颜色反应,判定尿妊娠试验阳性或阴性。此法很简便,患者可自测。

4.放免测定血 HCG　此法很敏感。对诊断早孕、异位妊娠、葡萄胎、绒癌、含 HCG 肿瘤有价值,并可作为判定疗效指标。

三、注意事项

为排除绝经妇女,尤其新近手术切除双侧卵巢的人工绝经妇女,其尿中黄体生成激素量高时,尿妊娠呈假阳性反应,可采取下述方法。

1.给受检者炔诺酮 2.5mg,每日 2 次,口服,连续 7 天。

2.或给丙酸睾酮每日 50mg,肌注,连续 7 天。

再复验尿妊娠,则可呈阴性。

第二十三节　B 超在妇产科的应用

内容提要

　　B 超扫描对剖宫产有重要指导作用。术前进行 B 超检查,可对胎盘位置、成熟度、胎盘病变、羊水量多少,以及胎儿大小、发育状况、胎方位、有无畸形等做出较明确的诊断。

一、胎盘

(一)胎盘成熟度

当代妇产科临床上多采纳 Grannum 分级法,即按胎盘的绒毛板、胎盘实质以及胎盘基底层三部分结构的变化将胎盘分为以下 4 级(表 2-23-1,图 2-23-1)。

表 2 - 23 - 1　Grannum 胎盘分极

胎盘	0 级	Ⅰ 级	Ⅱ 级(早、晚期)	Ⅲ 级
绒毛板	界限清楚,光滑平整的曲线	界限完整,轻微锯齿状起伏	出现切迹,伸入胎盘实质,未达基层底	切迹达基底膜
胎盘实质	均匀分布的细小光点	散在回声增强的光点	出现逗点状回声增强的光点	出现无回声区,显示胎盘小叶,散在规则前回声增强的光点,伴声影
基底层	同胎盘实质,无回声增强的光点	无回声增强的光点	出现虚线状排列的回声增强的光芒	大而融合的回声增强区,可伴声影
胎盘成熟度	未成熟	开始趋向成熟成熟	早期——成熟早期晚期——成熟	胎盘已成熟,趋向老化
孕期	多见于孕早、中期	多见于 29 ~ 36 周	多见于 36 周(33 ~40 周)	多见于 38 周

胎盘成熟是一复杂、渐进的过程,相互间交叉重叠。少数Ⅲ级胎盘出现在 37 周以前,相反,37 周以后也偶有Ⅰ级胎盘者。

(二)胎盘位置

早期,中期妊娠间观察胎盘位置时,必须充盈膀胱。一般膀胱需充盈 300 ~500mL 尿液。无尿可注入生理盐水 500mL 左右。

通常,胎盘居于子宫底、前壁、后壁、侧壁。胎盘位置下移时形成前置胎盘。

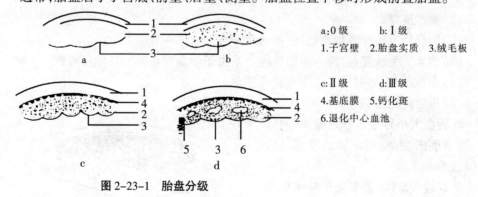

a:0 级　　　b:Ⅰ 级
1.子宫壁　2.胎盘实质　3.绒毛板

c:Ⅱ 级　　　d:Ⅲ 级
4.基底膜　5.钙化斑
6.退化中心血池

图 2-23-1　胎盘分级

因胎盘下移的程度不同,前置胎盘又分为以下几种类型(图 2 - 23 - 2):

1.边缘性前置胎盘　胎盘下缘达宫内口边缘为边缘性前置胎盘。

2.部分性前置胎盘　胎盘部分遮住宫内口为部分性前置胎盘。

3.中央性前置胎盘　胎盘将宫口全部遮住为中央性前置胎盘。

4.低置胎盘　胎盘下缘距宫内口 4cm 以内为低置胎盘。

胎盘下缘距宫颈外口超过 6cm 时,可排除前置胎盘。

妊娠中期胎盘覆盖宫内口者甚为常见。随着胎儿的发育,子宫下段伸展,胎盘位置多能自然上移。因此,原本胎盘位置低者,可因其位移而发生转化。故孕末期不能根据孕中期的 B 超扫描结果来决定分娩方式。

一般来讲,妊娠 30 周以后胎盘仍覆盖宫内口者,可诊断为前置胎盘。

后壁前置胎盘,常因胎头遮挡,不易查出。遇此情况,最好令孕妇取头低臀高位,检查者可用手轻压并将胎头轻轻上推。使胎先露离开子宫下降,以暴露后壁的前置胎盘。

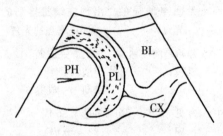

图 2 – 23 – 2　胎盘下缘越过子宫颈内口:前置胎盘

(三)胎盘异常(图 2 – 23 – 3)

1.胎盘早剥　妊娠 28 周以后,正常位置的胎盘在胎儿未娩出前,部分或全部自子宫壁剥离称之为胎盘早期剥离。

后壁胎盘在超声波扫描时不易看清胎盘全貌,因胎头、胎体可遮盖胎盘的某部分,故后壁胎盘早期剥离,在 B 超扫描时可能漏诊。

胎盘早期剥离的 B 超扫描表现有以下特点:

(1)胎盘变厚。

(2)胎盘后有边缘不规则暗区(胎盘后出血)。

(3)胎盘绒毛板隆起,突入羊膜腔内。系由于胎盘后血肿对其推挤所致。

(4)血性羊水,则可见羊水中有光点浮动。

(5)重症者胎心减慢,甚至消失。

2.胎盘大小异常　自妊娠 36 周以后,胎盘逐渐变薄,正常胎盘厚度一般不超过 5cm。

胎盘过大、过厚者多见于母体重度贫血、母子血型不合、有核红细胞增多症及糖尿病等。

孕妇合并慢性高血压或妊娠高血压综合征时可伴有小胎盘。

因此,胎盘的大小不能作为估计胎

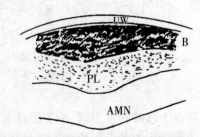

图 2-23-3　胎盘明显变厚,胎盘大部分剥落,胎盘后大量积血;胎盘早剥

盘发育的指标。

3. 胎盘绒毛血管瘤　此瘤可生长在胎盘的任何部位,大小不一,多呈圆形或椭圆形红色实性肿块。瘤体大者影响胎儿的血液供应,尤其瘤体压迫脐带,可引起胎儿死亡。胎盘绒毛血管瘤常合并羊水过多、妊高征、产前出血、早产、低体重儿和胎儿异常等。

二、羊水

羊水量间接反映宫内胎儿的状态,羊水过多或过少,均属于异常现象。

超声波检测羊水,可确定羊水量及有无混浊。羊水的声像图特征为宫腔内透声暗区。羊水深度低于、等于 3cm 为羊水过少;高于 8cm 为羊水过多;3cm 以上 8cm 以下为正常范围。测量羊水过少时,需测量羊水的纵径与横径,测量 4 个象限的羊水,各记录在 + 内。

多胎妊娠两个以上的羊膜囊中的羊水应分别测定,不能笼统而论。双胎间“输血综合征”的胎儿,受血的胎儿羊水量多,给血的胎儿羊水量少。因此,必须分别测量,才能正确地估计胎儿状况。

羊水量的多少与孕周相关(表 2 – 23 – 2)。

羊水量过多、过少均可能合并胎儿畸形。早破水、过期妊娠、胎盘功能低下可合并羊水过少。

表 2 – 23 – 2　备孕周羊水深度(cm)

孕周	均值	标准差	孕周	均值	标准差
14	3.31	0.79	28	5.54	0.82
15	3.60	0.82	29	5.50	0.75
16	3.55	0.63	30	5.50	0.75
17	3.93	0.96	31	5.51	0.66
18	4.14	0.72	32	5.48	0.68
19	4.30	0.68	33	5.49	0.65
20	4.55	0.74	34	5.48	0.67
21	4.63	0.76	35	5.40	0.66
22	4.78	0.75	36	5.42	0.66
23	5.00	0.74	37	5.23	0.66
24	5.09	0.74	38	5.11	0.71
25	6.34	0.80	39	4.95	0.71
26	5.42	0.74	40	4.74	0.54
27	5.47	0.74	41	4.65	0.39

注:参照天津市中心妇产科医院周日序等多功能妊娠盘资料。

三、脐带

(一)脐带缠绕

B 超扫描观察脐带主要是了解有无脐带缠绕与脱垂,以指导临床处理。脐带缠绕的声像图表现为缠绕处体表有明显压迹,在压迹上方可有扁圆形或圆形小衰减包块(脐带横断面),有时可见其内的血管呈短光条。

（二）脐带缠绕周数不同,声像图也各异。

1.脐绕颈1周　胎儿颈背皮肤压迹呈 U 字形。

2.脐绕颈2周　胎儿颈背皮肤压迹呈 W 形,其上方有两个相连的衰减小包块,形似带壳花生,内有短光条(图 2 - 23 - 4)。

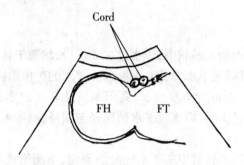

后颈部皮肤压迹呈 W 型,上方有带壳花生样衰减包块,内有短亮线。

图 2 - 23 - 4　脐绕颈2周

3.脐绕颈3或4周　胎儿颈背皮肤压迹呈锯齿状,上方有一念珠样衰减包块。内有短光条。

（三）脐带隐性脱垂

B 超扫描可见长条绳索状或呈团状的脐带在儿头(头位)的下方或侧下方。

四、胎儿

B 超扫描可了解胎儿数目、胎儿大小,主要是胎头大小,胎方位,性别,胎儿脏器、软组织及骨骼发育状况,及有无畸形。实时扫描时可直接观察胎儿在子宫里的活动,以及脏器的功能状态——胎儿心跳节律、宫内呼吸运动、吞噬羊水及排泄尿液的过程等。

应尽量争取在早期妊娠期间给孕妇做一次 B 超检查,以便能尽早发现胎儿异常。

（一）鉴定单胎或多胎

早在妊娠7周即可查出多胎妊娠。一般来讲,在妊娠早期与中期多胎妊娠的检出率几乎是100%。妊娠晚期因胎儿充满宫腔易漏诊。

多胎妊娠的超声影像特点如下:

1.子宫各径线大于孕周。

2.宫腔内可见两个或两个以上胎囊。

3.两个或两个以上胎儿影像。

4.两个胎盘,或一个大胎盘。

若超声扫描发现是双胎妊娠时,应注意观察两胎儿间"隔膜"的层数,以鉴别是单卵双胎,还是双卵双胎(图 2 - 23 - 5)。

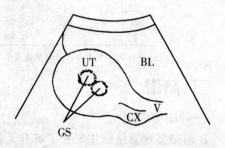

图 2 - 23 - 5　子宫腔内可见两胎囊:双胎

一绒毛膜二羊膜双胎具有一个胎盘,是单卵双胎。二羊膜囊间隔膜是二层羊膜,如纸样薄,超声显像似发丝。

二绒毛膜二羊膜者多为双卵双胎,若见到两个胎盘,则可确定为双卵双胎。若两胎盘融合为一,则不易鉴别是单卵双胎还是双卵双胎。二绒毛膜二羊膜双胎其间隔膜是四层,即由二层绒毛膜、二层羊膜组成。此隔膜厚度如同脐带壁,B超扫描时易于见到。

如果B超检查发现是单羊膜囊双胎,即单卵双胎,应对胎儿进行密切地随访观察。待胎儿有宫外生存能力时,即行选择性剖宫产术,以防单羊膜囊双胎发生脐带相互缠绕,宫内窒息死亡等意外。

(二)测定胎儿大小

B超扫描可通过双顶径、肢体长度、腹周径、坐高等的测量推算胎龄,估计胎儿体重。

1. 胎儿坐高 系指胎儿头顶至臀部的最大距离(图2-23-6)。

此径线变异小,是估计胎龄的较准确的方法。坐高测量时间以孕6~13周为宜。

2. 胎头双顶径(Bet) 胎头双顶径于妊娠31周前平均每周增加3mm,妊娠31~36周平均每周增大1.5mm,妊娠36周以后平均每周增长1mm。自妊娠12周开始直至足月均可进行双顶径测量(图2-23-7)。

孕末期主要是通过胎头双顶径,来估计胎儿大小。双顶径的大小与孕周相关(表2-23-3),双顶径值受检测技术、胎方位及胎头型的影响。长头形双顶径小,圆头形双顶径大。因此,通过BPD估计胎儿大小不能达到100%准确。

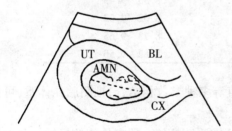
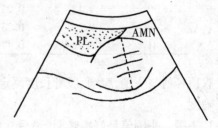

图2-23-6　胎儿顶臀长:坐高　　　　　图2-23-7　胎头双顶径

表2-23-3　胎儿双顶径与孕龄关系

孕 周	均 值	标准差	95%标准差范围(cm)
12	2.29	0.47	1.35~3.23
13	2.48	0.56	1.36~3.60
14	2.82	0.49	1.84~3.80
15	3.20	0.31	2.58~3.82
16	3.59	0.47	2.56~4.53
17	3.68	0.49	2.70~4.66
18	4.29	0.47	3.35~5.23
19	4.49	0.44	3.61~5.37

孕 周	均 值	标准差	95%标准差范围(cm)
20	4.88	0.40	4.08~5.68
21	5.16	0.42	4.32~9.00
22	5.22	0.55	4.32~9.32
23	5.90	0.42	5.06~6.74
24	6.10	0.66	5.44~7.42
25	6.42	0.34	5.68~7.16
26	6.92	0.48	5.66~7.58
27	6.90	0.47	5.96~7.84
28	7.00	0.34	6.32~7.68
29	7.24	0.40	6.44~8.04
30	7.51	0.29	6.93~8.09
31	7.75	0.30	7.15~8.35
32	8.00	0.26	7.48~8.52
33	8.20	0.23	7.74~8.66
34	8.84	0.22	7.96~8.84
35	8.54	0.22	8.10~8.98
36	8.69	0.26	8.17~9.21
37	8.88	0.22	8.44~9.32
38	8.99	0.22	8.55~9.43
39	9.12	0.25	8.62~9.62
40	9.19	0.23	8.73~9.65
41	9.16	0.17	8.82~9.50

双顶径值与头围、腹围、股骨长度测定值等多种参数相结合,推测胎儿体重,可提高准确度。

3.头围 头围值是妊娠晚期(最后6周)推测胎龄的一项有价值的指标。此期间应用头围测量比双顶径更准确,且可补充双顶径的不足。

4.腹围 妊娠36~42周测量腹围,可补充双顶径的不足。胎儿宫内生长迟缓,母子血型不合者,则改用股骨长度等的测量。

5.股骨长度 从妊娠15周后,即可测量股骨长度。股骨长度可推测胎龄,诊断短肢畸形。其准确性与双顶径相似。

(三)诊断胎儿畸形

1.脑积水 诊断脑积水不能仅以双顶径作为唯一诊断依据。因脑室扩张先于颅骨,脑室扩大至一定程度,脑积水进入晚期,胎头颅骨才开始扩大(图2-23-8)。

晚期脑积水声像学表现为如下情况:

(1)双顶径明显大于胎龄 要求在丘脑标准平面测量双顶径,在非标准平面测出的双顶径误差是2~3mm。

(2)胎头围明显大于腹围,头体比例失调。

(3)颅腔内持续出现1cm处的液性暗区(图2-23-9)。

(4)大脑镰薄膜在脑脊液中漂动,超声扫描时,尤其振动腹壁时,可见大脑镰显像呈一条线,此正中线可随之漂动,即"正中线漂动征"。这是脑室积水的特征之一。

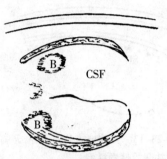

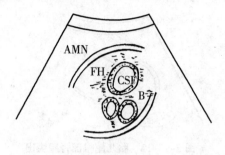

图2-23-8 颅骨内大量脑积水,颅骨衰落,囟门变宽,脑组织被压缩脑积水

图2-23-9 胎儿颅骨内有3个含脑积液的"洞"空洞型脑积水

胎头双顶径大于11cm时,应警惕有无脑积水畸形。若正中线漂动征阴性,可排除脑积水。

(5)妊娠20周以后,若脑室率大于0.5,则应考虑胎儿有脑积水畸形。

$$脑室率 = \frac{中线至侧脑室距离}{中线至颅骨内缘距离}$$

2.无脑儿 B超扫描时无胎头颅骨完整的圆形光环,为无脑畸形(图2-23-10)。

3.脑膜脑膨出 系颅骨沿矢状缝发生破裂,自颅裂处膨出脑膜、脑组织。超声图像表现为:头颅光环中断,自此中断处有球形透声暗区突出,有脑组织膨出者,在透声暗区内掺杂低回声区(图2-23-11)。

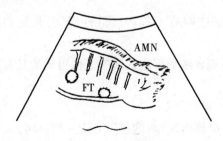

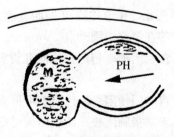

图2-23-10 胎儿头部无颅骨光环:无脑儿

图2-23-11 胎儿颅骨枕部骨质缺损,经此处膨出实性包块:脑膜脑膨出

4.小脑畸形 超声图像表现胎儿的头围、双顶径、头面积低于该孕周的3个标准差以上,即可诊断为小脑畸形。

5.脊柱裂 B超扫描正常胎儿脊柱的纵切面呈排列整齐的两条平行光带。而脊柱裂表现为如下几种现象。

(1)两条光带变宽,排列不齐(图2-23-12和图2-23-13)。

(2)外侧光带有缺损。

(3)合并脊膜膨出者,在外侧光带缺损处可见囊性暗区。

(4)脊柱横切面破裂处椎管呈"U"字形。

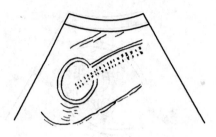

图2-23-12 胎儿尾椎部脊膜膨出

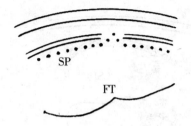

图2-23-13 脊柱椎体参差不齐,无脑儿合并开放性脊柱裂

6.心脏畸形 心脏体积大于1/2胸腔容积,则提示有心脏畸形。

7.内脏外翻畸形

(1)胸壁发育不全 B超扫描时可见胸廓切面轮廓线不完整,搏动的心脏漂露于羊水中。

(2)腹壁发育不全 腹壁切面轮廓线不完整,胃、肠等脏器漂浮在羊水中。

8.膈疝 横膈发育有缺陷时,肠管可进入胸腔。B超扫描时可见在胸腔内心脏的下方有充液的肠管。

9.胎儿胸水与腹水 胎儿的胸水与腹水常同时发生。胎儿的胸腔或腹腔积液可单独存在,亦可与其他畸形并存。

(1)胸水 B超扫描显示胸腔内有液性暗区,肺脏被挤,变小,胎心在胸水中搏动。

(2)腹水 B超扫描可见胎儿腹壁与内脏之间有不等程度液性暗区,常见到肠管、肝脏等在腹水中漂动。

10.食管闭锁 超声扫描胎儿胃肠区找不到含液的胃泡或肠管。偶可见胎儿有反吐现象。

11.胃幽门梗阻 B超检查可见胃扩张呈"单泡"状。

12.十二指肠闭锁 B超扫描可见胎儿上腹部出现"双泡征"(图2-23-14)。系由于近端十二指肠及胃扩张造成的影。连续观察此证不消退,即可确诊。

13.小肠闭锁 超声检查可见到许多扩张充液的肠环(图2-23-15)。

14.肛门闭锁 B超扫描可在胎儿下腹部见到"双叶征"(图2-23-16)。

15.肾发育不全或缺如 正常发育的胎儿,在妊娠20周后,在胎脊柱两侧可看到椭圆形肾脏。肾缺如或发育不良者,则不易看清正常轮廓。双侧肾缺如时,可看不到充液的膀胱。

16. 肾盂积水 正常肾脏内有小于0.7cm的液性暗区。若肾脏体积增大,且有超过1cm的液性暗区,胎儿可能有肾盂积水。

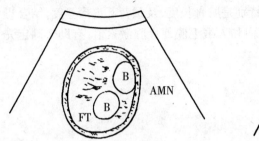

图 2-23-14 胎儿腹部横切面内有两个囊泡:双泡征

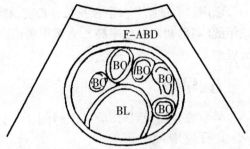

图 2-23-15 胎腹内有多个充液肠环:胎儿小肠闭锁

17. 多囊肾 B超扫描可见多房性囊性肿物,呈蜂窝状。看不清肾脏的正常结构(图 2-23-17)。

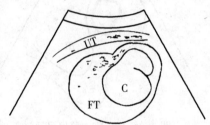

图 2-23-16 胎儿下腹部膨隆可见双叶囊泡:肛门闭锁

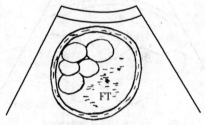

图 2-23-17 胎儿右肾增大,内有多个小囊:多囊肾

18. 尿道梗阻 胎儿尿道狭窄畸形可导致膀胱尿潴留。尿潴留常伴双侧肾盂积水。尿液潴留膀胱,其前后径常超过5cm。

19. 骶尾部肿物 B超扫描可见胎儿骶尾部有质地不均的团块。

20. 联体双胎畸形 B超扫描可发现两胎儿某部有联结部位。

21. 先天愚型 妊娠中期做超声检查,可显示出某些可疑先天愚型征象。

先天愚型在B超扫描时显示出的典型表现特征如下:

(1)颈背部皮褶增厚 孕15~20周时,先天愚型胎儿颈背部皮褶厚度超过6mm者占43%。

(2)第五指中节指骨骨化中心发育不良 约60%的先天愚型患儿第五指中节骨发育不良,导致指弯曲者50%。

(3)长骨较短(图2-23-18):①先天愚型儿上肢长骨长度较正常胎儿平均值小2个标准差。②股骨较短。如测得的股骨长度比应有股骨长度之比小于0.91时,其中68%可诊断为先天愚型儿。

双顶径与股骨长度比值,有助于鉴别患儿与正常发育儿。如比值大于正常值1.5个标准差,至少可确定50%的先天愚型儿。

超声波测量胎儿双顶径及长骨长度,特别是肱骨长度,及颈背部皮褶厚度,结合母亲年龄(高龄初产发生率高),血浆甲胎蛋白和人绒毛膜促性腺激素值,有助于确定先天愚型儿。

五、早孕

早孕的B超特点(图2-23-19)。

1. 子宫增大。

2. 胎囊光环于近宫底处呈圆形或椭圆形。

3. 孕6周后可见胎芽。

4. 孕7~8周可见胎心跳动。

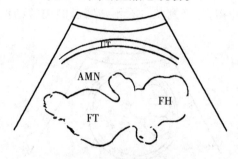

图2-23-18　胎儿短肢畸型

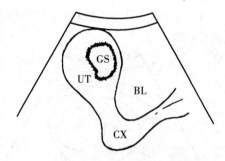

图2-23-19　宫内可见早孕胎囊

六、早期流产的B超特点

1. 胎囊变形(图2-23-20)。

2. 胎囊停止发育,经1~2周观察胎囊不增大。

3. 胎囊下移(图2-23-21)。

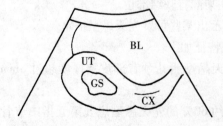

图2-23-20　胎囊变形:先兆流产

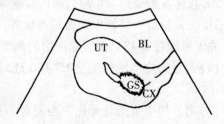

图2-23-21　胎囊已下移至宫内口处:难免流产

4. 空胎囊,即孕期超过8周,无胎芽,为枯萎孕卵(图2-23-22)。

5. 宫腔内结构不清,紊乱。

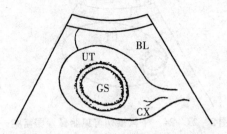

图 2-23-22 胎囊无胎芽:枯萎孕卵

6. 宫腔内多囊样变,预示流产将发生。

7. 胚胎排出不全时,宫腔内可有不规则光团。

七、宫外孕(输卵管妊娠)的 B 超特点

1. 子宫稍大,宫腔内无胎囊光环(图 2-23-23)。

2. 附件有包块。

3. 子宫直肠窝有液性暗区(内出血)。

4. 腹腔内,尤其在髂窝处可见液性暗区。少数病例输卵管流产继发腹腔妊娠时,腹腔内可见胎囊或包块。

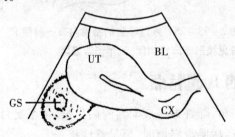

图 2-23-23 子宫稍增大,宫内无胎囊光环,附件

包块内可见胎囊光环:宫外孕

八、输卵管间质部妊娠的 B 超特点

1. 纵切面可见子宫增大,胎囊光环极度靠近宫底,胎囊上部围绕的肌层极薄或消失。

2. 横切面可见胎囊偏居宫腔一侧,肌壁薄(图 2-23-24)。

3. 间质部妊娠胎囊损害宫角部肌层,此点系与残角子宫妊娠的区别。

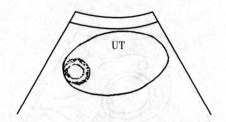

图2-23-24 子宫横切可见胎囊偏居宫腔一侧,
子宫肌壁极薄

九、残角子宫妊娠的 B 超特点

1. 子宫稍大,宫腔内可见厚内膜(蜕膜)回声。
2. 子宫一侧上方可见圆形胎囊,外包以薄而完整的肌壁(图2-23-25)。

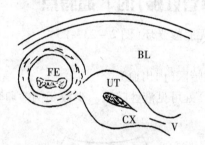

图2-23-25 残角子宫的胎囊内有一胎芽FE,子宫内
可见梭形增厚宫内膜:残角子宫妊娠

十、宫角妊娠的 B 超特点

1. 胎囊位于子宫一角,随妊娠进展向宫腔内生长,可至足月(图2-23-26)。
2. 子宫一角突出,产后胎盘滞留时,可呈囊性扩张。

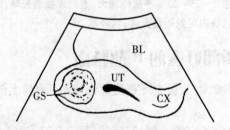

图2-23-26 宫角处有一胎囊:宫角妊娠

十一、宫颈妊娠的 B 超特点

1. 子宫略大或正常,其内蜕膜厚。
2. 宫颈膨大,大于宫体。

3. 宫内口关闭,胎囊不越过宫内口。

4. 颈管内可见胎囊(图2-23-27)。

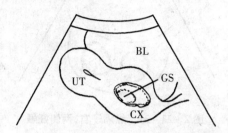

图2-23-27 子宫呈葫芦状,宫颈扩大,子宫内口关

闭,宫颈管扩大,内含胎囊:宫颈妊娠

十二、腹腔妊娠的 B 超特点

1. 子宫增大。

2. 子宫外有胎儿及其附属物(图2-23-28)。

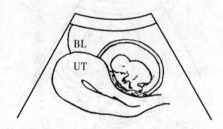

图2-23-28 子宫增大,子宫外有胎囊,囊内有胎儿

十三、畸形子宫合并妊娠

畸形子宫合并妊娠的 B 超特点。

1. 子宫前壁内向下突有一嵴状,即子宫不全纵隔,胎囊内有一胎儿(图2-23-29)。

2. 双子宫,右侧子宫妊娠(图2-23-30)。

3. 纵隔子宫,两侧妊娠(图2-23-31)。

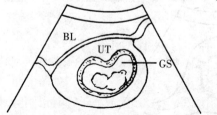

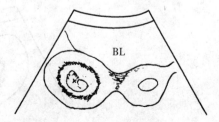

图2-23-29 子宫前壁内向下突有一嵴
状,胎囊内有一胎儿

图2-23-30 双子宫,右侧子宫妊娠

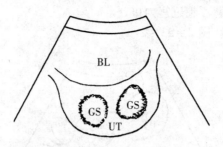

图 2 - 23 - 31　纵隔子宫,两侧妊娠

十四、葡萄胎的 B 超特点

1. 子宫大于孕周,宫内无胎儿。

2. 宫腔内光点与大小不等相间的小暗区构成蜂窝状。

3. 子宫一侧或两侧可见黄素化囊肿,包膜清晰、光滑,囊内可有隔,呈液性暗区(图 2 - 23 - 32)。

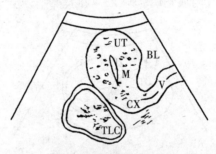

图 2 - 23 - 32　宫腔裂隙周围有大量水泡状回声,
子宫后方有一黄素化囊肿:葡萄胎

十五、恶性滋养叶细胞肿瘤的 B 超特点

1. 子宫大,复旧差。

2. 子宫肌壁内可见不规则光团,大小不等液性暗区,相互交错。

3. 严重者,子宫外形不规则,增大,可见弥散性蜂窝状回声(图 2 - 23 - 33)。

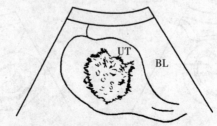

图 2 - 23 - 33　子宫肌壁内不规则光团,及
大小不等的液性暗区:恶葡

十六、子宫肌腺病的 B 超特点

1. 子宫饱满,或呈球形、筒形等增大。
2. 子宫肌壁回声较强,且不均匀呈颗粒状粗糙,肌腺瘤与宫壁间无明显界限。
3. 肌壁间可见多个细小衰减区(小血囊)。
4. 宫腔波前移多见,少数呈宫腔波后移(图2-23-34)。

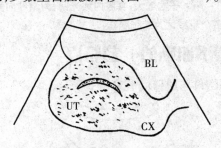

图2-23-34 子宫增大呈球形,宫波前移,子宫
肌壁粗糙回声不均:子宫肌腺病

十七、盆腔子宫内膜异位症的 B 超特点

1. 巧克力囊肿,有粘连时可变形,囊壁厚,不光滑。
2. 巧克力囊肿内回声多,呈低回声光点(图2-23-35)。
3. 子宫直肠窝异位病灶呈不规则衰减小包块,阴道直肠隔受侵时隔变厚(>0.5cm)或厚薄不均。

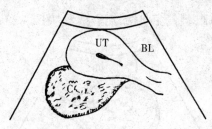

图2-23-35 子宫后方囊肿内可见密
集光点:卵巢巧克力囊肿

十八、功血的 B 超特点

1. 子宫均匀增大,肌壁回声稍衰减。
2. 子宫内膜增厚(>1cm),宫内膜呈梭状或球状光团(图2-23-36)。
3. 一侧或双侧卵巢饱满或增大。

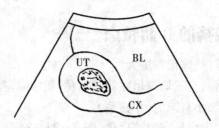

图 2-23-36　子宫增大,宫腔内大光团,为增厚内膜,
内膜含多个衰减区为扩张腺体:功血

十九、子宫黏膜下肌瘤的 B 超特点

宫腔内衰减包块(肌瘤)与肌壁间有衰减裂隙(图 2-23-37)。

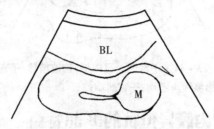

图 2-23-37　子宫颈管扩张,宫内处
有一蒂,下方系黏膜下肌瘤

二十、宫体癌(宫内膜癌)的 B 超特点

内膜增厚,外缘不规则,且侵犯肌壁,无衰减晕(图 2-23-38)。

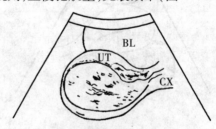

图 2-23-38　子宫体腺癌Ⅲ级,癌灶充满
子宫腔将波及子宫浆膜

二十一、子宫内膜炎的 B 超特点

子宫内膜增厚,其边界欠清晰(图 2-23-39)。

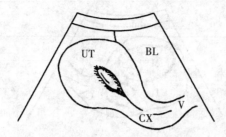

图 2 - 23 - 39　宫内膜梭形增厚,边界欠清晰:宫内膜炎

二十二、子宫颈癌的 B 超特点

子宫颈肥大,实性,不规则,反光强,含光斑(图 2 - 23 - 40)。

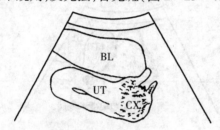

图 2 - 23 - 40　子宫颈明显增宽增大,其内被
菜花型的宫颈癌组织充满

二十三、子宫肌瘤的 B 超特点

1. 壁间肌瘤,宫体内衰减包块与宫壁间有界限。

2. 子宫肌瘤变性时可呈栅栏状强暗相间回声(玻璃样变);结缔组织较多时,瘤体呈反光较强的花纹状,囊性呈大小不等的无回声区;红色性变时,肌瘤明显衰减;肉瘤变时,肌瘤迅速增大,内回声变复杂(图 2 - 23 - 41 和图 2 - 23 - 42)。

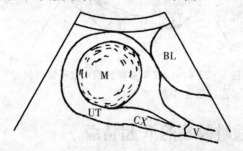

图 2 - 23 - 41　子宫体球形增大,其前壁可见界限清楚、
反光较强的花纹状瘤体:子宫肌瘤

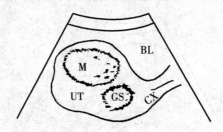

图 2-23-42　子宫肌瘤合并妊娠

二十四、输卵管癌的 B 超特点

附件区腊肠形偏实性或囊实相混包块(图 2-23-43)。

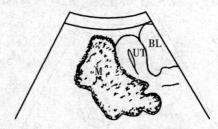

图 2-23-43　子宫后方有一界限欠清楚之实性
包块,伴腹水:输卵管腺癌

二十五、输卵管积水的 B 超特点

输卵管呈长圆形,内有液性暗区(图 2-23-44)。

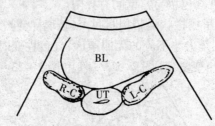

图 2-23-44　双侧输卵管积水呈子宫两侧
长圆形囊性肿物

二十六、卵巢良性肿瘤的 B 超特点

1. 多为囊性,囊壁薄、光滑、清晰、完整(图 2-23-45)。
2. 囊内回声较单纯,分隔薄,且均匀,多为无回声区,内壁光滑,可有小乳头。

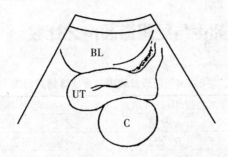

图 2 - 23 - 45　子宫后方可见一圆形卵巢囊肿

二十七、卵巢恶性肿瘤的 B 超特点

1. 多为实性或囊实性。
2. 囊壁厚薄不均,欠清晰,凸凹不平,不规则。
3. 囊内回声较复杂,可呈各种形状,多隔、分隔厚薄不均,可有实体块。
4. 多数伴腹水(液性暗区)(图 2 - 23 - 46)。

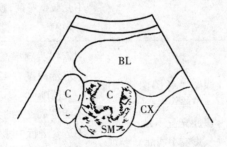

图 2 - 23 - 46　在子宫右上方可见一约有分隔的囊肿,
纵隔及内壁有实性区:卵巢浆液性囊腺癌

二十八、卵巢非赘生性囊肿的 B 超特点

1. 多为囊性,囊壁光滑、薄、清晰、完整。
2. 囊内回声单纯,为液性暗区(图 2 - 23 - 47)。

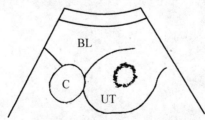

图 2 - 23 - 47　妊娠子宫右上方单纯性囊肿:黄体囊肿

二十九、经腹壁超声与经阴道超声之比较

见表 2 - 23 - 4。

表 2 - 23 - 4 经腹壁超声与经阴道超声比较

	经腹部超声(腹超)	经阴道超声(阴超)
超声探头放置部位	腹壁	阴道内
腹腔充盈要求	充分充盈	不需要充盈,更适合急症患者
禁忌证	无	①未婚女性者。 ②阴道畸形者。 ③阴道炎者。
优点	可清晰辨识子宫与输卵管卵巢的关系全貌	能更清晰地显示子宫、卵巢及盆腔肿块的细微结构,尤其对后位子宫、宫腔内病变、卵巢内小占位图像显示比较腹部超声清晰 早期诊断率高 不受腹壁厚度,腹腔充盈度及肠胀气影响
不足点	腹壁厚者图像清晰度下降 腹腔充盈不足,肠胀气影响小病灶分辨力	阴道探头频率高,穿透力较差,有效显示深度在 12cm 以内,远场显示欠清晰 不能显示较大的盆腔占位全貌 不适合进行中晚期妊娠常规检查 对活动较大的卵巢占位需结合经腹超声,以免漏诊

第三章

妇科诊疗常规

第一节 女性生殖系统炎症诊疗常规

一、外阴炎

1. 可继发于邻近器官炎症,或糖尿病,或局部感染真菌、滴虫、淋菌、蛲虫、病毒等。

2. 凡初诊患者常规验尿糖,查白带滴虫、真菌,幼女和有寄生虫病史的成年患者应查大便虫卵。有条件时,应行 PCR 检测病原体。

3. 急性期要安静休息,保持会阴局部清洁及干燥。

4. 中药坐浴。

5. 必要时给予抗生素治疗。

6. 久治顽固不愈的外阴炎慎用己烯雌酚,每日服 1mg,1~2 周(经后)。

7. 外阴如有慢性增殖病变时须行切除术。

8. 外阴有破溃时可用 2 号洗方,外敷冰青散或锡类散。

二、前庭大腺炎(巴氏腺囊肿)

前庭大腺位于大小阴唇之间下 1/3,左右各一开口,由于解剖部位的特点,在性交、分娩或遭到创伤后细菌侵入可诱发前庭大腺炎,通常以淋球菌、链球菌及葡萄球菌为多见。

1. 急性期 由于腺体分泌增加,分泌大量脓液,黏膜充血肿胀,患者应安静卧床休息,以减轻疼痛。给以抗生素治疗和局部坐浴待炎症局限。腺体已形成脓肿者,应切开引流,以防遗留瘘管。

2. 慢性期 为避免复发或已形成囊肿应考虑造口术或囊肿摘除术。

三、外阴瘙痒

针对原因进行治疗。首先应查明病因,进行全身检查。查尿常规、查白带滴虫、真菌,必要时 PCR 检测病原体。

(一)局部治疗法

1.保持局部清洁及干燥,内裤宜柔软,避免刺激,并避免抓伤。

2.酌情选用以下措施止痒。

(1)枯矾洗涤外阴。

(2)用中药洗方 1 号(白藓皮 30g、地腹子 30g、蝉衣 30g、板蓝根 30g)熏洗外阴。

(3)炉甘液洗涤。

(4)皮康王软膏、康纳乐霜或考的松软膏外涂。

(5)中药药垫敷外阴部。

(二)全身疗法

1.大量口服维生素 A、B、C。

2.口服抗组织胺药物。

3.10% 葡萄糖酸钙或氯化钙 10mL 静脉慢推注。

四、非特异性阴道炎

多因阴道黏膜遭受机械损伤或化学刺激而引起。年老妇女因卵巢功能减退,阴道上皮变薄,阴道酸度减低,局部抵抗力降低引起炎症。

老年性阴道炎可做如下处理:

1.常规检查白带(滴虫、真菌),阴道涂片查癌细胞。必要时做 PCP 检测。

2.外阴保持清洁和干燥,避免刺激。

3.醋酸氯己定溶液 50mL,每日 2 次,或大小便后冲洗外阴、阴道。

4.经上述治疗无效时,可用 1% 乳酸液冲洗阴道,每日 1 次,单纯冲洗治疗疗效不佳时,可于每次冲洗后阴道内填入己烯雌酚片剂、粉剂或含雌素油膏,每周 2~3 次。

5.中药消炎外用栓剂,阴道内局部用药。

五、细菌性阴道病(BV)

(一)诊断标准

1.阴道分泌物均质稀薄(厌氧菌感染者分泌物中可含泡沫,阴道黏膜充血不明显)。

2.胺试验阳性(将阴道分泌物少量置于玻片上,加入 10% KOH 1~2 滴,混合后出现鱼腥味为阳性)。

3.阴道 pH 值 >4.5(因厌氧菌产氨)。

4.线索细胞(clue cell)特异性最高。将少量阴道分泌物置玻片上,加一滴生理盐水,在高倍镜下观察。超过 20% 线索细胞有诊断意义。线索细胞即阴道脱落的表层细胞,在细胞边缘贴附大量颗粒物,即加德纳菌,细胞边缘不清,呈锯齿状。

以上四项中有三项即可诊断为细菌性阴道病。

5. 实验室诊断 应用 GV – DNA 探针检测其敏感性高达 95%，特异性高达 99%。

(二)处理

1. 阴道局部应用乳酸杆菌疫苗或未灭活的乳酸杆菌。乳酸杆菌能刺激宿主免疫系统和阻止致病菌生长。

2. 硝呋拉太(麦咪诺)系广谱活性呋喃衍生物，具强烈杀滴虫与细菌活性，对真菌有效，对孕妇无绝对禁忌。通常剂量为 200mg，每日 3 次，口服，连服 7 天，也可选用外用栓剂。

六、滴虫性阴道炎

患者自觉发痒，窥视阴道黏膜充血，白带灰黄稀而有泡沫。白带镜检滴虫阳性，可确诊为滴虫性阴道炎。

【门诊治疗】

1. 甲硝唑 200 ~ 400mg，每日 3 次，口服，共 7 天。

2. 配偶同时治疗，治疗过程中禁性交。

3. 治疗前检查白细胞，服药后 3 天复查，白细胞不低于 40×10^9/L 者可继续服药。

4. 醋酸氯己定液 50mL，冲洗阴道，每日 2 次，置甲硝唑泡腾片 1 片，每日 1 次，7 ~ 10 日。

5. 每日更换洁净内裤(全棉内裤，每次换洗时应煮沸 5 分钟后晒干，备用。)

6. 防止复发。每月月经来潮后复查阴道滴虫，连续 3 次阴性为治愈。

七、真菌性阴道炎

阵发性奇痒，凝乳状或豆渣样白带，白带涂片真菌阳性。可确诊。

【门诊治疗】

1. 保持阴部干燥，避免搔抓。

2. 避免刺激，治疗期间暂禁房事。

3. 醋酸氯己定液，50mL，每日 2 次，冲洗阴道，或用 1% 碳酸氢钠溶液冲洗阴道，冲后阴道内放置米可定泡腾阴道片 1 片，每日 1 次，10 天为一疗程。

4. 经局部冲洗上药治疗无效时，可同时口服伊曲康唑 200mg，每日 2 次，1 天，夫妻同服。

5. 每日更换洁净内裤(全棉内裤，每次换洗时，应煮沸 5 分钟后，晒干，备用。)

6. 中药药垫，垫敷阴部。

八、盆腔炎

盆腔炎包括内生殖器炎症、盆腔腹膜炎及盆腔结缔组织炎。

(一)急性盆器炎

【诊断依据】

1. 病史 多有产后或流产后感染，或邻近器官存在炎性病灶，或有妇科手术感染

（宫颈电灼、输卵管造影或宫内膜活检感染等）。

2. 自觉下腹疼痛（一侧或双侧）。

3. 体温升高38℃以上（口表），或伴有寒战。

4. 查体

（1）下腹一侧或双侧有明显压痛及肌紧张。

（2）阴道检查，子宫和宫颈触痛，附件增厚，压痛明显，或触及不规则的炎性包块。

5. 实验室检查

（1）血实验室检查，白细胞增高，中性增加。

（2）必要时做阴道分泌物培养或血培养，以确定致病菌的种类及对药物的敏感性。

（3）如后穹隆饱满，触痛明显或触及有波动感的包块，可试行穿刺。穿刺抽出液涂片查致病菌，并做致病菌培养和药物敏感度测定。

注意：在诊断过程中，要与急性阑尾炎、输卵管妊娠、卵巢囊肿蒂扭转、排卵腹痛以及急性肾盂肾炎等鉴别。

【治疗】

急性期积极治疗是预防慢性盆器炎的关键。

1. 一般疗法

（1）卧床休息（抬高床头），病情严重者入院治疗。

（2）调理饮食，流质或半流质，多饮水。

（3）必要时少量输血及输液以调整水电解质的平衡，增加机体抵抗力。

（4）保持大便通畅。便秘时可用缓泻药或温盐水洗肠。

2. 药物治疗

（1）中药　辨证施治。

（2）抗生素　最好根据细菌培养和敏感试验的结果，选用有效抗生素。一般可酌情应用磺胺药物或青霉素和链霉素联合应用，必要时用广谱抗生素如先锋铋、头孢呋辛、红霉素、庆大霉素或阿米卡星及抗厌氧菌药物，如替硝唑、甲硝唑等。

3. 手术治疗　急性盆器炎并发弥散性腹膜炎或脓肿形成，药物不能控制时需经腹部或阴道切开引流。

（二）慢性盆器炎

【诊断依据】

1. 病史　过去有急性盆器炎史。

2. 症状　经常下腹痛或不规则阴道出血。

3. 体征

（1）体温正常或有低烧

（2）阴道检查　子宫和附件有压痛，附件增厚或触及有粘连、压痛明显的包块。

4. 实验室检查　白细胞正常或稍高。

注意:应与慢性阑尾炎、陈旧性宫外孕、子宫内膜异位症、盆腔结核、附件或阔韧带囊肿等鉴别。

【治疗】

既要控制盆腔炎症,又应注意增强机体抵抗力。

1.一般疗法

(1)注意休息,充足睡眠,适当锻炼。增强体质,改善血液循环,有利于慢性炎症的治疗。

(2)保持大便通畅。

2.物理治疗　慢性盆器炎应以理疗为主。通过温热和其他良性刺激,改善盆腔血液循环,达到改善组织营养,缓解痉挛,增加局部吸收能力及抵抗力,使炎症消散的目的。

常用方法:有盆疗、超短波、离子透入、红外线和 TDP 等。

3.中医药治疗

(1)针灸。

(2)中药藤药热敷腹部。

(3)中药　辨证施治或用消炎汤(丹参 12g,薏米 15g,败酱草 12g,银花 12g,乌药 9g,赤芍 15g,寄生 12g,川断 12g)或选用盆腔炎汤加减:

丹参 30g,赤芍 9g,山甲 9g,鹿角片 9g,元胡 9g,川楝子 9g,黄芩 6~15g,栀子 6~10g,茯苓 20~30g,甘草 6g,水煎服,每服中药煎 3 遍,分早、中、晚 3 次服用。

4.抗生素或外加激素治疗　根据症状的轻重可选用磺胺、青霉素、链霉素或其他广谱抗生素。

经过上述治疗无效,或有明显肿块,各种治疗疗效不佳者,可在用抗生素的同时,加可的松(肾上腺皮质激素)治疗(无禁忌证时)。

应用皮质激素时,需注意以下事项:

(1)应用皮质激素的同时,必须应用足量抗生素。

(2)无应用激素禁忌证,例如溃疡病。

(3)激素剂量应递减。

(4)用药期间注意副反应,观察体重、水肿、血压等变化。

(5)注意补钙。

5.手术治疗　经保守疗法,不见好转,并具有下列条件之一者,可以考虑手术。

(1)盆腔内有肿块,压迫神经和血管,症状明显,并经长期治疗无效,或症状转剧者。

(2)炎症粘连导致慢性肠梗阻。

(3)输卵管积水或化脓。

(4)有卵巢病变,致子宫出血,经治疗无效者。

九、盆腔结核

盆腔结核主要由血行传播所致,其次是腹腔内结核病变直接蔓延,原发感染极少,上行感染者更少。

【诊断依据】

1.病史与症状

(1)有结核病史。

(2)无结核史但逐渐消瘦、疲劳、低烧(尤其月经期体温轻度升高),伴有下腹疼痛和月经不调,并无明显致病原因。

(3)未婚少女有慢性生殖器炎,久治无效者,应考虑盆器结核。

2.全身检查和 X 线肺部检查有结核病变。

3.一般实验室检查　血常规,淋巴细胞增多,血沉加快。

4.妇科检查　盆器有慢性炎症体征(例如附件增厚,或呈结节状增粗)。

5.宫内膜活检　有结核病灶为最可靠依据。

6.子宫输卵管碘油摄影　可有典型的结核病影像。

7.培养　少女无法诊刮者,可取经前阴道分泌物和经血做结核菌的培养。

8.鉴别诊断　应与慢性盆器炎、陈旧性宫外孕、子宫内膜异位症、附件肿物或早期附件恶性肿瘤等进行鉴别。

【治疗】

1.一般疗法　与盆器炎相同,注意休息、营养、吸收新鲜空气和阳光,增强患者抵抗力。节制生育和性生活。

2.抗结核药物　首选链霉素、异烟肼、对氨基柳酸。利福平为次选药物。

用法:主要为异烟肼与链霉素联用,必要时加用对氨基柳酸。

链霉素用量需根据病情轻重,重症伴结核性腹膜炎或手术后用量应大些。链霉素1g,肌肉注射,每日 1 次,连续 3 个月为一疗程。对较轻患者开始每日 1 次,每次1g,连续 1 个月,以后每周 2 次,3~6 个月为一疗程或开始即每周 2 次,每次 1g 连续 3~6 个月,必要时可重复一个疗程。

异烟肼100mg,每日 3 次,连续 1~2 年为一疗程。同时配合服维生素 B、C。每次50mg 以减少异烟肼的毒性作用,对氨基柳酸,每日 12g,分 4 次服。

不能用链霉素和对氨基柳酸的患者可用利福平。

3.手术治疗　凡经抗结核药物长期治疗无效或附件已形成较大肿块,而其他器官无结核者可考虑手术治疗。

手术前后用抗结核药物 1~2 个月,病情严重者应延长用药 3~4 个月,术后持续用药 3 个月。其他药物停用,异烟肼则需持续用 6~12 个月,以防复发。

手术禁忌证:凡腹腔有广泛粘连,其他器官有进行性结核或病情极为严重者均不宜考虑手术。

第二节 性传播疾病诊疗常规

内容提要

1975 年 WHO 以性传播疾病(STD)取代性病,将与各种性行为、性接触密切相关的传染病,统称为性传播疾病。引起 STD 的病原体见下表。

表 3 - 2 - 1 STD 的病原体

	病原体	疾病
细胞	淋病奈瑟菌	淋病
	杜克霉嗜血杆菌	软下疳
	肉芽肿荚膜杆菌	腹股沟肉芽肿
	阴道加德纳尔菌	非特异性阴道炎
	多种厌氧菌	
螺旋体病毒	苍白螺旋体(梅毒螺旋体)	梅毒
	人乳头状病毒(HPV)	尖锐湿疣
	单纯疱疹病毒 Ⅰ、Ⅱ 型	生殖器疱疹
	巨细胞病毒(CMV)	巨细胞病毒感染
	人类免疫缺陷病毒(HIV)	艾滋病
	乙肝病毒、甲肝病毒	乙型肝炎、甲型肝炎
	传染性软疣病毒	传染性软疣
衣原体	沙眼衣原体 L1~3 型	性病性淋巴肉芽肿
	沙眼衣原体 D~K 型	非淋症性尿道炎
支原体	人型支原体	宫颈炎、阴道炎、输卵管炎
	尿素分解型支原体	非淋症性尿道炎
原虫	阴道毛滴虫	滴虫性阴道炎
真菌	白色念珠菌	真菌性阴道炎
寄生虫	疥虫、阴虱	疥疮、阴虱病

一、淋病

淋病是由淋病双球菌,主要通过性交传染的疾病。病变以生殖器及泌尿道炎症为主,有急性与慢性两种。

【诊断依据】

(一)急性淋病

1.病史 冶游史及发病经过有助诊断。

2.尿道炎(尿频、尿急、尿痛,尿难,尿道口红肿)。

3.急性尿道旁腺炎,用手指由内向外按压阴道前壁,从尿道口挤出小脓点或黄色脓性分泌物。

4.下生殖道炎症(外阴、阴道、宫颈、前庭大腺红、肿、痛、热,有脓性分泌物),黄色脓带。

5.内生殖器炎(急性宫内膜炎、输卵管炎、积脓、输卵管卵巢脓肿、盆腔脓肿、弥散性腹膜炎),下腹剧痛,体温升高。

6.幼女淋病常由交叉感染所致。主要表现为急性外阴炎及阴道炎,脓性分泌物多,外阴红肿或溃破,重者漫及肛周,常不易侵入内生殖器。

7.分泌物涂片检查 取尿道口、阴道、宫颈管内分泌物涂片,革兰染色,可见革兰阴性双球菌。

8.分泌物培养 涂片可疑或临床表现可疑但涂片阴性者,应查找是否有耐药菌株。取标本立即培养。

9.PCR 检测尿道口、阴道口及颈管内分泌物病原体。

(二)慢性淋病

急性淋病未经治疗,或治疗不彻底,可转为慢性。表现为慢性尿道炎、尿道旁腺炎、慢性宫颈内膜炎、慢性输卵管炎、输卵管积水。

慢性淋病可有下腹痛、腰痛、白带多,时可缺乏症状,诊断必须详问病史。

潜伏于尿道旁腺、前庭大腺、颈管黏膜腺体深处的淋菌可反复引起急性发作。

【处理】

(一)急性淋病

1.卧床休息,保持阴部卫生,避免过多的妇科检查,暂停房事。

2.夫妻双方共同治疗。

3.首选青霉素,大剂量一次治愈。

普鲁卡因青霉素 G480 万 U,一次肌注(分 2 侧臀肌注)。注射前 1 小时口服丙磺舒 1g,可增效。

氨苄西林 3g,口服,也加服丙磺舒。

4.对青霉素耐药者可选用以下药物:

(1)米诺环素。

(2)诺氟沙星。

(3)大观霉素 2g,肌注。

(4)头孢噻肟 1g,肌注。

(5)头孢曲松(头孢三嗪)250mg,肌注。

(6)淋克星(氧氟沙星)800mg,顿服。

5.对青霉素过敏时可选用如下药物:

(1)米诺环素 首剂 300mg,3 天后改为每日 100mg,连服 3 次,总量 600mg。

（2）诺氟沙星 800mg，顿服。

（3）红霉素 500mg，每日 4 次，连用 7 天。

（4）多西环素 100mg，每日 2 次，连用 7 天。

6. 淋病合并沙眼衣原体感染，用下述药物。

（1）红霉素。

（2）多西环素。

（二）重型淋菌性盆腔炎

1. 青霉素 G 1000 万~2000 万 U，每日 1 次。静点，10 天。

2. 头孢西丁 2g，1 次/6h，静点，10 天。均加庆大霉素 1.5mg/kg，1 次/8h，肌注。甲硝唑 1g，每日 2 次，静点。

症状好转后改为口服氨苄西林 500mg，每日 4 次，10 天。

治愈标准为治疗后 7 天复查分泌物，继之，每月复查一次。连续 3 次阴性为治愈。

（三）慢性淋病

1. 反复发作的慢性盆腔炎，可用盆腔透热疗法、穹隆封闭等理疗。

2. 输卵管积脓或盆腔脓肿，可采用手术切除术。

3. 前庭大腺囊肿或脓肿，可行造口术或切除术。

4. 慢性尿道旁腺炎，可用电烙消除病灶。

（四）淋病合并妊娠

易发生胎膜早破、羊膜腔内感染、早产、产后子宫内膜炎、新生儿淋菌性结膜炎、角膜溃疡等。

注意：忌用对胎儿有不良影响的药物。

1. 首选青霉素。

2. 忌用四环素。

3. 新生儿出生后立即用 0.5%~1% 硝酸银液预防性地点眼，点后随即用生理盐水冲净。

普鲁卡因青霉素 G10 万 U/（kg·d），分 4 次静点，连续 7 天。

新生儿隔离护理。

二、尖锐湿疣

人乳头状瘤病毒（HPV）HPV6、11、16、18、1、2 复制需要分化好的鳞状上皮细胞，外阴皮肤黏膜交界处利其生长繁殖，尤其是性生活易受损的会阴、阴道后壁，由其引起尖锐湿疣。

【诊断依据】

1. 症状与体征　可无症状，或有瘙痒、灼痛。

初起为微小散在的乳头状疣，渐增大、增多，融合形成鸡冠状或菜花样。质软，色灰。

宫颈病灶多为扁平状疣或菜花状。

2. 细胞学检查　挖空细胞(检出率仅 0.5% ~3%)与角化不良细胞。

3. 阴道镜检　是宫颈 HPV 感染有价值的辅助诊断。宫颈涂 3% 醋酸后病变区变白,移行区外原始鳞状上皮呈白色斑块,表面隆起、不平、粗糙,或呈小乳头状突起,血管呈点状或不规则弯长。

4. 病理学检查　棘层细胞高度增生,有挖空细胞。

5. 电镜　感染细胞内病毒颗粒阳性。

6. PCR　检测组织内 HPV。

【处理】

1. 尖锐湿疣与外阴癌、宫颈癌的发病有关,应积极治疗。

2. 切勿遗漏阴道壁与宫颈上的病灶。

3. 应排除假性湿疣(湿疣样病变)。假性湿疣者无性乱史,多无症状,病变位于阴道下段近外口处、小阴唇内侧呈对称性分布,前庭、舟状窝黏膜粗糙、柔软、呈粒状、扁平小乳头或毛梳状。局部涂药可治愈。

4. 治疗期间,应暂停性交。

5. 保持外阴清洁,大小便后用氯已定液冲阴部。

6. 每日换内裤(煮沸清毒)。

7. 药物烧灼

(1)三氯醋酸　先用 0.5% procaine 棉球放于病变部位,再用 33% ~50% 三氯醋酸涂病灶,每周一次。

(2)疣必治　每周涂病灶 1 ~2 次。

(3)0.25% 碘苷油膏　涂病灶,每日 2 次,共 2 周。

(4)干扰素　抗病毒,调整免疫。干扰素 100 万 ~300 万 U,隔日或每周 1 ~2 次病灶基底部注射,或肌注。

(5)冷冻　用液氮或氧化亚氮探针冷冻病灶及周围 1 ~2mm。

(6)CO_2 激光　可用于治疗外阴、阴道、宫颈、尿道口病灶,效佳。

(7)高频电灼或手术切除　适用于巨大型尖锐湿疣。

(8)妊娠期尖锐湿疣　可采用局部涂药,局部注射干扰素治疗。无论湿疣是否阻产,均以选择剖宫产为宜。

三、梅毒

由梅毒螺旋体引起。分 I 期、II 期及晚期梅毒。

【诊断依据】

(一)病史

性乱史,或丈夫、家人中有梅毒史。

(二)症状与体征

1. I 期梅毒　初感染时原发病灶在大阴唇及其附近,似擦破伤痕,3 ~4 周后该处出现硬下疳(圆形或椭圆形边界清晰,边缘质硬突起,中央略凹陷的溃疡,色红,无压痛)。患侧鼠蹊淋巴结肿大,无压痛。

2. Ⅱ期梅毒 初期梅毒消退后6~8周,出现多种多样梅毒疹(丘疹、斑丘疹、脓疱疹),周身皮肤、生殖器梅毒表现为阴唇丘疹及扁平湿疣。

全身浅表淋巴结肿大。

3. 晚期梅毒 在外生殖主要表现为梅毒瘤,易坏死,常呈梅毒性溃疡。且可侵犯心血管与神经(梅毒性主动脉瘤、主动脉闭锁不全、脊髓痨等)。

4. 内生殖器梅毒可发生在阴道、宫颈,呈溃疡、瘘管及狭窄。宫体、卵巢、输卵管感染梅毒,则有月经过多和白带多等症状。

(三)实验室检查

1. 查找梅毒螺旋体(Ⅰ期、Ⅱ期梅毒) 对皮肤病灶和肿大的淋巴结,用针吸液做暗视野或荧光镜检,可见梅毒螺旋体。

2. 血清学检查

(1)测定血清反应素(非特异性抗体):①康、瓦氏反应。②不加热血清反应素玻片试验(USR),出结果快、价廉。

(2)测定血清中特异性抗体:①荧光密螺旋体抗体吸收试验(FTA-ABS):检测血清中抗梅毒螺旋体 IgG 抗体,高敏感性与特异性。②梅毒螺旋体血凝试验(TPHA):检测抗梅毒螺旋体抗体、敏感性,特异性高。

【处理】

1. 早期梅毒及接触者(Ⅰ、Ⅱ期梅毒及不到2年的隐性梅毒)可选用以下药品:

(1)普鲁卡因青霉素 G 80 万 U/d,肌注,连续 10 天。

(2)苄星青霉素(长效西林),240 万 U,分两侧臀部肌注,每周 1 次,连续 2~3 周。

(3)对青霉素过敏者,可用红霉素 500mg,每日 4 次,连服 15 天。

2. 梅毒合并妊娠 梅毒螺旋体经胎盘传给胎儿,可致流产、早产、死胎或分娩先天梅毒儿。

孕期治疗同非孕期。忌用四环素。

孕 16 周前彻底治愈,最为重要。产后可用母乳喂养。

四、沙眼衣原体感染

沙眼衣原体引起的生殖道感染,经性接触而传播,是男子非淋菌性尿道炎的主要原因。

衣原体只寄附于黏膜上皮及移行上皮细胞浆内繁殖,不向深处侵犯。

【诊断依据】

1. 临床表现

(1)尿道炎

(2)宫颈内膜炎 有脓带,宫颈光滑不能排除衣原体感染。孕妇可致早产、胎膜早破。

　　（3）宫内膜炎　发烧，经间出血，月经过多。

　　（4）输卵管炎　不孕，宫外孕。

　　2.细胞学检查　宫颈分泌物或新生儿结膜分泌物涂片，查衣原体包涵体。阳性率低。

　　3.培养法　查找衣原体。

　　4.免疫学诊断　衣原体单克隆抗体免疫荧光直接涂片法。敏感性与特异性较高。

　　5.PCR 检测

【处理】

抗生素治疗：

1.氨苄西林 1g，每日 2 次，肌注，必要时静脉滴入。

2.红霉素 500mg，每日 2 次；或红霉素 0.25g，每日 4 次，共 7 天。

3.多西环素首剂 200mg，以后每日 100mg，共 7 天。

五、支原体感染

【概念】

　　人体内并不是一个绝对无菌的环境，仅在男性尿道、女性阴道内就有 20 多种微生物生存。这些微生物有好的，有坏的，它们相互制约，构成一个平衡状态。支原体就是其中一类微生物，它们比细菌小，比病毒大，广泛分布于自然界，有 80 余种。与人类有关的支原体有肺炎支原体（M-pneumonie，Mp）、人型支原体（M. humenis，MH）、解脲支原体（Ureaplasmaurealyticum，UU 分解尿素支原体）和生殖器支原体（M. genitalium，MG）等。

　　肺炎支原体引起肺炎。现已从人类泌尿生殖道分离出来 7 种支原体，其中分离率较高而与泌尿生殖道疾病有关，是解脲支原体，其次是人型支原体。人型支原体（M. humenis，MH）、解脲支原体（Ureaplasma urealyticum，UU）和生殖器支原体（M. genitalium，MG）都会引起泌尿生殖道感染。

　　解脲支原体（ureaplasma ure－alyticum）是一种原核微生物，呈高度多形性。

　　支原体只能黏附在呼吸道或泌尿生殖道的上皮细胞表面的受体上，而不进入组织和血液。支原体引起细胞损害的原因为：黏附于宿主细胞表面的支原体从细胞吸收营养，从细胞膜获得脂质和胆固醇，引起细胞损伤；支原体代谢产生的有毒物质，如溶神经支原体能产生神经毒素，引起细胞膜损伤；脲原体含有尿素酶，可以水解尿素产生大量氨，对细胞有毒害作用。支原体除可以黏附于细胞、巨噬细胞表面外，还可以黏附于精子表面，从而阻止精子运动，其产生神经氨酸酶样物质可干扰精于与卵子的结合。这就是支原体感染引起不育不孕的原因之一。

　　新生儿由母亲生殖道分娩时感染。女性感染部位在宫颈。然后侵袭阴道致支原体阴道炎。

【症状】

潜伏期为 1~3 周,典型的急性期症状与其他非淋病性生殖泌尿系统感染相似,表现为尿道刺痛,不同程度的尿急及尿频、排尿刺痛,特别是当尿液较为浓缩的时候明显。尿道口轻度红肿,分泌物稀薄,量少,为浆液性或脓性,多需用力挤压尿道才见分泌物溢出,常于晨起尿道口有少量黏液性分泌物或仅有痂膜封口,或见污秽裤裆。

支原体阴道炎多见以子宫颈为中心扩散而来的生殖系炎症。多数无明显自觉症状,少数重症患者有阴道坠感,当感染扩及尿道时,尿频、尿急是引起患者注意的主要症状。感染局限在子宫颈时,表现为白带增多、混浊、子宫颈水肿、充血或表面糜烂。感染扩及尿道表现为尿道口潮红、充血、挤压尿道可有少量分泌物外溢,但很少有压痛出现。

支原体感染常见的并发症为输卵管炎,少数患者可出现子宫内膜炎及盆腔炎。

【处理】

1. 支原体携带者,无任何不适症状者,慎用药物治疗,不可滥用药物。日常的清洁保养用 pH 值 4 弱酸配方的女性护理液。

2. 支原体,同时有生殖道炎症或合并性传播疾病。应积极进行抗支原体的治疗。

3. 孕前检查发现支原体阳性。

有症状或有生育要求时,建议男女双方同时检查,支原体阳性者应正规治疗。

4. 内服药

治疗基本同衣原体治疗。多西林素 100mg 口服,每日 2 次,连服 7~14 天或阿奇霉素 1g,单剂量口服,半衰期长达 60 小时,一次口服,可维持有效浓度 5 天;氧氟沙星 0.2,口服,每日 2 次,连服 7~14 天。

内服药效果不佳或罹患胃肠疾患不适宜服药者,可选择阿奇霉素 0.5 + 5% 的 250mL 静脉输液,液中加入维生素 B_6 可防治药物所致的恶心。

5. 局部治疗

外阴、阴道,尿道口及宫颈局部可用弱酸性消毒液冲洗,配合波姆光治疗,能明显提高疗效。

六、艾滋病

艾滋病(acquired immuno deficiency syndrom, AIDS)由 HIV(Human immuno deficiency vicus)感染引起 AIDS。

HIV 含于血液、精液、母乳、唾液、阴道分泌液、泪液、尿、淋巴液、骨髓中,传染途径有 4 种:性行为、输血及血制品、母子间和脏器移植。

HIV 主要感染 T 细胞,在其内繁殖,T 细胞被破坏减少,使机体免疫力低下,平时潜伏的疾病活跃,甚至发生癌变。

HIV 感染演变:无症状带病毒潜伏期,进行期,发病期。

【诊断标准】

1. HIV 感染。

2.细胞性免疫不全,出现 T_4 淋巴细胞减少。

3.临床感染症状,恶性肿瘤症状。

4. AIDS 痴呆症(dementia)

5.体质消耗证候群(wasting syndrom,slim 症)体重减少,下痢等。

6.即使没有严重的临床并发症,T_4 淋巴细胞总数少于 $0.2 \times 10^9/L$ 即可确诊。

【处理】

1.预防是关键,应避免乱交、同性恋、吸毒,要慎用血制品。

2.HIV 感染者妊娠,应以刮宫产为宜,产后禁止母乳喂养。

3.给抗病毒剂　A2T 与 adi 的应用。

4.给免疫增强剂。

5.感染症对症治疗　抗病毒及抗生素药物的应用。

【注意事项】

淋病、尖锐湿疣、梅毒、沙眼衣原体、支原体及艾滋病一经明确诊断,即应立即积极治疗,谨防传染播散。

第三节　女性生殖器损伤与变位诊疗常规

内容提要

外阴、阴道损伤、子宫穿孔、子宫内翻、子宫脱垂、尿瘘、粪瘘的成因,症状及矫治方法。

一、外阴、阴道损伤

【诊断依据】

1.分娩引起的外阴、阴道损伤　宫缩好,仍有持续性阴道出血,伴剧痛,可能有血肿形成。

PR 或 PV 检查可发现血肿。

2.外阴部外伤　常有外阴部碰撞硬物,如骑车、跨越椅背等外伤史,阴部皮肤有伤痕、肿胀、血肿,疼痛重。

3.性交致外阴、阴道损伤。

(1)处女膜裂伤,出血少,疼痛轻。

(2)产后、哺乳期或绝经期生殖道黏膜薄,易致严重裂伤累及阴道顶端、穹隆部,阴道出血多,可发生失血性休克。

4.药物引起化学灼伤　局部常有溃疡、肿胀与疼痛。

【处理】

1.处女膜裂伤,阴道黏膜裂伤,出血不多,可不必缝合。

2. 外阴、阴道裂伤有活动性出血　清洁伤口后,立即止血、缝合。

3. 外阴血肿

(1)外阴小血肿,无增大趋势,可用血竭粉,用浓茶水调成糊状,外敷。冰袋加压冷敷。

(2)外阴血肿较大或有增大趋势,应结扎止血,缝合血肿腔。

必要时,可放置橡皮膜引流,12~24 小时取出。伤口加压包扎。

(3)外阴血肿,形成久,无感染,用 50% 硫酸镁溶液湿热敷,每日 2 次,每次 30 分钟。并可在严格的消毒下,用注射器抽出其内血液。

(4)外阴血肿,继发感染,切开引流。

4. 阴道裂伤,用 1 号肠线缝合。

5. 阴道血肿,结扎出血点,缝合血肿腔。

(1)术毕阴道内填油纱卷 1 个,24 小时取出。

(2)保留尿管长期开放 24~48 小时。

6. 分娩引起的外阴、阴道裂伤,应按裂伤分度,逐层缝合。

7. 常规给予抗生素预防感染。

8. 阴道损伤,若为突起尖物刺入所致,应注意除外临近脏器损伤(膀胱,肠管等),有损伤应及时修补。

9. 必要时给患者注射破伤风抗毒素血清,以预防破伤风。

二、子宫穿孔

【诊断依据】

1. 子宫穿孔小　常无症状,仅术者用探针或扩张器探宫腔时,有失去阻力感,或仅有下腹轻度压痛。

2. 子宫穿孔较大　除术者探测无阻力外,患者突然剧烈腹痛、流血(阴道与腹腔出血),出血多时可发生内出血休克(面色苍白、脉搏细弱,血压下降)。

3. 子宫穿孔　施术者未察觉,依旧用卵圆钳或吸管进行宫腔操作,则可将大网膜、肠管等经宫腔、宫口牵拉至阴道。患者腹痛严重。

4. 子宫穿孔波及附近脏器时,有相关脏器受损的症状。膀胱受损血尿,或无尿,尿性腹膜炎;肠损伤,出现气腹及腹膜炎。

5. 忽略性子宫穿孔,可继发严重盆腔炎、弥散性腹膜炎、败血症等。

6. 恶葡、绒癌,可自然穿孔或诊刮时穿孔。患者突然腹痛剧烈,子宫出血多,血腹,出现内出血症状。

7. B 超可协助诊断。

【处理】

1. 人为的子宫穿孔完全是可避免的,因此防止子宫穿孔是关键。

(1)施宫腔手术前,应查清子宫大小、方向及屈度,严格手术操作规程。

(2)探宫腔及吸宫等的宫腔操作,动作应轻柔,绝对避免暴力,尤其哺乳期或葡萄胎、绒癌等子宫肌壁软或肌壁有病灶者刮宫时,更应格外谨慎,小心。

2.子宫穿孔小,无明显症状。

(1)严密观察患者症状,注意血压、脉搏及腹痛变化。

(2)宫腔内容尚未完全清除时,应在B超下,由有经验的医生施术清宫。

(3)给抗生素及宫缩剂。

(4)多子女者,应动员绝育,开腹时,在直视下,经宫颈口将宫腔残留组织吸净。

(5)子宫穿孔细小者,常不需修补。

3.子宫穿孔较大,或穿孔后剧烈腹痛,明显内出血,应立即开腹探查。

(1)子宫破口无感染,尤其需保留生育功能者,用肠线缝合破口:①宫腔内尚残留组织者,应在开腹直视下,于修补破口前,经宫颈口吸净。②不需要生育者,可同时行绝育术。

(2)复杂性损伤,或已有感染者应切除子宫。

(3)术中应详细探查肠管及膀胱等邻近脏器有无损伤,如有,应及时修补。

(4)子宫恶性疾患所致的穿孔,根据病情行子宫全切及双附件切除术,术后加用化疗或放疗。

(5)术中及术后应用抗生素控制感染。

三、子宫内翻

子宫不全内翻即子宫底向宫腔内陷,与宫颈外口相接近,或部分翻出于子宫颈外口,尚有部分残留子宫腔。子宫完全内翻即子宫底向宫腔内陷,子宫内膜面完全翻出于宫颈口之外。

【诊断依据】

1.有分娩第三产程用力牵拉脐带,或用手在下腹部使劲推压子宫底的历史。

2.产妇在产后突然剧烈腹痛,或突发不易解释的休克,或大量阴道流血,应考虑有子宫内翻的可能,速做腹部检查及双合诊。

3.腹部检查时腹部摸不到宫底。

4.阴道检查中可触及一圆形质软肿物,宫内膜表面暗红,在肿物根部可摸到宫颈环。胎盘尚未剥离时,可被误认为是娩出于阴道内之胎盘,当轻轻牵引脐带时。可发现胎盘未剥离,并引起疼痛。

双合诊不能确定阴道内脱出的肿物是黏膜下肌瘤或内翻的宫体,可轻轻牵引之。若宫颈上升,不随肿物下降,则为子宫内翻。

5.辅助检查

(1)尿管探查　慢慢经尿道插入金属导尿管,难插入时,为完全性子宫内翻。

(2)探针探测　探针在宫颈环内侧探测,不能插入,或插入很短,为完全性或不全性子宫内翻。

【处理】

1. 子宫内翻应以预防为主,正确处理第三产程。避免用力下压宫底或暴力牵拉脐带。

2. 用手剥取胎盘时,应警惕有造成子宫内翻的可能。如发现宫底凹陷,立即整复,注射宫缩剂。

3. 急性内翻,应迅速还纳。

如子宫颈环尚未紧缩,无严重出血、休克及感染,可立即用手将内翻子宫还纳。

还纳后,给宫缩剂,抗感染,采用预防休克措施。

4. 急性内翻休克时,应立即输液、输血、给镇痛剂,将翻出的子宫用生理盐水纱布包裹。胎盘尚未剥离时,切忌在整复前剥离,以免增加阴道出血量。待休克好转后再还纳。

5. 急性子宫内翻或不完全子宫内翻,宜行阴道子宫复位术。

(1)术前给镇痛剂,哌替啶100mg,肌注。

(2)宫颈已收缩时,给0.1%肾上腺素0.5mL,阿托品0.5mg,皮下注射,仍无效时,给乙醚吸入全麻。

(3)胎盘尚未剥离时,最好在子宫还纳后再行剥离术。若胎盘未剥离,体积大,还纳有困难时,则可先剥离胎盘,然后立即还纳子宫。

(4)胎盘部分剥离时,应先剥离胎盘,再立即还纳。

(5)还纳操作时,术者一手伸入阴道,先用手指扩张子宫颈环,用手掌托起子宫底徐徐上推,靠子宫颈部分,即最后翻出的部分,应最先推入。避免暴力向上推宫底中部,另一手在腹部协助固定子宫。

(6)还纳成功后,用浸甲硝唑或庆大霉素的灭菌纱条填塞宫腔,以防子宫再度翻出。

(7)术后给宫缩剂,催产素20U,肌注。

(8)宫腔填纱24小时后取出。

6. 慢性子宫内翻,合并贫血、感染者,应纠正贫血,抗感染,待身体恢复后,多需行手术矫治。

(1)术前用1/5000呋喃西林液坐浴,使局部清洁。

(2)年轻患者需保留生育能力者,手术复位。无生育要求者,同时绝育。

(3)年老不需保留子宫者,可经腹或阴道行全子宫切除术。

(4)由黏膜下肌瘤引起的子宫内翻者:①年轻需保留生育能力者,仅切除肌瘤。②年老者,经阴道或经腹行全子宫切除术。③子宫肌瘤肉瘤变者,应经腹行全子宫双附件切除术。

四、子宫脱垂

子宫沿阴道下降至正常位置以下,称之为子宫脱垂。正常子宫颈下缘相当于坐棘水平。

子宫脱垂分为以下 3 度。

Ⅰ度：子宫颈下降至坐棘水平以下,但未脱出阴道口外,或子宫颈距阴道口小于4cm。

Ⅱ度：子宫颈脱出于阴道口外,宫体或部分宫体仍在阴道内。

Ⅲ度：子宫颈和子宫体全部脱出阴道口外。

【诊断依据】

(一)自觉症状

阴道坠胀,腰骶部疼痛不适,站立、劳动时加重。自觉阴道有物脱出。

(二)大小便症状

伴膀胱膨出者,可有尿频、排尿困难或张力性尿失禁。伴重度直肠膨出者,可有排便困难症状。

(三)阴道检查

1.嘱患者不解小便　取膀胱截石位,令患者咳嗽或进气加腹压,如有尿液自尿道流出,再用食、中两指压迫尿道两侧后。重复上述检查,如无尿溢出,提示有张力性尿失禁(图 3 - 3 - 1)。

2.令患者排尿后再查。

(1)在不用力时,观察会阴裂伤程度,阴道前、后壁膨出及子宫脱垂程度(图 3 - 3 - 2)。

(2)窥器观察阴道壁及宫颈有无糜烂,有无子宫直肠窝疝。

(3)阴道内诊确定肛提肌裂隙程度、宫颈位置、子宫大小及有无炎症、肿瘤。

3.最后令患者运用腹压,必要时取蹲位,使子宫脱垂,以确定脱垂程度(图 3 - 3 - 3)。

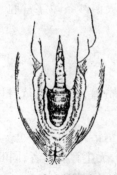

图 3-3-1　张力性尿失禁检查法

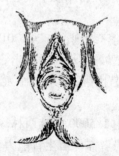

图 3-3-2　子宫脱垂

【处理】

(一)非手术治疗(综合疗法)

1.综合疗法适应证

(1)Ⅰ～Ⅱ度轻子宫脱垂。

(2)罹患某种疾病或体弱不能耐受手术或无手术条件者。

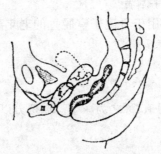

图 3-3-3　子宫脱垂分度

2. 综合治疗措施

(1)子宫托:①生殖道急慢性炎症者禁用。②宫颈恶变可能者禁用。③根据患者具体情况,选择适宜型号的子宫托。④患者自行放托,晨起放入,睡前取出。⑤注意保持子宫托卫生,取、放均应轻巧,防止损伤。

(2)针灸

①取穴　维胞(关元旁 20cm)沿腹股沟方向向下斜刺。

子宫(髂前上棘与耻骨联中点上一横指),向耻骨联合方向斜刺。

②强刺激、不留针。

(3)中药口服　补中益气汤口服,或辨证施治。

(4)中药外用　五倍子与覆盆子各半,研细末,香油调后纱球蘸药填入阴道穹隆处,每日 4 次,5 天一疗程。

(5)外敷药物　阴道黏膜或宫颈溃疡,用 1/5000 呋喃西林坐浴后,局部涂消炎软膏或珍珠散。

(6)药物注射　盆腔阴道内结缔组织注射枯痔液等有硬化剂作用的药物,使其局部组织发生化学性炎性反应,形成瘢痕,使子宫回缩。有形成尿瘘及复发率不低等副反应。

(二)手术疗法

1. 手术疗法适应证

(1)非手术疗法无效者。

(2)Ⅱ度重、Ⅲ度子宫脱垂,并发阴道壁膨出者。

2. 术式选择

(1)Manchester 手术(宫颈部分切除,阴道前后壁修补)　适用于患者年龄较轻,希望保留生育能力,宫颈较长者。

(2)阴式子宫全切及阴道前后壁修补术　适用于Ⅱ、Ⅲ度子宫脱垂,合并阴道壁膨出,患者年龄较大,不需再生育者。

(3)阴道前后壁修补术　适用于Ⅰ度子宫脱垂,合并阴道壁膨出者。

(4)阴道前后壁修补术加腹壁子宫悬吊术　适用于患者年老体弱,不能耐受较大手术,或条件不允许行较复杂手术者。

(5)阴道中隔形成术　适用于Ⅲ度子宫脱垂的老年患者,子宫无恶性病变,或在某些疾病不能耐受较复杂手术。

五、尿瘘

生殖道与泌尿道间异常通道,称之为尿瘘。尿瘘分以下几种:

1.膀胱阴道瘘。

2.膀胱尿道阴道瘘。

3.膀胱宫颈阴道瘘。

4.尿道阴道瘘。

5.输尿管阴道瘘。

【诊断依据】

1.不自主阴道漏尿。

2.可有难产史或妇科手术史。

3.瘘大小、部位不同,症状不同

(1)尿道阴道瘘时,瘘孔位于尿道内口之下,尿道括约肌功能良好时,漏尿轻,可有自动定时排尿。

(2)输尿管阴道瘘一侧受累时,健侧尿液仍可进入膀胱,故漏尿同时,仍有自控性排尿。

(3)膀胱阴道瘘、膀胱宫颈阴道瘘时,瘘孔大者,完全失去自控排尿功能。

4.阴道检查

(1)查前务嘱患者排尿。

(2)取膝胸位,利于查清瘘孔。用单叶拉钩向上提阴道后壁,以观察瘘孔位置。叮嘱其深呼吸或咳嗽,常可见尿液及气泡自瘘孔溢出。或将子宫探针插入尿道,同时伸一手指入阴道随探针移动,在瘘孔部位两者相遇。或探针经瘘孔进入阴道。

5.有色液检测法(亚甲蓝或甲紫)　当瘘孔小,或不能直接看到时采用。

(1)清洁阴道后,宫颈管内填入无菌干纱条,自尿道注入稀释亚甲蓝液,纱条蓝染,可诊断为膀胱宫颈瘘。

(2)若上述纱条干燥,无蓝染,则放干纱布于阴道内如蓝染,则提示有膀胱阴道瘘或膀胱尿道阴道瘘。

(3)如纱布干燥,无蓝染,再在阴道内放干纱布后,静脉注入0.4%靛胭脂3～5mL,5分钟后,若纱布蓝染,则证实有输尿管阴道瘘。

6.膀胱镜检　可查阴瘘孔数目、大小、其与输尿管口的关系,以指导修补术。

7.静脉肾盂造影　必要时造影可协助诊断。

【处理】

1.保留尿管　尿瘘形成不久,保留尿管有自愈可能。

2.输尿管导管　输尿管瘘放置输尿管导管,以期自行愈合。

3.手术修补瘘　瘘较大,经保留尿管后无效者手术。

(1)施术时间:①新鲜瘘,立即修补。②陈旧瘘,或已有感染、坏死,或修补失败,则应在3~6个月后,待炎症水肿消退,局部组织软化后再修补。③手术宜在经净后3~7天施行,以利伤口愈合。

(2)术前准备:①尿培养加药敏测定;应用敏感抗生素控制感染。②治疗皮炎。③促使瘢痕软化,术前可给地塞米松0.75mg,每日3次,7~14天。④促进伤口愈合药。老年或闭经者,可给少量雌激素1mg,每日1次,7~10天。

(3)手术径路:①经阴道。②经腹:瘘大、部位高者。③经腹阴道联合修补:复杂瘘修补。

(4)注意事项:①体位:以暴露充分为原则,可采取俯卧位、屈膝侧卧位,抬高臀部的膀胱截石位。②充分游离瘘孔周围组织5~2cm,以减少缝合后组织张力。③分离按层次,勿将膀胱与阴道剥破,以防影响愈合。④细缝线(000或0000号铬制肠线)缝合。⑤牢固地按层次缝合。必要时移植附近的阴道黏膜覆盖。⑥修补后,可用无菌稀释亚甲蓝或消毒稀牛奶自尿道注入,初步检查修补的严密性。⑦耻骨上膀胱造瘘术:膀胱阴道瘘修补术后,行耻骨上膀胱造瘘术,或留置导尿管2周。以使膀胱内尿液引流通畅,利于愈合。⑧输尿管导管:输尿管瘘修补术后,留置输尿管导管3周。

(5)术后护理:①适当体位:以尿液不浸泡伤口为选择体位原则。多选用侧卧位。②保留尿管必须通畅:每1~2小时记录尿量1次。尿管不通可用无菌生理盐水10~20mL做低压冲洗,至通畅。③每日用氯霉素眼药水滴尿道口3次。④保留尿管14天。⑤抗生素防治感染。⑥多饮水,以增加尿量,自身冲洗膀胱。⑦饮食:无油渣半流食5日,第四天给液状石蜡30mL,以保障排便通畅,防止排便困难影响伤口愈合。⑧保持阴部清洁,每日用生理盐水纱球擦洗阴部,便后随即擦洗。⑨术后3个月内禁止性生活与阴道检查。

六、粪瘘

生殖器与肠道间形成的异常通道为粪瘘。

【诊断依据】

1.通过瘘孔自阴道排气,排出粪便,腹泻尤甚。瘘孔小,便干,可无粪便自阴道排出,但排气不能控制。

2.阴道窥器检查,可见到阴道后壁的瘘孔。

3.肛诊可触及较大的粪瘘。

4.探针检查　瘘孔小可用探针检查。

5.亚甲蓝检查　小瘘孔,用上述方法不能确诊时,将无菌干纱布填入阴道,自肛门注入稀释亚甲蓝液,纱布蓝染,可确诊。

6.钡灌肠或钡餐透视　检查小肠或结肠阴道瘘。

【处理】

1.粪瘘以预防为主。产后会阴严重裂伤或切开后缝合时。切勿将缝线贯穿肠壁累及直肠黏膜。术毕,常规查肛,若缝线穿透直肠黏膜,应立即拆除。

2.阴道手术或难产手术,误伤直肠时,立即修补。伤口用1:1000利凡奴尔液冲洗,后缝合。

术后口服肠道抗生素。

3.术后感染化脓引起的直肠阴道瘘,需待3~6个月后,做修补术。术前准备如下:

(1)饮食　无油渣半流食3天。

(2)肠道抗生素　术前1日服新霉素1g。

(3)泻剂　术前日服蓖麻油30mL。

(4)清洁洗肠　术前晚清洁洗肠。

(5)冲洗阴道　术前3日用1:1000利凡奴尔液冲洗阴道。

(6)术后控制排便:①无油渣半流5日。②5%鸦片酊5mL,每日3次。③肠道抗生素口服。④自术后第4日起,每日服液状石蜡20mL,或服番泻叶6g,软化大便,利于排出。⑤保持外阴清洁,每日擦洗,尤其大便后要擦洗。

【注意事项】

针对女性生殖器损伤的成因,杜绝其发生。

第四节　闭经诊疗常规

内容提要

子宫性闭经、卵巢性闭经、垂体性闭经、大脑皮层与皮层下中枢功能失调性闭经及卵巢过度刺激综合征成因、表征及诊治。

一、概念

原发闭经:18周岁未来月经为原发闭经。

继发闭经:持续3个月以上未来月经为继发闭经。

生理性闭经:妊娠、哺乳、绝经后未来月经为生理性闭经。

病理性闭经:有器质性病变,除结核外主要是功能失调。

二、闭经原因

(一)子宫性闭经

1.先天性无子宫或发育不良　始基子宫、实性子宫,或真假两性畸形、睾丸女性化男性假两性畸形(体态呈女性)。

2. 子宫内膜缺损 可因先天缺损、刮宫过甚、镭锭灼毁、严重感染或结核病变均可使宫内膜坏死，或形成宫腔粘连，或子宫切除术后。

3. 子宫内膜对激素丧失反应 先天性或炎症所致。

4. 哺乳期过长，使宫内膜萎缩，甚至消失 这种子宫内膜对卵巢激素多无反应，内膜不易再生，形成继发性闭经。

(二)卵巢性闭经

1. 先天性卵巢发育不全或卵巢发育不良，多因性染色体异常所致。

(1)脱纳(Turner)征，即先天性卵巢发育不全症(性染色质阴性，核型可为 45×0，$45 \times 0/46 \times 45 \times 0/47 \times \times \times$ 等)身体矮小，内外生殖器发育不全，无月经，乳房发育不佳，伴有先天畸形。

(2)真性卵巢发育不全 卵巢呈条索状，无卵泡，无功能，闭经，第二性征不发育，四肢长(双臂平伸可大于身长)。

2. 卵巢功能受损 双侧卵巢摘除或放疗后。

3. 卵巢肿瘤

(1)产生雄激素的卵巢肿瘤(含睾丸细胞瘤、肾上腺皮质瘤、门细胞瘤等)，雄激素抑制卵巢功能致闭经，表现乳房萎缩，外阴退化，雄性化，多毛，音低，阴蒂肥大等。

(2)产生雌激素的卵巢肿瘤(颗粒细胞瘤，卵泡膜细胞瘤等)，因雌激素过量抑制排卵，内膜过度增生而闭经。

4. 卵巢早衰 40 岁以前绝经为卵巢早衰。可能与染色体异常有关。

5. 多囊卵巢综合征 卵巢包膜增厚，导致不能排卵，宫内膜呈增生型。月经稀发或闭经，典型症状为闭经、不孕、多毛、肥胖。双侧卵巢均增大。

(三)垂体性闭经

1. 垂体受损 炎症、放射、手术等损坏垂体功能。出血坏死导致 Sheehan 综合征(闭经、第二性征及生殖器萎缩，无乳汁，低血压、低血糖、低基础代谢)。

2. 垂体肿瘤 垂体嗜碱性细胞瘤，有分泌促性腺激素、促甲状腺激素，促肾上腺皮质激素功能，故可出现库欣综合征(闭经、肥胖、多毛、高血压、高血糖等)嫌色细胞，可导致闭经、泌乳综合征。

3. 原发性脑垂体促性腺功能低下 表现为原发闭经、内外生殖器幼稚、第二性征不发育。

(四)大脑皮层与皮质下中枢功能失调性闭经

可因精神创伤、长期厌食等疾患所引起。

(五)甲状腺功能失调性闭经

甲状腺功能亢进或减退均可导致闭经。

(六)肾上腺皮质功能失调性闭经

1. 阿狄森征 肾上腺皮质功能减退，24 小时尿 17 酮、17 羟极度降低。患者体重下降，疲乏，贫血，色素沉着，血压、血糖代谢低。

2.库欣综合征 本症也可由肾上腺皮质肿瘤引起,肾上腺皮质激素分泌增加,出现闭经、男性化多毛、生殖器萎缩、血压增高、中心性肥胖、圆月脸、水牛肩等。

(七)药物抑制综合征

避孕药致闭经。

三、诊断

(一)询问病史

病史详问生长发育健康情况,月经史,闭经有无诱因,用药否(包括是否应用避孕药),生育、流产史,有无大出血,哺乳持续时间等。

(二)检查

身高、体重、双臂平伸间距、营养状况、毛分布、脂肪分布、乳房有无乳汁、第二性征情况、有无先天畸形。妇科检查了解生殖器发育情况。

(三)识别病因

1.生殖器畸形伴闭经症状,注意查染色体。

2.生育年龄妇女闭经应注意排除妊娠。

3.闭经,有结核史。应注意生殖器有结核的可能。

4.闭经伴更年期综合征者,可能为卵巢早衰。

5.闭经有多毛症状者,可能为肾上腺皮质功能亢进、多囊卵巢综合征、有分泌雄激素功能的卵巢肿瘤。

6.闭经有头痛、视力障碍或泌乳,应注意垂体肿瘤。

7.闭经,肥胖者,应注意有无糖尿病、库欣综合征、多囊卵巢综合征。

8.闭经继发于产后大出血者,可能系席汉综合征。

9.闭经腹部有包块者,应注意是否为妊娠、肿瘤或炎症。

10.闭经发生在刮宫术后,应注意检查宫腔是否粘连及子宫颈管是否狭窄等。

(四)辅助诊断

1.诊刮 宫内膜活检检查内膜周期及有无病变,如结核等。

2.卵巢功能检查

(1)基础体温测定需测2~3个月,可观察排卵情况。

(2)阴道脱落细胞涂片测激素水平,每周2次。

(3)宫颈黏液观察有无排卵。

(4)宫内膜活检。

(5)血中雌激素和孕酮测定。

(6)生理测试仪观察唾液涂片图像变化,了解有无排卵。

3.垂体功能检查 测定脑垂体促性腺激素血中FSH、LH量。

FSH、LH上升 提示垂体功能亢进,闭经的原因在卵巢。

FSH、LH下降 提示垂体功能减退,闭经的原因在垂体或垂体以上部位。

4. 垂体兴奋试验　垂体功能减退者,需区别病变是在垂体,还是垂体以上部位,可做垂体兴奋试验。

(1)方法　LH – RH(促黄体生成素释放激素)50μg,静脉注射,注射前,注射后15、30、60、120分钟各取血测定血中 LH 量。

(2)结果判定　注射后 15~45 分钟放出的 LH 值,较注射前增高 2~4 倍以上,说明垂体对丘脑下部释放激素反应良好,垂体功能正常,闭经原因在丘脑下部。若注射后无增高,或增高不多,提示病因可能在垂体,需再重复此试验。

5. 甲状腺功能检查

(1)基础代谢率。

(2)血清蛋白结合碘。

(3)甲状腺吸碘试验。

(4)血清胆固醇测定。

6. 肾上腺皮质功能检查　测 24 小时尿内 17 酮和 17 羟类固醇。

7. 排除脑垂体肿瘤

(1)蝶鞍 X 线片。

(2)测视野。

(3)查眼底。

(4)血催乳素测定(PRL)。

8. 治疗性试验　排除子宫性闭经试验。

(1)孕激素试验　黄体酮 10mg 肌注,每日 1 次,共 5 天。停药后 7 天内有阴道出血,表示卵巢功能不全,但能分泌足量求偶素,作用于子宫内膜,故可排除子宫性闭经。

(2)雌激素试验　雌二醇 5mg,每日 1 次,连续 3 日肌注,或己烯雌酚 2mg,每日 1 次,连服 20 天。停药后 7 天内可出现撤退性出血,显示宫内膜对雌激素有反应,子宫内膜无病变。

排除子宫性闭经后,应进一步寻找病因,如卵巢、垂体、丘脑及全身其他部位疾病。

四、处理

要根据不同发病原因,选用不同的治疗方案。

1. 一般治疗　消除精神紧张、忧愁,改善环境和营养状况。药物以维生素 A、B、C、E 为主,20 岁以下者要特别注意此项。

2. 首先着重治疗全身性疾病或影响月经的肿瘤。

3. 调整内分泌平衡　激素治疗适用于卵巢功能不足或衰竭、子宫发育不良及宫内膜退化等。

(1)人工周期　为维持宫内膜的发育及对垂体的反馈,可试用人工周期治疗。方法为月经来潮的第 5 天开始服用己烯雌酚 0.5~1mg,每日 1 次,共 21 天。于服药后第 15 天开始加用黄体酮每日 10mg,肌注,共 5 天。可反复用药 3 个周期。如停止人工周期治疗后仍不能恢复月经者,应进一步检查丘脑－垂体－卵巢的激素水平,尤应注意垂体的微小肿瘤所导致的闭经溢乳综合征。对 40 岁以上闭经者,如未找到其他原因时,或为早发自然断经,可观察之。

（2）甲状腺剂　剂量应根据基础代谢率（正常代谢率为 ±10）,治疗闭经要维持在 +5 左右始能见效,一般可给小量以促进细胞代谢,开始 0.03g,每日 1 次,7 天。无反应时增到 0.03g,每日 2 次,每月服 2 ~ 3 周（经期停用）,1 ~ 2 周期后复查基础代谢。

（3）地塞米松 0.75mg,每日 1 次,共 21 天,配合人工周期用。

（4）促性腺激素　应根据激素水平的测定配合其他激素药物并用。

4.闭经溢乳综合征　应针对病因治疗。

（1）停用可引起该征的药物,如利血平、氯丙嗪、吗啡、抗胆碱剂多巴胺等。

（2）停止哺乳。

（3）颅内肿瘤,瘤体大者,可放疗或手术切除。

（4）瘤体小者可选用下述药物。

①溴隐亭:开始小剂量,餐后服,以后慢慢加量。每天 1.25mg,4 ~ 7 天后,加量至每日 2.5mg。病情若仍不能控制,可加至每日 5 ~ 7.5mg。

服溴隐亭应监测 PRL 及基础体温,以了解有无排卵,是否怀孕,及疗效。溴隐亭不增加胎儿畸形率,妊娠后,PRL <5ng/mL,可流产,故孕后应慢慢减量,至停服。

溴隐亭副反应为恶心、吐、头晕,体位性低血压。

②Pergalide Mesylate:比溴隐亭副反应轻。初起每日 25μg,2 周后加量至每日 50μg,最高量每日可达 100 ~ 150μg。

有精神病史、心脏病及对麦角类有过敏史者忌用。

③诺果宁:副作用较轻。

每日首服 25μg,3 天后每日增至 50μg,7 天,可用至每日 50 ~ 75μg,最高每日达 75 ~ 100μg,妊娠及哺乳期停用。

（五）多囊卵巢综合征

本症一经确诊即应用氯米芬诱发排卵。用法为月经第 5 天开始每日用量 50mg,连续 5 天。每日测基础体温观察有无排卵。无效时下次月经后用量增至 100mg,仍无效时增至 150mg,并在用药 5 天后加用 HCG 1000U,每日 1 次,连续 3 日。无效时考虑行卵巢楔形切除手术。

应用氯米芬诱发排卵时注意卵巢过度刺激综合征。

五、卵巢过度刺激综合征（OHSS）

（一）临床特征

卵巢增大、液体从卵巢毛细血管中渗出到组织间隙,形成腹水、胸水、局部及全身组织水肿。典型的 OHSS 分轻、中、重度。

1.轻度

(1)症状　患者可能有腹胀、腹部紧张、口渴、轻度恶心。

(2)体检　无脱水及腹部阳性体征。

(3)B 超　卵巢增大,直径 <5cm。卵泡不少于 10 个,盆腔内可有少量积液。

(4)血清 $E_2 > 1500pg/mL$

2. 中度

(1)症状　恶心、呕吐,腹胀加重,腹痛,呼吸急促。

(2)体检　腹部紧张,腹水征可能阴性,可触及双侧卵巢。

(3)B 超　盆腔中有中度腹水,卵巢直径在 5～12cm。

(4)血清　$E_2 > 3000pg/mL$。

3. 重度

(1)症状　呼吸、脉搏加快,血压降低,第三腔隙液体积聚,出现腹水,甚至胸水、低血容量、血液浓缩、少尿、电解质紊乱。严重者由于大量胸、腹水出现,可有呼吸困难,心灌流量减少,肝、肾功能衰竭及深部静脉血栓形成。

(2)体检　腹部紧张、腹水征阳性,卵巢增大、紧张。

(3)B 超检查卵巢直径 >12cm。

(二)OHSS 治疗

1. 轻度　不需特殊治疗。

2. 中度

(1)休息。

(2)适当控制入量。

(3)对症治疗。

3. 重度

(1)血球压积超过 45% 者,入院治疗。

(2)预测严重并发症,做以下检查:①凝血机制[血常规、血小板计数、出凝血时间、凝血因子Ⅰ(纤维蛋白原)、凝血因子Ⅱ(凝血酶原)时间等]。②肝功。③肾功。④摄胸片。

(3)严格记录出入量。

(4)每日测体重、腹围。

(5)高蛋白流质饮食。

(6)必要时补白蛋白(5～10g/d)或血浆代用品。

(7)深部静脉血栓形成时,可给肝素 5000IU/d,并注意监测凝血机制。

(8)若肿大卵巢破裂,必要时急症行开腹手术。

注意事项

针对闭经成因综合治疗。

慎用氯米芬谨防卵巢过度刺激的发生。

第五节 功血诊疗常规

内容提要

　　发生于青春期、育龄期、流产后或产后、更年期或绝经期的功血可因有排卵、无排卵或不全排卵所致,及其相对应治疗措施。

一、月经异常的概念

(一)月经初潮

1. 早发月经　初潮年龄在 10 岁以前者称早发月经。

2. 晚发月经 18 岁以后来月经者称为晚发月经。

3. 原发无月经　从未来过月经者称为原发无月经。

(二)月经周期

1. 月经周期 22～34 天为正常。

2. 月经周期短于 22 天者为周期缩短。

3. 月经周期超过 35 天者为周期延长。

4. 4 周内出现 2 次月经或 8 周内出现 3 次或 3 次以上月经者称月经多发(月经频发),月经间隔相似。

5. 5～8 周或更久来月经者,称为月经稀发,但周期间隔相似。

6. 月经间隔长短不定者,称月经周期异常(除外激素撤退性出血)。

7. 既往来过月经,停经 3 个月以上者称继发闭经。

(三)月经量

1. 以用卫生纸数量进行粗估。

(1)少于 1 包纸者为少。

(2)1～2 包纸者属为正常。

(3)多于 2 包纸者为多。

(4)需注意浸透情况。

2. 用布及毛巾者凭主诉与以往正常时月经量相比较。

3. 有血块者应考虑为月经量过多。

(四)月经持续时间

1. 3～6 天属正常。

2. 少于 3 天为短。

3. 多于 6 天者为长。

（五）停经（绝经）

1.45～55 岁为正常。

2.45 岁以前停经（指自然停经）为早发。

3.55 岁以后停经（指自然停经）为晚发。

4.45 岁前或月经自然停止前因手术或其他原因人工造成绝经者称人工绝经。

二、功血诊断程序

（一）妇科检查

除外因器质性病变及全身性出血性疾患所引起的子宫异常出血。

（二）初诊注意事项

1. 神经类型，思想情绪，一般健康状况，有无贫血、血液病、高血压、甲状腺功能低落等。

2. 月经异常及前一次月经情况。

3. 此次开始出血的日期、出血量、出血伴随症状和持续时间。

4. 此次出血距前次月经的天数。

5. 治疗经过、时间，主要用药和效果。

6. 曾用某种激素治疗（院外）。

7. 除外外源性激素撤退性出血。

8. 既往治疗失败，是属于间断治疗、治疗无效或再发。

（三）辅助检查

1. 初诊患者，首次诊疗不宜用激素治疗，可先月一般止血疗法，并行基础体温测定，以观此次出血属卵泡期或是黄体期的异常，以便选适当激素进行治疗（基础体温 36.7℃ 以下属低温，较低温升高 0.4℃～0.5℃ 为高温）。

2. 内分泌检查

（1）宫颈管黏液拉力测定或观察结晶类型。

（2）阴道细胞学检查，以估计体内激素水平。

（3）测血、尿、雌激素和孕激素值。

3. 宫内膜活检　为了解是否排卵及黄体功能，选择刮宫时间，以月经前或来月经 24 小时内为宜。如不规则出血或出血已久，为诊断有无器质性病变和止血目的，则不拘任何时间都可刮宫。

如疑宫内膜不规则剥脱，应在来月经的第 5 天时刮宫（一般在出血第二天宫内膜的分泌腺体消失），刮时要注意宫腔大小、形态、硬度等，刮出物肉眼检查后送病理检查。

（四）明确划分各期患者

1. 青春期功血。

2. 育龄期功血。

3. 流产后或产后功血。

4. 更年期功血。

5. 绝经期功血。

(五)明确出血原因

1. 雌激素功能过盛或不足。

2. 孕激素功能过盛或不足。

3. 宫内膜局部出血倾向。

(六)功血的分型

按卵巢功能发生障碍的时期,临床分为三类。

1. 排卵型功血 卵巢有卵泡成熟与排卵,但由于卵泡成熟早晚或排卵后黄体发育和消退异常,又分为以下情况。

(1)雌激素异常

①卵泡早熟 即卵泡期缩短,月经周期短于 22 天。②卵泡成熟推延 即卵泡期延长,月经周期长于 34 天。

(2)黄体期功能异常:①黄体退化延迟(过盛):宫内膜呈不规则成熟和不规则剥脱,月经周期正常或不规则,出血期延长,出血过速、量多。②黄体提早萎缩(不足):黄体期缩短,月经周期不规则或缩短,血量多。

2. 不全排卵型功血 表现为卵巢功能不全,虽有月经,但偶有排卵,月经周期可不规则,出血期近正常,但血量多。

3. 无排卵型功血 卵巢功能紊乱,则可有成熟卵泡,但不排卵,黄体缺乏,内膜无分泌型。雌激素水平随卵泡的生长和萎缩增减,宫内膜有不同程度的增生改变。

(1)增生期延长 此种宫内膜与正常月经周期的增生期宫内膜相似,但至周期末期仍表现为增生期状态,月经周期正常或不规则,血量多,出血期多延长。

(2)卵泡期短期延长 宫内膜偶见分泌型,但多为宫内膜增殖现象(中轻度增殖症型)。月经周期不规则,经期延长,血量多,持续时间正常或延长。

(3)卵泡期过度延长 宫内膜呈不同程度增殖,周期不规则,出血时间不一,血量多,在间歇期延长后多出现血崩,经久不止,其宫内膜增殖表现为如下形式:①宫内膜囊腺型增殖:腺体数目增多,腺腔扩大。②腺瘤样增殖:腺体数增多,腔不扩大。③间质增生型:宫内膜间质细胞高度增生,水肿,血管显著增多。④非典型增生:宫内膜腺体数目增多,形状及上皮细胞排列不规则。

(4)萎缩性宫内膜 腺体小而少,腺腔变窄,间质致密,血管少。

4. 子宫内膜局部凝血障碍 属非周期性内分泌失调,出血多淋漓不尽,经刮宫可治愈。

三、功血的治疗

(一)治疗原则

快速止血,支持疗法,纠正功能异常,巩固疗效。

（二）病因治疗

按各期患者,进行内分泌测定,宫内膜活检,功血分型、对宫内膜局限性出血倾向等进行不同治疗。

（三）治疗并发症

如肝炎、甲状腺功能低落、肾上腺皮质功能异常、自主神经紊乱、重症贫血、凝血机制障碍等。

（四）特殊治疗

刮宫,输血,预防感染等。

（五）具体治疗措施

1. 止血　当出血过多、过速、出血时间较长或重度贫血以及体弱患者应快速止血,依据不同情况选用以下方法。

（1）刮宫　需清除全部宫内膜,以利止血。

（2）药物快速止血　根据不同年龄和出血性状采用不同的内分泌制剂。

①乙芪酚 2~5mg,肌肉注射,每 2 小时 1 次或每 4 小时 1 次,常在 1~2 日内止血;或 3mg,每日 3 次,共 3 天,口服,以后每 3 天减量 1/3,至每日 1mg 维持量继续 15~20 日。

②复方羟孕酮(避孕针 1 号)己酸孕酮 250mg 和戊酸雌二醇 5mg 肌肉注射。用后 24~48 小时内可止血,如并用苯甲酸雌二醇 2mg 肌肉注射。可在 6~24 小时内止血,并可使撤退性出血推迟数周。

③炔诺酮(妇康片)5~10mg,4~6 小时 1 次,口服。甲地孕酮(妇宁片)8~10mg,4~6 小时一次,口服。甲羟孕酮 10mg,一般在用药 4~6 次后血明显减少,48~72 小时内止血,血止后改为原用量的 1/3,逐渐减至维持量。维持量:为每日服炔诺酮 2.5~5mg;甲地孕酮 4mg 或甲羟孕 4~6mg,连续服用 15~20 日。

④男性激素 75~100mg,每日 1 次,共 3~5 天,血止或明显减少后,口服甲睾酮 5~10mg,每日 2 次,共 20 天。此法用于老年患者为宜(年轻顽固性出血者亦可适当减量,止血后改用其他药物)。

⑤激素联合应用　丙酸睾酮 25~50mg,雌二醇 2mg 和黄体酮 20mg,或丙酸睾酮与求偶素联用,或丙酸睾酮与黄体酮联用,或求偶素与黄体酮联用。

注意:勿将停用激素后的撤退性出血误认为疾病复发。

（3）其他止血药　抗血纤溶芳酸、6-氨基己酸、氨甲环酸、卡巴克洛和维生素 K 等。

（4）巴曲酶　1 支,每日 2 次,肌注,至血止。

（5）止血中药　仙鹤草、血见愁、地锦草、茜草、槐花、旱莲草和三七等。

2. 调整周期和巩固疗效　继用于血止后或月经后。

（1）雌激素、孕激素序贯疗法　乙芪酚 0.5~1mg 每晚一次,于出血第 5~6 天开始连服 20 天,最后 5 天加用黄体酮 10mg,肌肉注射,共 5 天或最后 3 天,每日加服甲羟孕酮 10~20mg,连用 3 个周期为一疗程,此法常用于青春期和育龄妇女。

（2）雌激素、孕激素合并疗法　①乙芪酚 0.25～0.5mg 和甲羟孕酮 5mg，或炔诺酮 2.5mg 同服，每晚一次，于月经第 5～6 天开始服，共 20 天，适用于更年期。②预定月经的 12 天前，开始用炔诺酮 10mg，每日 1 次，共 10 天，并加小量雌激素，适用子宫内膜不完全成熟或不规则剥脱。

（3）炔诺酮 10～15mg，每日一次，共 20 天。发生撤退性出血后 5 天，再连续应用，适用于更年期。

3. 支持疗法　适当运动避免过度劳累和精神刺激，注意营养，增加蛋白质、维生素，尤以维生素 B_6 更为重要，速加可止血。纠正贫血可给铁剂、维生素 C、叶酸等。

4. 病因治疗　本病主要因内分泌失调所致，但不能滥用内分泌制剂，必须依据患者年龄、功血类型，有计划地选用内分泌治疗。

（1）青春期功血的治疗　青春期功血多为无排卵型，卵泡期延长，不排卵，宫内膜增生，无分泌型，基础体温呈单相，月经周期不规律，经期延长，出血多。

①治疗目的：止血，调整月经周期。

②止血药物

a. 雌激素水平低者以雌激素治疗有效。用乙芪酚肌肉注射或口服，用法同前述。

b. 雌激素有一定水平或偏高时以孕激素治疗为佳，用法同前述。

③调整月经周期：止血后要继续用人工周期，纠正卵巢功能，以雌激素 - 孕激素序贯疗法为宜。

④支持疗法：对青春期功血者更为重要，不能忽视。

（2）育龄功血的治疗　育龄功血可有各种类型，但有排卵型最多。有排卵型功血者以黄体功能异常为主要原因，内膜多为分泌型，亦有呈不规则成熟或不规则剥脱者。一般月经周期正常，出血多，持续时间长，基础体温呈不典型双相。

①治疗目的：止血，调整周期，促卵巢功能恢复或促使排卵。

②止血法：刮宫效果迅速，但作用短，故刮宫后即应调整周期。内分泌剂可用复方黄体酮（苯甲酸雌二醇 2mg，黄体酮 20mg）或炔诺酮。

无排卵型功血与青春期功血相同，调整周期，巩固疗效。

③黄体功能不全

a. 孕激素替代疗法：月经前 7～8 天开始，用黄体酮 10mg，肌肉注射每日 1 次，共 5 天。或经前 12～14 天，开始口服甲羟孕酮每日 4～8mg，共 10 天。

b. 绒毛膜促性腺激素 500～1000IU/d，于基础体温上升后开始肌肉注射，隔日 1 次，共 3 次。

④黄体萎缩不全

a. 孕激素用量较黄体功能不全者多 1 倍。

b. 雌激素、孕激素序贯疗法。

⑤育龄无排卵型功血

a. 轻度增殖症：治疗与青春期无排卵型功血相同，但在调整月经周期后，要进一步促排卵。

ⓐ氯米芬,口服,50mg,每日1次,共5天,于月经周期第5天开始,无效时可增量至100～150mg,每日1次,共5天。3个周期为一疗程。

ⓑHCG,1000～2000IU,肌肉注射每日1次,共2天,用于体内雌激素水平在中等以上,月经周期第10～12天时开始。

b. 囊腺样和腺瘤样增殖症:刮宫,连续2个周期,刮2次。

药物止血,可选用复方羟孕酮,炔诺酮或孕酮－睾酮。

⑥巩固疗法:Norlutin,口服,10mg,从月经第15～25天,每日1次或于前次月经来潮的第21天开始用孕酮20mg和丙酸睾酮25mg,肌肉注射每日1次,共5天,3个周期后用人工周期。

对顽固出血治疗无效者可采用手术治疗。

⑦内膜萎缩型:止血用雌激素。

⑧调整周期:可用雌激素、孕激素序贯疗法。

(3)流产后或产后长期子宫出血(功血) 此类功血多由于缺乏雌激素,使宫内膜再生不良。

治疗:己烯雌酚1mg,每日1次,共20天,于最后5天加用孕酮20mg,肌肉注射每日1次,共5天。

(4)因子宫内膜止血和凝血障碍所致的功血 卵巢功能无明显异常,由于宫内膜局部存在止血和凝血功能障碍,可用抗纤溶治疗。

首选药为抗血纤溶芳酸0.1～0.2g加于10%葡萄糖液100～200mL内,静脉慢滴,或用氨甲环酸0.4g和维生素C 1000mg加在10%葡萄糖液40～50mL内静脉滴入,每日1次,共3天,效果迅速,或氨甲环酸和6－氨基己酸2.0g,连用7天。此外可用维生素K、卡巴克洛等。

(5)更年期功血 多为无排卵型出血,由于卵巢功能近衰竭时期,不能排卵,无黄体形成,宫内膜过度增殖,月经周期紊乱,经期延长,出血多。

治疗方法:止血－刮宫并排除恶性肿瘤。药物治疗最好用炔诺酮10～15mg或孕酮－丙酸睾酮或三合激素。

调整周期可选用下述任何一种方法:①乙芪酚0.25～0.5mg和炔诺酮2.5mg,每日1次,于月经开始第5天口服,共20天。②炔诺酮5mg,每日1次,共20天。可用3个周期。③口服避孕药1片,每日1次,共20天。④甲睾酮5～10mg,每日2次,连用3个月或更久,诱导断经。

(6)绝经后子宫出血的治疗 刮宫以除外恶性肿瘤。激素用丙睾止血,继口服甲睾酮。

(7)治疗并发症 可根据不同并发症,给予不同治疗。

注意事项

必须首先除外器质性疾病及血液病后才能诊断功血。禁忌乱用激素治疗功血。

第六节 痛经诊疗常规

内容提要

来月经时腹痛影响正常生活与工作者为痛经,痛经逐年加重是子宫内膜移位的特征。

一、概念

月经来潮前或来潮时伴腰腹痛者,需用药治疗或卧床休息者,称为痛经。

根据病因,可分为原发性及继发性痛经两类。

1.继发性痛经　可因盆器炎、子宫内膜异位症等引起(另述)。

2.原发性痛经　如子宫发育不良,内分泌失调,宫颈管狭窄。

二、处理

1.首先应查找痛经原因。

2.做妇科检查,以排除盆腔器质性病变。

3.对妇女进行有关月经的教育,消除对月经的神秘观点,避免精神紧张。

4.痛经时下腹部热敷或口服止痛片,如阿司匹林。严重时可注射哌替啶、阿托品等。

5.子宫颈管狭窄行子宫颈扩张术,宜在经前 3~5 天施行。后位子宫也可同时施行纠正。

6.行子宫诊刮术借以扩张宫颈,经前刮宫最为适宜。

7.内分泌疗法,可连用 2~3 个月。

(1)月经来潮前每日或隔日肌注黄体酮 10mg,3~5 次。

(2)月经第 5 天开始服用求偶素 1mg,共 20 天。或加用黄体酮做人工周期,或用炔诺酮、甲地孕酮 10mg,由月经第 5 天开始服用。

(3)丙酸睾酮经前每日或隔日肌注 25mg,共 3~5 次。或排卵前用甲睾酮 3~6mg,连用 6 天。年轻患者应慎用。

(4)口服避孕药抑制排卵暂时有效,对欲怀孕者不适宜。

8.行上述保守治疗无效者应行手术治疗。如无明显器质病变者,可行骶前神经切除术。如系继发性痛经多由子宫内膜异位症所致。需按病变选择相应的手术方式。

9.中医治疗　对原发性痛经,也可用传统的医学方法治疗。

(1)中药辨证施治　可在经前或经期服用痛经方。如红花茶(红豆杉袋药),该方以红豆杉为主,辅以调经、补、肾、理气止痛中药精制而成,从经前 10 天起,每次 1 袋,每日2次,泡热水饮(至药水变淡为止),服至经期终了。此药治疗痛经有奇效,且不需煎药,服用简便。

(2)针灸、艾灸治疗　经前或经后3天疼痛时可针灸或艾灸中极等穴位。

注意事项

痛经是顽疾,治疗痛经要有打持久战的准备。

第七节　子宫内膜异位症诊疗常规

内容提要

子宫内膜异位至子宫肌壁、卵巢等部位导致子宫内膜异位症。需综合治疗,必要时施术治疗。

一、诊断依据

(一)症状

1. 痛经　呈继发性、渐进性加剧,可向腰骶乃至腿部放射。

2. 性感不快或性交痛。

3. 排便疼或经期肛门坠感。

4. 经血改变,经血增多或经期延长,或经前点滴出血。

5. 不孕。

6. 经期尿血。

7. 经期或经后低烧。

8. 个别患者可有白细胞增高或血沉增快。

(二)临床检查

1. 外阴、会阴或阴道的病变颜色由红到紫,经期更为明显,并有周期性变化和触疼。

2. 后穹隆及骶韧带触到结节并触疼。

3. 子宫后倾并固定。

4. 阴道直肠隔有结节及触疼。

5. 子宫直肠窝有包块或粘连。

6. 附件囊肿不活动或固定于子宫直肠窝。

7. 经直肠或膀胱镜检查直肠、膀胱,黏膜未见病变,但伴有相应症状。

(三)辅助检查

1. B超检查。

2.腹腔镜检查。

3.必要时行子宫输卵管造影。

二、处理

(一)药物治疗

病症较轻,患者年轻有生育要求,或病变广泛作为术前用药,或防止术后复发,腹腔镜检查卵巢无病变者。

1.雄激素治疗 甲睾酮,可对抗雌激素,直接作用于子宫内膜,使其萎缩,每月用药不超过300mg。

2.假孕疗法

(1)孕激素 炔诺酮或甲地孕酮或甲羟孕酮(安宫黄体酮)10～20mg,每日1次,于月经周期的第5天开始服用,直至闭经6个月。

(2)孕雌激素联合治疗 于月经第5天开始服用,可选用下述中的一种:①炔诺酮或甲地孕酮、甲羟孕酮8mg,或炔雌醇0.1mg,每日1次。②避孕Ⅰ号或Ⅱ号,2片,每日1次,共2周,第3周开始,每天增量至3～4片,以达闭经3～6个月。③18－炔诺孕酮0.5mg,或炔雌醇0.5mg,每日1次,以达闭经3～6个月。④复方18－炔诺孕酮片2片,每日1次,以达闭经3～6个月。

3.假绝经疗法 丹那唑、内美通,主要作用系其对子宫内膜产生不利的低雌激素内分泌环境,引起异位内膜退变,以缓解症状。

(1)丹那唑 200mg,每日3次,从月经第2天开始服用,持续3～6个月。

(2)内美通 2.5mg,每周服2次,从月经第2天开始服用,持续6个月,总量125mg。

4.激素治疗的禁忌证

(1)怀疑有新生物存在。

(2)肝功能异常。

(3)糖尿病。

(4)甲状腺异常。

(5)乳房或生殖器官的恶性肿瘤。

(6)血栓－栓塞性疾患。

(二)中药治疗

活血化瘀、理气止痛。

1.消结安,每日1服,口服。

2.红豆杉痛经茶,从经前10天开始,每日2袋,泡水饮。治疗痛经,缓解症状效佳。

(三)放射治疗

当病情不允许使用激素,更不能进行手术时,可考虑放射治疗。多采用外照射,40

岁以上的妇女 2.8~3Gy,而年轻妇女需要高达 10Gy、通常用两个对向的外照射。

(四)手术治疗

采用经腹部手术治疗。

1. 术前给药

维生素 K　　　7.6mg
维生素 C　　　200mg
异丙嗪　　　　25mg
地塞米松　　　10mg

术前 2 小时肌注。

2. 术中给药

(1)术中所用生理盐水每 500mL 加氟美松 10mg 配比使用。

(2)缝闭腹膜后,用尿管插入腹腔,注入 7 万分子右旋糖酐 200mL,或注入防粘连油 1 支,以防止腹腔粘连。

3. 术后给药

给予抗生素预防感染。

4. 术式

(1)保守性手术,适用于未婚、已婚无子女者:①局灶性小病变:腹腔镜下电灼(禁用于脏器)。②保守性手术与药物联合应用:即保守性手术后用药 3~6 个月。③手术范围:保留子宫、保留部分卵巢,使其有机会妊娠。

a. 病灶切除,包括卵巢病灶的剔除,以及肉眼可见的微小病灶。

b. 输卵管松解术以及游离并悬吊卵巢、输卵管造口术,卵巢部分切除术。

c. 骶前神经切除术。

d. 骶韧带切断术。

e. 圆韧带缩短或子宫悬吊术。

f. 阑尾切除术。

g. 上述手术可能创面较大,不易修补。可取一块大网膜覆盖,以减少术后粘连。

(2)保留卵巢功能手术(半根治性手术):①凡年龄在 40 岁以下,而病变范围较广,不能做保守性手术时,因年龄需保留卵巢功能者。②手术范围:切除全子宫、双侧输卵管及有病变的卵巢,但应至少保留部分健康卵巢组织,并切除肉眼可见的病灶。

(3)根治性手术:①凡年龄已超过 40 岁或病变严重,不能保守治疗者,保守性手术后复发并危及生殖道外系统,如泌尿或消化道受累者等。②手术范围　全子宫、双侧输卵管和卵巢以及肉眼可见的病灶均需切除。

注意事项

子宫内膜异位症有禁忌证者不能采取激素治疗,对适合激素治疗者也应密切注意用药副反应。

第八节　流产诊疗常规

内容提要

先兆,难产,不全,完全,滞留、习惯性流产各类流产的临症及防治。

一、先兆流产

指有闭经及早孕现象,妊娠试验阳性;有少量阴道出血及轻微间歇的下腹部疼痛。经检查,子宫颈口未开,排除其他原因的出血,并应注意与宫外孕鉴别。进行治疗应注意以下几点:

1. 先行 B 超检查,证实孕卵发育正常,并排除宫外孕。

2. 在外阴清毒后,用窥器查明出血是否来自宫颈口,排除其他原因的出血并做阴道检查,检查时操作要轻。

3. 诊断确定后,应卧床休息至出血停止。

4. 给镇静剂。

5. 黄体酮20mg,肌肉注射,每日 1 次,至血停止后,可改为隔日 1 次。黄体酮治疗以不超过 7 日为宜。

6. 维生素 E,100mg,每日 2 次,口服。

7. 孕期服用炔孕酮及炔诺酮,女性胎儿发生假两性畸形者占18%,所以治疗先兆流产或习惯性流产时不宜服用这类药物。

8. 中药保胎

(1)保胎丸,1 丸,每日 2 次。

(2)安胎饮

川断 12g,寄生 12g,菟丝子 12g,杭芍 9g,阿胶 9g(冲服),鹿角胶 9g(冲服),黄芩 9g。水煎服,每日 2 次。

二、难免流产

确诊早孕者,下腹部间歇疼痛加重,阴道出血多,伴血块,超过月经量,但无组织物排出,宫口已扩张,可见到胎囊或胎囊已破者,为难免流产。

确诊后,应立即在门诊手术室清宫或收住院清宫。

三、不全流产

有阴道出血并有部分胎物排出,为不全流产。其治疗方法如下:

1.胎物排出后,宫口仍继续有多量出血者,应立即刮宫。

2.刮宫前后,应给予抗生素预防感染。

四、完全流产

凡有停经及早孕现象,在近期内有胚胎组织完全排出后,阴道出血减少,腹痛减轻或检查时宫口已闭,为完全流产。

若肉眼观察宫腔排出物为完整胎囊,或 B 超确定宫腔内无残留物,且阴道出血不多,可给患者服用宫缩剂及抗生素预防感染。

五、滞留流产

胚胎已死亡 2 个月以上,仍未排出者称为滞留流产。

滞留流产子宫较妊娠月份小,妊娠试验转为阴性。有可疑时可重复 3 次妊娠试验,仍阴性者,或 B 超检查,提示有孕卵枯萎,胚囊不发育或滞留流产者,则可确诊。

1.确定诊断后可行刮宫术,子宫增大 2 个半月以上者应住院刮宫。2 个半月以下者可在门诊刮宫。

2.刮宫前应查患者血凝血因子Ⅰ(纤维蛋白原)血常规(包括血小板),排除 Dic。

3.刮宫术前、术后应给抗生素预防感染。

六、习惯性流产

连续流产 3 次以上称为习惯性流产。可分为早期及晚期习惯性流产两大类。早期习惯性流产发生于孕 3 个月以内。晚期者多发生于孕中期。

1.早期流产者多由于胎囊在宫内死亡,属于自然淘汰现象。应做如下处理:

(1)查患者夫妇双方染色体。

(2)查血型(A、B、O 血型,RH 血型)。

(3)抗磷脂抗体。

(4)查甲状腺功能(T_3、T_4 及基础代谢率)。

(5)排除生殖器畸形、阴道炎等可诱发流产的因素。

(6)有习惯性流产史者应注意自己的基础体温变化,一旦发现妊娠,即使尚未出现流产征兆,也应按先兆流产的保胎方案进行保胎。

2.晚期习惯性流产者,多因子宫内口松弛症引起。

(1)诊断应根据非孕时检查,如子宫内口可顺利通过 Heger 扩张器 8 号者,即可诊断子宫内口松弛。

(2)妊娠后主要依据病史作出诊断。

(3)治疗应在孕 16 周后行宫颈缩窄术。

注意事项

滞留流产必须及时清宫以防引起凝血功能障碍。有习惯性流产史者,初起怀孕即应按保胎治疗。

第九节　异位妊娠诊疗常规

内容提要

异位妊娠中输卵管妊娠、宫颈妊娠、腹腔妊娠及残角子宫妊娠之诊断与处理。
受精卵在子宫腔以外的部位着床、发育,为异位妊娠。

一、输卵管妊娠

受精卵在输卵管里着床、发育,形成输卵管妊娠。

【诊断依据】

1. 输卵管妊娠未破裂前:

(1)可仅有下腹隐痛。

(2)阴道检查时发现子宫正常大小或稍大,一侧有包块。

2. 输卵管妊娠流产或破裂后:

(1)突发一侧下腹剧痛。

(2)肛门坠痛(血液刺激子宫直肠窝所致)。

(3)有闭经史。

(4)阴道不规则流血。

(5)阴道可排出片状或整块三角形管型蜕膜。

(6)出现晕厥或休克。

(7)腹腔移动性浊音阳性。

(8)阴道检查时发现子宫正常或稍大,稍软、宫体漂浮感,后穹隆饱满,触痛,宫颈举痛,子宫一侧可触及胀大的输卵管。

(9)后穹隆穿刺,抽出不凝血。

(10)尿妊娠试验阳性。

(11)血 HCG 升高。

(12)诊刮发现宫内膜呈蜕膜变化,出现阿－斯氏反应。

(13)人流时吸空,应想到有宫外孕的可能。

(14)腹腔镜检,可见到输卵管血肿,腹腔内有血液。

(15)典型的输卵管妊娠,B 超所见为宫腔内无胎囊。输卵管有包块,子宫直肠窝与髂窝有液性暗区(积血)。

B 超未发现异常,也不能完全排除输卵管妊娠。

【处理】

（一）保守治疗

此治疗的关键是早期诊断。

连续血清 HCG 测定、B 超或腹腔镜检查能较早地诊断出未破裂的输卵管妊娠。

保守治疗的指征如下述：①输卵管妊娠直径小于 3cm。②输卵管浆膜层完整。③无活动性出血。④临床经过稳定（血压、脉搏正常，无剧烈腹痛，血色素在正常范围）。

相对禁忌证的指征如下：①胎心存在。②血 HCG 高。

1.药物治疗

（1）MTX 作用于滋养层细胞，抑制其生长，使异位妊娠停止发育而被吸收，用法如下述。

①肌注：MTX 1mg/kg（并用甲酰四氢叶酸钙 0.1mg/kg，解救）。

副反应：有胃肠道反应、骨髓抑制、肝损、皮炎等。

②口服：可作为保守手术治疗输卵管妊娠失败后持续输卵管妊娠者的第二线疗法，以代替二次手术。

剂量：0.3～0.4mg/（kg·d），4～5 天一疗程。此法安全有效。

③在腹腔镜或 B 超监测下，经腹或经阴道将 MTX 注入输卵管妊娠部位。

注入剂量为每次 10～100mg。

注药方法如下：

a.腹腔镜下注药：用 22 号针头，将 1/80000 肾上腺素 10～20mL 注入输卵管系膜，以收缩系膜血管，使其局部贫血，再将 4mL 含 100mg～MTX 注入输卵管妊娠部位。

MTX 给药 30 小时口服甲酰四氢叶酸钙 15mg。

用药后间隔查 HCG，直到 HCG 消失。根据 HCG 下降及临床症状可加用 MTX 肌注，一次或多次，每次 50mg，附加总量 100～200mg。每次肌注后，口服甲酰四氢叶酸钙 15mg。

b.B 超下注药：在 B 超指引下，经阴道穹隆穿刺进入异位妊娠胎囊，先吸出胎囊内液体或部分内容物，再将 1mg/kg 剂量或 50mg MTX 注入囊内。

此法优点是妊娠部位 MTX 浓度高，副反应小，安全有效。

④经宫颈输卵管插管注药，B 超或 X 线监视下，准确将导管插至输卵管妊娠部位后注药。相对禁忌证的指征如下：

a.血 HCG >5000mIU/mL。

b.胎心存在。

c.腹腔积血。

（2）氯化钾 可使胚胎心跳停止而死亡。

经阴道注入有胎心的输卵管妊娠部位。

氯化钾的优点是无全身副作用。缺点是其对滋养层无作用，可继续妊娠而无胎儿发育。引起输卵管破裂。

（3）MTX 与氯化钾同用。

(4)前列腺素 $PG_{2\alpha}$　$PG_{2\alpha}$可增加输卵管蠕动和输卵管系膜动脉痉挛.并可使黄体产生的孕酮减少。

将前列腺素 $PG_{2\alpha}0.5 \sim 1.5mg$ 注入输卵管妊娠部位,其缺点是用量大时可产生心血管副作用。

(5)RU486　系黄体期孕酮拮抗剂,可抑制滋养层发育。故可口服治疗输卵管妊娠。

(6)高渗葡萄糖　可使妊娠局部组织脱水,滋养层坏死。治疗输卵管妊娠安全、有效,成功率约为80%。

禁忌证:血 HCG >2500mIU/mL。

2.CO_2 激光治疗　腹腔镜下 CO_2 激光治疗输卵管妊娠。手术时间短,易止血,可再次妊娠。

3.中药治疗　原则为辨证施治。

(1)少腹血瘀型　多见于腹腔内少量出血,输卵管流产型。停经后阴道排出少量紫色血,伴血块,阵发下腹痛。舌质暗淡,脉细数。

治则:活血化瘀止血。

方药:丹参20g,赤芍10g,桃仁9g,三七3g(冲服),血竭1.5g(冲服),阿胶12g。

水煎服。

(2)休克型　多见于输卵管妊娠破裂,腹腔内出血多者。下腹剧痛拒按,面白舌淡,脉细无力。

治则:补气固本,佐以活血化瘀。

方药:红参15g,丹参30g,赤芍9g,桃仁9g,附子6g,元胡9g。

水煎服。

(3)包块型　陈旧性宫外孕多属此型。

治则:活血祛瘀,破症消积。

方药:丹参30g,赤芍10g,桃仁9g,三棱9g,莪术9g,山楂9g,党参12g,柴草30g(孕卵存活者加此药),牛膝9g。

水煎服。

外敷药,以加速包块消散。

麝香0.06g,檀香9g,血褐9g,樟脑3g,银珠9g。

共研细末,置瓷杯中,加热,调成糊状。根据腹部包块大小,将药摊于布上,趁热外敷腹部。

4.保守治疗注意事项

(1)严格选择指征。

(2)治疗过程中严密观察患者的临床症状与生命体征。

(3)连续监测血 HCG。

(4)连续通过 B 超了解病情变化。

（5）如发现患者出现腹腔内出血、休克等征象,应即时输血、输液,边抢救,边准备开腹探查术,不能等待休克好转后再手术,谨防贻误抢救时机。

（6）不用升压药物。

（二）手术治疗

【适应证】

1.输卵管妊娠流产或破裂,腹腔内出血,需行急症开腹探查抢救手术。

2.陈旧性宫外孕包块,保守治疗无效者。

3.输卵管妊娠虽未发生破裂或流产,但无保守治疗条件者。

【注意事项】

1.施术时抽吸腹腔积血的同时探查输卵管妊娠的部位。

2.尽快将妊娠输卵管用手捏住,或用卵圆钳夹住。

3.切开或切除输卵管妊娠部位,并认真止血。尽量保留输卵管伞部。

4.如卵管无病变,应保留。

5.若已有子女,在闭腹前应征求家属及患者本人的意见,其要求绝育时,可同时行绝育术。

6.闭腹前应用温盐水认真清洗腹腔,以减少术后腹腔粘连。

7.有条件者,在腹腔可放置防粘油或透明脂酸钠等防止术后腹腔粘连药物。

8.术后尽早翻身。

9.有条件可采取自体输血,但术前曾行后穹隆穿刺或镜检红细胞破坏率大于30%时,不宜行自体输血。

二、宫颈妊娠

孕卵种植在于宫颈管内(宫颈内口与外口之间)着床、发育为宫颈妊娠。

【诊断依据】

1.有停经史(通常停经3个月以下)及早孕反应。

2.阴道不规则出血。

3.阴道检查,子宫正常大或稍大,子宫增大小于闭经日期。质地不软或稍软,宫颈变软、变大、变厚、变蓝,可呈产后宫颈状。

4.人工流产或刮宫扩张宫口时,有难以控制的阴道出血,应考虑为宫颈妊娠。

5.B超诊断标准,即胎盘和整个绒毛囊(包括活胚胎)位于子宫颈内口水平以下,宫颈内口水平即子宫动脉进入子宫入口水平,宫腔空虚,宫颈管明显松弛,并呈桶状。

6.B超不能确诊者,可用核磁共振检查确定胚胎着床部位,协助诊断。

【处理】

1.MTX 疗法　MTX 系叶酸拮抗剂。

（1）MTX 序贯疗法　治疗方案为第 1、3、5、7 天给 MTX 1mg/Kg,第 2、4、6、8 天给予四氢叶酸 0.1mg/kg,8 天(4 剂)一疗程。

若胎心未消失,胚囊未缩小,或 HCG 持续高水平,间隔 6 天后再做第二疗程化疗。

(2)MTX 大剂量化疗:①MTX:100mg/m^2,静推,翌日用四氢叶酸 100mg/m^2 解救。②MTX:100mg/m^2,静推后,再给 MTX 200mg/m^2 静滴维持 12 小时。继之,四氢叶酸 15mg,每 12 小时口服 1 次,共用 48 小时解救。

(3)注意事项:①化疗前查肝、肾功能、血尿常规。无异常时方可用 MTX。②用药后注意化疗副反应,若出现恶心、呕吐、口腔黏膜炎、咽喉痛、胃炎、SGPT 升高及骨髓抑制等症状,应及时采取相应的治疗措施。

(4)MTX 羊膜囊内注射　在阴道 B 超指引下,用 20～21 号穿刺针经宫颈壁刺入羊膜囊。吸出羊水,以 15～20mg/mL 的浓度注入 MTX 12.5～50mg,待胎心消失后退针。

此法 MTX 用药量少,成功率高,引发阴道大出血等副作用少。

2.放射菌素 D 疗法　可直接插入 DNA 螺旋,防止 DNA 与 RNA 的合成,属最有效化疗药物之一。

此药副反应轻,可有轻度恶心、呕吐。

适用于孕 6～10 周活胎、血清 β－HCG～>10000IU/mL、MTX 治疗失败的病例。

3.氯化钾＋MTX 疗法　在阴道 B 超监视下,经宫颈壁穿刺羊膜囊(必须保护羊膜囊完整,才有可能成功)。首先向羊膜囊内注射氯化钾 2mmol,待胎心消失后吸出羊水,再注入 MTX1mg/kg,次日用四氢叶酸 0.1mg/kg 解救。

4.氯化钾疗法　在阴道 B 超监视下,用氯化钾 3～5mL(6～10mmol)注射于羊膜囊或活胎体内,胎心很快消失,胚囊逐渐退化。

胎心消失后应抽出羊水,以防氯化钾吸收引起高钾血症。

在注射氯化钾后 30～60 分钟再行 B 超检查,以排除罕见的心搏复跳。

用氯化钾治疗宫颈妊娠,不需刮宫及其他处理。

5.血管栓塞治疗　宫颈妊娠刮宫前,或应用药物保守治疗过程中,发生大出血者,可在放射显像下行动脉插管,用可吸收明胶行髂内动脉前行支或子宫动脉栓塞,以减少出血,效果显著。

6.刮宫＋填塞疗法　根据停经时间长短,可单独应用此法,或化疗过程中大出血,或在血管栓塞条件下应用。方法是刮宫后用碘仿纱条填塞,或用带水囊的 Foley 导管压迫,以止血及防止宫颈内积血,其水囊大小可根据需要调整。

在压迫止血的同时,给予麦角新碱 0.2～0.4mg,宫颈局部注射,或甲基麦角新碱 0.2mg 每日 3 次,口服,连服 30 天,以促进宫颈收缩,利于止血。

宫颈妊娠组织多,尤其 IVF＋ET 后宫颈、宫腔内同时妊娠时。在化疗后血清 β－HCG 降至正常或接近正常水平时。宜轻柔刮宫,以彻底清除妊娠组织,防止粘连。

7.宫腔镜下切除术　由于化疗药有副作用,造成血清 β－HCG 下降缓慢,需长期随访,在羊膜腔内注药实施有相当困难时,Ash 等首次提出宫腔镜下切除宫颈妊娠。操作方法如下:

（1）全麻。

（2）患者取膀胱截石位。

（3）将 10U 血管加压素溶于 30mL 盐水中，将此液分别注于宫颈 3、6、9、12 点。

（4）在宫颈与阴道黏膜连接处、胚胎着床侧（3 点处），缝扎子宫动脉宫颈支以预防出血。

（5）扩张宫颈管至 10mm 后，置入宫腔镜。

（6）在宫腔镜直视下，用切除环完整地切除异位妊娠组织，再电凝胚胎着床部位，烧灼功率 100W。

此法优点在于出血少，术后血清 β-HCG 很快降至正常水平。

对于孕周长、胚胎组织占满整个宫颈管及血管充盈的宫颈妊娠，用此法易致大出血。以选择 MTX 羊膜腔内注射为宜。

8. 宫颈环扎术

9. 结扎两侧子宫动脉下行支

10. 结扎两侧髂内动脉

11. 结扎两侧腹壁下动脉

以上这些手术常在剖宫术或出血多时，配合其他治疗选用。

12. 子宫全切术 宫颈妊娠闭经月份较大，或已发生严重阴道流血，无条件采用上述保守治疗方法，或经上述保守治疗无效，患者已有子女，可考虑行子宫全切术。

患者在 50 岁以下，且卵巢无异常者，应保留。

术前应备大量血液，并做好抢救准备。

术后病理可见滋养叶细胞深入宫颈壁，胎盘附着处有宫颈腺体。

【注意事项】

1. 化疗或氯化钾注射治疗宫颈妊娠后，HCG 在注射后的前 5~6 天可继续上升，随之逐渐下降，最长可达 78 天降至正常。宫颈管内妊娠组织回声可于药物治疗后 9 周才完全消失。

2. MTX 在组织内可存在 8 个月，故化疗 8 个月后才能再妊娠，以防引起胎儿发育异常。

3. 由于先天因素或手术操作，可能损伤宫颈内口组织致宫颈功能不全，故再次妊娠后应警惕有无宫颈功能不全。

4. 接受辅助生育技术 IVF+ET 者，应注意排除宫颈妊娠的可能。

5. 阴道 B 超是诊断早期宫颈妊娠的重要手段，故对疑诊病例，应行阴道 B 超检查。

6. 宫颈妊娠保守治疗后，可再次怀孕，但应注意再次宫颈妊娠的可能。

三、腹腔妊娠

孕卵在腹腔内生长发育，形成腹腔妊娠。

【诊断依据】

1.病史与症状 多有早期停经后腹部剧痛,不规则阴道流血,甚至晕厥史,此后腹部逐渐长大,经常腹痛,尤其胎动时腹痛重。

2.体征 子宫轮廓不清,胎位不正,四肢不屈曲在躯干前,先露很高,胎位多变,胎动明显,胎心异常清晰。

3.阴道检查 子宫颈较小,位置高,宫体稍大,常被推向一侧。宫腔可排出蜕膜组织。胎体位居于子宫外。

4.腹部 X 线片 无子宫轮廓软组织影像,胎位与胎势异常,胎儿肢体常伸展,先露高浮。

5.探针检查 子宫与孕月不符,宫腔小,宫腔内无胎体。

6.B 超 稍大的子宫外可见胎儿影像。

7.子宫输卵管碘油造影 胎儿已死亡者经上述检查不能确诊时可行子宫输卵管碘油造影。造影显示胎儿骨骼在宫腔外。

【处理】

诊断明确后应尽早手术。根据胎盘附着部位,胎儿存活与否及死亡时间决定胎盘的处理方案。

1.胎儿已死亡数周,血管多已闭塞,可试行将胎盘剥出。

2.胎儿存活,胎盘附着于输卵管、阔韧带、子宫等处,可先结扎其血管、控制血液来源,再剥离胎盘,可将胎盘与这些附着器官一并切除。

3.若胎盘附着于肝脏、肠管等脏器,胎儿存活或死亡不久,不应强行剥离胎盘,以防引起严重出血。在靠近胎盘处结扎脐带(用肠线),取出胎儿后,闭腹。胎盘可于半年至两年内自行吸收。若残留胎盘感染时,可再次开腹取胎盘或引流。

术后应用抗生素预防感染。

四、残角子宫妊娠

一侧副中肾管发育不良,形成残角子宫,残角子宫可妊娠。

【诊断依据】

1.B 超 残角子宫未破裂前,主要依据 B 超诊断。

2.开腹探查 残角子宫破裂形成严重腹腔内出血。开腹探查时,根据圆韧带附着于胚囊的外侧,可确诊为残角子宫妊娠。而与输卵管妊娠圆韧带附着于胚囊内侧相区别。

【处理】

1.切除妊娠残角。

2.积极抢救失血性休克。

【注意事项】

异位妊娠一经确诊,即应积极处治,避免发生意外,育龄女性闭经,B 超子宫内未见孕囊,一定要查血 HCG 以避免忽略性宫外孕。

五、剖宫产切口瘢痕部位妊娠

【内容提要】

剖宫产切口瘢痕部位妊娠(cesarean section scar pregnancy,CSP)是罕见的异位妊娠,是剖宫产远期并发症之一。近年随着剖宫产率的上升,其发病率也在不断攀升。CSP 是指妊娠囊种植在原子宫下段剖宫产切口瘢痕部位的妊娠,可发生子宫破裂、大量出血,危及妊娠妇女生命或因此丧失生育能力。高度警惕 CSP 的发生并应用清晰度较高的 B 型超声可协助早期诊断。治疗方法包括局部或全身应用甲氨蝶呤(MTX),手术治疗包括单纯性刮宫、腹腔镜、宫腔镜辅助手术、子宫动脉栓塞术以及子宫切除术。应进行综合分析,做出适合于具体患者的治疗措施。如处理得当,预后较好。

【概念】

剖宫产切口瘢痕部位妊娠(CSP)较罕见,发生率为1:1800～1:2216。CSP 的主要并发症为子宫破裂和无痛性阴道出血,可危及妊娠妇女生命,需及时处理。因此,CSP 的快速、准确的诊断与治疗非常重要,并与预后密切相关。

【病因】

1.多次剖宫、多次剖宫产所致子宫内膜损伤,使子宫切口处存在显微镜水平的裂隙,允许妊娠囊种植于其内,并不断生长,绒毛与子宫肌层粘连,植入甚至穿透子宫壁而发生子宫破裂出血。

2.多次宫腔操作史,局部子宫内膜或肌层的损伤、感染机会增加,因此也不排除子宫切口部位某种慢性炎症因子可能对受精卵产生趋化作用,使其在此着床。

3.剖宫产切口处血供不足,导致瘢痕修复不全,瘢痕处有较宽大裂隙,以及近年来剖宫产切口一层连续缝合,较容易引起切口愈合不良,产生裂隙。

4.子宫内膜炎,子宫蜕膜发育不良,受精卵着床后可能因血供不良,绒毛部分伸展到子宫下段切口瘢痕甚至宫颈部位,因峡部管腔狭窄不利于妊娠囊的发育,常发生早期流产或不规则阴道出血。

【诊断】

1.病史　停经史、剖宫产史、无痛性阴道出血 。

2.超声　经阴道超声和彩色多普勒常可以协助诊治。阴道超声可见:

(1)宫腔内及宫颈处未见妊娠囊。

(2)妊娠囊或混合性包块位于子宫峡部前壁切口瘢痕处。

(3)妊娠囊与膀胱之间肌层菲薄。

(4)如宫腔内或宫颈处见变形的妊娠囊或混合性包块,妊娠囊或包块有部分伸入切口瘢痕处,且被拉长呈锐角。

(5)彩色多普勒超声检查(color Doppler flow imaging,CDFI)包块内部及周边血流丰富,脉冲多普勒(pulsed wave Doppler,PW)呈高速低阻血流频谱。

(6)MRI 组织分辨率高,能显示妊娠囊着床于子宫前壁,外无完整子宫肌层或子宫内膜覆盖。

(7)超声影像学诊断子宫下端的厚度能较好地提示子宫切口缺陷,认为子宫下段厚度为 2.0~3.5 mm、子宫肌层 1.4~2.0mm 可诊断子宫切口缺陷。

(8)宫腔镜能清楚发现子宫下段妊娠组织,严重胎盘植入可穿透子宫累及膀胱,子宫内口正常形态消失,可见占位性凸起伴陈旧性血块,宫内空虚。手术后切除病理组织学检查:①妊娠物不在宫体部或输卵管内,周围被肌层包围而子宫无畸形及憩室、小囊等为肌壁间妊娠。②滋养叶细胞种植于瘢痕处。③切除标本中有正常妊娠的宫颈内膜及宫颈,子宫下段前壁可见血管破裂及坏死组织。

【治疗】

原则:尽早终止妊娠、控制出血,尽可能地修复子宫。

具体治疗方案取决于阴道出血量的多少。

1.杀胚药物加清宫

适用于停经时间短,阴道出血少,绒毛膜促性腺激素(HCG)水平低者。

(1)MTX:MTX 是一种十分有效的叶酸拮抗剂,应用 MTX 24 小时内可以抑制二氢叶酸还原酶,从而抑制细胞内的胸腺嘧啶核苷酸和嘌呤核苷酸的合成,致使滋养细胞死亡,使绒毛变性坏死而致胚胎死亡,便于清宫时妊娠物的清除,减少术中出血。

给药方式有全身和局部两种:①全身用药时 MTX 剂量为 50 mg/m^2 或 1 mg/kg;有研究认为全身应用 MTX 较仅清宫有效。②局部用药可在超声引导下经腹部或经阴道后穹隆穿刺,囊内注射 MTX,剂量为 1 mg/kg;局部用药可以提高局部血液浓度,促使滋养细胞活性快速丧失,胚胎局限性机化,疗效快,同时也减低了全身用药的不良反应。当血 β-HCG>5000 IU/L 时,MTX 全身与局部联合治疗更为有效。

MTX 治疗以抑制滋养叶细胞的分裂增殖,破坏胚胎组织活性,待胚胎死亡后 β-HCG 下降至正常或接近正常,阴道超声检查局部无血流后再行刮宫术,并做好抢救准备。

对 CSP 患者先进行宫颈环扎(环扎线头用血管钳牵拉),再行超声下经宫颈妊娠囊的清除术,术后系紧宫颈环扎线,能有效预防术后出血,减少输血概率和输血量;缝线于 7 天后拆除。

(2)Ru486(米非司酮)是作用于受体的新型抗孕酮药物,对子宫内膜的孕激素受体有高亲和力,从而抑制孕酮活性,引起蜕膜和绒毛变性,枯死使绒毛膜促性腺激素(HCG)速减。

用法:以全身给药方式,每日口服 150mg,服药用冷水,前后 2 小时空腹。可连服 3~5 日。服药期间监测 HCG 水平变化。当 HCG 降于正常或接近正常水平时,采取前述方法清宫。

2.宫腔镜 宫腔镜检查术作为一种微创技术,最近也被用于治疗 CSP。宫腔镜下能清楚地辨认胎囊与其种植部位的血管分布,经宫腔镜将胎囊自子宫壁分离,既可彻底清除妊娠组织,又可对创面进行电凝止血。

3.腹腔镜 腹腔镜手术是子宫切口妊娠囊取出的简便、易行、安全的方法,是处理子宫切口妊娠的理想方式。对 CSP 妇女进行腹腔镜下妊娠囊取出术,并缝合子宫切口缺损,治疗成功,且术后并不需要额外的 MTX 治疗。对 CSP 的患者进行腹腔镜下妊娠囊的切除能尽量保留子宫下段肌层,对子宫损伤较小,尤其在超声监测下腹腔镜手术能更精确地找到妊娠的部位。

4.子宫动脉栓塞术与刮宫或 MTX 注射联合应用子宫动脉栓塞术治疗子宫切口妊娠的优点:

(1)子宫动脉栓塞后阻塞了子宫的主要血供,达到止血的目的。

(2)瘢痕病灶局部缺血缺氧促进了胚胎及滋养细胞坏死、萎缩。

(3)避免清宫术中和术后可能出现的大出血,提高了子宫切口妊娠保守治疗的成功率,且病灶清除后,血 β-HCG 下降快,月经复潮所需时间短。

(4)栓塞剂吸收后子宫动脉能再通,保留了生育功能。应用吸收性明胶海绵颗粒进行子宫动脉栓塞术预处理后再行清宫治疗效果较好。

4.切宫手术

手术能很快控制出血,稳定病情。下列情况考虑施术:

(1)药物或清宫治疗失败,停经时间长者;

(2)胎盘植入范围大、程度深、不恰当干预措施已引发大出血危及患者生命者;

(3)子宫破裂;难以控制的阴道出血者;

(4)年龄较大无生育要求者可切除子宫挽救生命。

【注意事项】

1.当前,中国妊娠妇女剖宫产率居高不下,妊娠早期绒毛植入的可能明显增高,故在人工流产或剖宫产术中如遇到难以控制的大出血,特别是有剖宫产史和停经后有阴道出血情况者,要高度怀疑 CSP 的可能。

2.CSP 虽发病率低,但因可导致严重的并发症,故及时诊断、立即处理至关重要。

3.产科医生应严格掌握剖宫产指征,降低剖宫产率,提高剖宫产手术质量以及缝合技术,并避免多次宫腔操作以及过度刮宫,避免 CSP 的发生。

第十节　不孕症诊疗常规

内容提要

新概念不孕症的划定,检测与处理方案。

一、治疗对象

1. 适龄已婚夫妇同居 2 年以上未受孕者。
2. 双方年满 35 岁以上,结婚同居一年以上未受孕者。
3. 继发不孕者。

二、治疗不孕需具备的条件

需要了解男方身体健康情况,并具有配偶精液检查证明,精液实验室检查应在下面的正常范围内。

1. 精子计数在 60 000 000/mL 以上;
2. 精子活动力在 60% 以上;
3. 精子形态,畸形占 20% 以下。

三、检查项目

1. 患者的一般病史和妇科疾病史,特别注意月经史、性生活史、生产史、避孕史及流产史。
2. 一般检查　注意患者营养状况、毛发分布、乳晕等。
3. 妇科检查　注意生殖器有无发育异常、炎症、损伤和肿瘤等。并要注意阴道分泌物性状,测酸碱度,查滴虫、真菌、淋菌、衣原体、支原体等病原体。
4. 内分泌情况

(1)基础体温测验　对有条件的患者行基础体温测定,了解有无排卵,其排卵日及黄体功能。

(2)阴道涂片　观察雌激素水平高低,有无排卵现象。

(3)宫颈黏液结晶　检查有无典型的羊齿状结晶。

(4)测宫颈黏液的酸碱度。

(5)Huhnen 试验。

(6)子宫内膜活检　在月经前 2~3 天,无性生活史者,取内膜送病理检查观察有无分泌期子宫内膜,以间接测定有无排卵及黄体功能。

5. 输卵管通气、通液或子宫输卵管碘油造影　适用于经以上各种检查未发现异常者,为了解输卵管是否通畅而做。时间选择在月经净后 2~7 天内,无性生活史者。选择患者应注意以下各点:

(1)无盆器炎症及肿瘤者。

(2)无阴道滴虫、真菌、淋菌等。

(3)分泌期子宫内膜者。

(4)继发不孕者。

四、处理

1. 治疗或纠正检查所发现的疾患或异常。

2. 未发现疾病或异常者对性生活给予指导。

3. 内分泌治疗。

4. 处理指征。

(1)黄体功能不全。

(2)双相体温升高不足 0.5℃。

(3)升高阶段不超过 8 天。

(4)双相体温黄体期体温上升缓慢。

可用孕激素治疗,自周期 16～25 天,每日肌注黄体酮 10mg,并注射绒毛膜促性腺激素 1000～3000U,隔 2 日,肌注,共 3 次,重复 1～2 疗程。

(5)无排卵月经　可用氯米芬诱发排卵,于月经第 5 天开始,50mg,每日 1 次连续 5 天。停药后 5 天开始应用绒毛膜促性腺激素 1000U,肌肉注射 3 次,诱发排卵,3 个月为一疗程。

5. 中药治疗　助孕丸:

大熟地 12g,何首乌 9g,枸杞子 9g,元参 9g,麦冬 9g,丹皮 9g,益母草 15g,覆盆子 10g,菟丝子 12g,附子 3g,肉桂 1.5g,黄芩 9g。

共为细末,蜜为丸,每丸 9g,早晚各 1 丸。

注意事项

生儿育女男女双方各有一半责任。故不孕症的诊治绝不可忽略男方。

第十一节　子宫肌瘤诊疗常规

内容提要

带蒂浆膜下子宫肌瘤扭转时腹痛。壁间子宫肌痛月经过多或子宫出血。黏膜下子宫肌痛阴道流血多而重。

子宫肌瘤(子宫平滑肌瘤)系女性生殖器中最常见的一种良性肿瘤。

一、种类

1. 浆膜下子宫肌瘤(subserous myoma)。

2. 肌壁间子宫肌瘤(lntramural myoma)。

3. 黏膜下子宫肌瘤(submucous myoma)。

二、诊断依据

(一)症状与体征

1. 阴道出血　浆膜下肌瘤常无阴道出血症状。肌壁间肌瘤可有月经过多,或不规则阴道出血。黏膜下子宫肌瘤阴道出血症状出现早,且重。

2. 腹部肿块　患者可在晨起无意中发现腹部肿块。

3. 压迫症状　大肌瘤可有压迫膀胱、输尿管及直肠症状,即可出现尿频、尿潴留、输尿管积水、肾盂积水、腰痛、便秘等症状。

4. 疼痛　肌瘤一般无疼痛症状。浆膜下肌瘤蒂扭转时,出现急性腹痛;黏膜下肌瘤刺激宫缩发生痉挛性疼痛;肌瘤红色变性时剧烈腹痛,并伴恶心、呕吐、体温升高、白细胞增多;肌瘤合并子宫内膜异位症时,则有痛经。

5. 白带多　肌瘤使宫内膜变大,腺体分泌增多,或黏膜下肌瘤感染、溃疡,可有脓性白带。

6. 不孕。

(二)阴道检查

浆膜下或壁间肌瘤子宫增大,常不规则,较硬。

黏膜下肌瘤,宫口常开张,手指伸入宫口可触到肿瘤,已排出宫颈外时,窥视可见到肿瘤。

宫颈肌瘤将宫颈拉平,似分娩时扩张的宫颈。

(三)B超

可较明确地检测出子宫肌瘤大小、部位与数目。以协助诊断。

三、鉴别诊断

子宫肌瘤应与下述疾患进行鉴别。

1. 附件肿物　卵巢肿瘤与子宫粘连时,与子宫肌瘤不易区分。子宫肌瘤探针检查宫腔大,可助诊。

2. 妊娠子宫　子宫肌瘤玻璃样变或囊性变时变软,易与妊娠子宫相混。

3. 子宫腺肌病　此病患者痛经逐年加重,增大的子宫质地较肌瘤硬。

4. 子宫内膜异位症　卵巢巧克力囊肿与子宫紧密粘连时,易与肌瘤混淆。子宫直肠陷凹处有触痛小结节,子宫硬,不活动,支持内膜异位症的诊断。

5. 双角子宫　双角子宫的一角常易被误诊为肌瘤。探针检查宫腔,必要时做宫腔碘油造影,可助诊。

6. 子宫恶性肿瘤　子宫内膜癌,子宫肉瘤易与子宫肌瘤相混。诊断性刮宫,病检结果有助于鉴别。

四、处理

(一)注意事项

1. 应详问病史包括月经周期、血量、持续时间,肿瘤发现时间及增长速度以及其他相应症状。

2. 除检查肿瘤生长于子宫的部位、大小、形状、硬度外,还应注意肿瘤与周围脏器的关系,与周围脏器有无粘连。

3. 育龄妇女应排除合并妊娠,应做尿妊娠试验或 B 超检查。

(二)处理方法

根据肿瘤大小、有无症状、患者年龄、对生育要求、肿瘤发展情况及有无并发症进行处理。

1. 保守治疗

(1)指征 适用于月经情况变化不大,无压迫症状,年轻对生育有要求,子宫不超过孕 3 个月大小。病史、临床检查肿瘤无生长过速,诊刮宫内膜正常,无恶变者。

(2)药物

①雄激素:拮抗雌激素,缩小肌瘤,减少出血量。

甲睾酮 10~20mg,每日 1~2 次,舌下含化,每月用药 20 天。出血多时给丙酸睾酮 25~50mg,肌肉注射,每日 1 次,连续 3 天。睾丸素每月用量不宜超过 300mg,以免引起男性化。

②米非司酮:其可与孕激素受体结合,起到阻断孕酮作用,有抗孕激素作用,故可缩小肌瘤。每日口服 10mg,从月经第 1~3 天开始服,连服 3 个月。可缩小瘤体约 50%。

适应证及优点如下述:

a. 术前辅助治疗 2~6 个月,使肌瘤缩小,纠正贫血。

b. 应用米非司酮治疗子宫肌瘤后施术,术时出血少,操作容易,避免出血可能带来的并发症。

c. 使术式可能从子宫切除改为肌瘤摘除,或腹式切宫可能改为阴式切宫,或腹腔镜下切宫。

d. 不孕症患者肌瘤缩小,有受孕可能。

e. 近绝经期患者应用米非司酮后可能诱发绝经。

f. 有并发症的子宫肌瘤患者不宜手术者,药物治疗可暂缓手术。

副反应:潮热、关节痛、转氨酸暂时升高。

2. 手术治疗

(1)指征:①肌瘤估计大于 3 个月妊娠者。②肌瘤增长过速可疑恶变者。③肌瘤伴有症状如月经过多或子宫不规则出血,继发贫血,经保守治疗无效者。有严重痛经或有压迫症状者。④肌瘤增长迅速或绝经后肿瘤未见缩小者。

（2）术式　根据年龄和病情考虑肌瘤剔除或子宫切除术：①黏膜下肌瘤经阴道摘除术：黏膜下肌瘤脱出宫口外，可将瘤蒂扭断，取出之。蒂粗者，可用弯止血钳夹蒂，切断，断蒂用肠线缝扎。不易缝扎时，可用血管钳夹住，留置 24～48 小时。②经腹肌瘤剔除术：适用于浆膜下或壁间单个、少数较大肌瘤，未婚、不孕，或有习惯性流产史的年轻妇女。对未婚、未育，在宫腔内有黏膜下肌瘤的患者，症状重。可行剖宫剔除肌瘤，术中注意保护切口及周围组织，以防并发子宫内膜异位症。术毕，宫腔内放置节育器，以防止宫腔粘连，可于手术后 6～12 个月时取出节育器。③子宫全切或半切术：多全切，以防发生宫颈残端癌。

患者年龄在 50 岁以上时，同时切除双附件。

对子宫颈与阔韧带肌瘤施术时，应注意避免损伤输尿管，先行肌瘤剔除，然后切除子宫。

黏膜下肌瘤已突出于阴道时，可经阴道摘除。如有困难，可先用双齿钳经阴道夹持肌瘤，再进行腹部手术，切夹子宫血管后，切开子宫前壁，切断瘤蒂，将肌瘤自阴道取出，以防污染腹部术野。

术时应及时切开剖视切下的标本，以便尽早发现恶变。

注意事项

子宫肌瘤增长过快，尤其绝经期妇女，应积极处理。

第十二节　滋养叶细胞疾患诊疗常规

内容提要

良葡、恶葡、绒癌是滋养叶细胞疾患由轻至重发展的三个阶段。流产与产后子宫出血均应警惕是否罹患绒癌。

血 HCCT 检测是诊断滋养叶细胞疾患的金指标。清净宫内葡萄粒，恰当的化疗，适时治疗可治愈。

一、良性葡萄胎

滋养层细胞增生，绒毛间质水肿，绒毛变为大小不等的水泡，相互细蒂相连，呈葡萄状，称之为葡萄胎。

【诊断依据】

1. 停经及阴道出血　排出的血块中时可见到葡萄粒。

2. 子宫异常增大　子宫增大大于孕周，子宫软，下段饱满，摸不到胎体，听不到胎心，且无胎动。

3. 妊高征症状　恶心、呕吐、水肿、高血压、蛋白尿等症状出现早,且重。

4. 尿妊娠试验　孕不足 12 周,尿稀释试验大于1∶512,孕12周以上,尿稀释试验大于1∶256。

5. 血 HCG 呈高值。

6. B 超　无胎体及胎心影像,呈落雪状影像。

【鉴别诊断】

应与羊水过多、双胎妊娠、流产相鉴别。B 超可协助鉴别。

【处理】

1. 清宫　首次吸宫术,1 周后再刮宫 1 次(必要时刮 3 ~ 4 次)。

2. 定期随访　每周门诊尿 HCG 检查,转阴性后改为每 2 周 1 次,3 个月后每月 1 次,6 个月后每 2 个月 1 次,1 年以后每半年一次。

3. 持续避孕 2 年。

4. 预防性治疗

(1)化学治疗

指征:清宫后如恶性因素计分法大于 4 分或妇科检查发现双侧黄素膜囊肿(囊肿直径大于 6cm 者,给予预防性化疗)。

化疗方法:单枪连续。

(2)手术治疗(预防性切除子宫)

指征:年龄大于 35 岁已有子女者动员手术。

时间:在第一次清宫后 1 周或化疗第 2 ~ 3 天后施行手术。

注:恶性因素计分法:①年龄大于 35 岁,2 分。②子宫大于闭经月份,2 分。③尿妊娠试验稀释1∶4096(+)者,孕20周后尿1∶256(+)者,2 分。④清宫内容以小葡萄粒为主,2 分。⑤子宫增大脐平,1 分。⑥病理诊断:以滋养叶细胞中度或重度增生,1 分。

二、恶性葡萄胎

葡萄胎水泡样组织侵入子宫肌层,或转移至身体其他部位,称为恶性葡萄胎。

【诊断依据】

1. 阴道出血　葡萄胎排出后,仍有不规则阴道出血。

2. 转移症状　肺转移咯血;转移至阴道,阴道黏膜有紫蓝色结节;脑转移有头痛、昏迷等症状。

3. 阴道检查　子宫增大,且软,黄素囊肿持续存在。

4. 尿妊娠试验及血 HCG 测定　葡萄胎排空后,超过 2 个月,经刮宫证实无残存葡萄粒,尿妊娠试验持续阳性,或一度阴性后又转阳性,或血 HCG 持续呈高值。

5. X 线胸片　可见肺转移瘤多呈浅淡半透明圆形阴影。

【处理】

(一)化学治疗

1. 化疗指征

（1）葡萄胎清宫后，原尿在 6 周时仍阳性，或 12 周浓尿 30 倍阳性，或尿妊娠试验由阴性转阳性。

（2）清宫后阴道持续不规则流血，子宫复旧不良。

（3）有转移病灶出现。

（4）血、尿 HCG 阴性转阳性或持续升高。

2. 化疗方案

根据病情主要用 2 种以上药物联合化疗。

（二）手术治疗

1. 指征

（1）35 岁以上有子女者动员切宫。

（2）化疗 2～3 疗程后血 HCG 水平仍在 3000～4000mIU/mL 或原尿阳性者。

（3）化疗过程中有转移病灶出现或有所发展。

2. 手术方式　根据年龄或病灶转移情况，40 岁以上切除全子宫及双附件，年轻者保留一侧附件。

3. 手术时间　根据病情先给 1～2 疗程化疗后手术。

三、绒癌

绒癌是高度恶性肿瘤，继发于葡萄胎、流产或足月产后。

【诊断依据】

1. 各种流产后或足月产后阴道不规则出血（除外流产不全或胎盘滞留者），尿 HCG 持续（＋）；葡萄胎流产或清宫术后半年以上而仍有阴道流血，尿 HCG（＋）者，或血 HCG 高值。

2. 转移症状　可有多脏器转移。肺转移咯血，肺片转移灶影像。外阴、阴道紫蓝色转移灶，可破溃出血。

脑转移有头痛、偏瘫、抽搐、昏迷等症状。

【处理】

（一）综合治疗

1. 子宫切除

（1）手术时间　绒癌Ⅰ期者先给化疗 1～2 疗程后手术，Ⅱ期以上先联合化疗；病情严重者待稳定后手术。

（2）手术方式　以全子宫及双附件切除为主，根据病情需要可行子宫次广泛切除术（40 岁以下尽量保留一侧卵巢）。阴道切除长度以子宫颈外口水平为限。

（3）手术准备　与普妇全子宫切除术相同。

2. 化疗

（1）指征　用于年轻患者或无子女要求保留生育能力者，但经 1～2 疗程化疗，病情无变化或恶化者仍需动员手术。

（2）化疗方案　以三联为主，经 2~3 疗程后病情无变化的，酌情改用第二线化疗药物或多种联合化疗，耐药者用 EMCO 方案。Bagshawe 法（即 CHAMOMA 或 MBP 法）。

四、化学治疗常规

（一）化疗前准备

1. 同手术前准备　一般查体、测体重、各种实验室检查和其他检查需齐全。

2. 血色素低于 60%（8g 以下），先输血；白细胞低于 4.0×10^9/L、血小板低于 8.0×10^{10}/L 时暂缓化疗，查找原因。血总蛋白需大于 4g。

3. 有潜在炎症时先控制后再做化疗。

4. 肝肾功能受损明显者应慎重用药。

5. 曾用过放疗或化疗者应严格进行血象检查，必要时做骨髓穿刺，了解造血功能，适当减少用药量。

6. 严重患者虽有感染或贫血（体温在 39℃ 左右），可在输血与有效抗生素和激素治疗的同时给予化疗。

（二）全身用药

1. 预防性化疗　用单枪连续一种药，每天一次连续 5 天，休息 1~2 天如无严重副反应，可给第二种药每天一次连续 5 天。10 天为一疗程。

首选药物组（5Fu – KSM）；（MTX – KSM）或（AT – 1438 – CTX）等，任选一组给药一疗程。

2. 治疗性化疗

（1）二联并用化疗　如 FA 或 MA。

（2）三联并用化疗　如 FAC、MAC 或 AT – 1438、AC 等，每日 1 次，5~6 天为一疗程，间隔 10~14 天反复应用。

（3）多联化疗　在二联化疗基础上再加其他药物，如羟基脲，平阳霉素、顺铂（DDP），阿霉素等。即 Bagshawe 改良法及 EMCO。

3. 巩固性化疗　在达到近期治愈标准后，恶葡应再追加一个疗程，绒癌应再追加 2 个疗程。

（三）用药途径和用量

可根据患者具体情况酌情增减（表 3 – 12 – 1）。

（四）更换药物指征

1. 第一疗程后复查，病情停滞无发展，可用原方继续第二疗程。如病情向恶化进展，酌情改换药物或化疗方案；如病情有好转但毒性反应重，应延长疗程间隔并需更换药物。

2. 第二疗程后复查，病情好转，可连续用 3~4 个疗程，病情停滞或恶化者，需要更换药物或方案。

3. 第三疗程后复查，病情好转，但若尿或血中 HCG 下降不理想时需更换药物。

表 3 - 12 - 1 　 化疗药物的用法用量

药物	用药途径	单枪药量	二　联	三　联	多　联
5 - Fu	静脉	25 ~ 30mg/kg	18 ~ 25mg/kg	10 ~ 15mg/kg	
	局部	250 ~ 500mg/次			
	口服	250 ~ 500mg/次			
MTX	静脉	0.45mg/kg	0.3mg/kg	0.2 ~ 0.5mg/kg	100 ~ 300mg 疗程
	口服	0.4 ~ 0.5mg/kg			
	鞘内	10 ~ 15mg/次			
KSM	静脉	10 ~ 12μg/kg	8 ~ 10μg/kg	6 ~ 8μg/kg	10μg/kg
AT - 1258	静脉	6mg/kg	6mg/kg	20mg/d	
AT - 1438	静脉	10 ~ 12mg/kg	8 ~ 10mg/kg	6 ~ 8mg/kg	
	局部	200 ~ 400mg/次			
CTX	静脉	200 ~ 400mg/d	同左	同左	200 ~ 400mg/d
	口服	50 ~ 100mg/d	同左	同左	
VCR	静脉			1 ~ 2mg/周	1mg/d
HU	口服			500mg/d	500mg/次
ADM	静脉			20mg/d	同左
DDP	静脉			10mg/d	

(五)局部用药

1. 若外阴、阴道转移瘤较大,估计不易较快吸收的病例,在全身用药的同时,局部可加用 5 - Fu 250 ~ 500mg 于瘤体周围注射,每日或隔日 1 次,至瘤体缩小或消失,宫体或宫旁病灶每 2 ~ 3 天注药 5 - Fu 1 次,5 ~ 10 次,于化疗期或停药期注射。

2. 脑转移或脊髓腔转移的患者,在全身用药的同时给 MTX 鞘内注射。每次 10 ~ 15mg,加蒸馏水(注射用水)4mL,于 3 ~ 4 分钟内推注。然后抬高床尾 30 分钟 ~ 1 小时,隔日 1 次或每周 2 次,4 ~ 5 次为一疗程,总量 60mg,疗程间隔 3 ~ 4 周,可连用 2 ~ 3 个疗程。如有颅压增高,腰穿前给甘露醇 250mL,静脉快速滴入,降低颅压,以免造成脑疝。

(六)转移灶的治疗

1. 脑转移　当患者出现感觉或运动障碍,视力改变等一过性前驱症状或头痛剧烈、喷射性呕吐时,临床确诊为脑转移者需按以下方法治疗。

(1)全身用药　以 MAC 为主,每 6 天为一疗程。

(2)鞘内用药　以 MTX10 ~ 15mg 为一疗程,总量为 60mg,在鞘内用药的当日,全身用药 MTX 量减半。

(3)对症疗法:①继续降低颅内压,每日甘露醇或山梨醇 250mL 静注,半小时内滴完,1 次/6 小时,连续 2 ~ 3 天或症状缓解后逐步撤药。②解痉镇痛:如有抽搐可肌肉注射副醛 6mL,或安定 10mg,3 ~ 4 小时后酌情给维持量,必要时给哌替啶,肌注。③控制液体量,每日不超过 2500mL,输液体以等渗为主。控制含钠药物,注意水电解质平衡。④患者有颅内出血者应给止血剂,如巴曲酶、纤溶芬酸、氨甲环酸等。

2.阴道及外阴转移瘤破裂出血的处理

（1）压迫止血　对病灶出血点可用止血纤维，或吸收性施必止填塞压迫止血，也可用止血粉纱布压迫（或用三七粉、云南白药等），24小时后取出，如仍有出血，再换纱布压迫。

（2）局部用5-Fu或AT1438注射在瘤体周围。

（3）手术　当外阴，阴道转移瘤大出血，经压迫止血无效，可考虑手术切除转移结节。如大出血而局部不易止血或手术困难，则可紧急行双侧髂内动脉结扎止血，然后再切除转移瘤。

3.肺转移瘤的治疗　以全身用药治疗为主，如经多次化疗肺转移残留孤立之病灶未吸收者，且患者一般情况较好，血尿HCG水平不高，可考虑做单纯性肺病灶切除术。

（七）化疗期间的注意事项

1.高蛋白高营养饮食，消化道溃疡严重者给以半流质，不能进食者静脉补充液体及多种氨基酸、维生素等。

2.隔日查血象，每周查血小板，每2周查Hgb直至化疗结束，血象恢复正常。

3.在检查血象中若WBC低于3.5×10^9/L（中性白细胞<50%），pt<8.0×10^{10}/L，应停止用化疗药物，适当给少量新鲜血或丙酸睾酮100mg，肌注，每日1次，或丙种球蛋白2mL，肌注。

4.如有发烧现象，应及时使用有效抗生素，以控制败血症发生。

5.严密观察有无口腔溃疡，保持口腔清洁，每日多次用多贝尔液漱口后，往口腔内喷洒治疗溃疡药物（0.5%氢考20mL 金霉素200mg，2%利多卡因20mL，5%葡萄糖液30mL的合剂），也可用冰硼散或消炎散之类药物敷溃疡面。

6.每疗程后（化疗后第14天）复查胸片，检查肝、肾、心脏各脏器的功能、免疫功能，以及进行内科和妇科检查。

7.每周验尿HCG一次，每2～4周测血HCG进行对照。

（八）近期治愈标准或停化疗指标

1.患者一般状况良好，临床症状消失（包括阴道流血，咯血，脑转移之运动和感觉障碍、头痛等症状）。

2.肺转移基本吸收或仅有残迹影像。

3.尿HCG连续12次（-），切除子宫患者尿连续8次（-），或血HCG连续3次<5mIU/mL。

（九）随访制度

1.患者出院后每周来门诊复查尿HCG，1个月后每2周验尿1次，3个月后每月验尿1次，6个月后每2个月1次，一年以后每半年1次，或1年1次，直至2年。

2.如原有肺转移或其他部位转移者，每3个月复查胸片或B超。

附:恶性滋养叶细胞疾患临床分期

Ⅰ期:病灶局限于子宫肌层。

Ⅱ期:病灶转移达宫旁、附件或阴道、外阴。

Ⅲ期:病灶转移达肺部。

Ⅲ$_a$期:球形阴影直径大于3cm,或片状阴影总面积不超过肺一侧的1/2。

Ⅲ$_b$期:超过以上范围。

Ⅳ期:病灶转移到脑、肝、肾、肠、皮肤等其他器官。

注意事项

滋养叶细胞疾患术后必须坚持随访。

第十三节　卵巢肿瘤诊疗常规

<table>
<tr><td align="center">内容提要</td></tr>
<tr><td>卵巢良、恶性肿瘤的手术指征、化疗及放疗。</td></tr>
</table>

一、诊断卵巢囊肿的注意事项

1.病史　需详问肿瘤发现日期、自觉症状、月经周期、增长速度,以及有无急性腹痛史。

2.阴道检查注意肿瘤的大小、软硬度、形状、活动性,有无压痛及与子宫的关系。

3.双合诊　诊断不确切者,可做B超检查或腹腔镜检查。

4.注意与盆器炎性肿块、子宫肌瘤、妊娠子宫、膀胱胀满、结核性包裹囊性积液,及其他脏器的肿瘤相鉴别。

二、卵巢囊肿治疗

(一)观察

肿瘤直径小于5cm,表面光滑,活动无粘连,肿瘤为囊性者,可能为滤泡囊肿或黄体囊肿等卵巢的生理性囊肿,可暂不手术,但需每2~3个月复查肿瘤情况。

(二)手术治疗指征

1.凡诊断确诊为卵巢肿瘤直径大于5cm,经随诊观察,逐渐增大者或持续不缩小者。

2.实性或囊实性或囊性(除外非赘生性的卵巢生理性囊肿)。

3.双侧性者。

4.表面呈结节状者。

5.有腹水可疑恶变者。

6. 后穹隆有结节者。

7. 蒂长易扭转者。

8. 绝经后,卵巢增大者。

9. 青春期前之附件肿物。

10. 有急腹症或压迫症状者。

11. 有内分泌症状(如月经改变,第二性征变化),疑为功能性卵巢肿瘤者。

12. 临床诊断为"附件炎性包块"或"宫内膜异位性包块",经积极治疗无好转,尤其不能除外附件肿物恶变者。

(三)术前准备注意事项

1. 术前准备(详见腹部手术术前常规)

2. 疑为转移瘤,涉及消化道者,需行胃肠道钡餐造影。

3. 肿瘤较大者,必要时需做肾盂造影或 B 超检查,了解肿瘤与泌尿道关系。

4. 估计手术累及肠道者,术前需做肠道准备。

(四)施术时应执行事项

术中疑为卵巢恶性肿瘤时,应按下述各项处理。

1. 癌细胞检查 吸取腹水或用 N·S100mL 冲洗盆腔,吸液送检找癌细胞。

2. 全面检查盆腔、腹腔的脏器,查有无癌转移,包括肝、脾、肾、肠管、肠系膜、大网膜、膀胱、腹膜、子宫直肠凹和腹主动脉旁及髂内外的淋巴结等。

3. 活检 包括大网膜、直肠子宫凹,膀胱子宫反折和盆腔侧壁的腹膜、肿瘤粘连处及肿大的淋巴结等。

4. 对年轻患者,肉眼观察肿瘤性质,可疑恶性者需依据冰冻切片的病理检查结果,决定手术范围。

5. 如肿瘤广泛粘连难以手术,必须取活检,确定诊断,作为以后化疗的根据。

6. 术中确定恶性肿瘤者,常规腹腔注入抗癌药物。如:Carbo 100~200mg。

(五)手术范围

1. 根治性手术 切除全子宫、双附件、大网膜(全部或部分),盆腔腹腔的转移瘤需尽可能切净。

适应证:确诊为卵巢恶性肿瘤,恶性度高,或 45 岁上者。

2. 保守手术 切除患侧附件,保留对侧卵巢和子宫。其适应证如下:

(1)一侧卵巢上皮性肿瘤 I_a,表面光滑,无腹水,包膜完整。

(2)对侧卵巢剖视为阴性,腹腔液中未找到瘤细胞。

(3)冰冻切片,病理类型恶性度低,如卵泡膜细胞瘤、颗粒细胞瘤、单纯无性细胞瘤,或边界性卵巢瘤等。

(4)年轻患者或要求保留生育功能者。

表 3 - 13 - 1　卵巢恶性肿瘤国际卫生组织分期法(FIGO)

期别	特点
Ⅰ 期	肿瘤局限于卵巢
Ⅰ$_a$	肿瘤局限于一侧卵巢,无腹水
Ⅰ$_{a1}$	表面无肿瘤,包膜完整
Ⅰ$_{a2}$	表面有肿瘤或包膜破裂
Ⅰ$_b$	肿瘤局限于双侧卵巢,无腹水
Ⅰ$_{b1}$	表面无肿瘤,包膜完整
Ⅰ$_{b2}$	表面有肿瘤或包膜(一侧或双侧)破裂
Ⅰ$_c$	Ⅰ$_a$ 或 Ⅰ$_b$ 期肿瘤有腹水或阳性腹腔液
Ⅱ 期	一侧或双侧卵巢肿瘤有盆腔内扩散
Ⅱ$_a$	延伸或转移到子宫及输卵管
Ⅱ$_b$	延伸到其他盆腔组织
Ⅱ$_c$	Ⅱ$_a$Ⅱ$_b$肿瘤但有腹水或阳性腹腔液
Ⅲ 期	一侧或双侧肿瘤,并有超出盆腔的腹腔内转移或阳性腹膜及淋巴结转移限于小骨盆,有组织学证实的小肠或网膜转移
Ⅳ 期	一侧或双侧卵巢肿瘤有远处转移,胸水如有癌细胞则为Ⅳ期,肝实质转移为Ⅳ期

(六)第二次或第三次开腹探查术

1.适应证

(1)第一次手术,仅取活检或肿瘤未全部切除,经化疗数个疗程后,肿瘤缩小或持续化疗达一年以上,估计手术可切除者,可行第二次手术切除残余肿瘤。

(2)保守性手术后,病理诊断恶性度高,需行根治手术。

(3)术后化疗一年以上者,临床检查不能证明有无癌灶存在,为评价化疗效果和决定化疗是否继续,又不适宜做腹腔镜检查者,可行再次开腹探查术。

2.探查术时执行事项　同第一次开腹探查术的处理。

腹水定义:腹腔液肉眼异常或超过正常量,并且必须有癌细胞。

(七)化疗疗效判断

敏感:肿瘤对化疗有效持续大于 6 个月为敏感。

耐药:肿瘤对化疗有效小于 6 个月为耐药。

抗药:肿瘤对化疗无效为抗药。

三、卵巢恶性肿瘤化疗常规

(一)化疗前要求

1.恶性肿瘤诊断明确。

2.基础血象在正常范围,白细胞大于$4.0 \times 10^9/L$,血小板大于$10 \times 10^{10}/L$,血色素在8g/L以上。

3.胸大片、心电图检查。

4.肝肾功能正常范围。

5.上皮性肿瘤抽血做CA_{125},生殖细胞肿瘤查AFP。

(二)术前化疗指征和用药

1.临床检查估计手术困难者,可先给化疗,首选非特异性或广谱抗癌药物,如环磷酰胺1g,每周1次共6次,静脉推入,然后决定可否手术。

2.有腹水者可于术前先放腹水,并于腹腔注入卡铂200mg + NS100mL。

(三)术后化疗

1.选药原则

(1)按临床分期、病理类型、癌细胞分化程度和药物作用原理,拟定用药方案,随患者情况变化,酌情增减药量。

(2)上皮性卵巢癌Ⅰ~Ⅱ期,癌细胞分化Ⅰ级或病理边界恶性的卵巢肿瘤,临床为Ⅱ期以内者,可用烷化剂单枪治疗。如癌细胞分化Ⅰ级以上或属其他病理类型,一律采用联合化疗。

(3)抗癌药物以CTX,ThioTepa;放线菌素D,5 - Fu,MTX,VCR,Carbo列为第一线药物。DDP,阿霉素,争光A_5(平阳霉素)列为第二线药物。

2.依病理类型选方

(1)上皮性卵巢癌(浆液性囊腺癌、黏液性囊腺癌、宫内膜样癌、透明细胞癌、恶性布伦纳瘤、未分化癌混合性上皮癌)首先化疗。

①Ⅰ~Ⅱ期,细胞分化Ⅰ级或边界性卵巢癌,临床Ⅱ期以内者,选药以烷化剂为主。

CTX:静注,400mg每日1次,连用5天后改为400mg,隔日1次。第一疗程8g,以后每3个月4g,静注,总量20g。

②临床Ⅲ~Ⅳ期、或Ⅰ~Ⅱ期的细胞分化2级以上选联合化疗。

a. F. A. C:5 - Fu 15mg/kg,KSM 6μg/kg,CTX6mg/kg,每日1次,连用5次为一疗程,每4周重复一次,可连续12个疗程。

b. P. D. C:DDP 0.4mg/kg(或Carbo),CTX 8mg/kg,每日1次,连用5次为一疗程。静注,每4周重复1次,连续12个疗程。ADM(Adr.)0.4mg/kg,每日1次,连用3次为一疗程,静注,每4周重复1次,连续8个疗程。

(2)性索间质细胞瘤(颗粒细胞瘤、卵泡膜细胞瘤、睾丸母细胞瘤、两性母细胞瘤、恶性脂质细胞瘤)。首次化疗方案:①F. A. C用法同前。②P. V. B(睾丸母细胞瘤时首选):DDP 0.4mg/kg,每日1次,连用5次为一疗程,每4周重复1次,连续2个疗程。VCR 1mg,BLM 20mg,每周1次,静注,每4周重复1次,连续2个疗程。

(3)生殖细胞恶性肿瘤(无性细胞瘤、恶性畸胎瘤、类癌、胚胎性癌、多胚癌、内胚窦瘤、绒毛膜上皮癌、性腺母细胞瘤、混合性生殖细胞瘤等）。首选化疗方案：①P.V. B.用法同前。②V.A.C. VCR 1mg，每周 1 次，每 4 周重复 1 次。连续 12 个疗程。KSM6μg/kg，CTX 6mg/kg，每日 1 次，连用 5 次为 1 个疗程，每 4 周重复 1 次，连续 12 个疗程。③V.A.C.M（胚胎瘤和绒癌时首选）。

V A.C.＋MTX0.3mg/kg，每日 1 次，连用 5 次，每 4 周重复 1 次，连续 12 个疗程。

（4）卵巢转移瘤首选化疗

F.A.C.用法同前。

3.晚期卵巢癌广泛转移时，第一线和第二线药可联合应用，如 V.A.C.P（CTX＋VCR＋DDP＋KSM）V.A.C.D.等。（注意：DDP 总量不得超过 $480mg/m^2$，ADM 总量不超过 $500mg/m^2$。）

4.追加化疗

Ⅰ～Ⅱ期；肿瘤切净者，每隔半年追加原方一疗程至二年。

Ⅲ～Ⅳ期，肿瘤未切净者，每月重复 1 次，共 12 次，第二年每 3 个月追加一次，第三年间隔半年追加原方一疗程至 3 年。

5.边界性卵巢癌，每半年复查一次（作阴道穹隆穿刺行瘤细胞检查，必要时行腹腔镜检查），追加化疗一疗程至 3 年。

6.晚期卵巢癌治疗的新选择　最大限度的肿瘤细胞减灭术，是治疗晚期卵巢癌的重要部分。

（1）一线化疗　晚期卵巢癌一线化疗药为紫杉醇加顺铂或卡铂。

紫杉醇作为二线抗癌药治疗铂类抗药或耐药卵巢癌的观念，目前已迅速改变为紫杉醇联合顺铂或卡铂作为卵巢癌化疗的标准一线方案。

（2）二线化疗　对首次化疗抗药的患者，应立即改用二线药物或放疗。二线药物可有以下几种：①拓扑特肯（topotecan，TPT）：TPT 是喜树碱类衍生物，与铂类无交叉耐药。$1.5mg/(m^2 \cdot d)$，静注 30min，连续 5 天，每 21 天重复，至少 4 疗程。其毒性不大，可控制，骨髓抑制呈剂量限制性，持续时间短，无累积。②喜树碱Ⅱ（irinotecan hydrochloride，CPT－Ⅱ）。③异环磷酰胺（IFO）。④二羟白消安（Treosulfan）。⑤儿白叉乙苷片剂。⑥紫杉特尔（docetaxel）：$100mg/m^2$，静注 1 小时，每 3 周重复。⑦2－2'二氟脱氧胞嘧啶核苷（gemcitabine）。⑧阿霉素脂质体微球（liposome encapsulated doxorubicin）：$50mg/m^2$，每 3 周重复。

该药疗效耐久，毒性小，有骨髓抑制，无心脏毒性，脱发罕见。是一种较为实用的抗药卵巢癌挽救性治疗药物。

四、放疗

用于Ⅲ期无性细胞瘤，颗粒细胞瘤术后。

注意事项

卵巢肿瘤的预后取决于其组织类型、临床期别与治疗方案。

第十四节 外阴癌诊疗常规

内容提要

外阴癌诊断、治疗、手术及放疗细则。

一、外阴癌临床分期

Ⅰ期:外阴癌灶在2cm以下。

Ⅱ期:外阴癌灶在2～5cm间,腹股沟可触及活动淋巴结。

Ⅲ期:外阴癌灶超过5cm或侵犯阴道但未达2cm,侵犯肛管未达黏膜,同侧或双侧可触及可疑转移之淋巴结。

Ⅳ期:外阴癌灶达10cm,侵犯阴道2cm以上,并侵犯直肠、膀胱或侵犯超出盆腔,或腹股沟可触及固定淋巴结。

1994年9月国际妇产科联盟(FIGO)对外阴癌临床分期标准的修订如下。

外阴癌的临床分期:

Ⅰ期外阴癌:局限于外阴、癌瘤直径不超过2cm。无淋巴结转移。

Ⅰ$_a$:癌瘤直径不超过2cm,局限于外阴,或伴有不超过1mm的间质浸润。无淋巴结转移。

Ⅰ$_b$:癌瘤直径不超过2cm,局限于外阴,而伴有超过1mm的间质浸润。无淋巴结转移。外阴癌Ⅱ～Ⅳ期的分期标准未做修订,仍按如下分期。

Ⅱ期外阴癌:癌瘤局限于外阴,癌瘤直径大于2cm,但无淋巴结转移。

Ⅲ期外阴癌:任何大小的癌瘤起源于外阴,已侵犯到尿道下段,和(或)肛门及阴道、和(或)伴单侧局部淋巴结转移。

Ⅳ$_a$期外阴癌:癌瘤侵犯达以下任何部位:尿道上部、膀胱黏膜、直肠黏膜、盆壁和(或)两侧局部淋巴结转移。

Ⅳ$_b$期外阴癌:任何远处转移,包括盆腔淋巴结。

二、诊断依据

(一)体征

外阴赘生物,或久治不愈的外阴溃疡。

(二)实验室检查

外阴赘生物或溃疡活检病理为癌,可确诊。

三、处理

(一)收入院治疗指征

凡外阴病变,经门诊确诊或可疑外阴癌者,均可收入院治疗。

(二)注意事项

1. 入院患者均应做详细的病历填写,体格检查,肝、肾功能检查。

2. 做心电图,尿培养 + 药敏测定。

3. 给高蛋白饮食及大量维生素。

4. 局部溃疡不洁者给予酒精、盐水擦洗。保持局部清洁。

5. 将阴部病变范围绘图说明并摄影。

(三)治疗原则

1. 外阴病变范围不大,无其他系统并发症者,行广泛外阴切除术及双侧腹股沟淋巴结清扫,应包括深部腹股沟及髂外淋巴。

2. 患者年龄大,一般情况欠佳,可分两期手术或腹股沟淋巴结 ^{60}CO 外照射 50Gy。

(四)放疗

1. 根据外阴癌局部情况。术前 ^{60}CO 外照射 20Gy。放疗 2 周施术。

2. 放疗期间保持阴部清洁,禁坐浴。

(五)术前处理

1. 术前 3 日做全身清洁,每日用酒精、盐水擦洗外阴。术前 1 日重点擦洗下腹及双侧腹股沟、达大腿上 1/3 处。

术前一天的晚上服高蛋白,高糖流质。

2. 术前 3 天改无油渣半流饮食。

3. 术前 3 天服肠道抗生素。

4. 术前 2 日复查血、尿常规,出凝血时间及血小板。

5. 术前 1 天服蓖麻油,30mL。

6. 术前晚洗肠,术日晨清洁洗肠。术前 2 小时按肛管排气。

7. 术前 2 小时给巴比妥药物。

(六)术后处理

1. 术后观察患者血压,脉搏等生命体征。

2. 术后给足量有效抗生素。

3. 术后保留尿管 7～8 天。

4. 术后第 2 天观察伤口情况,如有淋巴潴留时,伤口应每日用无菌干纱布加压。

5. 术后第 7 天伤口间隙拆线,第 8 天全部拆线,如有部分坏死应提前拆线。

6. 术后伤口每日换药,有分泌物者做细菌培养及药物敏感试验。

7. 术后 14 天伤口清洁者可下床活动。

8. 术后标本检查,如有淋巴转移时应根据转移部位辅加外照射 50Gy。

9. 出院后 3 年内,每半年检查 1 次。3 年后每年查 1 次。

10. 检查项目

(1)外阴局部情况。

(2)盆腔情况。

(3)远处转移情况。

(4)下肢水肿情况。

(七)随访制度

1. 出院患者一律休息半年。

2. 随访时间

(1)放射治疗者出院后,每周阴道涂红汞至阴道炎症消失。

(2)治疗后半年内每月检查 1 次。

(3)一年内每 3 个月检查 1 次。

(4)3 年内每半年检查 1 次。

(5)3 年以上每年检查 1 次。

3. 检查项目

(1)放射治疗者:①阴道情况及涂片是否有变化。②如有直肠转移者应将预后通知家属。③了解有无远端转移。④有血尿者应行膀胱镜检查。如属放射性膀胱炎可给止血药,并控制感染。如发现有癌浸润时通知家属。⑤直肠反应可发生于放疗后的任何时间内。应及时处理。

a. 可给鱼肝油、维生素 B_6 及 PST 等药物的乳剂保留灌肠。

b. 口服液体石蜡使大肠稀软,减少局部刺激。

c. 若直肠局部狭窄较重,排便困难时做肠造瘘术。

(2)手术治疗者:①阴道刮片检查有无癌细胞。②断端及远处是否有转移。③潴留尿常规。如有潴留尿及泌尿系感染应治疗,并应详细检查肾功或做肾盂造影,以明确诊断。

注意事项

外阴肿物及久治不愈的外阴溃疡应警惕是否为外阴癌。

第十五节　子宫体癌诊疗常规

内容提要

Ⅰ期、Ⅱ期宫体癌高分化、中分化者术前效疗,低分化辅加化疗及激素,Ⅲ期、Ⅳ期以放疗为主,辅加化疗及孕激素。

一、子宫体癌临床分期

子宫体癌临床分期按 FIGO 分期标准。

第一期:癌组织只限于子宫体。

I_a:宫腔 8cm 以下为 I_a。

I_b:宫腔在 8cm 以上为 I_b。

第二期:癌组织侵入颈管。

第三期:癌超出子宫,有卵巢或输卵管的转移。

第四期:癌瘤转移已超出盆腔(膀胱、直肠转移)。

二、诊断依据

(一)病史与症状

1.白带多,呈水样或脓性,有臭味。

2.绝经后子宫出血,或不规则子宫出血。

(二)体征

阴道检查:宫体增大或正常,双侧宫旁增厚或无异常。

(三)B 超

可见宫内不规则光团影像。

(四)宫腔吸片,分段诊刮,或宫腔镜检下取宫内膜活检,为宫内膜癌,可确诊。

三、处理

(一)收入院指征

1.已确定为子宫体腺癌者。

2.血、尿常规实验室检查正常,心、肝、肾功能无异常,可承受放化疗及手术者。

(二)入院后处理的注意事项

1.同宫颈癌处理。

2.应注意患者的身高、体重及尿糖实验室检查结果。

3.查雌、孕激素受体,以指导治疗。

(三)综合治疗

1.临床 I 期宫体癌,病理为宫体腺癌高分化或中分化者,术前给[137]铯后装腔内治疗,总量 40Gy 分 8 次,每次 5Gy,每周 2 次,放疗 4～6 周后行全子宫及双附件切除术。病理为低分化者则辅加化疗,或激素治疗。

2.临床 II 期宫体癌,术前放疗,剂量与方法同宫颈癌([60]CO 外照射或[137]铯后装腔内照射),再行手术切除子宫及双侧附件。术后根据病理,癌灶侵入子宫肌层程度及癌细胞分化程度辅加化疗。

3.临床 III 期及 IV 期宫体癌　以放疗为主,剂量与宫颈癌同。可辅加化疗及孕激素治疗。

4.合并其他系统疾病不能承担手术治疗时亦给放射治疗。

5.放射治疗

(1)外照射　术后检查病变未浸入肌层或未超过肌层1/3时,可不追加外照射。如发现病变广泛或侵入肌层1/3以上或淋巴有可疑转移时可加外照射。总剂量达5Gy。

(2)腔内照射用[137]铯后装,A点总量50Gy。

6.化疗

病变虽局限于宫体,但侵入肌层超过1/3,术后可给卡铂100mg,异环磷400mg,静脉输入,每日1次,共3次。以后,每月1次,共6次,继之,每3个月1次,持续2年。

7.孕激素治疗

(1)子宫体癌临床Ⅰ期,患者年轻,无子女,要求保留生育功能者,可单纯服用孕激素,服药期间每2~3个月,全面诊刮,送病检。

(2)为提高宫体癌疗效,术前、术后可服用孕激素。

(3)甲地孕酮160mg,每日一次,3~6个月;甲羟孕酮500mg,每周2次,6个月。

注意事项

绝经期后子宫出血应警惕是否罹患子宫体癌。

第十六节　子宫颈癌诊疗常规

内容提要

宫颈原位癌、浸润癌、残端癌、宫颈癌复犯及宫颈癌合并妊娠的处理以及放、化疗的守则。

一、子宫颈癌临床分期

子宫颈癌临床分期标准,根据FIGO规定国际分期及全国会议规定,对个别情况需加以补充(分期的决定须有两位以上医师的检查)。

(一)FIGO分期

0期　原位癌(不列入浸润癌治疗统计范围)。

1.Ⅰ期

Ⅰ$_a$:早期浸润癌,镜下早期浸润癌或原位癌早期浸润,浸润深度在基底膜下5mm以内,没有融合及无淋巴管、血管癌栓者。(采取的标本应有足够的组织。)

Ⅰ$_b$:临床常规检查未见癌块,切片检查为浸润癌,但超过5mm。

I_c:癌块直径小于 1cm。

I_d:癌块直径 1~3cm 或超过宫颈一半以上。

2. II 期 肿瘤侵犯宫旁,但未达盆壁。阴道受侵未达 1/3。

II_a:(早)肿瘤侵及穹隆。

II_b:(晚)癌瘤达宫旁或阴道。

3. III 期 肿瘤侵犯宫旁达盆壁或阴道下 1/3 及肾盂积水者。

III_a:肿瘤明显呈条索状达盆壁弹力尚好。

III_b:肿瘤呈结节或较大的癌块,单侧或双侧片状达盆壁弹力不好。

4. IV 期 肿瘤侵犯超出盆腔或直肠、膀胱(膀胱黏膜可见水泡者不能作为癌侵犯)。

1994 年 9 月,FIGO 在加拿大蒙特利尔举行的会议上,建议对于宫颈癌和外阴癌的分期标准做再次修订。本次修订的特点是考虑了早期癌瘤的侵犯深度。

(二)(FIGO)修订分期

1. I 期子宫颈癌 癌瘤局限于子宫颈,并不考虑癌瘤是否已扩展到子宫体。

I_a:镜下证实的浸润癌(凡临床可见癌即使为浅表浸润,也被列为 I_b)。间质浸润的深度不超过 5mm,宽度不超过 7mm。

I_{a1}:间质浸润深度不超过 3mm,宽度不超过 7mm。

I_{a2}:间质浸润深度超过 3mm,但不超过 5mm;浸润宽度不超过 7mm。

I_b:临床局限于子宫颈的可见癌,或镜下所见的癌瘤已超过 I_a 期标准。

I_{b1}:临床观察到的癌瘤直径不超过 4cm。

I_{b2}:临床观察到的癌瘤直径超过 4cm。

子宫颈癌 II~IV 期的分期标准未做修订。

2. II 期子宫颈癌 癌瘤扩展到子宫颈以外,但未达盆壁。癌瘤侵犯阴道,但未达下 1/3。

II_a:无明显的宫旁浸润。癌瘤侵及阴道但未达下 1/3。

II_b:有明显的宫旁浸润,但未达盆壁。

3. III 期子宫颈癌 癌瘤扩张达盆壁。肛查显示肿瘤和盆壁之间无间隙。肿瘤侵及阴道下 1/3;合并肾盂积水或肾无功能者(除了已知有其他病因者)。

III_a:癌瘤侵及阴道下 1/3,但未达盆壁。

III_b:癌瘤扩展到盆壁,和(或)肾盂积水或肾无功能。

4. IV 期子宫颈癌 癌瘤扩展超过其骨盆,或临床发现癌瘤侵及膀胱和(或)直肠黏膜。

IV_a:癌瘤扩展到盆腔邻近器官。

IV_b:癌瘤扩展到远处器官。

临床分期,废弃子宫颈微浸润癌的名称,新分期标准根据肿瘤浸润深度和肿瘤大小,考虑到癌瘤的表浅浸润,而引入肿瘤体积的概念。

　　FIGO 的分期标准并不是用来决定对每个病例的临床处理方针,而是作为处理的指导和预示预后。统一分期便于病况报告,也有助于不同医院、单位和不同国家之间的癌症治疗方案效果的比较。

二、诊断依据

(一)病史与症状

1. 白带多,有臭味,或血性白带,或米汤样。

2. 性交出血,或阴道点滴出血,或不规则阴道出血。

(二)体征

阴道检查,宫颈光滑或糜烂,可呈菜花状、结节状、或溃疡型。

(三)辅助检查

1. 宫颈刮片　可有核异质。

2. 阴道镜检　可发现宫颈白斑、镶嵌白斑、基底白斑、猪肉样突起、血管紊乱等异常。

3. 宫颈活检　宫颈鳞癌或子宫颈腺癌时可确诊。

三、处理

(一)入院治疗指征

1. 阴道镜下宫颈活检为重度非典型增生,需手术治疗者。

2. 子宫颈原位癌者。

3. 子宫颈浸润癌,心、肝、肾功能正常,可承受手术或化疗者。

(二)入院后处理注意事项

1. 除按普妇患者详细填写病历、记录职业、年龄外,应详细记录患者与亲友工作单位及家庭的临时与长久住址。

2. 除详问患者生育史、月经史、分娩史、婚姻史外,还应详细询问配偶情况(包括冶游史)。

3. 详细向家属交代病情、治疗方法、放化疗副反应及预后,争取家属的配合,但在向家属交代病情时应回避患者。

4. 入院患者即给大量维生素及高蛋白饮食,每日蛋白摄入量应为 $80\sim100g$。

5. 入院患者做血、尿、便常规实验室检查,胸透、心电图、血生化测定肝、肾功能,阴道分泌物查滴虫、真菌、PCR 检测 HPV 等,高血压者查眼底。

6. 系统检查,确定期别后,制订治疗方案。

四、子宫颈原位癌

(一)宫颈椎形切除术

1. 指征

（1）阴道多次涂片阳性,活检阴性者。

（2）原位癌广泛累及腺体需进一步检查者。

（3）原位癌合并其他脏器有较严重损害或肝肾功能不良,不能承受子宫全切除手术者。

（4）患者年轻,欲保留生育功能者。

2.术前处理

（1）月经干净3天,无性交史。

（2）用1/10000碘液阴道灌洗3天,第3天宫颈局部涂2.5%碘酒,并用75%酒精脱碘。

3.术后处理

（1）术后给抗生素控制感染。

（2）术后注意阴道出血,手术后出血时注射维生素K、维生素C、卡巴克洛等止血药物,必要时在出血部位放置止血海绵、止血纤维及纱布压迫止血。

（3）可于术后21天用黑格扩张器轻轻扩张宫口至6号。

（4）术后禁性交2个月。

（5）病理报告有升级时按升级标准处理。

（二）子宫全切术

1.指征

病理检查为非典型增生Ⅲ级,年龄大的原位癌患者或原位癌累及腺体者。肝肾功能正常,且无其他系统严重并发症者,可行腹式或阴式子宫全摘术,合并其他系统疾病者应请有关科室会诊并予治疗。

2.术前处理

（1）血浆蛋白低于5g,血色素低于70%(10g)以下者,应在纠正后方可手术。

（2）术前连续测量血压3天并复查血尿常规,出凝血时间及血小板。

（3）术前3日连续用1/10000碘液灌洗阴道,术前2日用2.5%碘酒涂宫颈,并详记宫颈穹窿的不着色范围,作为切阴道的标记。

（4）其余处理同普妇患者(详见腹部手术术前、术后处理有关章节)。

五、子宫颈浸润癌

1.手术选择原则

（1）子宫颈原位癌或原位癌累及腺体者,行子宫全切术。

（2）子宫颈癌Ⅰ$_a$期,行扩大筋膜外子宫全切除术。

（3）子宫颈癌Ⅰ$_b$~Ⅰ$_c$期,行次广泛子宫切除术及盆腔淋巴结选择性切除术。

（4）子宫颈癌Ⅰ$_d$~Ⅱ$_a$期,行广泛性子宫切除术及盆腔淋巴结清除术。

2.术前处理

（1）常规给予足够营养和大量维生素。总蛋白在6g、血色素在10g以下者均应纠正。

（2）除常规检查心、肝、肾功能外，尚需做尿培养。

（3）入院后连续测血压 3 日。

（4）术前先行^{137}铯后装 40Gy 放疗。放疗后 3~4 周后考虑手术。

（5）术前一周开始用 1/10000 碘液灌洗阴道，每日 1 次。术前 3 天灌洗阴道后，宫颈以 2.5% 碘酒涂敷，并详细绘图说明着色范围。

（6）术前 3 日复查血、尿常规，出、凝血时间及血小板。

（7）术前 3 日连续测血压。

（8）术前 3 日洗澡、洗发、做全身清洁。术前 2 日重复擦洗腹部。

（9）术前 2 日晨，空腹口服蓖麻油 30mL，并改高蛋白无油渣半流饮食。术前 1 日晚改高糖、高蛋白流质。

（10）术前 1 日晚肥皂水洗肠 1 次。手术日晨再洗肠 1 次，并肛管排气 1 小时。

（11）术前 1 日晚服安眠药，次晨术前 2 小时给巴比妥类药及止血药。术前 1 小时注射镇静剂。

3. 术后处理

（1）术后严密观察患者血压、脉搏等生命体征。

（2）随时注意尿量、尿管通畅，引流液排出量，及阴道是否有活动性出血。

（3）术后 6 小时改为半卧位。

（4）详细计算尿排出量，根据排出量适当补液。

（5）根据失血量，等量补血。

（6）术后禁用肛管。

（7）术后 3 天未排便者要给润肠剂，5 天未排便，可考虑慎用1∶2∶3液灌肠。

（8）术后 7 日检查双侧下腹有无淋巴囊肿形成。如有可服中药。

（9）引流管 术后 24 小时移动，48 小时剪除 1~2cm，72 小时拔出，并记录流出物质与量。

（10）尿管 保留尿管长期开放 7 天，术后第 7 日每 4 小时开放 1 次，2 日后可拔出尿管试尿。

（11）测潴留尿，使其少于 50mL。

（12）会阴擦洗，每日 2 次。

（13）尿道口滴氯霉素眼药水，每日 2 次。

（14）术后常规给抗生素。

（15）术后 7 日腹部伤口拆线。

（16）余处理详见腹部手术术前、术后处理有关章节。

（17）术后病理检查标本，有淋巴转移者应补加^{60}CO50Gy 外照射。

（18）术后无转移，无并发症者，一般 4 周可以出院。

六、宫颈残端癌

1.定义　子宫半切术后 2 年内残留的宫颈发生癌者。术后 1 年或不足 1 年发现者,属于手术时细胞存在癌。

2.处理

(1)由于前次手术造成宫颈上端周围的粘连,分离膀胱,游离输尿管下端较困难,应采取放射治疗。

(2)外照射与浸润癌相同。

(3)腔内^{137}铯后装,因宫颈短。仅放入颈管,因此总量不超过 40Gy。

七、宫颈癌合并妊娠

1.定义　妊娠期合并宫颈癌或产后 1 年之内发现宫颈癌者为宫颈癌合并妊娠。

2.处理

(1)妊娠 3 个月以内者,施行外照射使其自然流产,如流产不全,必要时应行刮宫。

(2)妊娠 3 个月以上至近足月妊娠者,应做剖宫产结束妊娠,术式应以宫体切开为宜。术后 4 周开始放射治疗。

八、宫颈癌复犯

1.定义　治疗后,临床症状与体征消失,6 个月后出现癌块,阴道涂片或活检诊断癌者,或盆腔肿块进行性生长者。

2.处理

(1)原复发的部位除外膀胱、直肠及远处转移。

(2)由于放射剂量较大,放射 1 年或数年后,导致宫旁组织纤维化,引起下肢水肿及疼痛,应与复犯鉴别。一般组织纤维融合较硬,但较光滑而无结节感。

(3)治疗后两年以上,复犯者可给放、化疗联合治疗,放射量为全剂量的一半。

(4)治疗后 10 年以上复犯者,可给全剂量的放疗。

(5)如放射治疗远期放射反应较重或间断出血者应给以化疗。

(6)治疗中可给中药或生物制剂(干扰素等)扶正,提高机体的免疫力。

九、放射治疗常规

1.放射治疗选择与条件

(1)患者年老体弱,或全身状况不适于手术,例如罹患重度高血压、糖尿病、心脏病、超体重肥胖等。

(2)较晚期的子宫颈癌、子宫体腺癌(宫旁侵犯重,子宫固定不动,或有远隔部位转移有治疗条件者)。

（3）综合治疗的一部分，用于术前、术后补充治疗，以提高患者生存率，减少转移与复发。

（4）复犯癌的姑息治疗。

（5）白细胞 $>4.0 \times 10^9/L$，血小板 $>80 \times 10^9/L$，血色素 $>8g$。

（6）肝肾功能正常。

（7）胸大片未见明显异常，无肺转移。

（8）心电图基本正常。

2. 子宫颈癌放疗指征　适用于各期子宫颈癌的治疗。

3. 子宫体腺癌放疗指征

（1）子宫肌层，尤其是深肌层受累者。

（2）子宫颈管受侵犯者。

（3）子宫体以外受侵，或盆腔、腹主动脉旁淋巴结有转移。

（4）癌细胞分化低。

（5）手术过程中，盆腹腔有癌细胞种植可能者。

4. 放射治疗禁忌证

（1）血常规在非正常范围，白细胞 $<4.0 \times 10^9/L$，血色素 $<8g$，血小板 $<80 \times 10^9/L$。

（2）病灶已有远处转移，如肺转移、脑转移等。

（3）肝肾功能异常。

（4）患者对放疗极度敏感，放疗副反应极重（恶心、呕吐等胃肠道反应、膀胱及造血功能重度障碍等），则暂停放疗。

5. 放疗剂量　放射剂量根据患者盆腔大小及深度计算。外照射的剂量 ^{60}Co 四野垂直固定"B"点达 50Gy，腔内照射 ^{137}铯后装剂量 A 点达 50Gy。

6. 照射方法　^{60}Co 外照射及 ^{137}铯腔内照射穿插进行。外照射每周 5～6 次，腔内照射每周 1～2 次。

7. 外照射期间注意事项及处理

（1）放射期间患者常有恶心、呕吐、食欲不振等。应特别注意饮食情况，每日蛋白摄入量应在 80～100g 以上。每日食量较小者可改特别饮食，给予维生素 B_6、维生素 C、安尔康等，每日 3 次。摄入量过少，热量不足可给静脉输液。

（2）每日照射须排空膀胱及直肠。

（3）照射野不清时应及时描绘。

（4）每周查血常规。如白细胞降至 $4.0 \times 10^9/L$ 以下应隔日查 1 次。白细胞有下降趋势时，给升白细胞的药物，如利血生 40mg、维生素 B_4 20mg、每日 3 次；白细胞降至 $3.5 \times 10^9/L$ 以下者或中性达 30% 以下者应停止外照射。必要时给肌苷、中药或新鲜血。并应观察血涂片是否有淋巴母细胞出现。

（5）放疗期间血色素低于 7g 者先纠正贫血，必要时输血。

（6）放疗期间有明显腹痛、腹坠、肛门坠痛者，可给中药或 10% 普鲁卡因保留灌肠,口服复方颠茄片。

(7)泌尿系感染时应积极予以治疗。

(8)放疗期间如发烧时,给抗生素,并注意局部病变发展情况,酌情每日减量照射。

(9)放疗过程中病情显著变化,不适于继续治疗者应动员回家休息。

(10)放疗期间应注意皮肤照射野的清洁与干燥,照射野禁用水洗或涂含有金属药物,不应放置热水袋。若有贴膏之痕迹亦应清除。

(11)应经常了解患者接受照射量是否正确。

8.体内照射 ^{137} 铯后装腔内治疗。总量 A 点 50Gy。每周 1 次,每次 A 点 5Gy。共计 10 次。操作步骤如下:

(1)患者取膀胱截石位,用肥皂水、清水、新苯托氯铵依次消毒外阴和阴道。

(2)阴道放置窥器,涂以 2.5% 碘酒及 75% 酒精消毒。

(3)探宫腔大小、方向,并且用黑格扩张器扩至 8 号。

(4)将探头管放入宫腔内,然后填塞纱布,以减少膀胱及直肠照射量。

十、化疗

(一)指征与条件

1.晚期癌不能放疗。

2.放疗不能控制的病例或复犯的病例。

3.血实验室检查正常,白细胞 $> 4.0 \times 10^9/L$。

4.心、肝、肾功能正常。

5.心电图基本正常。

(二)剂量与注意事项

1.5 - Fu 500mg 静滴,每日 1 次,持续 5 日后改每周 2 次,总量 5 ~ 7g。体弱者可每日注射 250mg,观察反应;酌情加量。

2.局部注射 5 - Fu,每次 500mg,每日或隔日 1 次。总量 10 ~ 17g。

3.丝裂霉素 15 ~ 30mg,静滴,隔日注射,总量 300 ~ 600mg。

4.治疗期间严密观察白细胞计数。

5.局部给药者应注意肺转移的可能。

十一、辅助性化疗

辅助性化疗包括新辅助化疗和辅助化疗。

新辅助化疗(neoadjuvant chemotherapy,NAC)是对局部肿瘤较大者,在术前和(或)放疗前,先行化疗。

辅助化疗(adjuvant chemotherapy,AC)是在放疗同时,给化疗或初治(手术,放疗)后,有高危因素如淋巴结转移者进行化疗。以缩小局部肿瘤,清除微小转移灶,改善疗效。

(一)新辅助化疗

1. 新辅助化疗(NAC)选择的根据

(1)盆腔血供未被手术或放疗破坏,药物可达瘤部。

(2)化疗缩小瘤体,改善缺氧,增加瘤对放疗的敏感性。

(3)初无手术条件者,化疗后有获得手术的机会。

(4)治疗隐匿转移灶时,顺铂 DDP,异环磷酰胺 IFO 是最有效的药物。

2. 化疗方案(表3-16-1)

(1)NAC + 放疗 多数学者认为此方案有效率不高,与单独放疗相比无差异。因化疗药与照射可产生交叉耐受。

(2)NAC + 手术方案 比单纯手术效果好,NAC + 手术 + 术后发现淋巴结转移,宫旁受侵、脉管受侵均明显低于单纯手术组,对5年生存率有改善。

表3-16-1 化疗的有效率与缓解率

分期	方案	有效率%	完全缓解率%
$I_b \sim II$	DDP + BLM	78	11
$I_b \sim II_a$	DDP + VCR + BLM	85	46
$I_b \sim II_b$	DDP + VLB + BLM	89	46
$I_b \sim III$	DDP + BLM	88	22
$I_b \sim III_a$	DDP + MTX + BLM	76	12
$I_b \sim IV_a$	DDP + VCR + BLM + MMC	100	36

(3)动脉插管新辅助化疗 该化疗应用于子宫颈瘤块大于4cm者,完全缓解率明显大于全身化疗。使瘤体明显缩小,增加手术切除的机会,并能降低盆腔淋巴结转移率。

Scarabelli 报道 DDP + ADM + BLM 方案动脉插管新辅助化疗 + 手术,治疗$III_b \sim IV_a$者,效果较好。

(二)辅助化疗(AC)

辅助化疗包括化、放疗与术后或放疗后辅助化疗。

1. 化、放疗(chemoradiotherapy) 即同时给予化疗与放疗。

(1)化、放疗相互作用机制:①化疗药与射线作用于瘤细胞的不同亚群,化疗后使肿瘤细胞周期同步化。②使更多的 G_0 期细胞进入细胞周期,有利于照射。③化疗后降低了肿瘤细胞的再增殖。④改善肿瘤细胞的氧合状况及微循环。⑤防止肿瘤细胞放射损伤的修复。

(2)选用的化疗药:①羟基脲:单用,效果肯定。②DDP + 5 Fu 应用最多,且有效。③5 - Fu + MMC 与 5 - Fu + DDP 交替化疗,有效,且毒副作用不严重。④DDP 20mg/m²

连续 5 天化放疗,有效。⑤卡铂 30～40mg/(m² · d),每周 2 天,与放疗同时进行,有效。

2. 术后或放疗后辅助化疗,对患者疗效尚不能肯定。

十二、非鳞癌的子宫颈癌化疗

子宫颈癌 I_b ～ III_b 化疗:DDP + BLM/ADM,或 DDP + BLM + MTX 方案进行 NAC +手术或放疗,有效率79%,5 年生存率71%。

Zanetta 报道用 DDP + EADM 进行 NAC + 手术,治疗阴道及宫颈腺癌,有效率为67%。

十三、随访随诊

1. 应定期与接受治疗的子宫颈癌、子宫体癌、外阴癌患者联系。

2. 复查期限为治疗后第一年,每 1～3 个月复查 1 次,第 2～5 年内,每半年复查 1 次,此后,每年复查 1 次,患者如有异常可随时就诊。对未按期复查者,每年至少信访一次。

3. 复查项目

(1)询问自觉症状,劳动力恢复状况。

(2)全身检查、盆腔检查、阴道检查、血常规实验室检查、胸透,以及 CEA、CA125 等实验室检测。

(3)治疗后遗症,如膀胱、直肠后遗症及绝经期综合征等。

注意事项

宫颈癌早期诊断,妥善的治疗可提高五年生存率及治愈率。

第十七节　血管性介入放射学
在妇科肿瘤诊疗中的应用

内容提要
盆腔动脉造影、栓塞及灌注化疗的守则。

在妇科肿瘤的诊疗中,应用该技术可进行盆腔动脉造影、动脉栓塞及动脉灌注化疗。

一、动脉穿刺及插管技术

(一)Seldinger 技术

在局麻下,将套管针刺入股动脉,拔出内针可见针尾有动脉血喷出,再通过套针置入钢制导丝,再沿导引钢丝拔出套针后置入导管,在 X 线监视造影剂指引下,操纵导管插入所需动脉,进行造影诊断与治疗。

(二)置管的分类

1.亚选择性　插管至腹主动脉为亚选择性,多用于造影。

2.选择性　插管至髂内动脉为选择性(腹主动脉一级分支)。

3.超选择性　插管至子宫动脉、卵巢动脉或病灶供血动脉(腹主动脉二级或更小分支)为超选择性。

二、盆腔动脉造影(PAG)

(一)应用

根据血管位置、形态、数目等,观察指标的异常显影,对肿瘤进行定位、测量和良恶性鉴别,对肿瘤破裂出血及动静脉瘘的诊断有特殊价值。

(二)方法

插管到位后,连接高压注射器,进行自动快速摄片造影或数字减影血管造影(DSA)。

1.腹主动脉末段造影　注入造影剂,15mL/s,共注入 40 ～ 50mL。

2.髂内动脉造影　以 10mL/s,注入 20 ～ 30mL 造影剂。以每秒 1 张摄片,或每秒 2 帧录像,共 5 ～ 8 秒。

(三)正常盆腔动脉造影

正常盆腔动脉造影分以下三期。

1.动脉期　1 ～ 3 秒,动脉显影。

2.微血管期　3 ～ 5 秒,毛细血管显影。

3.静脉期　5 ～ 7 秒,盆腔静脉显影;7 ～ 8 秒后,造影剂应从盆腔内消失。

(四)肿瘤异常显像

1.动脉期　出现血管移位、变形、扭曲、扩张及大量异常新生血管团(肿瘤染色)。

2.静脉期　出现造影剂潴留及动静脉瘘等异常显像。5 秒钟之内即出现静脉显影,若除外外伤、手术,则为肿瘤转移。

(五)恶性滋养叶细胞肿瘤盆腔造影的典型表现

1.子宫动脉扩张大于 2.5mm。

2.动静脉瘘。

3.血管多、分支多、走行乱。

4.出现肿瘤湖(Tumor lake)。

5. 出现肿瘤着色区(Tumor stain),造影剂呈头发团样潴留。

6. 多血管区中心出现无血管区。

7. 卵巢静脉扩张。

8. 有蜂窝状影出现。

PAG 对诊断恶性滋养叶细胞肿瘤子宫侵犯、估计预后有价值。对可疑病例,刮宫后行 PAG 以确定是否需继续化疗。

三、盆腔动脉栓塞(TAE)

通过动脉导管,有选择性地注入不同的栓塞物质,阻塞特定的血管,以达到治疗目的。

(一)TAE 应用

控制肿瘤破裂出血,阻塞肿瘤血运,使肿瘤坏死及栓塞化疗(将化疗药与吸收性明胶海绵或碘化油相混,灌注后使药物与栓塞剂共同停留在肿瘤内缓慢释放,使肿瘤局部高浓度抗癌药物保持较长时间)。

(二)TAE 优点

1. TAE 操作简便,损伤小,使那些不能承受手术的衰弱患者,获得治疗的机会。

2. 若肿瘤内出血,手术止血困难时,TAE 可准确判定肿瘤供血与出血动脉,直接栓塞。

出血的盆腔动脉,较手术结扎髂内动脉止血更快,更可靠。

(三)常用栓塞剂(表 3 - 17 - 1)

表 3 - 17 - 1 常用栓塞剂的特点

栓塞剂	自体血凝块	吸收性明胶海绵	碘化油	不锈钢圈
保持时间	数小时	小于 1 个月	数月(6 月⁺)	永久性
特点	不良反应少,血管可再通	安全 血管可再通	灌注方便 便于观察血管 可再通	栓塞可靠 可栓塞大血管

(四)TAE 常见副反应

1. 发热 1 ~ 2 天可自退,体温高于 38℃ 或持续时间久,应考虑感染,给抗生素。

2. 疼痛 栓塞后组织缺血,引起疼痛。3 ~ 6 天后渐消。给镇静止痛剂。

3. 肺栓塞 盆腔动静脉瘘较大,进行栓塞时,可能造成栓塞物质游走致肺栓塞。

4. 下肢麻痹、瘫痪 由于栓塞物过细小,广泛栓塞微血管,阻断盆腔神经的营养血管,造成 TAE 后下肢麻痹。避免栓塞措施有以下几种。

(1)尽量行超选择性插管栓塞。

(2)有盆腔手术及放疗史者不行 TAE。

(3)栓塞髂内动脉时,吸收性明胶海绵不应小于 $1mm \times 1mm \times 10mm$,以免将营养神经的小血管广泛栓塞。

四、动脉灌注化疗

(一)应用

1.宫颈癌。

2.宫体癌。

3.妇癌肝转移。

4.恶性滋养叶细胞肿瘤。

(二)优点

1.高浓度抗癌药直接进入肿瘤供血动脉,作用集中。

2.减少了抗癌药在到达病灶前被肝肾等脏器破坏、排泄。

3.减少了抗癌药被血液中某些成分结合而失效的可能。

4.抗癌药物仍可在静脉中弥散,而达到全身化疗的作用。

(三)选择药物

1.选择敏感药物 如鳞癌对顺铂(DDP)较敏感,腺癌对 DDP、阿霉素(ADM)较敏感。

2.药物与肿瘤的亲和力 如选用 5 - Fu,而不选用 CTX,因 5 - Fu 可直接作用于癌组织,而 CTX 必须经肝代谢后,其产物才能发挥抗癌作用。

(四)灌注方法

1.一次性灌注法 用于选择性、超选择性插管。插管成功后经导管一次性注入大剂量抗癌药。

(1)宫体癌 一次性给予 DDP 100mg。

(2)卵巢癌 一次性给予 DDP 100mg + ADM 40mg,间隔 3 ~ 4 周进行一次。

由于肿瘤内血管收缩调节欠缺,为提高肿瘤局部药量,在注抗癌药前,先注血管紧张素Ⅱ(AT - Ⅱ),使全身小动脉收缩后(血压 >150mmHg)再注药,使肿瘤血供增加,药物浓度提高。

2.持续性灌注法 在选择性或超选择性插管后,将导管固定并接驳动脉灌注泵。序贯或持续灌注给药。

(1)ADM 10mg,DDP 20mg,6 小时内序贯给入,间隔 4 天一次,直到反应最大限度地出现。

(2)5 - Fu 持续动脉灌注 6 ~ 8 天,同时静脉给予 KSM 治疗恶性滋养叶细胞肿瘤。

为提高疗效,可将不必要的侧支动脉栓塞,在肿瘤的主要供血动脉灌注给药。

续灌注期间,应一直保持导管内液体流量大于 50mL/h,以防导管堵塞。

3.埋入式周期性动脉灌注法 插管成功后,将导管与埋植于皮下的树脂贮液盒相接,以后经皮肤穿刺,通过贮液盒给药。

此法适用于晚期患者,且可在门诊长期进行间断的动脉内灌注化疗。

4. 动脉灌注化疗副反应

(1)化疗药物副反应较静脉化疗轻。

(2)感染。

(3)导管附壁血栓形成。

副反应小者,可自行吸收;大者,则可阻塞脉管或脱落向远端游走。

(4)穿刺部位血栓形成下肢血管栓塞时,下肢疼,肢体褪色、皮温低,足背动脉搏动减弱或消失。

血栓形成不足 7 天,用脲激酶溶栓治疗;超过 7 天或溶栓失败,可选用 Eogarty 导管取栓,或手术切开取栓术。

注意事项

盆腔动脉栓塞及灌注化疗必须严守操作规程以避免非病灶区血管及肺栓塞。

第十八节 治疗技术

一、阴道冲洗

【机制】

1. 将集聚在阴道、宫颈表面的致病微生物,异常分泌物冲出体外。

2. 用适当的药液冲洗恢复阴道正常的酸碱度。

3. 清除阴道内异物。

【适应证】

1. 术前准备为清洁阴道进行阴道冲洗。

2. 阴道炎者。

3. 宫颈炎者。

4. 阴道异物,尤其细碎异物需清除者。

【禁忌证】

1. 月经期者。

2. 流产后血未净者。

3. 产后 42 天之内,或恶露未净者。

4. 外阴、阴道或宫颈有伤口尚未愈合者。

【操作步骤】

(一)排尿

患者治疗前排空膀胱。

(二)体位

患者取膀胱截石位。

(三)冲洗

用已备好的冲洗液依次冲洗外阴→阴道→宫颈。

【注意事项】

1. 冲洗液温度应适宜,以38℃~42℃为宜,过热可引起烫伤,过冷患者感觉不适,且可引起生殖器痉挛性疼痛。

2. 冲洗时放在阴道内的窥器应不停地转动,使药液能与阴道各部位充分接触。

3. 未婚或无性生活者,尤其对幼女冲洗时,禁用窥器扩张阴道,使用无菌软胶细管置于阴道内冲洗。

二、阴道坐浴

【机制】

1. 温热的坐浴水可改善外生殖器局部的血液循环,增强免疫力,有利于炎症消退。

2. 坐浴水内含的药物可杀灭外生殖器的致病微生物。

3. 坐浴可清除外生殖器感染伤口表面的脓性分泌物,净化创面,利于伤口愈合。

4. 温热的坐浴水可提高外生殖器局部血液循环速度,增加了伤口局部营养物质的供应,利于伤口的修复。

【适应证】

1. 阴式手术术前准备,清洁术野,需坐浴。

2. 外生殖器感染伤口,例如,侧切伤口感染、巴氏腺脓肿切开引流术后等,为清除伤口表面脓性分泌物加速伤口愈合进行坐浴。

【禁忌证】

1. 月经期者。

2. 外生殖器伤口出血未止者。

3. 子宫出血者。

4. 外生殖器存在恶性肿物者。

【操作程序】

1. 坐浴前排空大、小便。

2. 脱掉裤子。

3. 洗净双手(肥皂洗手3遍)。

4. 用流水洗净肛门区。

5. 再洗净双手。

6. 将会阴部全部浸泡在坐浴盆内20~30分钟。

7. 坐浴后不用纸或布擦拭阴部之水,令其自然干燥,最后换上一条洁净内裤。

【注意事项】

1. 坐浴盆必须专用,不能兼做它用,更不能用来洗袜子与刷鞋。

2. 每次用前消毒坐浴用盆。

3. 应用中药煎煮的汤剂坐浴时,应先用纱布将全部草药包好,再放在坐浴盆内加水煎煮,煮毕,将包草药的纱布包取出后,再进行坐浴。

4. 坐浴的温度应掌握在38℃~42℃范围,温度低不舒服,且达不到治疗的目的,温度太高会发生烫伤。

三、微波治疗

临床常用的微波治疗机见图3-18-1。

【机制】

1. 加热机制　微波是指频率在300~3000MHz范围的电磁波,波长1mm~1m。微波作用于机体组织是由微波能改变细胞内分子和电的特性来加热的(即离子热和偶极子加热)物理疗法,即:热效应原理。微波热疗是将生物体置于微波辐射器的近声区的感应场或远场区的辐射场中完成的,它是一种非接触式的加热方式。

2. 对机体的治疗机制　目前的治疗温度41℃~47℃,即为非破坏性变化,生理反应如下:

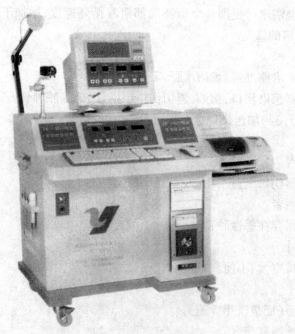

图3-18-1　微波治疗机

(1)增加血液循环:热可刺激局部神经,直接或通过轴突反射扩张血管,使机体血液循环加快。

（2）加强代谢：热加强了分子的运动，使物质经过膜的交换和弥散的过程加强，增强细胞内的物质交换，另外在适宜的热作用下细胞内酶的活性加强，组织代谢也随之加强，再者，热加强了血液循环组织的营养物质的输入及代谢废物的排出。

（3）降低肌肉和纤维结缔组织的张力，改变纤维结缔组织的物质性质，减弱张力，增强弹性。

（4）增强免疫力：机体升温到一定程度时，体内的抗体和补体增加，网状内皮系统的功能加强，大小吞噬细胞功能增强。

（5）膀胱颈平滑肌细胞膜及前列腺尿道含有的 α - 肾上腺能受体破坏，降低了尿道括约肌的痉挛，从而缓解了梗阻症状。

（6）当病变组织受到较高功率的微波照射时，机体温度会逐渐上升，破坏增生组织，当温度达到41℃～47℃时可使病灶区的血管扩张，血流加速，改善血液循环，促进局部用药及全身用药的吸收，加快细菌及毒素的排泄。

（7）其生物效应能杀死肥大和增生的细胞，并可直接杀死衣原体、支原体及各种细菌及微生物，从而达到治疗妇科相关疾病的目的。

微波治疗可分为：尿道微波、阴道微波、直肠微波。

【尿道微波适应证】

尿道炎、膀胱炎。

【尿道微波禁忌证】

1. 安装心脏起搏器者。

2. 体内或体表有金属物件者。

3. 全身存在急性感染病灶者。

4. 急性泌尿系统感染者。

5. 出血性疾患或有出血倾向者。

6. 重症糖尿病者。

7. 尿道狭窄者。

8. 心血管代偿功能不全者。

女性尿道、阴道的解剖与生理特点（图 3 – 18 – 2）。

女性尿道起于膀胱的尿道内口，经耻骨联合与阴道之间下行，穿过尿道外口，开口于阴道前庭，全长约6cm。由于女性尿道短，宽而直，且又开口于阴道前庭，故易患尿路逆行性感染。

女性阴道位于膀胱、尿道、直肠之间，上接子宫，下端开口于前庭，阴道的上端较宽包绕着子宫颈周围形成前、后、左、右环状穹隆，后穹隆最深，其顶端是子宫直肠陷凹腹腔最低部位，是阴道内致病菌最易隐匿的场所。

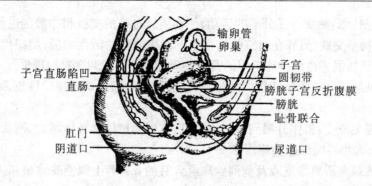

图 3-18-2　女性生殖器解剖图

【尿道微波的操作步骤】

1. 开机预热,使循环水温恒定在 20℃ 左右,室温低时打开空调。

2. 对初次微波治疗的患者,热情接待,在与其交谈中观察其神情,对有紧张、恐惧心理的患者给予亲切、耐心的解释,使患者认识到这是一种安全有效的治疗方法,使其安心接受治疗。

3. 在治疗前让患者排空膀胱内的尿液。

4. 患者平卧于治疗台上,上衣上卷至脐,脱掉裤子,完全显露阴部,用浸湿的碘伏灭菌棉球消毒尿道外口、阴道口、大小阴唇、会阴部、耻骨上区、大腿中段前内侧皮肤。

5. 术者站立于患者右侧,用左手食指、拇指将尿道口分开,将润滑止痛胶 4g/支 5mL 加上灭菌液状石蜡 10mL,缓慢做尿道内灌注,使其在尿道内停留 5~7 分钟,切勿让药液外漏,以使全尿道黏膜得到充分麻醉。

6. 在治疗前将微波辐射导线插入五腔管中孔,一直插到底,再退出 2.7cm,旋紧固定此导线的螺丝,再将测温探头插入五腔管测温口,先插到底,然后再向外退 1cm。

7. 先用润滑剂充分涂于微波五腔管上,用左手分开小阴唇暴露尿道口,右手将五腔管弯头向尿道口内缓缓插入约 10cm。

8. 向气囊内注入无菌生理盐水 10mL,再向膀胱内试插入 1~3cm,五腔管应无任何阻力(在向水管内注入生理盐水时应边注入边询问,患者有无异常感觉,如有胀痛,剧烈尿意应停止,如出现这些现象,应考虑气囊是否未进入膀胱)。

9. 将五腔管轻轻向外牵引,遇到阻力时表示五腔管已达到要求的深度,同时患者感到有尿意,轻加牵引使其固定在这一深度。

10. 将微波辐射导线尾端与微波治疗机相应部位连接,将五腔管末端循环水出入口与机器相应部位连接,然后打开循环水开关。

11. 检查并调好治疗所需的功率,设置治疗温度,一般设置在 40℃,设定时间为 60 分钟。

12. 仔细检查尿道外口应不漏尿,即开始微波治疗。

13. 在整个治疗过程中均需注意观察机器所显示的治疗温度,根据患者对热的最大耐受程度,将温度调控在41℃~47℃之间。

14. 在治疗过程中五腔管的注药孔内注入药物20~30mL,间隔5分钟注入一次,每次注药4~5mL(治疗用的药物有西药和中药两种,西药侧重于杀菌消炎,中药则侧重于化瘀消肿,治疗时根据病因不同选择不同的药物)。

15. 治疗过程中随时观察五腔管周围有无漏尿,如有漏尿需按以下方式操作:

(1)稍用力向外牵拉五腔管,使水囊紧贴于尿道内口,并用适当牵引力,使水管保持在这一位置以免药液外漏。

(2)立即检查水囊是否破裂,如系水囊破裂,需关闭电源停止治疗,重新更换五腔管。

16. 治疗完成后,先不急于拔管,让循环水继续循环10~20分钟,然后将五腔管与机器相连的各管道解脱,抽尽水囊中的10mL生理盐水,术者左手将患者小阴唇分开,右手慢慢退出五腔管,注意管腔有无血迹,以及尿道外口有无溢血等情况。

【注意事项】

(一)治疗前注意事项

1. 开机预热,并使循环水温恒定在20℃,检查设备是否运转正常。准备好相关器械药品等。

2. 询问患者有无微波治疗的禁忌证,给患者讲解微波治疗的原理及肯定的疗效。消除患者紧张恐惧心理。讲清操作程序和可能出现的不适感,取得患者的配合。

3. 治疗前让患者排空尿液。

(二)治疗中注意事项

1. 尿道微波每次治疗间隔7~10天,一个疗程3~5次。

2. 在治疗过程中,医务人员应观察和随时询问患者感觉(过热、凉、痛、胀等)。

3. 在治疗中如患者有异常情况,医生应及时对症处理。

(三)治疗后注意事项

1. 停止治疗后不得立即拔管,循环水继续循环20~30分钟后抽尽水囊腔内注入的生理盐水,再缓慢退出五腔管。此时应观察管壁、管腔有无血迹,尿道外口有无溢血,若有应即时处理。

2. 尿道微波做完后,尿道会感觉到明显刺痛或小便时略带血丝,这些均属于正常现象,此种疼痛可持续2~3天,术后可给患者开口服止痛药,以缓解疼痛,嘱患者回去多饮水,多排尿。

3. 叮嘱患者多休息,多饮水,小便时放松,严禁酒类及辛辣食品。

4. 应及时处理尿道微波引起的尿道损伤及出血并发症。

尿道损伤是泌尿系统最常见的损伤,多发于男性,青壮年居多,女性尿道损伤仅3%。尿道损伤未及时处理或处理不当可发生严重并发症和后遗症。尿道损伤分为尿道内损伤和尿道外损伤,其中尿道内损伤多为医源性,下面重点阐述尿道微波引起的尿道内损伤。

（1）发生原因：①微波管（五腔管）插入尿道的深度不够,气囊打气引起尿道黏膜膨胀性损伤。②拔五腔管时,气囊内水没有抽或没全部抽出来。③人为牵拉微波管拽出。④尿道插管的技术不够熟练或动作粗暴,或有尿道狭窄、畸形等。

（2）病理分期：①损伤期：72 小时内主要局部病变是出血、组织破坏及缺损,及时正确的治疗效果好。②炎症期：操作超过 72 小时,已有感染迹象,包括 72 小时已有感染时都称炎症期。③狭窄期：损伤超过 3 周,局部炎症逐渐消退,纤维结缔组织增生开始逐渐形成瘢痕,导致尿道狭窄。

（3）损伤的部位及程度：为前尿道和后尿道（膜部）,膀胱颈部等,黏膜损伤多为连续性的。

（4）临床表现：①会阴部或下腹部疼痛不适。②尿道口出血,多为鲜红色,后尿道损伤可见排尿末滴血。③排尿困难及尿潴留。④出血较多时,可有休克的表现。

（5）诊断：病史、临床表现及体征可以做出正确的诊断。

怎样鉴别前后尿道出血：前尿道出血较多,即使不排尿也可见尿道外口滴血,而后尿道出血较少,出血多在排尿前后可见少许血尿,尿末滴血。

（6）治疗：前尿道损伤的处理：①止血药：巴曲酶 1KU 肌注,同时静脉注射。②压迫止血：压迫尿道止血。③冷敷止血。④尿道灌注：冰水 15mL + 肾上腺素 1mL,尿道灌注。⑤预防感染：给抗生素。

（7）后尿道损伤合并大出血的处理：①压迫止血：冰水浸纱布填塞阴道内压迫尿道止血。②止血药：巴曲酶 1KU 肌注,同时给予巴曲酶 1KU 静脉注射。③如果后尿道压迫 20 分钟后还有大量出血,则放置导尿管气囊压迫止血,导尿管置入尿道后立即用生理盐水进行膀胱冲洗（主要是防止血液进入膀胱内形成血块凝集）,直到冲洗无血色为止,导尿管保留 72 小时。④留置五腔导尿管加冲洗液,接无菌导尿袋；观察 24 小时尿管颜色及冲洗液通畅情况；膀胱冲洗保持尿道通畅。⑤绝对卧床休息：测 T、P、R、BP 观察生命体征。⑥输液：止血消炎,防治感染。

a. 5% 碳酸氢钠 250mL,静脉滴注。

b. 5% GS500mL + 酚磺乙胺 4g + 氨甲苯酸 0.4g,静脉滴注。

c. 氧氟沙星 0.4g/甲硝唑 100mL,Q8h,静脉滴注。

d. 10% GS500mL + VC2.0g + $VB_6$200mg,静脉滴注。

⑦密切观察病情,必要时可输血。

⑧若血压及 Hb 下降,应考虑手术治疗。

⑨防止并发症、后遗症的产生（尿道狭窄等）。

经过以上处理,24 小时可以止血。轻中度的尿道黏膜损伤导尿管保留 3 天,但要防止尿道狭窄的发生。特别是膀胱颈部黏膜损伤严重的,导尿管放置 2 周左右。

【阴道微波适应证】

1. 外阴炎者。

2. 阴道炎者。

3. 宫颈炎者。

4. 宫内膜炎者。

5. 附件炎者。

6. 盆腔炎性包块者。

7. 尿道炎者。

8. 膀胱炎者。

【阴道微波禁忌证】

1. 安装心脏起搏器者。

2. 体内有金属物者。

3. 泌尿系统急性感染者。

4. 要求保胎的妊娠者。

5. 月经期者。

6. 子宫不规则出血者。

7. 罹患急性传染性疾病者。

8. 心、肺、肝、肾功能衰竭者。

9. 出血性疾患或有出血倾向者。

10. 阴道激光术后创面尚未完全愈合者。

11. 宫颈激光术后创面尚未完全愈合者。

【阴道微波操作过程】

1. 开机预热,使循环水恒定在 20℃。

2. 对初次治疗的患者,热情接待,消除其恐惧心理,使其安心治疗。

3. 患者取截石位于治疗床上,用新洁尔灭或碘伏棉球消毒外阴,铺消毒孔巾。

4. 准备好操作中的一切物品,微波导线插到底再抽出 2cm。

5. 常规消毒外阴及阴道。

6. 在无菌操作下,医生戴无菌手套右手食指持微波管和输液器(去针头)进入阴道,放置于阴道后穹隆部位,右手食指退出阴道,将微波管气囊,滴入 10mL 生理盐水然后向外拉,将气囊固定在阴道口,然后用无菌纱布在阴道口把微波导线及输液器绑在一块或用胶布固定,让输液器不易漏出。

7. 配好用药,一般根据病情决定用药品种,用药液一般在 30~50mL。

8. 挂上所用药品,并接好微波管各接头,及循环水开关,打开循环水。

9. 检查并调好治疗所需功率及设置治疗所需温度,起始温度为 40℃,最高温度不超过 44℃。

10. 具体温度根据患者耐受性及年龄等因素调解。

11. 治疗分两个阶段,第一个阶段 20 分钟,中间间断 5 分钟后继续治疗 20 分钟。

12. 治疗中需保持阴道连续用药,以阴道口无药液流出为适宜滴速,具体用药由医生决定。

13. 治疗后,抽出气囊内的盐水,再缓慢地拔出微波导管及输液器。

14. 擦干患者外阴,并交代术后注意事项。

【注意事项】

1. 在整个治疗过程中要不断观察微波显示的治疗温度,并不断询问患者感觉如何,随时检查阴道口是否有液体漏出,如有应按以下方式操作。

(1)查看药液滴速是否太快,并调整滴速。

(2)查看输液管是否脱落,并调整好插管深度。

(3)治疗期间禁止同房。

(4)保持外阴清洁、干燥。

(5)多饮水,促进代谢。

(6)不吃辛辣食物,禁饮酒。

【直肠微波适应证】

1. 附件炎者。

2. 盆腔炎性包块者。

【直肠微波禁忌证】

同阴道微波禁忌证。

【直肠微波的操作过程】

1. 治疗前嘱患者排空大、小便。

2. 治疗前打开主机和微波电源,使循环水温度恒定在20℃左右。

3. 对初次微波治疗的患者,热情接待,耐心为患者解释,使其增加信任感,安心接受治疗。

4. 患者仰卧,上衣卷至脐部以上,下衣退至大腿中段,肛周皮肤以新苯扎氯铵或碘伏液消毒。

5. 将微波辐射天线插入微波管内插到底,再将测温天线同样插入微波管内,并准备好操作所需物品。

6. 术者戴手套以液状石蜡涂擦微波管及肛门,左手食指、拇指充分暴露肛门,右手将微波管轻柔地插入肛门内约 10~12cm,并用胶布将微波管固定在肛门皮肤上以免导管滑落。

7. 将微波导线及测温天线连接到主机上,打开循环水开关。

8. 检查设置各项参数,温度设在40℃,时间为40分钟。

9. 在治疗过程中,应注意观察机器所显示的治疗温度,根据患者对热的耐受程度,将温度调控在40℃~45℃之间,并应随时观察和询问患者感觉。

10. 达到预先设置的治疗时间后,机器自行停止治疗,拔管时应慢慢退出微波管,并清洗干净,消毒备用。

11. 配合全身用药可达最佳效果(如静脉滴液相关药品)。

【注意事项】

1. 在治疗中如果造成肛管及肛门灼烫,应及时进行处理。

2. 其他注意事项同阴道微波。

四、TDP 治疗

特定电磁波治疗器简称为 TDP。

因其疗效高,见效快,用途广,被国内众多患者及港澳同胞誉为"神灯"。

【机制】

TDP 能发射出一种特定的电磁波,且混有生物体必需的 30 多种微量元素。此电磁波作用于生物体时,可引起生物体内所含相应元素的谐振而发生有益的生物效应。对生物有促进新陈代谢,改善微循环,促进生长、发育和修复的作用,并能提高生物体内某种生命活动的"催化剂"——酶的活性,增强机体免疫机制和自我调节的功能。

此特定电磁波治疗还具有化瘀消炎、止痒、止痛、安眠、止泻、减少组织渗液,促进上皮增长,调解生理机能等效用。

【适应证】

1. 外阴炎者。

2. 外阴溃疡者。

3. 外阴白斑者。

4. 慢性盆腔炎者。

5. 腹腔内炎性包块者。

6. 不明原因的腹痛者。

7. 有阴部手术伤口者。

8. 有腹部手术伤口者。

9. 月经不调者。

10. 痛经者。

11. 经肿瘤综合治疗,改善症状,提高机体抗病能力者。

12. 小儿肺炎者。

13. 小儿腹泻者。

14. 新生儿硬肿症者。

【禁忌证】

1. 月经期者。

2. 妊娠期者。

3. 子宫不规则出血者。

4. 急性炎症者。

5. 室温≥30℃时。

6. 患者体温≥38℃时。

【操作规程】

1. 直接照射病变区。

2. 或结合经络穴位照射。

3. TDP 距病灶应保持 30～40cm 的距离。

4. 被照射部位皮温在 40℃ 左右,以患者自觉舒适为度。

【注意事项】

TDP 放置处与治疗部位距离过远时,局部温度低,影响疗效;若二者距离过近,则局部温度高,可引起照射部位红斑状灼伤。故在照射过程中应随时调整照射距离。

五、激光治疗

【机制】

激光(laser),本质是电磁波。

影响激光生物效应的因素有:激光波长、激光功率密度及生物组织本身。

(一)热效应

激光照射组织使其温度升高即热效应。

由于照射在皮肤上激光的功率密度和照射时间不同,可使皮肤发生温热感、红斑、水泡、凝固、气化、炭化等变化。故可利用激光的热效应治疗疾病。

激光在医学领域的应用上,根据治疗目的的不同,可分为强激光治疗和弱激光治疗。

弱激光热效应的意义在于用人工的方法给予生命物质以能量,使之在生命过程中增加做功的本领,从而有能力改变病理状态,使之恢复健康。

强激光热效应的意义则在于有目的的故意造成生物组织的局部损伤,以达到所期望的组织之间的粘连焊接,分离及各种赘生物的祛除。

(二)生物刺激效应

弱激光具有生物刺激效应。

照射时不会对生物组织直接造成不可逆性损伤的激光为弱激光。是否导致生物组织损伤,既与生物组织特性有关,又和激光功率大小、照射时间长短、照射面积有关。

1. 对机体免疫功能的影响。弱激光可以促进或抑制免疫细胞的免疫活性。

2. 对神经的刺激作用。弱激光刺激作用可使受伤神经组织再生,且可引起神经功能变化。

3. 促进血红蛋白的增加及亚铁血红素的合成。

4. 蛋白酶的活性随激光功率增加而增加,但达到最大值后,酶活性随激光功率密度增加而下降。

5. 白细胞噬菌作用增强。

6. 能促进创伤愈合。弱激光照射伤口,能促使上皮细胞、成纤维细胞和附件再生,能使各类细胞核内 DNA 含量增加,能促进伤口内巨噬细胞浆内酶含量增加,从而能显著地促进伤口提前愈合。

7. 促进受照处皮肤毛囊数目增加,毛发生长速度加快。

8. 小剂量照射可促进纤维形成素的发育,糖原的合成,改善血液循环,可加速皮片生长。

9. 能促进骨折愈合。

10. 有消炎作用。

【适应证】

(一)二氧化碳激光

1. 手术切割。

2. 凝固病变。

(二)氦氖激光

利用弱激光刺激效应引起的生物效应以消炎镇痛。

【禁忌证】

1. 急性血管功能障碍者。

2. 中风前症状者。

3. 急性炎症伴有脓毒症状者。

4. 癌前期病变者。

5. 日光疗法有禁忌证者。

6. 局限性角化过度者。

【治疗方法】

(一)激光手术治疗

1. 激光手术特点

(1)出血少或不出血。

(2)手术时间短:激光手术刀切割能力强,故手术时间短,且其切割同时有止血作用,避免止血过程,从而缩短了手术时间。

(3)手术精确度高:激光手术刀可对组织精雕细琢,且对正常组织损伤极小,有利伤口愈合。

(4)可适用于腔内或体内手术而不用开腔或剖腹:激光手术刀可利用导光纤维、内窥镜、外科显微镜,将光束导入组织内,如子宫腔、胸腔、腹腔、尿道、胃肠等,进行手术,而不用开腔或剖腹。

(5)避免交叉感染:激光手术无接触,故可避免交叉感染。

(6)避免癌细胞在手术过程中转移:激光手术刀在手术的同时封闭了毛细血管与淋巴管,从而防止了癌细胞转移。

(7)术后反应轻:激光手术后,一般无水肿,术后疼痛极轻或无疼痛。

2. 激光手术治疗方法

(1)激光束经聚焦后,在焦点处功率密度最大,离焦点越远则功率密度越低,不同的病变采用不同的激光束的密度。术者通过推拉激光刀改变聚焦和受照部位的距离来调节激光束功率密度。

（2）凝固术：提升激光刀头，使作用处光斑较大，让激光束作用于凝固区，使组织的温度在55℃～100℃之间（图3－18－3）：

①凝固术用于血管瘤病灶，使病变组织凝固坏死，不立即将病变组织清除，令其结痂覆盖创面，创口在痂下愈合，全愈合后结痂自然脱落。②凝固术用于术中止血。

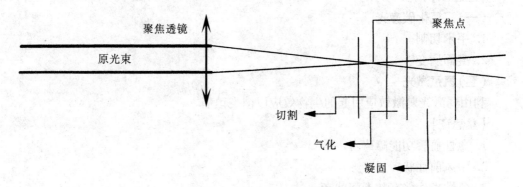

图3－18－3　激光凝固术原理

（3）气化术：令激光束工作于气化区，或不聚焦，只用原光束，将光束在气化的目标上来回扫描，逐层气化，直至彻底清除病变组织，对于较小的病损，或对于需考虑美容效果的部位，则用较低激光功率，较小光束面积的激光进行精雕细刻进行气化。①体表赘物。②烧伤。③褥疮。④溃疡创面。⑤伤口各种细菌性脓液及腐败组织。

（4）切割术：切割时，应使组织处于激光束焦点处。可切割：①皮肤。②皮下脂肪。③筋膜。④肌肉。⑤硬膜。⑥脑。⑦外周神经。⑧板骨。⑨肿瘤。

（二）激光理疗

用弱激光直接照射病灶为激光理疗。

由于不同光谱范围的光适应证与禁忌证不同故临床上又分为红外光治疗与紫外光治疗等。

1. 红外光治疗　红外波段的生物效应主要是热效应，其主要作用是改善局部血液循环，促进局部渗出物的吸收，减弱肌张力，镇痛和消炎。

（1）治疗浅表神经炎与神经痛，纤维组织炎类疾病。

（2）治疗栓塞性静脉炎、血栓闭塞性脉管炎等周围血液循环障碍类疾病。

2. 紫外光治疗　紫外光的生物效应主要是光化效应，此种光化效应对细胞产生如下影响：

（1）小剂量紫外光可刺激细胞的DNA与RNA的活性增加，消炎、止痛，从而有利于伤口愈合。

（2）大剂量的紫外光可抑制DNA与RNA的活性，添加光敏剂后可加强此种抑变能力，故可治疗增殖性皮肤病。

（3）更大剂量紫外光可致DNA与RNA蛋白变性，酶失活使细胞死亡，用来杀菌清创。

（4）紫外光可致色素沉着,治疗色素脱失性皮肤病。

人体皮肤中 7 - 脱氢胆固醇在紫外光作用下,经光化异构变化,可转变为维生素D。

紫外光照射有扩张血管,促进血液循环,改善营养代谢,有利于加强对病理炎性和致痛性化学介质的清除。

【注意事项】

1. 医护人员自身防护　不同波长的激光对眼睛损害的部位与损伤程度不同。主要损伤角膜与视网膜。因此,医护人员在使用过程中应注意防护。

2. 二氧化碳激光的防护

（1）激光手术时,手术区周围的组织应该用湿纱布覆盖。

（2）最好用黑色镀铬的手术器械,以免反射伤人。

（3）尽量避免使用橡胶、塑料制品的手术器械。

（4）手术区不应放酒精、干棉球等易燃物,以免发生火灾。

（5）医护人员在操作时应戴防护镜,以防止激光漫反射对人体造成损害。

（6）二氧化碳激光手术时,切割、气化病变组织会产生难闻的对人体有害的烟雾,故操作室内应安装排烟装置。

3. 氦氖激光的保护　为避免激光直射人眼,应戴专用激光防护镜或戴浅蓝色墨镜保护眼睛。

六、电场透热疗

【机制】

（一）定义

应用频率为 13.56MHz 的高频电磁场,通过空气耦合,高频电能在患者病灶处转化为热能,使组织温度升高而治疗疾病的方法称电场透热疗。

（二）电场的生物物理学特性

1. 活体组织的导电特性致使机体在高频振荡电流作用下能发生导电效应。

2. 对神经、肌肉组织无兴奋作用,不会引起肌肉的收缩反应。

3. 对组织的热效应。在电场作用下,其电磁能被组织吸收后转变为热,这种热称为内源热。电场作用于组织的产热机制有以下两种。

（1）欧姆耗损产热:组织体液中的电解质离子(如 K^+、Na^+、Mg^{2+}、CL、HCO^3 等)和带电荷的胶体颗粒(如蛋白质分子等)在电场作用下,随着其正负极性变化发生高速移动,形成传导电流。高速移动的带电微粒相互碰撞摩擦引起电能耗损转变为热,这种导致传导电流的耗损称为欧姆耗损。

（2）介质耗损产热:组织中的电介质成分(包括各种电介质偶极子)在电场作用下产生"高速转动"(形成位移电流),电介质微粒之间互相摩擦产生的耗损称介质耗损,这种耗损同样可转变为热,称介质耗损产热。

电场热疗法由于采用电容场法作用,能在导电的电解质成分形成传导电流,产生欧姆耗损产热;又能在介质成分导电形成位移电流,产生介质耗损产热,因此在组织中的热分布比较均匀。

电场对组织的热效应可以使局部组织血管扩张,组织细胞的通透性升高,局部组织温度升高,血液循环加快,组织营养代谢增强,从而产生一系列的治疗作用。

4. 对组织的非热效应。通过高频电磁振荡,使组织中的带电微粒、偶极子、细胞之间的摩擦接触增强,促使组织内各种成分的交换,改变组织的理化过程,使神经纤维再生速度加快,白细胞吞噬作用增强。

(三)电场透热的治疗作用

1. 抑菌、抗癌的作用　高频电磁波作用于人体组织(局部),其电能被组织吸收转变为热,使局部组织温度升高,对不耐热的细菌(淋球菌、肺炎球菌等)有抑菌作用。由于癌细胞对温度敏感、故有抗癌作用。

(1)抑制 DNA、RNA 和蛋白质的合成。

①高热可降低(^{3}H)胸腺嘧啶,(^{3}H)尿嘧啶及(^{14}C)氨基酸等前驱体合成 DNA、RNA 和蛋白质。②高热杀灭癌细胞是通过改变细胞膜的通透性,引起低分子蛋白外溢,核染色质蛋白含量相对上升,使染色质结构发生改变,导致细胞破坏。③肿瘤细胞处于 S 期(DNA 合成期)对高热最敏感,而处于 M 期(分裂期)对放射线最敏感。因此,电场透热治疗与放疗相结合,疗效显著。

(2)可激活溶酶体,导致细胞的破坏。

(3)使癌细胞骨架排列紊乱、失去完整性,导致细胞破坏。

(4)可激活免疫系统。

(5)通过热量堆积作用杀灭癌细胞。

2. 对神经系统的作用　电场对中枢神经系统及外周感觉系统有抑制作用,故有止痛效果。小功率还能促进神经再生。

3. 对心血管系统的作用　电场对局部血管作用可使血管扩张,血流加快。

4. 对内分泌腺的作用　电场作用于肾上腺区,可促进肾上腺功能加强。

5. 对血液和免疫系统的作用　电场能使红细胞和血红蛋白数量增加,尤其 α、β、γ 球蛋白升高,使体内抗体和协同抗体杀菌或溶解细菌的补体增加,凝集素、调理素也增加,使巨噬细胞吞噬功能增强。

6. 对炎症的作用

(1)对亚急性和慢性炎症主要是利用热效应使局部组织血管扩张,血液、淋巴循环增强,血管和组织细胞通透性增高,局部组织营养好转,促进炎症产物的吸收和组织再生。

(2)其次利用其热外效应,以改善神经状况、增强免疫系统功能、消除病灶组织酸中毒、减少炎症渗出物、促进组织再生。

7. 解痉作用　电场的热效应可使横纹肌的紧张度反射性降低,特别是处于痉挛状态的肌肉降低更明显。

【适应证】

适用于妇科盆腔炎、附件炎、外阴炎、阴道炎、子宫颈炎、前庭大腺炎、外阴血肿、痛经等,以及其他各科炎症。

在进行热疗时还应配合基础疗法,如完全脱离基础治疗,靠单独热疗则效果较弱。

【禁忌证】

1. 心血管代偿功能不全者。

2. 植入心脏起搏器及体内有金属假体的患者。

3. 出血性疾病和有出血倾向者。

4. 神经源性膀胱及体温调节障碍、知觉障碍的患者。

5. 膀胱结石者。

6. 结核活动期的患者。

【并发症及不良反应】

极少数人会出现Ⅰ°~浅Ⅱ°烫伤,部分肥胖的人会出现脂肪结块。但上述情况不做任何处理,数周后可自行吸收、恢复正常。

【主要病症的治疗方案】

对盆腔炎的治疗:30 分钟/次,隔天一次,3~5 次 1 个疗程,一般做 2 个疗程(参考温度 37℃~39℃)。

七、超声雾化治疗

【机制】

超声雾化治疗系利用超声波方法使液体生成 1~5μm 的细小微粒,而形成气溶胶(aerosol),适于药物气溶胶喷入或吸入治疗。超声雾化机见图 3-18-4。

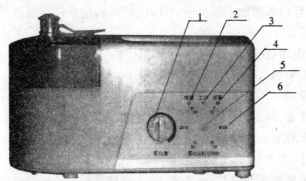

1. 雾化量旋钮　2. 电源指示灯　3. 工作指示灯　4. 水位报警指示灯　5. 功能按键　6. 10 分钟定时指示灯(其余数字为相应时间定时指示灯)

图 3-18-4　超声雾化机操作面板

【工作原理】

主要工作过程:由电源电路将交流电压降压处理为直流电压,向其他相关电路提供电源。雾量调节电路控制雾化量输出大小。定时控制电路控制超声振荡电路工作时间,定时显示电路提供定时显示。超声振荡电路产生超声波振荡。风量调节为机械装置,调节雾粒吹出速度。报警系统:当雾化器水槽缺水时,仪器将发出连续声音报警,并由红色水位报警指示灯发光提示。其工作原理见图(3-18-5)。

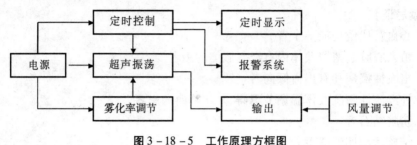

图3-18-5 工作原理方框图

【适应证】

1. 外阴炎者。

2. 阴道炎者。

3. 宫颈炎者。

【禁忌证】

1. 月经期者。

2. 子宫出血血未净者。

3. 产后或流产后血未净者。

4. 怀孕要求保胎者。

【操作步骤】

1. 做好雾化前的仪器准备。

(1)向雾化器的水槽加入不少于200mL,但不超过液位传感器顶部的蒸馏水或纯净水。

(2)将主机电源线插头插入供电网电源插座(必须接地良好)。

2. 向雾化器中加入药液。

3. 接通电源。

4. 启动功能键,开始雾化。

5. 使雾化管对准治疗部位,进行雾化治疗。

【注意事项】

1. 雾化管距离治疗部位10cm左右,不要直接接触。

2. 连续雾化治疗时,必须注意水槽的水位和雾化杯中的药液,应及时加水及药液,避免仪器损坏。

3. 应尽量避免水槽的水和雾化杯的药液溢出,以免引起电气绝缘性能降低而造成人身伤害。

4. 雾化器为医疗专用机器,其治疗药液的种类、用量及用法,必须依照专职医生的处方和医嘱进行使用。

八、盆疗

【概念】

1. 盆腔炎定义　女性内生殖器及其周围的结缔组织、盆腔腹膜发生炎症时,称为盆腔炎。范围包括子宫内膜炎、输卵管卵巢炎、盆腔腹膜炎、盆腔结缔组织炎及盆腔脓肿。

2. 盆腔炎治疗简称盆疗　盆疗主要是采用近代的盆腔治疗仪进行治疗。

盆腔炎治疗仪将光、电、药综合一体,集物理疗法和针灸的传统治疗优点,将药物定向针对性,经腹部、阴道黏膜治疗,直接激活经络,增强局部免疫功能,提高白细胞、巨噬细胞的吞噬能力,电磁场增加了药物离子化的驱动力,阴道的药物迅速离解,通过引导黏膜进入盆腔,使炎症局部药物处于高浓度,在光疗电磁场作用下,达到抑菌、杀菌、消炎及恢复功能的作用。

由于电磁场效应,红外光辐射效应,药物效应,使病变部位微循环得到改善并加速氧化进程,改善供给受损或病变的细胞修复和再生,促进和提高子宫、卵巢供血,卵泡成熟排卵,阴道紧缩,提高性功能,输卵管炎症消失并通畅。盆腔炎治疗仪实用、安全、有效。

【原理】

盆腔炎治疗仪的临床应用原理,可归纳为以下几方面。

1. 热疗　在热能的作用下,机体的反应是小动脉和毛细血管扩张,出现主动性充血,改善机体与感染做斗争的条件,使细菌生长困难。

细菌分泌毒素在热环境中被破坏,抗体形成增加,细胞吞噬功能活跃,局部代谢旺盛,肌张力降低。

使组织干燥的作用,能使渗出物结成保护性假膜,制止渗出。

2. 脉冲电刺激　单纯电刺激作用可激活人体的经络系统,也即激活了人体的免疫系统,另外对于局部穴位起到刺激作用,对治疗慢性附件炎有辅助作用。

3. 药物导入　本仪器所配药物在电压的作用下,可将药物直接导入病灶局部,并在局部保持高浓度,另外导入机体的是起主要作用的纯离子部分,通过这种作用,不损伤皮肤,无胃肠刺激,不产生其他作用,药物在体内保留时间长,发挥作用的时间也长。

【特点】

1. 可以将药物直接导入病灶局部,并在局部保持较高浓度。

2. 导入机体的是纯离子,即能起主要作用的部分。

3. 药物在机体内保留时间长,使药物更好地发挥作用。

4. 不损伤皮肤,无疼痛也无胃肠刺激。

5. 脉冲电与药物在治疗过程中常有相加作用。

6. 脉冲电对下腹部经络穴位的刺激可加强治疗作用。

【适应证】

1. 慢性盆腔炎者。

2. 由慢性盆腔炎引起不孕症者。

【禁忌证】

1. 有严重的心、肝、肾功能不全者。

2. 月经期者。

3. 妊娠期者。

4. 生殖器官有恶性肿瘤者。

5. 其他脏器有肿瘤者。

6. 高热或伴有出血倾向者。

7. 急性盆腔炎者。

8. 急性阴道炎者。

9. 活动性结核者。

10. 过敏体质者。

11. 未婚无性生活者。

12. 阴道缺如者。

13. 阴道严重瘢痕粘连者。

14. 低位阴道完全横隔者。

15. 处女膜闭锁者。

16. 外阴、阴道伤口尚未愈合者。

【操作步骤】

(一)排空膀胱与直肠

患者自解大小便。

(二)体位

患者平卧于治疗床上。

(三)暴露治疗区域

脱掉裤子,充分暴露会阴部。

(四)消毒

常规用0.5%碘伏棉球消毒外阴与阴道。

(五)放置"电极"

将阴道治疗探头(电极)外套无菌橡皮套(可用避孕套),套外涂灭菌滑润剂。治疗者左手将患者小阴唇分开,右手操治疗探头轻轻顺阴道后壁将治疗探头置于阴道内。

腹部治疗板(电极)置于患者小腹部,并固定稳妥。

（六）治疗

1. 导入强度（VOLTDGE）28～40 间。

2. 腹部辐射强度（LNTV RED）8～11 间。

3. 阴道温度（TEMR）37℃～38℃间。

4. 根据病情采用不同方式（MODE）进行治疗。

5. 每次治疗 30 分钟，10 次为一疗程。可连用 2 个疗程。

输卵管阻塞不孕者可连用 3 个疗程。

【优点】

盆腔炎治疗仪治疗盆腔炎的优点：

1. 抗菌药物直接进入病灶不易产生抗药性。

2. 对人体肝脏、肾脏、骨髓造血系统、胃肠道及神经系统无不良作用。

3. 治疗盆腔炎安全、有效。

【注意事项】

1. 局部加剧反应　个别患者，在治疗时，局部出现热、痛加剧的现象。主要为局部血液循环旺盛或代谢增强，加速了病灶的活动与修复过程，这种反应可以很快消失，炎症吸收好转，故也称一时性反应。如反应持续时间较长，可调整电压幅度及温度，必要时可暂停，不影响继续治疗。

2. 全身性加剧反应　治疗过程中，有时可造成全身不适，性情烦躁，食欲不振，失眠和倦怠等，有可能为理疗过敏，应减少剂量或延长间隔时间。

3. 治疗适时　空腹、饭后半小时内或过度疲劳者不宜用强力的理疗。

4. 治疗适度　治疗人员应守护在患者身旁，根据患者对治疗的反应，随时调整治疗强度。

九、宫颈波姆光治疗术

波姆光是由可见光、近红外光和部分中红外光组成的一种综合光，由光电子转化为热能选择性的穿透病变组织，达到治疗目的，治疗中患者无痛苦，无不良反应，安全可靠。

【机制】

波姆光热治疗仪的生物效应主要是通过光与生物组织相互作用，产生光热疗法和光化效应，使宫颈糜烂组织产生蛋白凝固，这种热效应对生物体不产生有害影响。MS光热治疗仪治疗宫颈糜烂，具有穿透性好，选择性强、方向弥散的特点，这恰好与宫颈糜烂中间深，周边浅的病变形态相适应，且组织损伤轻，修复快，治愈后宫颈不留瘢痕，正常生理功能不受影响。

【适应证】

慢性宫颈炎。

【禁忌证】

1. 急性生殖器炎症未被控制前。

2. 子宫出血者。

3. 月经期者。

4. 生殖道恶性肿瘤者。

5. 体内某器官系统存在重度感染病灶,或发烧者。

6. 重要脏器、脑、心、肺、肝、肾脏功能严重失调未被纠正前。

7. 妊娠期者。

【手术步骤】

(一)体位

受术者取膀胱截石位。

(二)术野消毒

用0.1%碘伏液消毒外阴、阴道及宫颈。

(三)暴露宫颈

放置窥器充分暴露宫颈糜烂面,用碘伏液消毒阴道、宫颈后再用干棉球将宫颈擦拭干净,保持宫颈局部干燥、清洁。

(四)选择功率

根据糜烂面调节治疗仪的光功率,一般6~10W。

(五)照射

将照射光头轻轻伸入阴道内,不接触阴道壁及外阴部,使照射头与宫颈糜烂面垂直,距创面0.5~10cm,照射时间1~5分钟(根据创面大小而定)从宫颈口中央向周围匀速移动照射头,至糜烂区黏膜形成白色膜为止,取出照射头及窥器。

(六)术毕喷药

术毕在变为灰白色的糜烂面上喷呋喃西林粉或云南白药。

【注意事项】

1. 照射时间不宜过长、过度,照射过度,显黄色可造成术后出血。

2. 避免光斑直接照射外露的避孕环尾丝。

3. 术后嘱患者禁盆浴,禁游泳2个月。

4. 禁性生活2个月。

5. 保持外阴清洁。

6. 术后阴道有流血水、黄水半月者为正常,如出血量大,随时到医院止血治疗。

7. 如无异常,术后4~8周后复查。

十、宫颈电烙术

【适应证】

1. 慢性宫颈炎(中、重度)者。

2. 宫颈非典型增生(轻度)者。

3. 宫颈良性小型赘生物者。

【禁忌证】

1. 全身疾患：肝脏疾患，心脏病，肾疾患，活动性肺结核，高血压等。

2. 血液病：血小板减少，重度贫血等。

3. 妊娠者。

4. 子宫不规则出血者。

5. 炎症：急性盆腔炎、细菌性阴道炎、真菌性阴道炎、滴虫性阴道炎、老年性阴道炎及淋菌、支原体、衣原体感染等。

6. 良、恶性肿瘤：盆腔肿瘤、癌变、宫颈及宫体或卵巢瘤等恶性肿瘤。

【术前准备】

1. 患者须经妇科门诊检查，排除盆腔急性炎症及真菌性阴道炎、滴虫性阴道炎及老年性阴道炎等。必要时做 PCR。

2. 常规做宫颈刮片细胞学镜检。

3. 宫颈刮片有核异质者，行阴道镜检，必要时活检，以排除癌变。

4. 患者如有阴道炎或宫颈充血严重者，应先上药。可用氯己定液冲洗或用消炎Ⅰ号、Ⅱ号粉喷涂，待炎症好转后，再行电烙。

【电烙时间】

1. 产后 3 个月。

2. 流产后 2 个月。

3. 放置宫内节育器 1 个月后。

4. 在月经后 3～7 天内，无性交史者可行电烙治疗。

【手术步骤】

（一）排尿

术前排空膀胱。

（二）体位

受术患者取膀胱截石位。

（三）擦拭

用窥器暴露子宫颈，以 3% 苏打水棉球及干棉球拭净宫颈及阴道黏液。

（四）电烙

电烙的深度，根据糜烂情况及程度而定，一般深度为 1～3mm 左右，必要时可达 5mm，电烙范围一般需超过糜烂面约 1～2mm，达正常组织。宫颈管内进入深度约 0.5～1cm。电烙由下唇 6 点处开始，顺序向左右进行，然后转至上唇(图 3 - 18 - 6)。

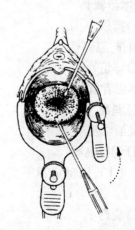

图 3 - 18 - 6 宫颈电烙

【注意事项】

1. 未产妇及宫颈口较紧者,应一边扩宫口,一边电烙。希望妊娠者尽量避免烧灼颈管内,以防宫口狭窄。

2. 电烙时应将所有的纳波囊肿彻底破坏。

3. 电烙范围应超过糜烂面。

【术后处理】

1. 电烙完毕后,患处涂抹红汞溶液,并填放消炎膏纱球一个,嘱患者 8 小时以后取出。

2. 用1:5000高锰酸钾液或清水洗外阴,保持外阴清洁。

3. 电烙后,由于局部组织坏死脱落,常出现白带增多,白带呈黄白色水样,有腥臭味。电烙后 1 周左右常有血性分泌物或少量出血,有异常应随时就诊。

4. 宫颈重度糜烂者,电烙后给予抗生素及止血药物 3 天。

5. 电烙后 6 周内有阴道活动性出血者,尽量不做阴道检查,可用窥器检查,用棉球或用止血粉纱球填塞压迫止血。

6. 宫颈电烙后 2 个月,月经干净后 3~7 天,复查未治愈者,可进行第 2 次电烙。

7. 复查时发现宫口狭窄,应用 1~2 号宫颈扩张器,扩张宫口。

8. 电烙后 2 个月内,禁性生活及盆浴(可行淋浴)

十一、宫颈激光治疗术

【适应证】

1. 慢性宫颈炎。

2. 阴道、外阴等赘生物,例如,尖锐湿疣等。

【手术步骤】

(一)排尿

术前排空膀胱。

(二)体位

受术患者取膀胱截石位。

(三)消毒

常规消毒阴道、宫颈。

(四)调整机器

插上电门,启动电源开关,脚踩踏板,电流调节至 25~28mA,将功率一般调至40W。

(五)烧灼

用原光束对准宫颈病灶进行烧灼,由内侧向外侧螺旋形烧灼,光斑 0.3~0.4cm,激光头在阴道口距离宫颈口 4~6cm,烧灼范围超越糜烂面 1~2mm,深度 2~3mm,烧灼后宫颈呈线锥形(图 3-18-7)。

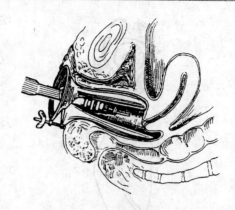

图 3 - 18 - 7　宫颈激光治疗

【注意事项】

1. 及时吸出激光烧灼过程中所产生的烟雾,以防影响视野及治疗效果。

2. 激光烧灼过程中,术者应戴防护眼镜,禁止用眼睛直接对着激光。

3. 术毕,用甲紫液涂抹患处,将 1 个京万红膏纱托或消炎膏纱托敷在患处,嘱患者第二天上午取出。

十二、宫颈冷冻治疗术

冷冻治疗术系利用快速降温装置从病灶组织中移除水分,形成冰晶,造成病灶组织脱水,电解质浓缩,破坏病灶细胞,使病变组织冷冻后坏死脱落。常用冷冻剂为液氮(N_2)。冷冻探头的温度可固定在 -196℃。

该法治疗宫颈糜烂的 1 次治愈率较电烙术高。术后很少出血,糜烂愈合后发生宫颈管狭窄或粘连较少,对今后妊娠及分娩无影响。

【适应证】

1. 中、重度慢性宫颈炎。

2. 轻度宫颈非典型增生。

【禁忌证】

宫颈浸润癌。

【手术步骤】

(一)放置探头

将探头置于宫颈糜烂处,用力按压使其接触紧密。探头必须覆盖病灶面并略超过其范围(图 3 - 18 - 8)。

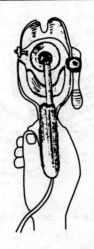

图3-18-8 冷冻治疗宫颈

(二)探头种类

一般探头种类分三种(图3-18-9)。

a. 圆形探头   b. 半圆形探头   c. 锥形探头

图3-18-9 探头种类

(三)重复冷冻

采用重复冷冻法,即冻—融—冻,冷冻3分钟,自然复温5分钟,再冷冻3分钟(3-5-3重复)。

(四)准确计时

探头接触宫颈组织,启动冷源,时间的计算是从探头周围出现冷霜后开始。复温为自然复温。

(五)补充冷冻

冷冻后如有残留病灶应补充冷冻。冷冻完毕,宫颈涂以1%甲紫。

【注意事项】

1. 冷冻探头对准病灶,防止探头触及阴道壁而发生冻伤。尤其阴道壁松弛者,应倍加小心。

2. 操作时应严格掌握冷冻时间,必须使冷冻达到足够的范围和深度。

3. 冷冻探头大小及形状应尽量与病变区相适应,并应接触紧密。

4. 冷冻过程中慎防液氮外溢触及正常组织而造成冻伤。

5. 冷冻术后主要反应是阴道大量水样分泌物,待被冻表层水肿细胞脱落后,阴道分泌物逐渐减少。若分泌物有臭味,应局部或全身应用抗生素。

6. 冷冻1周后,宫颈痂皮开始脱落,并有新生上皮生长,需1~3个月完全愈合,此期应禁止性生活和盆浴。

十三、宫颈微波治疗术

微波治疗的原理是热效应与非热效应。

热效应有烧灼宫颈病变组织的作用。当微波辐射15秒钟时,被照部位局部温度开始上升,当温度达到60℃~80℃时,局部组织即已达到烧灼,破坏的程度。

非热效应可使被辐射部位血液循环加速,代谢增强,组织再生能力提高,从而达到消炎与组织修复的作用。

【适应证】

同宫颈电烙术。

【禁忌证】

同宫颈电烙术。

【手术步骤】

(一)准备微波治疗仪(图3-18-10)

1. 检查微波治疗仪各旋钮是否处于"零"位。

2. 接上电源。

3. 调整工作频率为2450±0MHz,最大输出功率为50W。

(二)操作微波辐射器

1. 手持微波辐射器,放入阴道内接触宫颈。

2. 脚踏开关。

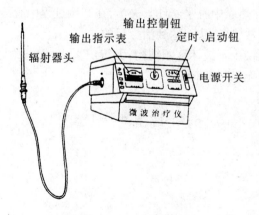

图3-18-10　微波治疗仪

(三)做微波辐射

1. 将辐射器头置于宫颈前唇或后唇糜烂区做微波辐射,可由内向外,由糜烂区向正常区边缘逐步移动,直至整个宫颈糜烂面受到辐射为止(图3-18-11)。

2. 糜烂中心部位比边缘区辐射时间稍长些,一般辐射时间以局部组织变为灰白色或微黄色为宜。

【注意事项】

1. 微波治疗的操作者应戴防护眼镜,以防止角膜损伤。

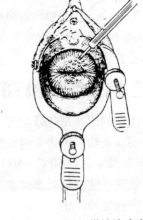

图3-18-11　微波治疗宫颈

2. 在微波辐射治疗过程中,应随时擦去宫颈分泌物,保持宫颈干净,以提高微波治疗的效果。

3. 应在微波治疗仪关闭状态下,放进或取出辐射器头,以免烧伤周围组织。

十四、LEEP 刀治疗宫颈疾患

【概念】

"LEEP 刀"修复宫颈,消除炎症。

目前韩国"LEEP 刀"立体治疗宫颈疾患是一种很好的方法,LEEP 刀作为一种非侵入性的治疗方法,可将体外发射的超声波穿过软组织而聚集到体内的病变组织,由于聚集部位的强大能量存积。结果导致蛋白变性及病变组织细胞不可逆性坏死,达到破坏病变之目的,而周围组织以及超声波通过的组织则没有损伤,具有无创、安全性较高、无放射性等优点。LEEP 刀通过计算机精确定位将超导针介入病灶中心部位,释放巨能。使糜烂组织在热凝中脱水、凝固、失活,在结痂过程中脱落、消失,使肉芽组织重新生长,恢复宫颈正常状态,从而达到治疗目的。

LEEP 刀治疗宫颈疾患不破坏宫颈结构,无组织炭化、无纤维化现象,不影响宫颈黏液分泌,对生育功能无不利影响。

【LEEP 刀治疗仪】

前后板功能指示如下(图3-18-12 和图3-18-13)。

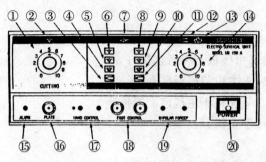

1. 切割功率调节钮
2. 切割模式工作灯
3. 双极模式开关
4. 混切Ⅱ模式开关
5. 混切Ⅰ模式开关
6. 纯切模式开关
7. 切割工作灯
8. 纯切模式指示灯
9. 混切Ⅰ模式指示灯
10. 混切Ⅱ模式指示灯
11. 双极模式指示灯
12. 双极模式工作灯
13. 单极凝血工作灯
14. 凝血功率调节钮
15. 报警灯
16. 患者极板插孔
17. 手控刀笔插座
18. 脚控刀笔插座
19. 双极镊连线插座
20. 电源开关

图 3 – 18 – 12　前面板控制和连接

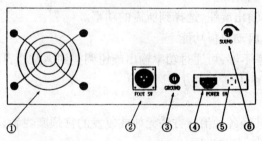

1. 风扇
2. 脚踏开关插座
3. 地线接柱
4. 电源线插座
5. 保险丝
6. 工作音量调节钮

图 3 – 18 – 13　后背板控制和连接

【操作说明】

(一)单极操作

1. 手术前,按要求将负极板与患者连接好。

2. 将负极板连线插入主机负极板插孔。

3. 将手控或脚控刀笔连接于主机前面板插座。

4. 将脚踏开关连接于主机背面插座。

5. 打开电源开关。

6. 选择切割模式(纯切、混切Ⅰ或混切Ⅱ)。

7. 通过切割功率调节钮设定切割功率。

8. 通过凝血功率调节钮设定凝血功率。

9. 按下脚踏开关或手控钮启动操作(切割或凝血)。

(二)双极操作

1. 手术前,按要求将负极板与患者连接好。

2. 将负极板连线插入主机负极板插孔。

3. 采用双极模式时,单极的手控刀笔不会有功率输出。

4. 将双极镊子与连线接好,并将连线的另一端与主机的双极插孔连接好。

5. 将脚踏开关与主机背面的插孔连接好。

6. 将主机电源开关打开。

7. 选择到双极模式开关。

8. 通过凝血功率输出旋钮,选择到所需的功率。

9. 通过脚踏开关启动双极功能。

10. 如果输出功率不够,可通过功率输出旋钮调整到满意位置。

(注意:一定要按由小到大的方式调整。)

【适应证】

1. 宫颈糜烂,尤其经各种治疗方法无效或复发的宫颈糜烂者。

2. 宫颈息肉者。

3. 宫颈纳氏囊肿或宫颈囊肿者。

4. 宫颈良性赘生物者。

5. 宫颈尖锐湿疣者。

6. 宫颈非典型增生者。

7. 宫颈白斑者。

【禁忌证】

1. 宫颈恶性肿物或体内其他脏器存在恶性肿瘤者。

2. 外阴、阴道、宫颈急性炎症者。

3. 生殖系统慢性炎症未经控制者。

4. 严重高血压者。

5. 心律不齐、心功能不良、各种类型心脏病、新发生或未被控制的心力衰竭及携带心脏起搏器者。

6. 严重支气管哮喘者。

7. 肺感染或肺结核活动期者。

8. 急性传染病未治愈者。

9. 子宫结核未经有效治疗控制者。

10. 肝功能明显异常者。

11. 肾功能不全者。

12. 严重糖尿病者。

13. 严重贫血、血小板减少及其他出血性疾病者。

14. 水、电解质平衡紊乱者。

15. 瘢痕体质者。

16. 子宫不规则出血者。

17. 月经期者。

18. 3 天内有房事者。

19. 体温超过 37.5℃者。

【术前准备】

1. 交代病情　术前必须向患者及家属反复交代治疗宫颈疾患的必要性，不治疗的危害性，LEEP 刀治疗宫颈疾患的特点，治愈率可达 99％以上及术后需要患者及家属怎样配合治疗。

2. 家属签字　术前患者及家属必须书面签字。

3. 化验检查　查血常规、凝血四项、尿常规。

4. 查阴道分泌物　清洁度、滴虫、真菌、淋菌、加德纳杆菌、衣原体、支原体、线索细胞以及其他致病微生物。必要时做药物敏感度测定。

5. 宫颈刮片　细胞学检查除外宫颈恶性疾患。巴氏涂片五级分类法和电脑辅助细胞学分析系统（CCT），除对宫颈癌前病变、宫颈癌有筛查作用外，还能查出 HPV、HSV、滴虫、真菌。

6. 阴道镜检　进一步除外宫颈恶性病灶的存在。在阴道镜下可观察到宫颈上皮病变及血管病理性变化。在阴道镜下取宫颈活检，可提高确诊率。

7. 测心电图　了解心、肺功能。

8. 测定生命体征　术前测血压、脉搏、体温。

9. 阴道准备　术前用 0.1％碘伏液冲洗阴道，每日一次，或用 0.5％碘伏液涂擦外阴、阴道、宫颈及宫颈管 3 天。

10. 排空膀胱　入手术室前排空膀胱。

【手术条件】

1. 适合 LEEP 刀手术指征。

2. 无禁忌证。

3. 月经干净 3～7 日。

4. 术前准备已齐。

【手术步骤】

（一）体位

受术者取膀胱截石位。

（二）消毒

用 0.5% 碘伏常规消毒外阴、阴道、宫颈及宫颈管。

（三）洁净术野

用无菌干棉球擦净阴道及宫颈上消毒液及宫颈管黏液。

（四）调整治疗仪

1. 接通电源。

2. 将功能键设置为混切 II 的位置。

3. 功率调至 3～5 挡位之间。

（五）放置负极板

将负极板置于受术者腰骶部，与皮肤直接紧贴。

（六）切割病灶

根据病变的程度和范围选用不同的电极，开始切割。

（七）送检

切下来的宫颈组织泡在 10% 福尔马林液中送病理检查。

（八）止血

切割满意后，止血时将功率调至 8～10 挡位之间。使用球形电极进行止血。

【注意事项】

（一）术中注意事项

1. 消毒阴道和宫颈时，最好用 0.5% 碘伏液，因此液消毒作用可靠，且无易燃性。

2. 消毒剂最好不用酒精，因酒精是可燃性溶液，即使用酒精消毒在切割前也必须将其擦干净，否则由于酒精易燃烧可烧伤阴道正常组织。

3. LEEP 电刀也绝不能在可燃性麻醉剂（如醚类），可燃性手术准备液（如酒精），或在富氧环境下（氧气筒开放状态）使用。

4. 受术者身体凹处，如脐窝使用可燃性溶液（酒精、乙醚等）与阴道内使用可燃性溶液有同样的危险。如使用此类溶液后，在开机治疗前必须彻底擦干。

5. 负极板应尽量放置在导电范围大并与受术者连接完好，且受术者连接部供血良好，同时，负极板尽可能靠近施术部位。

6. 受术者身体与负极板相连接处，必须保持清洁，干燥，无毛发。负极板不能连接在受术者伤疤或骨骼凸出处，或其他有可能引起打火的接触面积较少的部位。

7. 使用 LEEP 电刀切割宫颈时，重要的是用平稳轻柔的压力进行一种平滑而无间断的动作手法。切割应均速进行，不能太慢，否则组织切面产生的热量会引起烧焦，导致组织热损伤。切割的速度也不能太快，太快则使切面产生拖拉阻力，不易切下组织，且出血多。

8. 切割前宫颈组织用 0.5% 碘伏液消毒后变湿润，宫颈组织太干燥切割时易被烧焦。

9. 切割时使用的功率挡次不要太高，一般选择在 3～5 之间，正确的输出功率，切面热量作用于组织细胞最小。

10. 止血时功率可调至最大。输出的功率越大，切面热量越高有利于止血。

11. 切割前先准备好刀具，摆好姿势后，再踩开关，刀具绝不可以接触阴道壁组织，否则会引起烧伤。

12. 严格无菌操作。电极、导线和永久刀等均应高温、高压消毒。电极也可采用自我消毒灭菌法，即在启动切割按钮后，将电极在生理盐水浸湿的纱布中来回移动，不必太用力，可听到蒸汽的吱吱声，蒸汽对电极产生消毒作用。注意此种消毒方法不要伤及术者自己的手。

13. 创面出血应立即采取有效的止血方法。

(1)电凝止血：对活动性出血点电凝止血。

(2)药纱压迫止血：创面渗血应采取浸药的纱布压迫止血：①用爱宝疗浓缩液纱布直接敷于渗血创面 5 分钟，血管收缩可止血。②碘伏棉球压迫止血。

(3)止血贴止血：用特制的止血纱布贴贴在渗血创面，止血效果常较佳。

(二)术后注意事项

1. 预防感染，酌情给予抗生素 3～5 天。

2. 预防出血，手术当天及痂皮脱落时给予止血药。

3. 一周后应复诊或电话随访，检查手术创面和查询病理结果。

4. 术后 1～2 个月复诊，检查创面愈合情况，必要时外用药物以促进上皮修复。

5. 术后 2 个月禁止性生活、盆浴及阴道冲洗。

6. 若术后病理为以下情况，须严密随访：宫颈上皮内瘤样病变（CIN）、原位癌、宫颈（CIN，合并尖锐湿疣、宫颈尖锐湿疣、宫颈湿疣扁平型等。

7. 术后 7～10 日，宫颈创面脱痂开始少量出血，约 4～6 天自行停止，若出血多于月经量则回医院止血治疗。

8. 术后 2～3 天开始出现阴道排液，持续约 2～4 周。

9. 术后一个月禁骑自行车、提重物等。

十五、盆腔肿块穿刺抽吸术

【概念】

超声引导下盆腔肿块穿刺抽吸及细胞学检查目的是避免不必要的剖腹手术；对某些盆腔肿块的性质可明确诊断；对某些盆腔肿块的保守治疗创建了一种新的方法，探索了新的治疗途径。

超声引导下对盆腔包块穿刺结合细胞学、组织学活检对性质不明的妇科盆腔包块具有诊断和鉴别诊断价值。

【适应证】

1. 单纯性卵巢囊肿 B超显示卵巢的囊肿为薄壁球形无回声区,直径≥5cm,经服避孕药3个月治疗囊肿不消失,且仍有增大趋势者。为明确诊断,消除卵巢囊肿行穿刺抽吸术。

2. 卵泡囊肿 成熟卵泡不排卵或闭锁卵泡持续增大,由于卵泡液潴留而形成卵泡囊肿,直径≥5cm,囊肿存在时间超过3个月以上。

3. 浆液性囊肿 单房,薄壁,内含清亮液体,且囊肿直径≥5cm。

4. 中肾管、副中肾管囊肿。

5. 卵巢巧克力囊肿 患者有或无痛经史,B超显示卵巢囊肿内液有反光点,即卵巢因异位子宫内膜周期性出血,血液潴留在内形成囊肿。

6. 盆腔脓肿 附件炎形成的局限性脓肿,或包绕子宫周围的盆腔脓肿,穿刺抽液做致病微生物培养加药物敏感度测定,向脓肿腔内注入抗生素治疗,必要时放置引流管以利脓液排出。

7. 盆腔包裹性积液(盆腔腹膜囊肿) 手术后或盆腔粘连形成的局限性液性暗区。经药物或物理治疗保守治疗无效者。

8. 黄体囊肿 宫内孕流产后或宫外孕保守治疗期间卵巢黄体囊肿经久不退且直径≥5cm者。

9. 性质不明的陈旧性子宫外孕包块 根据临床症状、化验与查体无法确定诊断的陈旧性子宫外孕包块,经穿刺可鉴别诊断,明确诊断后可做保守治疗。

10. 性质无法确定的盆腔肿块 已有明确手术指征的妇科盆腔肿块,尤其是囊实性或实性卵巢赘生性盆腔肿块,或盆腔肿块伴腹水者,一般不主张做诊断性穿刺。

但对高龄患者,并有内科合并症不宜手术或不能承受麻醉时,可慎重考虑在超声引导下穿刺肿块做细胞学检查,再决定下一步治疗方案。

11. 妇科恶性盆腔肿瘤 晚期妇科盆腔恶性肿瘤或复发者,可在B超监测下穿刺做细胞学检查明确诊断后,可在超声引导下行瘤体内药物注射,以缓解病情,延长生存期限。

【禁忌证】

1. 急性生殖器炎症者。

2. 水、电解质平衡紊乱者。

3. 严重高血压者。

4. 心律不齐、心功能不良,各型心脏病、新发生或未控制的心力衰竭者。

5. 严重支气管哮喘者。

6. 肺感染及肺结核活动期者。

7. 肾功能不全者。

8. 肝功能明显异常者。

9. 严重糖尿病者。

10. 重度贫血、血小板减少及其他出血性疾病者。

11. 急性传染病者。

12. 其他脏器存在恶性肿瘤者。

13. 子宫不规则出血者。

14. 月经期者。

15. 3 天内有房事者。

16. 体温超过 37.5℃ 者。

【术前准备】

1. 交代病情　术前必须向患者及家属反复交代保守性穿刺抽吸盆腔肿块可协助诊断,指导治疗,但治愈率不是 100%,且有复发的可能。

2. 家属签字　术前患者及家属必须书面签字。

3. 化验检查　查血常规,凝血四项、尿常规、肝功、乙肝两对半及甲、丙、丁、戊肝测定。

4. 肿瘤五项　取血做肿瘤五项,术前对肿块的性质有初步的评估。

5. 查阴道分泌物　清洁度,滴虫、真菌、淋菌、加德纳杆菌、衣原体、支原体、线索细胞以及其他致病微生物。必要时做药物敏感度测定。

6. 宫颈刮片　细胞学检查除外宫颈恶性疾患。

7. 阴道镜检　进一步除外子宫颈恶性病灶的存在。

8. 诊断性刮宫　除外子宫内膜不良病灶。

9. 测心电图　必要时做超声心动,了解心脏功能。

10. 摄胸大片　除外心、肺疾患。

11. 观察生命体征　术前连续测血压,脉搏、体温 3 天。

12. 阴道准备　术前用 0.1% 碘伏液冲洗阴道,每日一次,或用 0.5% 碘伏液涂擦阴道、宫颈及宫颈管 3 天。

13. 肠道准备　术前一日下午 2 点服甘露醇 250mL,同时饮 2000~2500mL 白开水,清洁肠道。

14. 镇静剂　术前晚 8 点,服艾司唑仑 2 片,养精蓄锐。

15. 膀胱充盈　术前保持膀胱充盈,如无尿,则安放尿管,向膀胱内注生理盐水,使其充盈,以便腹部 B 超了解子宫及盆腔包块的影像。

16. 仪器和器械

(1)实施超声显像诊断仪:并备有穿刺装置。①经腹壁穿刺用线阵、凸阵、扇扫探头。②经阴道穿刺用高频 5~7.5MHz 阴道探头,术前消毒备用。

(2)穿刺针等:①腹壁穿刺针 20~23G,长 15~18cm。选用 22~23G 细针时,应备

18G 导针先做腹壁穿刺以防细针偏向弯曲。②阴道穿刺针直径 16～17G,长 30～45cm。

17. 穿刺途径　术前选择穿刺途径,术前进行腹壁及阴道常规 B 超,选择最短,且又能避开膀胱、肠管及宫颈等脏器的穿刺途径。

18. 准备药物

(1)一切抢救用药。

(2)冲洗囊腔的无菌生理盐水。

(3)无水乙醇。

(4)MTX 10mg 溶于 5mL 蒸馏水。

(5)5FU 250～500mg 不用稀释。

19. 开腹准备　准备消毒的开腹探查修补肠管及切子宫需用的手术器械及敷料。以备急需时用。

【手术步骤】

(一)经腹壁穿刺

1. 体位　经腹部穿刺受术者采取平卧位或侧卧位。

2. 消毒　常规消毒腹部术野皮肤。

3. 铺巾　铺无菌巾。

4. 麻醉

(1)局麻:1% 利多卡因在皮肤穿刺点局麻。

(2)全麻:精神紧张,极度恐惧疼痛者,用丙泊酚静脉全麻。

5. 准备穿刺　换上消毒的穿刺探头,确定穿刺点,调整穿刺角度,测量盆腔肿块的深度,将穿刺引导线对准穿刺的盆腔包块。

6. 穿刺　将穿刺针插入探头导向器的针槽,继之,适当用力进行盆腔包块穿刺。

7. 抽液　通过显示器监视穿刺针,沿着穿刺引导线通过皮肤、腹壁各层,直达盆腔肿块内,然后抽液。

盆腔包块若为实质性则取活检。

8. 冲洗囊腔　用 20mL 或 50mL 注射器抽吸囊内液,如囊内液为巧克力稠厚,先注入无菌生理盐水稀释后再抽吸,尽可能将其抽尽。

若是卵巢多房囊肿,可将穿刺针退至腹壁再穿刺另一囊腔。

9. 细胞学检查　抽出之囊液全部送细胞学检查。

10. 细菌培养＋药敏　囊内液若为脓性,则做致病菌培养＋药敏。

11. 囊腔内注药　若为巧克力囊肿、单纯性囊肿抽净囊内液后,注入无水乙醇 5～10mL,保留 5～10 分钟后,回抽 3～8mL。

12. 肿块内注药　肿块若为实质性、恶性可向其内注射 MTX 10mg 或注射 5FU 250～500mg。

13. 宫外孕包块内注药　盆腔肿块若为宫外孕,抽净肿块内积血后可向其内注入

MTX10mg 或 5FU 250mg。

14. 处理穿刺点　术毕,拔出穿刺针,再用 0.5% 碘伏液消毒穿刺点,并用无菌纱布压迫穿刺点 5 分钟,最后用无菌纱布敷盖穿刺点。

(二)经阴道穿刺

1. 体位　受术者取膀胱截石位。

2. 消毒　用 0.5% 碘伏液常规消毒外阴、阴道、宫颈。

3. 铺巾　铺无菌巾。

4. 麻醉　丙泊酚静脉麻,可令受术者在安静无痛的状态下完成手术。

5. 准备穿刺　将已消毒的阴道探头置于阴道内,在穹隆部检查。显示盆腔肿块后,将穿刺引导线对准肿块。

6. 穿刺　术者将阴道穿刺针沿阴道探头的穿刺引导管经阴道穹隆刺入盆腔肿块。

7. 抽液　通过显示器监视穿刺针,沿着穿刺引导线,直达盆腔肿块内,然后抽液。

8. 冲洗囊腔　均与经腹部穿刺相同。

9. 细胞学检查　均与经腹部穿刺相同。

10. 细菌培养 + 药敏　均与经腹部穿刺相同。

11. 囊腔内注药　均与经腹部穿刺相同。

12. 肿块内注药　均与经腹部穿刺相同。

13. 宫外孕包块内注药　均与经腹部穿刺相同。

14. 处理穿刺点　术毕拔出穿刺针,取出 B 超阴道探头,用碘伏纱布数块填压在穿刺点处,以压迫止血、消炎。

【注意事项】

1. 穿刺前应进行腹部与阴道 B 超对照检查,结合肿瘤五项化验、PV 检查及病史作出诊断,预先估计能否顺利完成穿刺操作各步骤。诊断正确,穿刺途径选择合适是手术成功的关键。

2. 穿刺术前应做好开腹手术的一切准备。

3. 穿刺时应将 B 超探头适当地对腹壁或阴道穹隆施加压力,使盆腔肿块与腹壁或阴道穹隆能贴近,且应尽量避开肠管。

4. 术毕,观察受术者血压、脉搏及体温变化,至少 2 小时。

5. 经阴道穿刺术后第二日取出阴道内填塞之碘伏纱布。

6. 穿刺若伤及临近肠管,术后出现腹腔炎急腹症症状时,应开腹检查,修补受损肠管。

(1)受术者半卧位,使炎性液聚于盆腔最低部位,以防形成膈下脓肿。

(2)给予大量有效抗生素。

(3)术后禁食水,必要时胃肠减压,以利肠壁伤口愈合。

7. 盆腔穿刺损伤膀胱

（1）安放导尿管 5～7 天,至尿常规阴性。

（2）给抗生素。

8. 卵巢囊肿蒂扭转者应急症开腹手术,不宜行单纯囊肿穿刺抽吸术。

9. 盆腔肿块,肿瘤五项化验、症状、体征及 B 超结果提示为恶性者,又具备开腹指征及条件者,应首选开腹手术,不宜行盆腔肿块抽吸术。

10. 盆腔单纯性卵巢囊肿经抽吸后囊肿消失不满意或复发者。

（1）可口服避孕药 I 号或 II 号 3 个月。

（2）中药活血化瘀,配合理疗(微波或 OKW 体外照射)。

11. 盆腔肿物若为巧克力囊肿,术后应配合子宫内膜异位症的药物治疗。

（1）内美通 2.5mg/片,每周服 2 次,从月经第 2 天开始服用,持续 6 个月,总量 125mg。

（2）丹那唑 200mg/片,每日 3 次,从月经第 2 天开始服用,持续 3～6 个月。

（3）甲羟孕酮片 10～20mg,每日 1 次,于月经周期的第 5 天开始服用,直至闭经 6 个月。

（4）避孕 I 号或 II 号,2 片,每日 1 次,共 2 周,第 3 周开始,每天增量至 3～4 片,至达闭经 3～6 个月。

【激素治疗的禁忌证】

1. 怀疑有新生物存在者。

2. 肝功能异常者。

3. 糖尿病者。

4. 甲状腺异常者。

5. 乳房或生殖器官的恶性肿瘤者。

6. 血栓－栓塞性疾病患者。

十六、射频消融术治疗子宫肌瘤

【概念】

子宫肌瘤射频消融术系在超声实时扫描监视引导下,将射频电极经过阴道、宫颈腔道送入宫腔,用射频电极直接穿刺子宫肌瘤瘤体内。继之,自动精确地控制射频的功率、时间,使子宫肌瘤组织产生生物高热效应,随之发生凝固、变性和坏死,最终被正常子宫肌组织吸收或经宫颈管、阴道自动排出。

【机制】

1. 射频是一种高频电磁波,实质是一种高频振荡电流,频率范围为 100KHz 以上,其电能被子宫肿瘤组织吸收,以使组织温度升高而产生高热。

2. 射频是一种频率相当高的正弦交流电,以全波的形式出现,对子宫肌瘤组织没有电解作用。

3. 射频对人体组织有较强的穿透力,热效率高,既能治疗表浅肿瘤——子宫黏膜下肌瘤,又能治疗深部肿瘤——子宫壁间肌瘤、子宫浆膜下肌瘤。

4. 射频剂量易于掌握,操作技术不复杂。

5. 治疗剂量的射频波段很安全,无论是中波、短波、超短波对人体均无不良影响,故而治疗时不需要任何防护。

6. 射频电流作用于人体神经、肌肉组织时,不会引起兴奋,故不能引起神经、肌肉的收缩反应。

7. 射频生物效应可直接使子宫肌瘤细胞死亡,使子宫肌瘤内血管闭锁,破坏肌瘤细胞的激素受体,改变其内部 pH 值,激活免疫系统特别是吞噬系统,从而使肌瘤坏死,生长停止,逐步被机体吸收。

【作用方式】

系采取射频插植透热疗法的方式消融治疗子宫肌瘤。

1. 用单根或数根电极针对子宫肌瘤组织进行有效的加热。

2. 工作频率为 500Hz。

3. 治疗温度为 $60\,^\circ\!C \sim 80\,^\circ\!C$。

4. 治疗时间为 10 ~ 20 分钟。

【治疗依据】

选择射频治疗子宫肌瘤的依据有下述几点。

1. 发病率高 子宫肌瘤系由平滑肌和结缔组织构成,是女性生殖器中最多发的良性肿瘤,其发病率最高可达35%左右,30 ~ 50 岁的女性发病居多,绝大多数的女性因子宫肌瘤切除了子宫,丧失了生育机能,射频消融治疗子宫肌瘤可以保持女性生殖器的完整,在某种程度上保留了性器官功能的完整性。

2. 恶变率极低 子宫肌瘤大多为良性增生性病变,其恶变率仅为1%左右。故可采取不切除子宫,保守的射频消融方法治疗。

3. 性激素依赖性肿瘤 女性激素包括雌激素与孕激素,是子宫肌瘤生长的调节因子。雌激素是子宫肌瘤生长的主要促进因子,子宫肌瘤中雌激素受体水平明显高于周围的肌层组织,致使子宫肌瘤组织对雌激素敏感性高。孕激素则通过增加生长因子及促使受体起作用,导致肌瘤的增长。

4. 子宫肌瘤占位相对局限 子宫肌瘤无论是单发或多发,肌瘤组织与正常肌层组织间均有一层疏松组织构成的假包膜,界线较清晰,便于进行射频消融术的操作。

5. 子宫肌瘤超声影像清晰 经腹 B 超膀胱充盈良好时,不同于正常子宫肌组织的子宫肌瘤的部位、大小、数目、形状均可在 B 超屏幕上清晰地显现出来。因此,可在 B 超指示下准确顺利地进行子宫肌瘤射频消融术。

6. 外周性血液供应 子宫肌瘤中心部位通常没有较大的血管,其血液供应主要依靠肌瘤周围假包膜血管呈冠状垂直供给。因此,对子宫肌瘤内部行射频消融术时不致发生严重的出血。

7. 耐热性差 子宫肌瘤由肌纤维及致密的结缔组织构成,组织增生较为活跃,含水量较少,血流缓慢,故而射频消融术时,其受高热后易发生凝固变性,从而达到治疗的目的。

8. 具备自然腔道　子宫腔经宫颈管口、阴道、阴道口与外界相通。因此,射频探头可通过自然腔道进入子宫腔,进行治疗。

【设备】

射频消融术治疗子宫肌瘤的设备基本包括以下几部分。

1. 射频治疗源。

2. 射频电极(自凝刀)。

包括电源接头、刀体、刀头三部分。

自凝刀释放能量的形式、范围能自动控制,适合不同部位肌瘤的治疗要求。自凝刀各部分及其绝缘层在高温下不变形,性能稳定。

自凝刀操作手柄的结构。

操作手柄主要由手柄、自凝刀接头、电线、治疗微动开关等部分组成(图 3 - 18 - 15)。

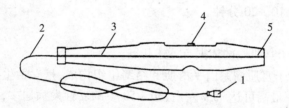

1. 手柄插头,用于与主机射频输出的操作手柄插座连接
2. 手柄连线
3. 手柄体
4. 手柄启动开关,用于启动和停止射频功率输出
　　(注意! 此开关为轻触式开关,手术过程中应避免持续按压开关。)
5. 自凝刀接头

图 3 - 18 - 15　操作手柄示意图

射频治疗是通过"射频治疗仪"(图 3 - 18 - 16 和图 3 - 18 - 17)射频发射源——射频针(类似毛衣针),在 B 超的引导和连续观察下,经阴道、宫颈管至宫腔,并准确地刺入病变瘤体的指定部位,由主机自动控制治疗时间和功率。其发出的高频电磁波,使病变组织中的正负离子产生高速运动,在相互摩擦,碰撞的同时产生高生物热效应,在不损伤正常组织的情况下,仅仅使局部病变组织发生凝固、变性和坏死,或使子宫内膜得以消融。治疗后,少部分组织被自动排出体外,余者被周围正常组织逐渐吸收(或形成瘢痕)。

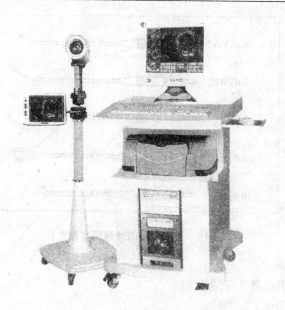

图 3-18-16 妇科射频子宫肌瘤治疗仪

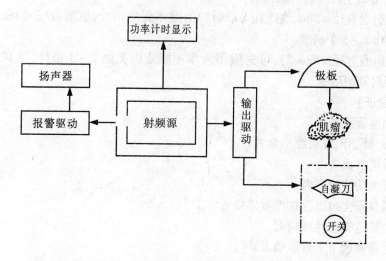

图 3-18-17 BBT 妇科多功能射频治疗仪电路简图

自凝刀的适用范围:

1. 肌(腺)瘤治疗用自凝刀:BBTMA2 适用于治疗肌瘤及囊肿,BBTMB2 适用于壁间肌瘤,BBTMD2 适用于治疗黏膜下肌瘤(图 3-18-18)。

2. 功血疾病(内膜)治疗用自凝刀:BBTME2。

3. 宫颈糜烂、尖锐湿疣等病患治疗用自凝刀:BBTMF2。

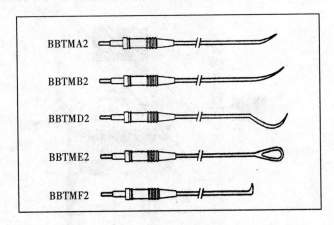

图 3 - 18 - 18　自凝刀外形示意图

【适应证】

1. 各种大小的黏膜下子宫肌瘤。

2. 子宫壁间肌瘤。

3. 无蒂的子宫浆膜下肌瘤。

子宫肌瘤直径≤5cm 最适宜采取射频消融术保守治疗;肌瘤直径≤3cm 时,一次可同时治疗 2～3 个肌瘤。

子宫肌瘤直径＞5cm 时,可先服用米非司酮或内美通 2～3 个月,使其缩小至≤5cm,再行射频消融术。

【禁忌证】

1. 脑血管意外者。

2. 心、肺、肝、肾功能不全者。

3. 重度贫血者。

4. 凝血功能障碍者。

5. 周身或生殖道存在严重感染者。

6. 生殖道有恶性疾病者。

7. 有蒂浆膜下子宫肌瘤者。

【术前准备】

1. 月经干净 3～7 天。

2. 3 天内禁房事。

3. 抽静脉血测肿瘤五项,除外恶性疾患。

4. 查凝血四项,除外凝血功能异常。

5. 测心电图。

6. 做阴道检查了解有无合并其他盆腔疾患。

7. 白带常规化验检查,了解阴道清洁度,除外滴虫、真菌、加德纳杆菌及其他致病微生物感染。

8. 查白带或验血除外衣原体、支原体感染。

9. 必要时化验血除外乳头瘤病毒 HPV 及疱疹病毒 HSV 感染。

10. 查肝、脾。

11. 听心、肺。

12. 测血压、脉搏、体温。

13. 有宫内节育器时应先取出之。

14. 若患者子宫出血经保守治疗无效,可先吸刮宫内膜,并送病理检查。

15. 术前 10 分钟肌肉注射哌替啶 50mg,安定针 10mg 及 654－2 针 10mg。

16. 麻醉

(1)通常可不选用麻醉。

(2)精神紧张者可选用丙泊酚 10mL 静脉注射。

(3)子宫肌瘤大于 5cm,又未脱出宫颈外口者,最好选择硬膜外麻醉,以便利操作。

【手术步骤】

射频消融术治疗子宫肌瘤手术操作如下。

(一)对黏膜下肌瘤射频操作

1. 保持膀胱充盈　保留尿液或膀胱内注入温生理盐水。使其呈充盈状态,以便腹部 B 超检查对子宫肌瘤的定位准确、清晰。

2. 体位　受术者取膀胱截石位。

3. 置电极板　将电极板置于受术者腰骶部。

4. 调整功率　将设备的功率参数预置到 40W。

5. 消毒　常规消毒外阴、阴道。

6. 铺巾　铺无菌巾,穿腿套。

7. 放入窥器　暴露阴道与宫颈,用 0.5% 碘伏棉球消毒。

8. 腹部 B 超　在 B 超监视下进行操作。

9. 钳夹宫颈。

10. 探宫腔　用探针探及子宫黏膜下肌瘤或息肉的大小及蒂部附着的部位。

11. 扩张宫口　用 7~8 号扩宫器将宫口扩至可顺利通过凝固刀或组织钳。

12. 刮宫　用 6 号刮头刮宫 2 周。

13. 凝固子宫肌瘤　将自凝刀由蒂一侧向另一侧绕蒂环形凝固,直至蒂完全脱离为止(图 3－18－19a)。

14. 钳夹肌瘤　将已与宫壁脱离的子宫肌瘤用组织钳将其钳住,拉出宫外。

15. 残端止血

(1)刮凝肌瘤蒂附着部以止血。

(2)若仍有少量出血,可用宫缩剂(缩宫素 20U 静脉输入或宫颈局部注射,或米索前列醇片 200~400μg 口服)。

(3)或用甲硝唑纱条填塞止血(8~12 小时取出)。

16. 注意事项

(1)经宫腔切刮肌瘤蒂部困难时,可采取直接凝固子宫肌瘤的方式(图3-18-19b),将其凝固完善后可自行经宫口排出体外。

(2)在治疗过程中应尽量避免损伤子宫内膜组织。

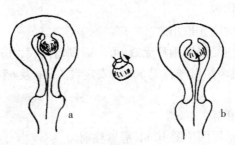

图3-18-19　带蒂黏膜下肌瘤的治疗操作

(二)子宫肌壁间肌瘤射频操作

自凝刀治疗子宫肌瘤操作过程分为三期:自凝刀宫腔运行期、穿刺肌瘤期及治疗期。

1. 自凝刀宫腔运行期

(1)在B超纵切面监视下,将自凝刀缓缓送至子宫肌瘤的边缘。

(2)子宫肌瘤位于前后壁者,可容易地将自凝刀送至肌瘤边缘。

(3)子宫肌瘤位于右侧壁时,钳夹子宫颈左侧向下牵引,在B超监视下将自凝刀送入宫腔,然后观察子宫肌瘤的部位与大小,再将B超探头向右偏斜,使自凝刀尖与子宫肌瘤联系在一条线,并指导刀尖向子宫肌瘤边缘推进,直至达子宫肌瘤边缘。

(4)子宫肌瘤位于左侧壁时,操作与右侧相反。

(5)子宫肌瘤位于子宫下段前壁或后壁时,有时辨认不清自凝刀尖的位置。可将宫颈向上牵拉,刀杆稍放平位,以利观察。

(6)子宫肌瘤位于两侧壁时,先纵切。B超将自凝刀尖引导至宫腔中间,然后观察子宫肌瘤的位置及其与自凝刀的关系,最终将自凝刀尖引向子宫肌瘤中点缘。

(7)注意事项:①B超自始至终必须与刀尖及刀杆平行,且应清楚观察到刀体的弯形,千万不能与刀杆交叉,否则会误导穿出子宫外。②自凝刀在推送过程中应无明显阻力。

2. 穿刺肌瘤期　将自凝刀安全准确地穿刺到子宫肌瘤内,是此项技术操作的关键。

(1)注意事项:在整个穿刺过程中,B超应以纵切面观察为主,辅以横切与纵切交换观察。

(2)穿刺点

①子宫肌瘤直径≤3cm时,穿刺点应选在肌瘤的中间(图3-18-20)。

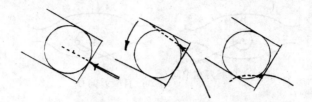

图3-18-20 穿刺点及其穿刺路线应对准肌瘤中心

②子宫肌瘤直径>3cm时,穿刺点应选在瘤体中心或1/3处,先穿刺肌瘤的一侧,然后再穿刺肌瘤的另一侧。

自凝刀每治疗一次变性凝固范围为3cm。

5cm的肌瘤,一般穿刺2次。穿刺次数越多,由于反光强,再穿刺的难度就越大,危险性也就越高。

③穿刺点及准备穿刺的线路应选在子宫肌瘤的中间部分。

④用自凝刀穿刺时,适当牵拉宫颈,用手指的力量将自凝刀轻轻地慢慢地插入瘤体。

⑤当自凝刀插入肌瘤1/4~1/3深度时,应B超横切观察自凝刀是否在子宫肌瘤的位置是否正确(图3-18-21,图3-18-22和图3-18-23)。

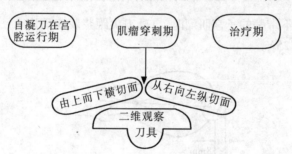

图3-18-21 自凝刀定位操作要求

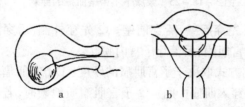

图3-18-22 纵切时自凝刀在子宫肌瘤中心正确

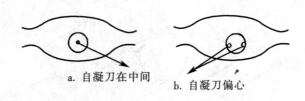

a. 自凝刀在中间 b. 自凝刀偏心

自凝刀的位置正确横切　　自凝刀位置不正确横切
时自凝刀在肌瘤中心　　时自凝刀不在肌瘤中心

图 3 - 18 - 23　检查自凝刀是否在肌瘤中的位置正确

（3）穿刺深度

①穿刺黏膜下肌瘤及壁间肌瘤时，可将自凝刀尖推进至肌瘤的对侧包膜处，但不应穿过包膜（图 3 - 18 - 24）。

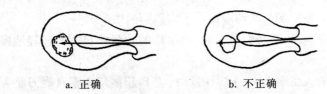

a. 正确　　　　　　　　b. 不正确

图 3 - 18 - 24　正确的子宫肌瘤穿刺方法不应穿过肌瘤包膜

②穿刺浆膜下不带蒂的子宫肌瘤时，自凝刀尖距浆膜表面应 8 ~ 10mm，以免穿出子宫壁（图 3 - 18 - 25）。

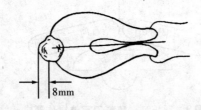

8mm

图 3 - 18 - 25　浆膜下不带蒂肌瘤的穿刺

（4）穿刺的顺序：①先穿后壁，后穿前壁。②先穿外侧，后穿内侧。③先穿上端，后穿下端。④先治疗子宫肌瘤，后治疗子宫内膜。

（5）穿刺方式：穿刺方式取决于子宫肌瘤的硬度：①子宫肌瘤较软时，能在不开机的状态下将自凝刀直接穿入肌瘤中间。②子宫肌瘤质地硬时，若不易穿刺，可将刀尖先顶住肌瘤，然后启动开关约 10 秒钟，停止，再慢慢地将自凝刀插入肌瘤内一部分，继之再开→停→穿，直至达到理想的深度为止（图 3 - 18 - 26）。

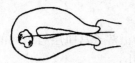 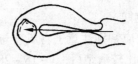

a. 正常时直接穿刺　　　　b. 子宫肌瘤较硬时采用

开机→停机→穿刺

图 3 - 18 - 26　自凝刀穿刺肌瘤的方式

(6)检查自凝刀位置:检查确定自凝刀在子宫内的位置正确后才能开始治疗,是保证治疗安全的关键。

穿刺满意后,再左右偏转 B 超的上半部分,观察刀尖是否误穿透肌瘤或子宫正常壁层,最后进行 B 超横切,由下向上横切可见自凝刀杆呈强光点,逐渐上推 B 超探头进行观察,最后可观察到刀尖的亮点仍在子宫肌瘤内侧时方可进行治疗。

3. 治疗期

(1)自凝刀穿刺肌瘤的位置确定正确后,再启动开关,约 10 秒钟后停止,观察自凝刀刀头周围声像应增强,刀体更清晰,然后继续治疗。

(2)治疗时,B 超应纵切观察刀尖部的图像,最初子宫肌瘤中间刀尖部呈强反光点。在整个治疗过程中应不断连续观察刀尖在肌瘤内的位置及治疗范围。

(3)在整个治疗期间绝不能随意移动刀体,以防其误穿子宫肌壁。

(4)自凝刀尖如在正常的子宫肌层内时,治疗时患者会感觉疼痛,自凝刀周围反映出的图像呈线状。

(5)自凝刀尖穿刺在子宫肌瘤内,位置正常时,治疗时疼痛不明显,自凝刀刀头周围反映出的图像呈圆形状(图 3 - 18 - 27)。

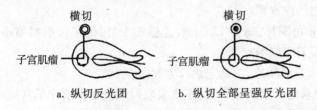

a. 纵切反光团　　　　b. 纵切全部呈强反光团

图 3 - 18 - 27　B 超观察治疗时子宫肌瘤强反光团的变化情况

(6)在整个治疗期自凝刀周围呈强反光团时为气化期,有时气体呈四周弥散影像。

(7)气化期后为凝固收缩期,此期自凝刀周围的反光团强度稍变浅,刀体影像变清晰。

(8)自凝刀治疗后子宫肌瘤部位变成强反光团,或自动报警时则停止治疗。如果子宫肌瘤中间没有强反光点,应立即停止治疗,检查穿刺部位是否正确。

(9)停止治疗后,B 超监视子宫肌瘤的治疗是否完全,并检查刀体位置是否正确

（图 3 – 18 – 28a）。

4. 治疗后的观察期

（1）停止治疗后，应特别注意子宫肌瘤与正常子宫肌层组织间的界线。一定要保证自凝刀凝固后界线比较清楚（图 3 – 18 – 28b）。

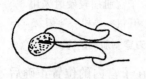

a. 自凝刀具完全在　　　b. 治疗完毕后子宫肌瘤与
　子宫肌瘤中　　　　　　　正常组织之间界限清晰

图 3 – 18 – 28　穿刺治疗注意点

（2）治疗后不应急于从子宫内拔出自凝刀，可稍等 1 分钟再拔。因为凝固后子宫肌瘤局部有渗出液，湿润自凝刀不沾子宫肌组织，较容易拔出。

（3）拔出自凝刀前，再用 B 超横切及纵切观察治疗局部的强反光团是否在子宫内，是否在子宫肌瘤所在部位，确定无误后再拔出自凝刀。

【注意事项】

1. 无论是何部位的子宫肌瘤，若经准确的 B 超定位，仍多次不能将自凝刀穿刺至子宫肌瘤中间时，应放弃此次治疗，给予消炎、止血、促宫缩药，并口服米非司酮片，每日 12.5mg，连服一个月后再行治疗。

2. 多发性子宫肌瘤若为 4cm 大小，一次最多能治疗 2 个肌瘤。若子宫肌瘤小于3cm，一次治疗最多治疗 4 个肌瘤。

3. 若子宫肌瘤≥6cm，或其位置偏斜自凝刀不易穿刺时，最好暂时不采取自凝刀治疗，可采取下述治疗方案。

（1）先服米非司酮片，每日 12.5mg，连服 3 个月，使子宫肌瘤缩小至≤5cm，且质地变软，利于自凝刀穿刺治疗。

（2）或先服米非司酮片，再商定治疗方案。

4. 有生育要求的子宫肌瘤妇女，不宜采取射频消融术治疗子宫肌瘤。

5. 自凝刀穿刺子宫肌瘤时，B 超始终应与刀体方向保持一致，重点观察刀尖位置所在。

6. 射频消融术治疗子宫肌瘤的过程中必须密切观察治疗的范围，如果在 30W，治疗 6 分钟仍不报警时，应停止治疗，只要治疗范围完全即可。

7. 如果在治疗过程中，治疗没有达到预期的范围，补做时，又不易看清刀的位置，千万不能继续强行盲目补做，应终止此次治疗，3 个月后再考虑补做。

【并发症】

（一）子宫出血

通常射频消融术治疗子宫肌瘤不会出血，如有子宫出血，其原因可能是：

1. 蒂断截面出血:应再次凝固出血部位,可止血。

2. 子宫内膜脱落出血

(1)应全面刮除子宫内膜功能层。

(2)术后继服米非司酮片12.5mg,每日一次,连服一个月后止血。

(3)宫缩剂:①缩宫素20U,静脉滴入或肌肉注射。②米索前列醇片200~600μg,一次顿服。③益母草膏30g,2/日,内服。

(4)止血剂:巴曲酶1KU,静脉注入或肌肉注射。

(5)宫腔填塞:若采用以上各种方法止血效果均不满意时,可采取宫腔填塞的止血方法,即用浸过碘伏液或甲硝唑液的纱条依次填入宫腔以压迫止血,12小时后撤出。

(二)腹痛

1. 近期腹痛 患者在射频消融术治疗子宫肌瘤过程中及治疗后腹痛的原因如下:

(1)误伤及子宫壁正常肌层。

(2)子宫肌瘤靠近浆膜层。

(3)生殖系炎症——宫内膜炎、子宫肌炎、附件炎、盆腔腹膜炎等。

(4)子宫穿孔。

(5)子宫穿孔误伤肠管。

(6)子宫穿孔误伤膀胱。

若患者出现腹痛应:

(1)及时复查血常规。了解红细胞、血小板及白细胞计数变化。

(2)复查B超,了解子宫情况及腹腔内是否有积液。

(3)必要时摄腹片了解腹内有无液平。

(4)密切观察生命体征的变化——测量血压、脉搏及体温。

(5)触诊腹部了解痛点,腹肌紧张度及有否反跳痛。

(6)听诊腹部了解肠鸣情况。

(7)监测腹痛情况的变化。若腹痛逐渐加重并伴有腹膜刺激征,应积极处置:

①禁食。②半卧位。③静脉给予广谱抗生素消炎。④请外科会诊。⑤必要时开腹探查。

2. 远期腹痛:治疗后数日出现腹痛,其原因如下。

(1)感染:子宫体炎、附件炎、盆腔腹膜炎者术后可出现发烧、小腹痛。应给予:

①广谱抗生素治疗。②必要时做生殖道分泌物培养及致病微生物药敏测定,根据测定结果选择有效抗生素进行治疗。

(2)子宫肌(腺)瘤同时行子宫内膜消融术治疗,治疗时及治疗后腹痛较重。其处理:①必须在除外子宫穿孔的前提下进行对症治疗。②在除外急腹症的前提下可适当使用镇痛剂——曲马多1片口服,或吲哚美辛片25mg,每日3次,口服,可连服3天,必要时给予哌替啶 50mg 肌肉注射。

（3）黏膜下子宫肌瘤脱落嵌顿。此种疾病多有陈发痉挛性腹痛：①首先应 B 超证实为黏膜下肌瘤嵌顿。②必要时在 B 超监视下，取出嵌顿的黏膜下子宫肌瘤。

（三）发烧

坏死组织吸收引起的发烧较少见，且体温一般不超过 38.5℃。处理：

1. 抗生素：防治感染。

2. 激素

（1）地塞米松片，0.75mg，3 次/日，连服 3～5 日。

（2）氟美松针，口服地塞米松片效果不佳或体温偏高者给予针剂 5～10mg，1 次/日，肌注或静注，体温平稳后再继续用 1～2 日。

（四）类人流综合征

子宫肌瘤射频消融术治疗中或治疗后出现血压下降、脉搏缓慢者，应及时给予：

1. 吸入氧气。

2. 平卧，拉高四肢。

3. 静脉输入平衡液或 10% 葡萄糖液。

4. 阿托品，1mg，肌注或静注。

5. 氟美松，10mg，肌注或静注。

（五）子宫穿孔

在射频消融术治疗子宫肌瘤过程中一旦发现将自凝刀误穿出子宫外时，应：

1. 立即停止治疗。

2. 拔出自凝刀。

3. 缩宫素

（1）催产素 20U，肌注。

（2）米索前列醇片 200～400μg，口服。

4. 输液：10% 葡萄糖液内加催产素 40U，静脉点滴。

5. 半卧位。

6. 监测生命体征：定期密切注意血压、脉搏及体温。

7. 观察腹部变化

（1）密切注意腹部压痛、反跳痛范围、程度及腹肌紧张度变化。

（2）听肠鸣变化。

8. 抗生素：定期复查腹部 B 超，了解有无腹腔内出血及出血量，并排除有无肠管及膀胱损伤。

9. X 线片：必要时摄站位腹平片配合 B 超了解腹腔脏器受损范围。

10. 定期复查血常规：以排除子宫穿孔引起的腹腔内大出血。

11. 开腹探查术：经保守观察治疗腹痛及其他子宫穿孔症状无缓解，且逐渐加重时，应积极采取开腹探查修补损伤处。

(六)误伤肠管

子宫穿孔累及肠管时,腹痛症状严重,由于肠内容物漏入腹腔,腹肌紧张,腹肌压痛及反跳痛严重,肠鸣消失,重者可呈中毒休克状态。

1. 开腹后应仔细检查肠管的各部分,谨防遗漏肠管损伤。

2. 修补受损伤段。

3. 充分清洗腹腔。

4. 术后半卧位。

5. 术后禁食水,静脉补充高营养以促进受损肠管愈合。

6. 术后胃肠减压至肠修补部位愈合。

(七)误伤膀胱

子宫穿孔累及膀胱时,出现肉眼血尿。

1. 膀胱受损轻者:保留尿管 5~7 天,至尿常规化验阴性。

2. 膀胱受损重者:需开腹修补膀胱破裂处,必要时放置蘑菇头尿管 7~10 天,至尿常规化验阴性。

(八)感染

导致感染的原因有:

1. 生殖道炎症 术前存在生殖道炎症,未有效控制即已施行消融术,手术使其加重,或由于手术操作诱发生殖道炎症。

2. 子宫肌瘤消融治疗后坏死组织继发感染 阴道排出腐烂肉状组织,伴小腹坠痛。

3. 子宫内膜治疗后继发感染 一般发生在内膜治疗一周后,腹痛加重,阴道排出大量臭味白带。

处理:

1. 大剂量有效抗生素:必要时检测分泌物中致病微生物种类及测定药物敏感。

(1)氨苄西林 4~6g/d,静脉点滴,连用 5~7 天。

(2)替硝唑液 200mL/d,静脉点滴,连用 5~7 天。

(3)氟康唑液 200mL/d,合并真菌感染时,静脉点滴。

2. 生殖道局部治疗

(1)用 0.5% 碘伏棉球或甲硝唑棉球擦洗外阴、阴道、宫颈,以清除致病微生物。

(2)生殖道消炎治疗的同时彻底清除其内的腐烂组织。

3. 半卧位:以利炎性分泌物排出。

(九)阴道排液

1. 子宫黏膜下肌瘤消融治疗后阴道排液时间较长,量较多。

2. 子宫内膜消融治疗后阴道排出淡黄色液可持续 3~4 周。

处理:

1. 替硝唑液每日静脉给予 100~200mL,连续 5~7 日预防感染。

2. 生殖道局部每日涂擦0.5%碘伏液或甲硝唑液。

3. 保持生殖道局部清洁卫生。

(十)治疗不全

子宫肌瘤较大或其位置偏斜,一次消融治疗不完全时,可采取以下方法。

1. 治疗后服用米非司酮片12.5mg/d,连服1~3个月后再治疗。

2. 服用活血化瘀中药,或服用中成药百消丹、桂枝茯苓胶囊3~4个月后再次治疗。

(十一)子宫颈管粘连

临床症状主要表现:

1. 小腹痛,多呈阵发性痉挛性痛。

2. 阴道排液量少,或呈脓性。

3. B超显示宫腔内有积液。

处理:

1. 常规消毒外阴、阴道、宫颈后,用探针探并分离粘连,继之用扩宫器扩大宫颈管,以使宫腔内积液完全顺畅流出。

2. 宫颈管粘连分离后,再用甲硝唑液冲洗宫腔,继之用0.5%碘伏液涂擦消毒宫腔。

3. 若宫颈管粘连严重或再次发生粘连,应放置宫腔引流管3~5天,每天用甲硝唑液冲洗宫腔1~2次。

第四章　产科处理常规

第一节　产前检查

一、围生医学的概念

1. 从妊娠第 28 周至出生后 7 天。

2. 从妊娠第 28 周至出生后 28 天。

3. 从妊娠第 20 周至出生后 28 天。

二、检查制度

1. 自早孕至孕 16 周,在早孕门诊检查。每 4 周检查 1 次,必要时随诊。

2. 孕 16 周后,根据孕妇情况转入普通产科产前门诊或高危监护门诊。

三、早孕门诊检查

1. 详细询问病史,将与妊娠有关的病史详细记录。

2. 测量身高、体重、血压,做早孕登记编号。

3. 查体,视诊及听诊心脏。

4. 阴道检查　初诊的孕妇应做妇科检查,注意以下几点:

(1) 内外生殖器是否正常,有无炎症。必要时查真菌、滴虫及 PCR。

(2) 子宫大小与妊娠月份是否相符。

5. 早孕阴道出血者,需鉴别出血原因,给予正确处理。

6. 必要时做 B 超检查。

7. 孕吐者除送验尿常规外,还应查酮体。

8. 妊娠 16 周者做高凝常规检查。

9. 实验室检查血常规及出凝血时间、血小板及肝、肾功能。

10. 孕 16～20 周的初诊孕妇,经过一次早孕门诊后,即可转入产科产前门诊。

四、就诊制度

孕 <16 周,每 4 周查 1 次。孕 16 ~30 周,每 2 周查 1 次。孕 30 ~40 周,每周检查 1 次。有异常随诊。

五、产前门诊检查项目

(一)病史

1. 询问姓名、年龄、职业、住址、结婚年龄、胎产次。

2. 推算预产期　问清末次月经(月经来潮第一日,last menstrual period)简称 LMP,根据其计算预产期(expected date of confinement)简称 EDC。推算 EDC 方法。

(1)末次月经第一日(阳历)的月份减 3 或加 9,日数加 7。

(2)根据早孕反应出现时间推算,出现早孕反应日加 34 周,为估计分娩日。

(3)根据胎动出现日推算,胎动出现日加 20 周,为估计分娩日。

(4)根据有关资料,利用计算机准确推测预产期。

哺乳期闭经或末次月经日期不清者,可根据早孕反应时间、胎动开始时间推算预产日期。

3. 了解本次妊娠过程

(1)早孕反应。

(2)胎动开始时间。

(3)孕期有无阴道流血、头痛、心悸、气短、下肢水肿等症。

(4)早孕期间有无感染,尤其病毒感染及用药史。

(5)孕期饮食、睡眠、大小便及劳动等情况。

4. 月经史　月经初潮年龄、月经周期、经血量、痛经等情况。

5. 生育史(孕产史)　经产妇应了解有无人流、刮宫史、孕期合并症、难产(种类、处理方式、母子情况)、死胎、胎盘滞留、人工剥离胎盘史、产后出血(出血原因、量、休克与输血否)、产后发烧等。末次流产或分娩日期,现存子女情况。

6. 既往史　着重询问有无高血压、心脏病、结核病、肝病、肾病、血液病、骨软化、糖尿病、甲亢、甲低等疾病。了解发病时间、治疗经过,并了解做过何种手术,对麻醉药是否过敏。

7. 家族史　着重了解家中有无传染病(结核、肝炎等)、高血压等遗传疾病。

(二)检查

1. 全身检查

(1)发育、营养、步态。

(2)测量身高、体重、血压、脉搏。

孕妇的血压是否正常,正常血压应为 <17/12kPa(130/90mmHg)或与基础血压相比,不应超过 4/2kPa(30/15mmHg)。

妊娠晚期体重增加,每周<500g,超过者有水肿或隐性水肿。

(3)查乳房发育,查乳头大小,有无凹陷,如有,令孕期牵拉矫正。

(4)查全身,尤其下肢有无水肿。

(5)听心肺,摸肝脾。

2.产科检查

(1)腹部检查 孕妇排尿后,仰卧于检查床上,头部稍垫高,露出腹部,双腿略屈稍分开,使腹肌松弛。检查者立于其右侧检查:

①望诊:注意腹部大小、形状、腹壁有无妊娠纹、瘢痕、水肿等。

腹大:可能为多胎、羊水过多、巨大儿。

腹小:可能为 IUGR、羊水过少、记错月经日期等。

宫底低:可能为横位。

悬垂腹:可能存在盆头不称。

②触诊:注意腹壁肌肉紧张度,有无腹直肌分离。子宫有无收缩,羊水多少。

运用四步触诊手法检查子宫大小及胎位(图4-1-1)。

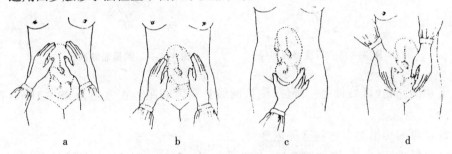

a   b   c   d

图4-1-1 胎位检查——四步触诊法

前三步,检查者面朝孕妇,第四步,检查者面向孕妇足端。

第一步 检查者双手置子宫底,查宫底高度,子宫外形,估计胎儿大小与孕月是否相符,判断占据宫底的胎儿部分(胎头,圆、硬,有浮球感。臀较软、不规则)。

第二步 检查者两手分别置于孕妇的腹部两侧,判断两侧各为胎儿何部(背,宽而平,肢体则呈可变形,有结节感)。

第三步 检查者右手拇指与4指分开,置于耻骨联合上方,握住先露部,进一步判定是头还是臀,左右轻晃,判断是否入盆。

第四步 检查者两手分别置于先露部的两侧,在近骨盆入口方向深按,复核先露部的诊断。

(2)肛查

①胎先露是头或臀难以确定时,可借助肛查确定。

②肛查了解骨盆中下段大小及形态。

(3)测量宫高(耻骨联合上缘中点至宫底),测量腹围(脐周径)。

（4）听诊　孕≥18～20周,在孕妇腹壁上可听到胎心音。注意胎心强弱、速率及节律,正常胎心每分钟120～160次(图4-1-2)。

（5）骨盆外测量

①髂棘间径(IS):孕妇伸腿仰卧位,测量两髂前上棘外缘间距,正常值为23～25cm(图4-1-3)。

②髂嵴间径(IC):伸腿仰卧位,测量两髂嵴外缘最宽间距,正常值25～28cm(图4-1-4)。

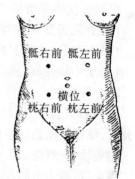

图4-1-2　胎心音听诊位置

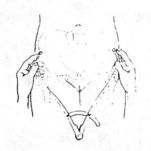

图4-1-3　测量髂棘间径

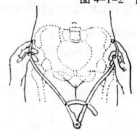

图4-1-4　测量髂嵴间径

③粗隆间径(IT):伸腿仰卧位,测量两股骨粗隆间距。正常值为29～31cm(图4-1-5)。

此径可间接推测中骨盆横径宽度。

④骶耻外径(EC):取左侧卧位,右腿伸直,左腿弯曲,测量第五腰椎棘突下缘至耻骨联合上缘中点下1cm间距,正常值为18～20cm。

此径可间接推测骨盆入口前后径的宽度(图4-1-6)。

⑤出口横径(TO):即坐骨结节间径,取仰卧位,屈腿,双手抱双膝,测量两坐骨结节前端内侧缘间距。正常值为9cm左右。

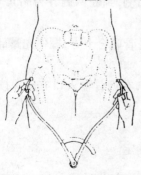

图4-1-5　测量粗隆间径

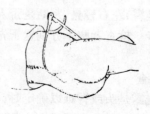

图4-1-6　测量骶耻外径

TO<8cm。应测量出口后矢状径。

⑥耻骨弓角度:正常约90°,左右两拇指平放在耻骨降支的上面,测量两拇指间的角度,<80°为异常。

耻弓角度反映骨盆出口横径大小(图4-1-7)。

(6)骨盆内测量　能较准确地测量骨盆大小。

孕妇取膀胱截石位,消毒外阴,戴无菌手套测量。

①骶耻内径(DC):耻骨联合下缘中点至骶岬上缘中点间距,正常值>12cm。

测量时,中指尖触不到骶岬,提示此值>12cm。

测量时间最好在怀孕6个月以后,阴道较松软时(图4-1-8)。

②坐棘间径:两坐棘间距正常值为10cm左右。可用食、中两指估测两坐棘间距,或用中骨盆测量器测量(图4-1-9)。

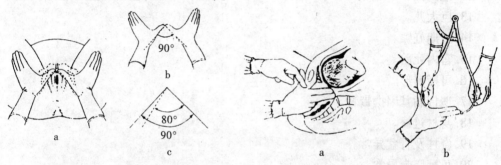

图4-1-7　测量耻骨弓角度　　　　　图4-1-8　测量骶耻内径

(7)阴道检查　初诊的孕妇检查:①早孕时做双合诊检查,了解子宫大小、附件、软产道有无异常。②孕期在6个月以上,做阴道检查的同时测量骶耻内径与坐棘间径。③孕末一个月,尽量避免不必要的阴道检查。

3.实验室检查

(1)血常规,血型。

(2)肝、肾功能,甲、乙、丙、戊、庚肝测定。

(3)尿常规,尿蛋白、尿糖。

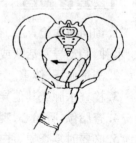

图4-1-9　测量坐棘间径

4.B超

六、高危监护门诊

监护对象:

1.35岁以上孕妇。

2.家族史、既往史、月经史、分娩史有异常者,如剖宫产史、难产史、畸胎史、死胎史、死产史、流产史、习惯性流产史、先兆流产史、早产史、双胎史、先天愚型或其他遗传疾患史、功能性子宫出血史、多年不孕史等。

3. 有妊娠合并症,如感染性疾患。内、外、妇科合并症。如心脏病、肾病、高血压、糖尿病、贫血、子宫肌瘤、附件肿物等。

4. 孕期用药、接触 X 线、有毒作业、烟酒嗜好。

5. 孕妇过度肥胖或过度消瘦。低于 45 千克或超过 85 千克者。

6. 胎儿宫内发育不良。

7. 羊水过多、羊水过少。

8. 低置胎盘或其他胎盘异常。

9. 多胎。

10. 胎位异常。

11. Rh 或 ABO 溶血。

12. 妊高征。

13. 巨大儿。

14. 过期妊娠。

15. 宫内死胎。

16. 可疑畸形。

17. 遗传病基因携带者。

18. 身材过矮。

19. 脊柱及骨盆异常。

20. 可疑脐带异常。

七、复诊检查

1. 询问前次检查后,有何异常,如头痛、头晕、眼花、胸闷、心悸、气短、阴道流血、流水、水肿、胎动异常活跃或减少等。

2. 测量血压、体重。

3. 检查水肿或其他异常。

4. 查胎位、听胎心,观察胎儿大小是否与孕月相符。

5. 必要时复查尿蛋白、血色素。

6. 进行胎盘功能及羊水的特殊检查。

7. 通常,孕期做 4 次 B 超(孕早、中、晚期及临产)检查,必要时随时做 B 超复查。

8. 胎心监护对象如下:

(1)高危妊娠者。

(2)过期妊娠。

(3)胎盘功能不良。

(4)羊水过少。

(5)胎动异常。

(6)B 超检查发现胎儿有脐绕颈、绕体。

（7）孕期出血史。

9.孕期卫生宣教。

10.预约下次复诊时间。

第二节　产前、产时胎儿监护

对胎儿适时而又精确地监护可了解胎盘功能,胎儿宫内发育的情况是否健康,胎儿在宫内的功能状态,储备能力,有无先天畸形,严重的先天疾病,并预测其对外界生活的适应能力等。各种产前、产时胎儿监护对临床处理有指导意义。

一、胎儿大小的诊断方法

(一)根据宫底高度预测胎儿大小

古老的概算胎儿身长的方法是根据妊娠月数,即胎儿身长值在妊娠 5 个月前为月数^2(cm);妊娠 6~10 个月为月数×5(cm)。概测体重值于妊娠 5 个月前为月数^3×2(g);妊娠 6~10 个月为月数^3×3(g)。

由于羊水量正常的胎儿大小一般与子宫增大程度一致,故可用子宫的大小间接判断妊娠月份和估计胎儿大小。最常用的方法是根据测量的子宫底的高度(用软尺测量耻骨联合上缘至子宫底顶端的弯曲长度)推算胎儿的发育,其公式为:

子宫底高度(cm) -3(月数 +1)

其值 < -3 为胎儿发育不良;

其值在 -3~ +3 之间为发育正常;

其值 > +5 为胎儿过大或异常。

巨大儿者应警惕是否盆头不称。

(二)妊娠曲线图

系将孕妇体重的增加、腹围、宫高的增加、胎头双顶径值的增长(B 超测量)、孕妇血压、蛋白尿、水肿及胎位、胎心等,制成标准曲线图。于每次孕期检查时,将检查的结果随时记录于曲线图上,连续观察、对比,可以概测出胎儿的发育及大小。

(三)妊娠胎儿标度法

以妊娠日数为基准,按妊娠日数并列出相关的胎头双顶径值(cm),枕额径值(cm),子宫前后径厚度(cm),子宫体部长度(cm,超声波测知),母体腹围(cm),母体体重增加值(千克)以及胎儿标准体重(千克)的生理常数制成图表,以此推算子宫内的胎儿体重(千克)。按此表可推算出妊娠日数相应的胎儿体重数值。

(四)超声波测量胎头双顶径(BPD)

胎头各径线的增长与胎儿体重的增加一致,其中以胎头双顶径值更有意义。妊娠 28~38 周期间,胎头双顶径每周增加 2mm,每周增加的数值低于 1.7mm 为异常。胎头双顶径 8.7cm 为胎儿成熟的标志。通常认为如胎头双顶径达 8.5cm 以上,则 91% 的胎儿体重超过 2500g。根据超声波诊断仪测得的胎头双顶径值,可按下述公式推算出胎儿体重的近似值。

Hellman:BPD(cm)×772.2 − 3973.8(误差 ±382g)

Sabbagha:BPD(cm)×933.1 ~ 5497.8(误差 ±404g)

Thompson:BPD(cm)×1060 − 6675(误差 ±480g)

Kchorn:BPD×613 − 2569(误差 ±490g)

中国忠明:BPD×838.3 − 4411(误差 ±653g)

简便计算法:BPD×900 ~ 5200

(五)超声波测量 BPD、头围、腹围、股骨长、肱骨长

根据测量结果来推测胎儿大小。

(六)X 线摄影诊断法

仅在有 X 线设备的地方,必要时慎用。

1.X 线摄影推测胎儿发育状况

(1)以成骨中心的出现推测胎儿的发育 股骨下端成骨中心出现于孕 36 ~ 37 周,胫骨上端成骨中心出现于孕 38 ~ 40 周。此法仅有 85% 的阳性率。

(2)根据胎儿股骨长度估计胎儿体重 股骨长度在 8.6cm 以上者,胎儿体重至少 2500g,此法可靠性为 90%。

(3)测量胎儿身长 根据测得的坐高值或胎儿第一颈椎至第五腰椎值推算胎儿大小。

2.X 线摄影诊断胎儿畸形 X 线摄影仅能发现胎儿较严重的骨骼畸形,软组织及小骨骼畸形常被漏诊。

3.X 线摄影有助于死胎的诊断 死胎最早的体征是下腔静脉与肝静脉系统中有气体产生。此现象在胎死后的 12 小时内出现,胎死 2 周左右可出现胎头颅骨重叠。

孕期接受 X 线摄影的胎儿在儿童期(10 岁以内),恶性肿瘤或白血病的发生率较高,可达1:2000。因此,除特殊需要外,一般应尽量避免胎儿接受 X 线检查。

二、胎儿成熟度的诊断方法

羊水分析

(一)羊水 L/S 比值的测定

正常新生儿出生后能维持自由呼吸,且呼气时肺泡不萎陷,而保留一定的残气。是由于肺泡表面 II 型细胞分泌表面活性物质。其中主要成分是卵磷脂。

自妊娠 25 周左右,卵磷脂(L)合成量迅速增加,但鞘磷脂(S)量增加缓慢。L/S≥ 2 为胎儿肺成熟的指标,L/S < 1.5 为肺不成熟。

(二)泡沫试验

羊水加入 95% 酒精混合振荡,出现较为稳定的泡沫为(+)。(+)表示肺表面活

性物质增加,标志肺成熟。

(三)羊水中肌酐浓度的测定

羊水中的肌酐是胎儿肌组织中肌酸的代谢产物,经胎儿肾脏随尿液排入羊水中。因此,可通过羊水中肌酐的浓度来判定胎儿肾成熟度。羊水中肌酐浓度超过 2.0mg/dL 指示胎儿肾成熟;肌酐浓度低于 1.49mg/dL 指示胎儿肾未成熟。其中间值为可疑,此法准确性较高。

(四)羊水中胆红质类物质浓度的测定

羊水中胆红素、胆绿素、氧合血红蛋白、正铁血红蛋白、正铁血红素、尿胆元等总称为胆红素类物质。随着妊娠的进展,胎儿肝脏酶系统逐渐完善,则羊水中胆红素类物质逐渐减少。妊娠 36 周以后,羊水中无胆红素类物质。当肝脏未成熟或 Rh 血型不合时,羊水中含胆红素类物质。此法估计胎儿成熟度不够敏感。

(五)测定羊水中脂肪细胞的出现率

妊娠后半期,羊水中出现的上皮细胞,主要来自逐渐发达的皮脂腺细胞。随着妊娠周数的增加,胎儿皮脂腺逐渐成熟,羊水中脂肪细胞出现率逐渐增高,可作为胎儿皮肤成熟度的指标。如羊水滴片中的脂肪细胞出现率达 10% ~ 20%,标志胎儿皮肤成熟。

(六)测定羊水中的甲胎蛋白(AFP)

羊水中的 AFP 产生于胎儿肝、消化管、卵黄囊、胎盘合体细胞。随着妊娠的进展,羊水中 AFP 逐渐减少。羊水中含 AFP50μg 时,为妊娠 37 周以上。此值可作为胎儿成熟度的指标之一。羊水中 AFP 值的测定,也有助于死胎、胎儿畸形的诊断。当胎死宫内时,胎盘内的 APP 可一时地转入母体,使母血中的 AFP 呈异常高值。当胎儿发育畸形(神经管开放)时,AFP 向羊水中漏出。因此,母血及羊水中 AFP 值的升高是诊断无脑儿、脊椎裂等胎儿畸形的依据之一。

(七)测定羊水中的电解质

妊娠初期,羊水中电解质含量基本和细胞外液相同,其中含的主要是钠、氯、碳酸氢根离子及少量的钾、钙、镁、磷酸氢根离子。随着妊娠的进展,由于胎儿尿大量排至羊水中,使羊水逐渐变为低钠、低钾、低渗。当钠值低于 25mg/dL 时,胎儿体重在 2500g 以上。

三、胎儿储备功能检查法

可通过内源性及外源性胎儿监护仪进行检查。有条件的医院,产程中最好能对每个产妇连续监护,以便及时发现异常。如只能做选择性监护,可对先兆子痫、过月妊娠、胎儿有宫内窘迫症状及应用催产素静脉点滴者,进行系统的监护。应用胎儿监护仪时,在胎心率、宫缩图上记录,并应注意观察宫缩曲线与胎心率间的关系。

(一)胎儿心率变化的观察

1,胎儿基线心率(Baseline Heart rate,BHR)　　系指在一定时间内(至少 10 分钟)

胎儿心率的平均值。正常时,每分钟胎心率(Beats per minute,bpm)基线的摆动幅度是在 120~160 次/min 之间。

胎心加速型 BHR>160 次/min 称为频脉或心动过速。见于母体发烧,甲状腺功能亢进,母体应用副交感神经阻滞剂(如阿托品类药物)以及胎儿宫内窘迫的早期。

胎心减速型 BHP<120 次/min 为迟脉或心动过缓。见子宫颈旁神经阻滞,母亲注射利血平等药物以及胎儿宫内窘迫的晚期。

2.胎儿心率的变异性 系指胎儿交感神经与副交感神经间的变动所出现的胎心率的生理性变化。

(1)胎儿心率基线 其摆动幅度仅为 5~10 次/min 时,提示胎儿入睡或受镇静剂影响,或因胎儿缺氧呈中度抑制状态(图 4-2-1)。

鉴别其原因的方法,经阴道,或经腹部推按,或振荡胎头或臀部,如经此刺激后 BHR 出现变化,说明胎儿曾入睡;如经刺激后 BHR 无变化,则说明胎儿神经系统处于抑制状态。

(2)胎心基线固定型 胎心

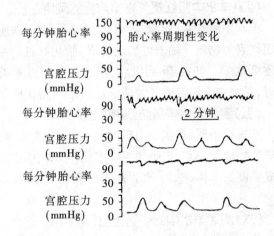

上面与中间的记录指示胎心率周期性变化,每分钟有 4~6 周期性变化,其线摆动幅度为每分钟 20 次搏动(20bpm),下面的记录则指示基线摆动明显缩小。

图 4-2-1 心率基线与基线摆动(心率周期性变化)

基线率变化相差每分钟低于 5 次,或几乎无变化,呈平直状。提示胎盘功能不良,胎儿宫内窘迫,或胎儿曾接受过度镇静剂,或心动节律中枢受到严重抑制。

3.胎儿心率周期性变动 系指宫缩引起的胎心率加速或减速变化而言。宫缩时胎心率-过性加速,表明胎儿良好;宫缩时胎心率变慢,则为不良征兆。

宫缩时胎心率减慢分为早发型心率减慢;迟发型心率减慢;变化型心率减慢三种类型(图 4-2-2)。

(1)早发型心率减慢(图 4-2-3)

特点:宫缩的同时出现胎心率减慢,宫缩终了同时消失。多见子宫口开大 4~7cm 时,给产妇吸氧及改变体位时此波型不改变。这是由于胎头受压副交感神经张力增加所致。应用阿托品后此减速消失。出现此种心率的胎儿头皮血 pH 值常无异常。胎儿出生后 Apgar 评分不低。但当胎儿心率下降到 80 次/min 以下,或在分娩早期频繁出现,或心率基线在 160 次/min 以上并发早期减缓时,预示胎儿不良。

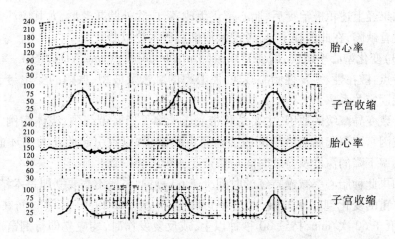

图4-2-2 正常胎心率演变为迟发型心率减慢伴胎心率基线周期性变化丧失

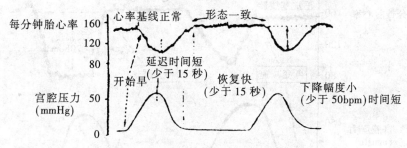

图4-2-3 早发型心率减慢

（2）迟发型心率减慢（图4-2-4）

特点：为迟于宫缩出现的胎心率减慢。系因子宫-胎盘功能不良，导致缺氧，胎儿心肌受抑制引起。静点催产素诱发子宫过强的收缩可使原胎盘功能低下的胎盘血液更加减少，出现迟发型心率减缓。给产妇吸氧能改善此种波型或使之消除。迟发型减缓很难由听诊发现。监护发现此种波型尤其是在持续20分钟以上时，提示胎儿预后不良。应给予下述处理：①左侧卧位。②氧气吸入。③静脉输液等全身支持疗法。④停止静脉点滴催产素或刺激乳头等刺激子宫收缩，可加重胎儿宫内缺氧窒息的处理。

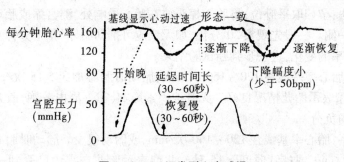

图4-2-4 迟发型心率减慢

如果经上述积极治疗后,胎心率仍无改善,应除外胎儿畸形,尤其应注意排除胎儿心脏发育缺陷,在此前提下,应考虑采取剖宫产术抢救胎儿。

(3)变化型心率减慢,即变异减缓(Variablc decelerations,VD)(图4-2-5)

特点:散在性、多发性胎心减速,胎心率的减慢及波型、振幅的变化与子宫收缩波型间无固定关系。

导致变异减缓的原因,主要是脐带受压。多见于脐带绕颈,绕体病例。由于脐带受压或因宫缩引起胎盘绒毛间腔血流量突然减少,以致引起胎儿大循环血容量的降低。心率下降的深度及持续时间与脐带受压程度相一致。

如果此种胎心率减慢持续的时间少于60秒钟,一般不需要立即手术结束分娩。

严重的变化型心率减慢,胎心率可降至70次/min以下,持续时间在60秒钟以上;或低于60次/min,持续30秒钟以上,或反复发作时,均应立即行剖宫产术。以抢救胎儿,避免胎死宫内。

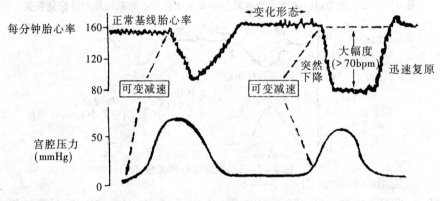

图4-2-5 变化型心率减慢

(二)无刺激试验(NST)

系不给产妇任何刺激,观察孕34~37周的高危患者,在胎动时胎儿反映出来的胎心率变化,以判断胎儿对缺氧的耐力及胎儿的储备能力。

通常,胎儿在子宫内每隔15~20分钟呈反复交替地睡眠与觉醒状态。睡眠时无胎动,无胎心变异率的增加。正常的胎儿在宫缩与胎动时胎心率呈一过性增加。

具体方法:孕妇取平卧位,将胎心探头放在胎心最响处,测宫缩或胎动的探头放在宫底或胎体一侧。一般先观察20分钟,如无反应可推动胎体(推1分钟)再试验20分钟,观察胎心率的变化,进一步判断试验结果。

反应型:胎心率基线在120~160次/min,胎动时胎心加速>15次/min,持续时间>15秒。此型表示胎儿情况良好。无其他因素影响,在一周内分娩,胎儿能耐受分娩时暂时缺氧的负荷。

无反应型:胎心率基线在120~160次/min,或胎动很少。胎动时胎心率不上升或上升,<15次/min,或持续时间<15秒。此型表示胎儿在宫内已受到一定程度的损害,对暂时缺氧耐受力差。

(三)催产素激惹试验(OCT)

又称催产素刺激试验或宫缩应激试验(Contrachon stress test,CST),试验原理系通过一过性缺氧负荷(宫缩),测定胎儿储备能力。

试验方法:受检的孕妇取平卧位,将描绘仪探头置于腹壁,连续描记胎心及宫缩。若 10 分钟内无自发性宫缩或异常胎心率,即给静脉点滴小剂量稀释的催产素(0.5%浓度的催产素:5% ~10% 葡萄糖 500mL 中加催产素 2.5U),静点从 0.5 ~1.0mIU/min(2 ~4 滴/min)开始。每 15 ~20 分钟加一倍剂量,直至 10 分钟内出现 3 次宫缩,每次宫缩持续 40 ~60 秒时,即维持此剂量催产素 30 分钟。Freeman 将 OCT 试验结果分为以下三种:

1. 阴性 变异率在 6 次/min 以上,无迟发型胎心率减慢;

2. 阳性 变异率在 5 次/min 以下,迟发型胎心率减慢连续出现 3 次以上。

3. 可疑阳性 偶见迟发型胎儿心率减慢 LD。

催产素激惹试验的临床意义:OCT 阴性者一般在一周内不致死亡,是胎儿在一周内临产耐受良好的指标;OCT 阳性者表示胎儿死亡危险性增加,不一定是胎盘功能不良。约有 1/4 OCT 阳性病例,分娩时不出现 LD。但 OCT 阳性而尿 E_3 低时,胎儿肺已成熟能存活者,应行剖宫取子术结束分娩。通常 OCT 配合尿 E_3 连续测定,可提高诊断准确率。OCT 试验应结合临床情况及其实验室检查结果,做出具体处理方案。

OCT 禁忌证:

1. 古典式剖宫产史;

2. 产前出血可疑前置胎盘;

3. 多胎妊娠;

4. 早产先兆。

四、胎儿呼吸、循环功能检查法

(一)羊水镜(羊膜镜)

是通过羊膜观察羊水中有无胎粪混浊,以此来判断胎儿有无窘迫的检查方法。如有条件,分娩开始后的病例均可通过羊水镜进行宫内监视。正常的羊水镜像为澄清,无色透明,胎发束状浮动。胎脂片浮游闪白色。胎儿皮肤呈白色。羊水被胎便污染时,可呈黄色、淡绿色或暗绿色。

1. 在分娩开始前羊水即呈现黄色混浊,指示胎盘功能不良,胎儿储备力低下。

2. 羊水呈淡绿色或暗绿色时,则预示胎儿缺氧,预后常常不良。

3. 羊水呈红色混浊时,标志胎盘早剥。

羊水呈上述异常变化时,往往需剖宫产术抢救胎儿。通常,褐色羊水提示胎儿已经死亡。

羊水镜检方法简便、经济,容易掌握,与胎心率密切配合,可作为估计胎儿情况的辅助诊断方法。

(二)胎动

胎儿在子宫内活动正常是胎儿情况良好的一种临床表现,正常胎动每小时 3 ~ 5 次。胎动增加表明有良好的储备能力;若每小时胎动低于 3 次,可能是胎儿储备能力不足、胎儿慢性缺氧,胎动减少所致。一般胎动停止后 12 ~ 48 小时胎心随之消失。急性缺氧的初期,胎动突然异常活跃,继之胎动停止,胎儿死亡。因此,当胎动活跃时,应把握住时机,适时剖宫,抢救胎儿。

估计胎儿体重在 2500g 以下者,如每周胎动次数减少 50% 以上,常表明胎儿情况严重。Fearson 认为若每日 12 小时的胎动数低于 10 次,则指示胎儿缺氧。应进一步检查其他指标,必要时行剖宫产术。

(三)胎儿头皮末梢血的 pH 值和气体分析

一般来讲,如胎心节律、强弱以及每分钟的跳动次数均在正常范围内,胎儿不存在宫内窘迫。但如果胎心率和胎动异常,则需要做其他辅助的检查,以协助处理方针的决定。在未破膜病例,可借助羊水镜观察羊水有无胎便污染;对已破膜病例,如有条件,则可测定胎儿头皮末梢血的酸碱度并进行气体分析,以便了解胎儿有否呼吸性和代谢性酸中毒。胎儿头皮血实验室检查的正常值: pH 值 > 7.25, PCO_2 < 8kPa (60mmHg),碱剩余 > 8mEq/L。

五、胎儿 - 胎盘单位功能检查法

胎盘的运输功能对胎儿的生长发育有直接影响。慢性胎盘运输功能不良,可导致胎儿宫内发育迟缓;急性胎盘运输功能障碍,可使胎儿死子宫内。

(一)母体尿中雌激素值(E 值)

妊娠期雌激素 E 的产生、显著增加是与胎儿胎盘相关联的。即从胎儿肾上腺分泌的去氢表雄酮(DHEA),在胎儿的肝脏及肾上腺 16 - α 羟基化,在胎盘芳香化,被转化为 E_3,从母体尿中大量排出。妊娠中、晚期尿中 E 主要是 E_3,故多以 E_3 的测定作为胎儿 - 胎盘的功能指标。

根据尿中 E 值测定可了解:胎儿的 DHEA(生成 E 的原料)的产生能力;胎儿胎盘 E(特别是 E_3)的转化能力;胎儿 - 胎盘 - 母体系的循环动态。孕妇尿中 E 的测定是最主要和可靠的方法(表 4 - 2 - 1)。

正常妊娠过程中,越接近妊娠末期,E 值就越高,需连续观察 E 值的图线变化。母体尿中 E 值在正常范围以下或虽在正常范围内,但其值急剧下降 50% 以上时应考虑为胎儿胎盘功能不全。

表 4 - 2 - 1 尿中 E 值(mg/d)

妊娠周数	正常值	警戒值	危险值
32 ~ 36	15 以上	15 ~ 10	10 以下
37 ~ 28	20 以上	20 ~ 10	10 以下
39 ~ 41	25 以上	25 ~ 15	15 以下

仅依靠雌激素的量来处理高危妊娠是不够的,还应明了胎儿的成熟度及其在母体外的生活能力。故雌激素的测定应与胎儿的成熟度的判断结合起来,以减少早产儿与新生儿死亡。

(二)随意尿中雌激素/肌酐比值(E/C)

E/C 与 24 小时尿中的 E 之间关系密切。可用 E/C 值代替 24 小时尿 E 值的测定。此法可纠正由于留尿不准或由于肾功能变化而造成的误差。E/C 对胎儿预后的估计价值大。正常的 E/C 值 >15;E/C 值 10 ~ 15 为警戒值;E/C 值以 10 为危险值的上界。

(三)血中 E_3 的测定

近年来用放射免疫测定血中的 E_3 值来了解胎儿 - 胎盘功能。此种检查法较复杂,要求条件较高。

(四)雌激素/17 酮类固醇比值(E/17ks)

测定孕妇尿 E/17ks 比值可进一步判定胎儿 - 胎盘单位功能障碍的主要矛盾之所在。野岳等指出,妊娠 32 周以后,E/17ks >4 表明胎盘的芳香化能力正常。如 E 值低,而 E/17ks 亦低,说明胎盘的芳香化能力不足;如 E 值低而 E/17ks 高则表明主要障碍来自胎儿的 DHEA 生成少。

(五)去氢表雄酮(DHEA)负荷试验

其意义与 E/17ks 相似。可进一步判定胎儿 - 胎盘单位功能不良主要障碍之所在。如给 DHEA 负荷后,尿中雌激素的量在 4 小时内急剧上升为正常;如 24 小时仍不增长,则表明胎盘功能低下。反之,如 E 值低,而 DHEA 负荷试验的反应正常,是表明胎盘功能正常,而胎儿不能供给足够的 DHEA。

六、胎盘功能检查法

(一)内分泌检查

血中胎盘生乳素(HPL)的测定:HPL 是胎盘合体滋养细胞产生的蛋白类激素。

HPL 是胎盘特有物质,HPL 的测定对胎盘功能的判定有重要意义。HPL 半衰期短,可迅速地反映胎盘的功能状态。因此,它可预测胎儿的预后,是一种可靠的检查方法。

妊娠晚期,HPL 的正常值为 $14\mu g/\mu L$,其值 $<4\mu g/mL$ 时,表示胎盘功能不良,胎儿危险,应考虑行剖宫产术挽救胎儿。

(二)血清酶的检查

1. 耐热性碱性磷酸酶(Heat stable alkaline phosphatase,HSAP)　是胎盘合体细胞产生的一种酶。它随妊娠的进展而增加,超过预产期后缓慢下降。当胎盘退化、梗死时,大量滋养叶细胞崩解,胎盘功能急性受损,HSAP 突然升高,持续的 HSAP 的低值可伴有低体重儿(SFD)、畸形儿、死胎;而 HSAP 突然升高时,则多有胎盘急性坏死,胎儿危险现象。

2. 催产素酶(Oxytocinase)　孕妇血清中有使催产素失活的酶,即催产素酶。主要是胱氨酸氨肽酶(CAP),CAP 由胎盘合体细胞产生。CAP 持续低值表明胎盘功能不良。CAP 骤降,则表明胎盘有急性功能障碍。

(三)阴道脱落细胞涂片

戒堆舟状细胞、无表层细胞,嗜酸性细胞指数 10% 以下,致密核少,表示胎盘功能良好;舟状细胞消失或极少,表层细胞增多,嗜酸性细胞在 10% 以上,致密核 20% 以上,并有底层细胞出现,预示胎盘功能不良或老化。

(四)B 超测定羊水量及胎盘功能

1.羊水平段　3.5~6cm 为正常范围。羊水平段越大畸形发生率越高。8~10cm 畸形率为 43.6%,11cm 以上畸形率为 88.5%。低于 3.5cm 为羊水过少。

2.胎盘功能分级的临床意义

0 级:未成熟。

Ⅰ级:开始趋向成熟。

Ⅱ级:Ⅱ级早:成熟早期。

Ⅱ级晚:成熟。

Ⅲ级:胎盘已成熟,趋向老化。

胎盘成熟为一渐进过程,故各级成熟度在各孕周可有交叉重叠现象。少数Ⅲ级胎盘在 37 周前出现,相反在 37 周后尚有少数胎盘为Ⅰ级。

(五)胎盘运输功能的动力试验

常用的方法有阿托品试验和去氧肾上腺素(Neo – synephrine)试验。

1.阿托品试验　对早期诊断胎盘功能不全有很重要的临床意义。本试验是根据 Fick 原理,即通过胎盘的物质浓度和通过的速度,与胎盘功能成正比;与母体胎儿循环中药物浓度亦成正比;而与胎盘渗透膜的厚度成反比。

先描记宫缩及胎心图。描记 30 分钟后再用阿托品静点,每分钟 0.1mg/mL,10 分钟(共滴入 1mg)用药期间连续观察胎心对阿托品的反应。包括反应的速度,胎心率的变化及反应持续的时间。阿托品阻断副交感神经受体,引起交感神经功能亢进,使胎心加速。阿托品的试验结果如下:

阳性反应:静点阿托品 5~9 分钟后,胎心率增加约 30 次/min。该反应见于胎盘运输功能良好的孕妇。

阴性反应:静点阿托品胎心率无变化。见于过期妊娠,胎盘梗死,绒毛透明性变,胎盘渗透功能降低,胎儿存在慢性或隐性宫内窘迫。

不典型反应:静注阿托品后,胎心增快的潜伏期延长(超过 10 分钟);或胎心率仅增加 5~10 次/min,呈现迟钝反应。

阿托品试验阳性者,多足月顺利分娩;阴性及不典型反应者,其中绝大部分均因胎儿宫内窘迫需行剖宫取子术。

2.去氧肾上腺素试验　与阿托品试验的原理相似,均系通过注入药物观察胎盘的通透性和胎儿储备能力,来协助诊断胎盘运输功能障碍。由于此种实验的个体差异大,准确性较差,临床上应用少。

胎儿监护种类及可靠性将不断增加,应综合分析各监护指标。

如果各种检查指标指明胎儿已有生活能力,无畸形和遗传性疾病,其胎盘功能低下,或胎儿有宫内窘迫,短期内又不能自然分娩者,可选择剖宫产术。

第三节　产程图

该图是一种反应产程进展实况,主要根据临产后宫口开大与儿头下降的具体数据画成产程进展的曲线,以判定产程进展是否顺利,鉴别难、顺产,指导临床处理。

一、产程图分期

(一)潜伏期

从孕妇出现规律宫缩(即每 10 分钟内有 2~5 次宫缩)开始,宫颈展平,宫口逐渐开大至 2cm 所持续的时间称之为潜伏期。

(二)活跃期

宫缩频率及强度逐渐增加,宫口从开大 2cm 起进入活跃期。活跃期又分为如下三个阶段:

1.加速阶段　宫口开大 2~4cm 所持续的时间称之为加速阶段。

2.最大倾斜阶段　宫口开大 4~9cm 所持续的时间称之为最大倾斜阶段。

3.减缓阶段　宫口开大 9~10cm 所持续的时间称之为减缓阶段。

临床应用产程图的关键在于善于识别异常产程图,及时、准确地处理分娩中的异常,适时地决定剖宫产。

二、异常产程图

全国第一次围产会议将产程图归纳为五种异常图像。

(一)潜伏期延长(表4-3-1)

表4-3-1　潜伏期延长的区别

子宫收缩类型	低张型	高张型
	1.子宫协调性收缩间歇期子宫肌肉完全放松	1.子宫不协调性收缩间歇期子宫肌肉不完全放松
	2.宫腔压力 <6.7kPa(50mmHg),子宫收缩 <3 次/10min	2.宫腔压力 >10.6kPa(80mmHg),子宫收缩 >4.2 次/10min
	3.宫腔基础压力正常三项全具备,或有其中一项	3.宫腔基础压力 > 2.6kPa(20mmHg)三项全具备或有其中一项

续表

子宫收缩类型	低张型	高张型
症状	阵缩痛一般可忍受	阵缩时疼痛难忍
阴道或肛查	前羊水囊不凸	前羊水囊凸
对镇静药物反应	反应差	反应好
对催产素的反应	效果佳	效果差
破膜效果	可有作用	作用好
胎儿窘迫出现时间	较晚	较早
治疗	支持疗法	镇静休息
	刺激宫液	人工破膜

为可能阴道分娩型。应仔细查出隐蔽性难产因素。盆头不称,软产道梗阻,宫颈难产,原发性宫缩乏力,子宫收缩不协调或过度精神紧张,疲劳,进食不佳等均可导致潜伏期延长。经积极处理后有阴道分娩的可能。

单纯潜伏期延长需剖宫产结束分娩者不多。原发性宫缩乏力引起的潜伏期延长应鉴别是属于低张型还是高张型的宫缩乏力。

潜伏期延长是否需要采用人工破膜及刺激宫缩的方法,主张尚不一致。大多数人主张潜伏期的治疗应着重休息和营养等支持疗法,在除外盆头不称与胎位不正,经其他方法刺激宫缩效果不佳,且宫颈已容受,宫口开大2cm时,始考虑行人工破膜,刺激宫缩的方法(图4-3-1)。

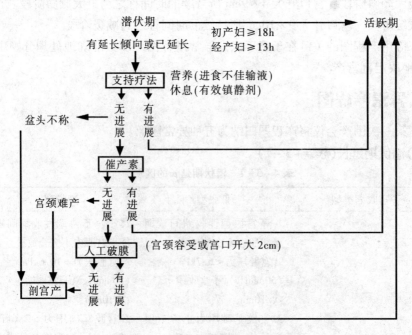

图4-3-1 潜伏期延长的处理方案

(二)宫颈扩张延缓或停滞(图4-3-2)

活跃期宫口扩张速度应大于1cm/h,若其扩张率≤0.8cm/h,为活跃期宫口扩张延缓。

活跃期宫口扩张或胎先露下降停滞≥4小时,为活跃期宫口扩张停滞或胎先露下降停滞,宫口扩张停滞与胎先露下降停滞可同时发生。有的学者主张≥2小时产程无进展即应视为停滞(图4-3-3)。

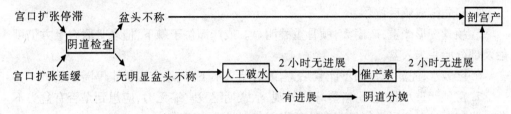

图4-3-2　活跃期宫口扩张延缓或停滞处理原则

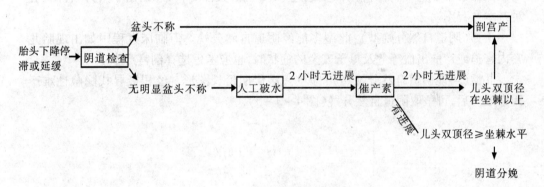

图4-3-3　胎头下降延缓或停滞处理原则

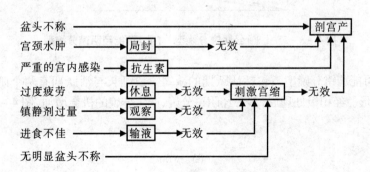

图4-3-4　活跃期继发宫缩无力处理原则

活跃期是产程的关键时刻,难产大多发生在此期。无论是活跃期延缓或停滞均应积极寻找原因。阴道检查,一般宫口开大3~4cm。如果能触及胎头颅的矢状缝,无明显盆头不称,未破水者可行人工破膜。有下列情况应考虑有盆头不称的可能。

1.矢状缝在骨盆入口斜径上,在矢状缝的前方可能触及大囟门,为枕后位,儿头屈曲不良。

2. 矢状缝在骨盆入口横径上,靠近骶岬侧(或靠近耻骨联合侧),为前顶先露(或后顶先露),称之为前盆头倾势不均(或后盆头倾势不均)。一般前盆头倾势不均不易纠正。

3. 矢状缝在骨盆入口前后径上,为胎头高直位,小囟门位子宫口中央,标志胎头极度俯屈。枕骨朝向耻骨弓者为枕耻位;枕骨朝向骶岬者为枕骶位。

4. 额先露或颏后位。

5. 颅骨变形严重,产瘤大,颅骨重叠明显。或产瘤位于棘下,但耻骨联合上方仍可触及部分胎头未入盆。

6. 已破水,先露与宫颈不能紧贴,宫缩时胎头不下降,或宫口扩张停滞。

7. 宫颈严重水肿,甚呈紫黑坏死外观,活跃期继发宫缩无力,应想到是否有盆头不称。只有通过对产程的仔细观察才能发现相对性盆头不称。

天津市中心妇产科医院王淑雯通过 1230 例产程图分析,总结出 13 种产程图,五种基本产程图。

Ⅰ 型(阴道自然分娩型):此型多能经阴道自然分娩。但临床过程中如出现胎儿宫内窘迫或产前出血等危及母子安全的症状时,也应考虑选择剖宫产术。

Ⅱ 型(可能阴道自然分娩型):即单一潜伏期延长图形。经积极寻找隐蔽性难产因素处理后,可争取阴道自然分娩(图 4 - 3 - 5)。

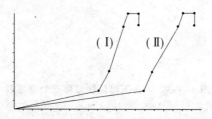

图 4 - 3 - 5 (Ⅰ)经阴道分娩型 (Ⅱ)可能经阴道分娩型

Ⅲ 型(可能产钳分娩型):包括活跃期的减缓阶段延长与活跃期有两个阶段连续延长的两种图形。经积极处理后,多可经阴道分娩,产钳分娩的机会增加(图 4 - 3 - 6)。

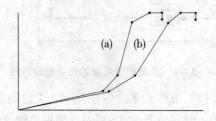

(a)活跃期减缓阶段延长型 (b)活跃期两个阶段连续延长型

图 4 - 3 - 6 (Ⅲ)可能产钳型

Ⅳ型(可能剖宫产分娩型)：潜伏期延长合并其他阶段延长。此种图形预示可能有部分梗阻,校正困难时,需行剖宫术。

Ⅴ型(剖宫产分娩型)：包括活跃期的加速阶段或最大倾斜阶段梗阻,以及胎头下降梗阻两种图形,表示分娩进展停滞,需行剖宫产结束分娩(图4-3-7和图4-3-8)。

三、鉴别难产的指标

1.宫口扩张各阶段的生理界限数值及最大界限数值：

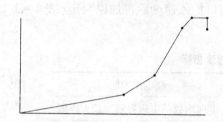

图4-3-7　(Ⅳ)可能剖宫产型

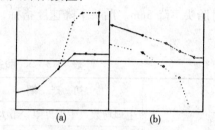

(a)活跃期宫颈扩张停滞　(b)活跃期胎头下降阻滞

图4-3-8　(Ⅴ)剖宫产分娩型(虚线表示正常图型)

生理界限数值——生理均数+2倍标准差。

最大界限——生理均数+3倍标准差。

生理界限数值的临床意义　如超越此界限未达最大界限,可进行观察并及时寻找出现延长的原因。如超越最大界限,应积极寻找原因进行矫正治疗,使分娩进展恢复正常。治疗后1~2小时,再行宫口检查,如无进展即可认为宫口扩张梗阻,应积极决定分娩方式(表4-3-2)。

表4-3-2　宫口扩张各阶级的生理数值及最大界限数值

		潜伏期	加速阶段	最大倾斜阶段	减缓阶段	第二产程
初产妇	生理界限	18h10min	3h40min	3h43min	1h4min	1h42min
	最大界限	22h41min	4h32min	4h43min	1h32min	2h9min
经产妇	生理界限	13h10min	2h30min	2h38min	3h24s	42min
	最大界限	16h30min	3h8min	3h18min	1h 全距	54min

2.宫口扩张速度的指标　可预断分娩的难易,以活跃期的加速阶段及最大倾斜阶段较为可靠,为宫口扩张最活跃时期,所以掌握宫口每扩张1cm所需的时间最为重要。

(1)活跃期的加速阶段：　　初产　　　　经产

　　生理情况扩张1cm　　　58min　　　37min

　　生理界限扩张1cm　　　1h50min　　1h15min

　　最大界限扩张1cm　　　2h16min　　1h34min

（2）最大倾斜阶段：　　　　　初产　　　　　经产

生理情况扩张 1cm　　　　21min　　　　15min36s

生理界限扩张 1cm　　　　45min　　　　32min

最大界限扩张 1cm　　　　57min　　　　40min

超过最大界限为宫口扩张速度延长。

3.胎头下降速度的指标　胎头下降潜伏期胎头下降缓慢。不宜作为判断分娩进展的指标,下降加速期(宫口开大≥4cm),此阶段开始时胎头居棘下 0.5cm,第二产程终了时胎头下降 5cm。胎头下降速度指标,参考宫口扩张速度后再加以判定(表 4-3-3)。

表4-3-3　胎头下降速度指标

	初 产 期			经 产 期		
	生理均数	生理界限	最大界限	生理均数	生理界限	最大界限
	h/cm	h/cm	h/cm	h/cm	h/cm	h/cm
	cm/h	cm/h	cm/h	cm/h	cm/h	cm/h
下降加速期	2h8min	2h30min	3h8min	1h5min	1h38min	2h45min
	0.87	0.40	0.32	0.92	0.45	0.34
急速下降期	27min36s	52min28s	1h4min54s	9min36s	19min15s	24min5s
	2.16	1.13	0.91	6.22	3.14	2.15

4.产程的警戒区数值　正常经产妇的分娩预警线为 4 小时 4 分钟,警戒线为 5 小时 23 分钟,异常线为 6 小时 41 分钟。警戒区为 2 小时 37 分钟。见下图 4-3-10。

警戒区数值仅适用于,临产后无明显头不称者,无胎位不正,无骨盆狭窄者。对有明显盆头不称,骨盆狭窄或横位等胎位异常者均不适用(图 4-3-9 和图 4-3-10)。

正常初产妇的分娩有 83% 从宫口开大 2～3cm 开始计算为 7 小时 5 分钟.即预警线前分娩完了,97% 以上到 9 小时 2 分钟即警戒线前分娩完了,只有 2%～3% 到 11 小时前分娩完了。超越 11 小时还不能分娩者应为超越异常线,可能就成为异常分娩,警戒区时限为 4 小时。

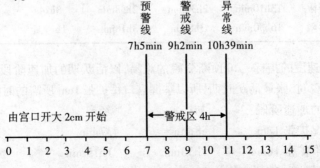

图 4-3-9　初产妇产程的警戒区数值

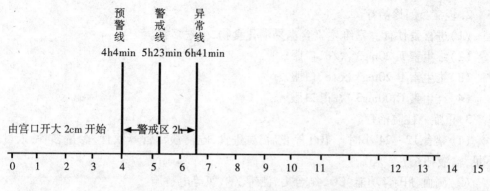

图4-3-10 经产妇产程的警戒区数值

注意事项

警戒区的设计有利于基层接生人员作为转送产妇的时间依据。基层接生人员或实习医生在处理分娩过程中,如产妇超越预警线时限尚未分娩,进入警戒区者,应提高警惕,严密观察,积极寻找原因。有条件者应做好处理难产的准备,否则应在接近异常线之前,做好转送产妇的准备。

第四节 妊娠剧吐(妊娠恶阻)诊疗常规

内容提要

妊娠剧吐导致酸中毒及电解质紊乱的处理方案。

孕妇妊娠6周左右,常出现择食、恶心、呕吐、食欲减退等早孕反应。对生活、工作无大影响。不需特殊治疗。

孕妇早孕反应重、频吐、不能进食、进水,为妊娠剧吐。

一、诊断依据

1. 早孕,伴频吐,甚至不食亦吐,吐泡沫状黏液,时吐胆汁、血液。
2. 呕吐严重、吐久者伴脱水、酸中毒、电解质紊乱等。
3. 尿酮体阳性。
4. 需与妊娠合并胃溃疡、肝炎、胃炎、胆囊炎等疾病相鉴别。

二、处理

1. B超检查 除外葡萄胎等异常妊娠。

2.轻症　门诊治疗。

(1)进喜爱饮食。富维生素含糖易消化食物,少吃多餐。

(2)维生素 $E_6$20mg3 次/d,口服。

(3)维生素 $B_1$20mg3 次/d,口服。

(4)维生素 $C_1$00mg3 次/d,口服。

3.重症　住院治疗。

(1)禁食 12~24 小时。呕吐停止后,试进食,吃清淡富营养饮食,少量多餐,入量不足,输液补充。

(2)测血、肝、肾功能,CO_2 结合力,测钾、钠、氯等电解质。

(3)每日验尿酮体。

(4)记液体出入量。

(5)补液:①每日补液至少 2500~3000mL。②每日补糖 200g,10% 葡萄糖2000mL,复方氯化钠溶液 500~1000mL。③根据 CO_2 结合力纠正酸中毒,必要时给5% 碳酸氢钠 100~200mL。④同时输入维生素 $B_6$100mg,维生素 C 500~1000mg。

(6)给镇静止吐药物:①爱茂尔 1 支,肌注。②针灸　耳针神门、胃。体针内关、足三里。③中药辨证论治。

(7)终止妊娠:①保守治疗无效,体温 >38℃,脉搏 >120 次/min。②黄疸者。③妊娠剧吐并发 wernicke 脑病者(剧吐时间长。出现无法解释的神经精神症状,眼球运动障碍或共济失调,应考虑维生素 B_1 缺乏引起本症)。

注意事项

妊娠剧吐保守治疗无效合并肝脑并发症者应终止妊娠。

第五节　妊高征诊疗常规

内容提要

妊高征的类型及其治疗方案。

出现子痫先兆症状时,预示将发生子痫。子痫的近代抢救措施与重危症的处理。

有关妊高征分类、病因、诊断的标准及治疗等方面尚有不同意见,目前国内外分类趋向由繁而简。

一、分类

全国妊娠高血压综合征科研协作组分类(1987)。

(一)妊娠水肿

体重增加每周 >0.5kg,每月 >2kg 或水肿累及大腿以上者。

(二)妊娠蛋白尿

蛋白尿 >0.5g/L 或蛋白尿 >1g/24h,或为相距 6 小时以上的两次随意尿标本。

(三)妊娠高血压

以基础血压为标准,凡血压升高 4/2kPa(30/15mmHg)或血压 >17.3/12kPa(130/90mmHg)者。

(四)先兆子痫

1. 血压≥21.3/13.3kPa(160/100mmHg);

2. 或者以基础血压为标准。收缩压增加 >8kPa(60mmHg),舒张压增加 >4kPa(30mmHg);

3. 尿蛋白(++)以上;

4. 水肿(++)以上;

5. 或有头痛、胸闷、眼花等自觉症状。

(五)子痫

以上现象 + 抽搐和(或)昏迷者。

(六)慢性高血压并发先兆子痫、子痫原有慢性高血压疾病并发先兆子痫、子痫者。

(七)一过性高血压

妊娠前血压正常,但在妊娠后或产褥早期(分娩后 24 小时内)发生高血压,分娩后 10 天内血压恢复正常者。

(八)慢性高血压合并妊娠

妊娠 20 周前,至少有 2 次测量出现高血压,产后 24 天后血压仍高者。

(九)末归类的高血压病变

妊娠期出现高血压单项现象,超过 1 周以上,难以归入上述各类者。

1982 年我国第二届妊娠高血压综合征科研协作会议统一分类如下。

表 4 - 5 - 1 妊娠高血压综合征分类

分类	定义
轻度妊娠高血压综合征	血压为 17.3/12kPa(130/90mmHg),或较基础血压升高 4/2kPa(30/15mmHg),亦可伴轻度蛋白尿及水肿
中度妊娠高血压综合征	血压高于 18.6/13.31Ja(140/100mmHg),低于 21.3/14.6kPa(160/110mmHg),蛋白尿 + 或伴有水肿及轻度自觉症状如头晕等

分类	定义
重度妊娠高血压综合征(先兆子痫及子痫)	1. 重度妊高征为血压≥21.3/14.6kPa(160/110mmHg)或蛋白尿＋＋～＋＋＋,伴水肿及头疼等自觉症状,此三项中有两项者 2. 子痫:在妊高征基础上有抽搐现象
未分类 1. 妊娠水肿 2. 妊娠蛋白尿 3. 慢性高血压合并妊娠	水肿延及大腿部及以上者 孕前无蛋白尿,妊娠期蛋白尿＋及以上,而产后恢复正常者 包括各种原因所致的高血压

二、诱因

孕次(初＞经),年龄(＜20;＞35),孕周(＞32周),季节(冬、早春),家族史,子宫体积过大(双胎,羊水过多,葡萄胎),肥胖,情绪紧张,有贫血,心、肝、肾病或糖尿病、高血压症等。

三、诊断

(一)诊断依据

1. 有诱发原因。

2. 发病时间(＞20孕周)。

3. 典型征象[水肿、蛋白尿,高血压,自觉症状,抽搐和(或)昏迷]。

(二)基本征象的诊断标准

1. 水肿　晨起胫前水肿;体重增加≥500g/周;2000g/月;13kg/整个孕期。

水肿部位用Ⅰ、Ⅱ、Ⅲ、Ⅳ表示,水肿程度用＋～卌表示。

Ⅰ:表示水肿局限于小腿以下。

Ⅱ表示水肿局限于大腿以下。

Ⅲ:表示水肿累及腹壁及外阴。

Ⅳ:表示全身性水肿。

＋:表示轻度指凹性水肿,抬手后指凹痕很快消失。

＋＋:表示较重度指凹性水肿,抬手后指凹痕消失较慢。

＋＋＋:表示水肿局部指凹后出现明显指凹痕,抬手后凹痕经久不能复原。

＋＋＋＋:表示水肿部位变硬,皮肤可呈红色,压之无凹陷。

2. 蛋白尿≥0.5g/24h(中段清洁尿)。

3. 高血压≥17.3/12kPa(130/90mmHg);或基础血压升高4/2kPa(30/15mmHg)。

血压测量法:休息15分钟后,坐位测前臂血压,每次反复测至稳定为准。

WHO规定如下:

(1)正常　收缩压＜18.1kPa(140mmHg),舒张压＜12kPa(90mmHg)。

(2)高血压标准　临界高血压≥18.6/12kPa～21.3/12.5kPa(≥140/90～＜

160/95mmHg)。

（3）高血压 ≥21.3/12.5kPa(160/95mmHg)（二者之一）。

（4）自觉症状 头痛,视力模糊,恶心,呕吐,肝区痛(上腹部紧缚感)反射亢进等。

（5）抽搐和(或)昏迷 典型发作(状态、时间、间歇)。

4. 预测性诊断

（1）转身试验 在孕28～32周时行该试验。当仰卧位舒张压超过左侧卧位,舒张压达2.7kPa(20mmHg)时为阳性。阳性提示孕妇有发展本症的可能性,准确率为65%;阴性提示不发生本症,准确率为93%。

（2）血管紧张素敏感试验 在孕28～36周时进行试验。经静脉滴注血管紧张素,如输入总量低于8～10μg/(kg·min),舒张压即升高2.7kPa(20mmHg)(左侧卧位),提示该孕妇有发生本症的可能。准确率90%。

（3）硫酸脱氢表雄酮(DHAs)代谢廓清率测定 此项检查在孕26周时进行。胎盘可使DHAS转变为17～β雌二醇。有本症倾向的孕妇往往在临床现象出现前,胎盘灌注血量已减少,致使DHAS廓清率下降。

（4）平均动脉压(mABP)测定 在孕28～32周时进行测定。有本症倾向的孕妇,其子宫胎盘血管网发育异常,内源性血管紧张素升高,故mABP升高。计算方法如下:

①mABP = 舒张压 + 1/3 脉压

如≥11.4kPa(≥85mmHg)为阳性。

②$mABP = \dfrac{(\Phi 收缩压 + 舒张压) \times 2}{3}$

如≥12kPa(≥90mmHg)为阳性。

阳性提示发生本症的可能性大。

（5）血液流变学测定 在孕24～26周时进行测定。

低血容量者(红细胞压积≥35%)及血液黏度高者(全血黏度比值≥3.6,血浆黏度比值≥1.6)提示有发生本症的倾向。

（6）其他 如微球蛋白,PGI_2 与 TXA_2,6 – keto – PGF_{1a} 与 TXB_2 等测定。

（三）妊高征程度的诊断

1. 评分法判定妊高征的严重程度 近年国内外倡行评分法,但项目过多。现以本症较早期出现的基本临床征象为依据,其简要的评分法如下述,最严重为11分,5分即应采取重点监护。

表4-5-2 妊娠高血压综合征病情轻重评分

基本临床征象	评 分			
	0	1	2	1
休息后仍水肿	无	胫骨周围	全身	
尿蛋白定量(g/L)	<0.5	0.5～<2.0	2.0～<5.0	≥5.2

基本临床征象	评 分			
	0	1	2	1
收缩压 kPa(mmHg)	<18.6 (<140)	18.1～<21.3 (140－<160)	21.3－<24 (160－<180)	≥24 (≥180)
舒张压 kPa(mmHg)	<12 (<90)	12－<13.3 (90－<100)	13.3－<14.6 (100－<110)	≥14.6 (≥110)

2. 根据临床表现判定妊高征的严重程度有以下几个方面。

(1)自觉症状 患者出现头疼、头晕、胸闷、恶心、呕吐等先兆子痫症状。

(2)视觉变化 眼花、视物不清、视力减退、复视、盲点甚至突然失明。由于视网膜水肿,视乳头水肿,严重者引起视网膜剥离,造成失明;或脑血管痉挛、缺氧,造成皮质盲,表现为失明。

(3)水肿严重 严重时可涉及外阴和腹部,全身水肿,或伴有腹水。

(4)血压明显升高 ≥21.3/14.6kPa(160/100mmHg)。

(5)子痫 抽搐发作或伴有昏迷。

(6)脑出血 脑血管痉挛严重,脑血管缺氧、坏死,破裂致脑出血,可出现持续昏迷,患侧瞳孔散大,对侧半身瘫痪,病理反射(＋)。

(7)合并心衰 心悸、呼吸困难、频咳、伴多量泡沫痰或痰中带血丝、颈静脉怒张、肝区压痛等以左心衰为主的全心衰竭。心脏扩大,心率增速,肺底细小水泡音,颈静脉怒张。

(8)肾功不全 少尿甚至无尿。

(9)肝被膜下出血 上腹部疼痛。肝被膜下血肿破裂,患者很快进入失血休克状态。

(10)发生 Hellp 综合征时,常有呕血、血色素尿、便血、上腹部疼痛、贫血、黄疸等表现。肝区有触痛。

(11)合并胎盘早剥 常有程度不等的腹痛和阴道出血等症状,子宫张力增高,宫底升高,子宫触痛,胎位不清,胎心改变等。

3. 根据辅助检查判断妊高征的严重程度有如下几个方面:

(1)眼底变化 眼底动脉痉挛、动静脉管径之比由正常的2∶3变为1∶2或1∶4,甚至眼底有渗出、出血以及视网膜剥离。视网膜小动脉可以反映体内主要器官小动脉的情况,眼底改变是反映妊高征严重程度的一个有参考价值的标志。

(2)心电图检查 重度妊高征患者,可有心肌损害,ST 段下降,T 波低平,倒置,心律不齐等。

(3)血浆黏度、全血黏度及红细胞压积测定 主要是了解有无血液浓缩。正常妊娠后期,血浆黏度应在1.6以下,全血黏度低于3.6,红细胞压积<35mL/dL,超过上述

数值则提示异常。

血液浓缩,表示病情加重。

(4)血尿酸 重度妊高征患者,肝功能降低,影响尿酸代谢,肾对尿酸廓清率下降所致。

(5)血内尿素氮上升,肌酐上升,二氧化碳结合力下降,电解质紊乱 提示病情严重。

(6)SGPT上升或其他肝功实验室检查异常 标志肝功受损。

(7)血小板下降至100×10^9/L以下,凝血因子Ⅱ(凝血酶原)时间延长,血凝血因子Ⅰ(纤维蛋白原)下降<150mg/dL,凝血时间延长,3P试验阳性,提示合并DIC。

(8)血管活性因子的监测 血管收缩因子内皮素(ET-1)为体内最强的血管收缩因子,研究表明ET-1可作为内皮损伤的标志。妊高征时ET-1水平增高,并与妊高征的程度相关。

(9)凝血和纤溶系统变化的监测 妊高征的发生与凝血和纤溶系统的失衡有关,内皮细胞的损伤是造成这种失衡的原因,参与凝血和纤溶系统活动的因素可成为妊高征监测的指标。比较有肯定价值的有纤维联结蛋白(Fn)、抗凝血酶-Ⅲ(AT-Ⅲ)、组织纤溶酶原激活物等,Fn是内皮损伤的重要标志之一。

(10)钙的监测 低钙与妊高征发病相关。

(11)尿液检查 清洁尿尿常规实验室检查。尿中有多量红、白细胞及管型,表示肾损害较重;24小时尿蛋白定量≥5g,表示病情严重。尿液比重≥1.020,尿液有浓缩。

四、处理

目前治疗的基本原则与所包括的项目,已渐趋一致,但其具体措施意见尚不一致。其治疗原则如下:

1. 尽量早期有效地治疗。

2. 避免抽搐。

3. 防止胎死宫内及新生儿死亡。

4. 预防并发症。

5. 预防母儿遗留性病损。

6. 使用对母儿损害最小的药物;避免多种药物方案。

7. 适时终止妊娠。

根据其治疗原则,应注意以下事项:

1. 孕妇应早住院,早治疗,杜绝院内发生子痫。

2. 住院后立即做全面检查:如心、肝、肾、胎盘功能,自数胎动,胎心监护。

3. 解痉,扩容,降压,镇静,利尿,扩容要根据具体情况,当出现肺、脑水肿时要慎重。

4. 平均动脉压≥18.7kPa(140mmHg)时,警惕脑意外。

5. 妊高征不允许过期妊娠。

一般治疗：

(一)左侧卧位

1. 减轻子宫对腹主动脉及髂动脉的压力,维持子宫动脉的灌注量及胎盘血流量。

2. 使下腔静脉受压减轻,回心血量增加,肾血流增加,而使尿量增加,使水与钠的排泄增加,利尿,使血压下降。

3. 改善胎盘血流灌注量,改善胎儿宫内缺氧。

(二)饮食

应摄取低热量、高蛋白的食物,适当控制水及盐。

1. 热量 防止过食,热量最好控制在 1000 ~ 1500kcal 以下。

2. 高蛋白饮食。

3. 食盐 每日 3 ~ 5g。

4. 水分 严重水肿及少尿者,限水 1000mL。

(三)监护

1. 精神安慰。

2. 每日测血压、脉搏、听心脏。

3. 精确记载液体出入量。

4. 每日定时吸氧。

5. 向家属交代病情,以求配合治疗。

6. 定期复查胎心监护。

7. 必要时做 B 超检查。

8. 每日自数胎动,早、中、晚各 1 小时。

(四)解痉剂

1. 硫酸镁

(1)作用

①作用于周围神经肌肉交接处,抑制运动神经的冲动,减少乙酰胆碱的释放,使血管扩张(颅内血管、肾血管、子宫血管解痉)。②镁离子可降低中枢神经细胞的兴奋性,从而能防止抽搐。③抑制子痫或先兆子痫时,出现中枢神经细胞癫痫样放电的振幅及频率。④降低脑细胞耗氧量,改善脑细胞的缺氧,颅内压降低,抑制抽搐。⑤镁离子可提高孕妇和胎儿血红蛋白对氧的亲和力,改善氧的代谢。⑥对子宫内血管平滑肌的直接解痉作用,使血管内的阻力下降,同时还可降低子宫肌纤维的张力,使子宫肌作用于子宫血管的阻力降低,因而可使子宫–胎盘血流量增加,胎儿、胎盘功能得以改善。⑦妊高征患者红细胞内的镁离子依赖性三磷腺苷酶的活性明显低于正常孕妇,使用硫酸镁后,可有助于调节细胞内离子的代谢及钠泵的运转,从而可使脑水肿消退,中枢神经细胞的兴奋性降低。

(2)剂量与用法:①国外:常用硫酸镁 2 ~ 4g,静脉缓注后,每小时以 1 ~ 1.5g 的速度维持。②Sibai 经验:硫酸镁静脉滴注中仍抽搐的子痫病例,增大剂量达 3g/h 静滴,抽搐得以控制。③国内:首次静注5g 及肌注5g 以后再以 1g/h 静滴维持,24 小时总量至少为30g。④分娩前:接受治疗者,以 5g 加入 5% 葡萄糖液 250mL 中,于 30 ~ 45 分钟内滴完,新生儿无镁中毒现象。临产后用硫酸镁对宫缩和胎儿无明显影响。⑤主张剂量不宜过大者用法:限制在 4g 静注后,以 1g/h 维持,否则导致心律失常,甚至停搏。⑥天津市中心妇产科医院用法:第一天为 20g,25% 硫酸镁 20mL 肌注;25% 硫酸镁 20mL 加 5% 葡萄糖 200mL,静脉注射,半小时滴完,测血压及呼吸;25% 硫酸镁 40mL 加 5% 葡萄糖 500mL 静脉滴注。每小时输入硫酸镁 1 ~ 1.5g。

第二天为 15g,25% 硫酸镁 60mL:25% 硫酸镁 40mL 加 5% 葡萄糖 500mL,静脉滴注,若用后血压仍高,可再追加 25% 硫酸镁 20mL,稀释后静脉滴注或肌注。

第三天为 15g,25% 硫酸镁 60mL:同上。

第四天为 10g,25% 硫酸镁 40mL:25% 硫酸镁 40mL 加 5% 葡萄糖 500mL,静滴。

总量 60g 为一疗程。

硫酸镁治疗妊高征效果好,但使用时要慎重,因它的有效剂量和中毒剂量较接近,使用硫酸镁应注意它的毒性反应。

如无中毒现象,可重复使用。

(3)有效与中毒时血清镁水平

有效:2.3 ~ 3mmol/L(4.6 ~ 6mEq/L);心电图改变(PR 间期延长):2.5mmol/L(5mEq/L);膝反射消失:4 ~ 5mmol/L(8 ~ 10mEq/L);

呼吸抑制麻痹:6 ~ 7.5mmol/L(12 ~ 15mmEq/L);全身麻醉:7.5mmol/L(15mEq/L);心搏停止:14mmol/L(28mEq/L)。

(4)安全性:①正常尿量情况下,血清镁离子增加时,肾镁盐廓清率亦增加。②20% ~ 30% 血清镁与蛋白结合。③50% 镁离子为骨及细胞吸收。④胎儿与羊水的缓冲作用。

因此使用硫酸镁有较大的安全性。

(5)监护:①要审慎选择病例(心、肾功能正常)。②及时做血清镁离子水平测定。③常规用药前查膝反射、呼吸计数;用药过程中每小时查膝腿反射、呼吸、尿量。④备 10% 葡萄糖酸钙,一旦发生呼吸、心搏骤停,静脉缓推。

(6)见效表现:①尿量增加。②尿蛋白减少。③肺水肿减轻。④自觉症状改善。⑤血压有改善或变化不大。

(7)硫酸镁停药指征:①膝反射消失。②尿排出量 < 100mL/4h。③呼吸 < 16 次/min。

2.安密妥钠(异戊巴比妥钠) 0.1 ~ 0.25g/次,肌注或静注;每日 0.5 ~ 0.1g,静脉缓注(1mL/min),对中枢有抑制作用(抗痉);与硫酸镁有协同作用。

3.抗胆碱药(东莨菪碱,654 - 2)

(1)抑制乙酰胆碱释放。

（2）镇静。

（3）抑制大脑皮质。

（4）兴奋呼吸中枢。

（5）解除血管痉挛。

（6）改善微循环,适用于抽搐频而呼吸衰竭者。

4. β_2 肾上腺素能受体兴奋剂

（1）作用:①松弛小动脉平滑肌,扩张血管,使血压下降。②降低子宫肌张力(减压),改善子宫胎盘灌注量;纠正胎盘缺氧,防止早产,提高围产儿生存率。③降低血小板凝聚,恢复血小板功能,预防 DIC。

（2）用法:①Ritodrine 50mg/500mL 静脉滴注(60 滴/min),可增加子宫血流量30%,胎盘血流量20%。②Salbital(沙丁胺醇),2~4mg,每日 4 次。

（3）禁忌:①糖尿病(激活肝和肌肉中磷酸化酶,促进糖原分解→糖尿病)。②心动过速(心率平均增加 25 次/min,可达 110~125/min;胎心率达 150~180 次/min)。③低血钾(钾被转移至横纹肌、心肌、平滑肌,但不排入尿,故不需补钾)。④新生儿呼吸功能不全。⑤半衰期为 6 小时,为防止临产后宫缩乏力等,宜早停药。⑥副反应——恶心。⑦短期使用促胎儿成熟;长期用反使抑制。

（五）降压药

经硫酸镁治疗后,舒张压仍高于 15kPa(110mmHg)时,为预防脑血管意外,应使用降压药。

首选肼屈嗪(Hydrolazine),此药有增加心排出量与肾血流量的作用,是比较理想的降压药。该药作用于周围血管,并使其扩张,降低外周阻力后达到降压作用。

用法:Hydrolazine 20mg 加入 5% 葡萄糖液中,静脉滴注,或 25~50mg,每日 3 次,口服,每日总量 200~300mg。

注意:用至血压降至 18.7~20.0kPa 或 12~13.3kPa(140~150mmHg 或 90~100mmHg)时停药。用此药无效,血压仍持续上升时,始考虑应用其他降压药。

（六）利尿剂

一般不主张用,但在下列情况下需使用。

1. 用药指征

（1）全身水肿。

（2）过高血容量(血浆容积 >65 ±6mL/kg +2SD 为高血容量)。

（3）脑水肿,头疼,恶心,呕吐。

（4）肺水肿。

（5）心衰。

（6）慢性肾炎或慢性高血压,尿少(扩容治疗后,每小时尿量 <25mL)。

（7）有视网膜水肿及渗出者。

2. 用法

(1)速尿 20~40mg,肌注或加于50%葡萄糖液20~40mL中缓慢静注。

(2)速尿 20~40mg,口服。

(3)甘露醇 渗透性利尿药,常用剂量20%甘露醇250mL或山梨醇250mL,30分钟静点。

(4)氨苯蝶啶 常用剂量50~100mg,每日3次,口服。

3.注意事项

(1)长期应用利尿剂或应用利尿剂后尿多,应注意电解质紊乱,必要时补钾。

(2)孕妇不宜用双氢克尿噻利尿,其缺点:体重减轻而尿蛋白不减;可导致母体电解质紊乱;胎儿可因电解质紊乱,发生急性胰腺炎而死亡;使血小板减少而致出血;新生儿体重较轻。

(七)镇静剂

1.安定 具有较强的镇静、抗惊厥、催眠、抗肌肉松弛等作用。

(1)用于先兆子痫及子痫者 将安定10~20mg加入25%葡萄糖液20~40mL中,缓慢静脉推注,5~10分钟内注完,可迅速控制抽搐。

(2)中度妊高征 安定2.5~5mg,每日3次,口服。安定可通过胎盘进入胎儿体内,并有蓄积作用,甚至出生后仍可在体内存留一周左右,才逐渐排出。该药可造成新生儿神经系统受到抑制,吸吮作用变弱。因此,在临产后给量不能过大。

2.苯巴比妥纳 大剂量时有抗抽搐作用,中等量可催眠,小剂量起镇静作用,过量有麻醉作用,甚至抑制呼吸中枢。催眠作用可持续6~8小时,抗惊厥作用也较好,药物吸收后,部分被肝脏破坏,经肾排出,常用量为0.1~0.2g.肌肉注射。

(八)扩容治疗

1.作用

(1)改善血液浓缩。

(2)增加血容量,改善脑、胎盘灌注量,改善脑缺氧,预防子痫及DIC的发生。

(3)子宫胎盘血流灌注增加,胎儿-胎盘功能好转,胎儿宫内缺氧情况改善,围产儿死亡率降低。

2.扩容指征

(1)红细胞压积>35%(粉剂抗凝管)。

(2)全血黏度比值≥3.6。

(3)血浆黏度比值≥1.6。

(4)尿量<500~1000mL/d,尿比重≥1.020。

3.禁忌

(1)肺水肿。

(2)全身性水肿。

(3)心、肾功能不全或衰竭者。

4.扩容注意事项

(1)在解痉的基础上扩容,在扩容的基础上利水,以防心、肺负担过重。

(2)扩容中应查血球压积、尿比重及血小板计数,以调整扩容的量及速度。

(3)扩容中应严密观察患者心率、呼吸,听诊心、肺,以防发生急性肺水肿、心衰。

(4)患者脑水肿、视网膜水肿时,扩容后尿量仍少于 25mL/h,扩容后应利尿。

5.扩容剂选择

(1)血浆低蛋白者:选择人体或胎盘白蛋白、血浆。

(2)有贫血者:选择全血。

(3)血黏度,血浆黏度和(或)红细胞压积高者:选择右旋糖酐,5% 葡萄糖液。

(4)低钠血症及尿比重正常或在 1.008 左右者:选择晶体扩容剂,如平衡盐溶液。

(5)合并酸中毒者:选择碳酸氢钠。

6.扩容剂量

(1)剂量一般为 500～1500mL,最高总量可达 2500mL。

(2)为安全起见,应宁少勿多。

(3)低分子右旋糖酐及平衡液不应低于 1000mL。以免影响凝血机制,或电解质输入量多。

(九)适时终止妊娠

1.重症妊高征患者经积极治疗 24～48 小时仍无明显好转;或有好转,胎肺已成熟(≥37 周)应终止妊娠。

2.妊高征患者的血压持续升高时间较长(6～8 周);或伴慢性高血压,或胎儿 IU-GR,且胎儿可存活者可考虑终止妊娠。

3.子痫停止抽搐 12 小时左右,可考虑引产。

(十)终止妊娠的方式

1.病情较轻,宫颈成熟,采用药物引产。

2.宫颈不成熟的,月份小于 30 周时可做水囊引产。

(十一)剖宫产指征

1.凡病情严重,而宫颈不成熟,不能短期内阴道分娩者。

2.病情得到控制,胎儿成熟,而羊水少,宜剖宫产。

3.胎盘功能低下,胎动减少,NST 或 OCT 试验证明胎儿宫内窘迫。

4.子痫患者反复抽搐,控制抽搐超过 2 小时者。

5.病情严重,平均动脉压≥18.6kPa(140mmHg),阴道分娩有脑血管意外危险者。

6.引产失败者。

7.盆头不称,胎位不正,无阴道分娩条件者。

(十二)剖宫产注意事项

1.麻醉时行硬膜外麻醉较好,麻醉后左侧卧位 15°止痛应完善。

2.术后定时使用镇痛剂,防止伤口疼痛诱发子痫。

3.注意产后血压,血压仍高者可用硫酸镁等治疗。防止产后出血及宫腔积血。

五、不同类型妊高征的治疗

(一)轻症(子痫前期)

门诊治疗。

1.休息,左侧卧位。

2.饮食调控。

3.适当用药:6-542、硝苯地平、中药等药物。水肿轻者则不需利尿剂。

4.监护(母、儿)。

(二)中度先兆子痫住院治疗

1.卧床休息。

2.应用解痉、降压、镇静、利尿等方法进行治疗。

(三)重度子痫先兆

应住院积极治疗,防止子痫及并发症的发生。

(四)先兆子痫监护措施

治疗先兆子痫的关键在于防止抽搐。

1.药物　应用解痉、降压、镇静、利尿等药治疗。若硫酸镁疗效不佳,或抽搐迫在眉睫,可给冬眠I号2mL,肌注,必要时稀释后静点。

注:哌替啶100mg、氯丙嗪50mg、异丙嗪50mg,混合后为冬眠I号,全量共6mL。

2.氧气吸入。

3.开口器、压舌板置于病床旁,以防抽搐时咬伤舌。

4.记液体出入量。

5.测血压　每2~4小时测1次,必要时随时测量。

6.测体温　每日测体温2次。

7.听胎心　每日至少听胎心4次。

8.注意有无临产征兆。

9.测腹围、宫高　每日测量1次。了解腹水消长及胎儿情况。

10.测体重　每周测体重1次。

11.眼底检查　每周查2次。

12.血常规、尿常规、尿比重、血球压积、血黏稠度每周复查2次。

13.血生化　血钾、血钠、氯化物、尿酸、肌酐、尿素氮、二氧化碳结合力、凝血因子I(纤维蛋白原)、肾肝功等,每周复查1次。

14.每周测24小时尿E_3,以了解胎盘功能。

15.心电图　必要时做心电图检查。

六、子痫的抢救与监护

1.专医守护,随时记录病情变化、检查用药情况。

2. 置患者于光线暗淡、空气新鲜、安静的室内。

3. 抬高床头,床边加护栏,防坠地摔伤。

4. 患者取偏头侧卧位。

5. 取出活动义齿。

6. 患者头侧备开口器、压舌板,抽搐时插入臼齿间,防舌被咬伤。

7. 避免一切刺激,各种检查、治疗要轻柔,忌先用硫酸镁肌注,以免注射时的疼痛引起抽搐。应在用镇静剂后再用硫酸镁。

8. 随时吸出喉头的分泌物或呕吐物,保持呼吸道通畅。必要时吸氧。

9. 未清醒时,禁止一切饮食及口服药。

10. 记液体出入量。

11. 安置导尿管,观察每小时的尿量,以便及时发现肾衰。

12. 每小时记录血压、脉搏、呼吸,定时测量体温,注意观察瞳孔,听诊心肺。

13. 及时送血、尿常规、高凝常规、血生化、心电图、眼底检查、B超检查。

14. 注意胎心及有无子宫收缩、宫底升高、阴道流血,以便及时发现异常及胎盘早剥。

15. 控制抽搐可选用下述药物:

(1)冬眠Ⅰ号2~3mL,加于10%~25%葡萄糖40mL内缓慢静脉注射,无效时,可用冬眠Ⅰ号2~3mL加于10%葡萄糖500mL内静脉慢滴。

(2)安定10~20mg静脉注射或肌肉注射,或加于10%葡萄糖500mL内静脉点滴。

(3)将5%副醛10mL或10%水合氯醛20mL用温水稀释至30mL,保留灌肠(勿将药液流出)。

(4)将25%硫酸镁20mL加于25%葡萄糖250mL内,2小时内滴完。并可重复同剂量硫酸镁静脉点滴。必要时将25%硫酸镁10~20mL加于25%葡萄糖40mL内,缓慢静脉推入10分钟以上,切勿快速!

(5)呋塞米20~80mg肌注或静点;或25%葡萄糖250mL加维生素C 1g,静点。必要时,用20%甘露醇200mL静点,以促进利尿及降低颅内压。

(6)常规给予抗生素防治感染。

(7)并发脑出血、肺水肿、心衰、肝、肾衰竭、DIC等,按内科急症抢救。

16. 在停止抽搐12小时左右考虑引产:

(1)做胎心监护,了解胎儿对临产宫缩负荷的承受能力。

(2)宫颈成熟时,可剥膜,进行破膜引产,并可加用催产素引产。

(3)若宫颈不成熟,或有宫内窘迫,或尿 $E_3 \leqslant 6mg/24h$,或胎心监护异常,或在短时间内无法结束分娩,或有盆头不称,或虽经积极治疗,抽搐仍不能控制,或虽控制,但其他症状仍严重,如血压继续升高、胎盘早剥、无尿等,均应考虑剖宫产术结束分娩。

17. 严密观察产程进展。

18. 经阴道分娩者,缩短第二产程,必要时,产钳助娩。

19. 第三产程及时应用催产素,肌注或静注,以防止产后出血。

20. 会阴切开或裂伤时,缝合要仔细,注意止血,防止产道形成血肿。

21. 产后 24~72 小时,仍应密切观察血压、脉搏、阴道出血,以防发生产后子痫。

22. 产后血压仍高,首选镇静、降压药,若前两种药无效,必须加用硫酸镁时,应注意子宫收缩及产后出血量。

23. 子痫危重征象:

(1)抽搐 >10 次。

(2)昏迷 >6 小时。

(3)体温 ≥39℃。

(4)脉搏 >120 次/min。

(5)呼吸 ≥40 次/min。

(6)尿量 ≤30mL/h。

(7)并发肺水肿、心衰、严重电解质紊乱、血液不能稀释者。

应下病危通知,交代病情,并在病历上详细记录要交代的内容。令家属签字,表示理解,并配合医生治疗。

注意事项

应尽早有效地治疗防止发生子痫,避免母儿发生意外。

第六节　特殊类型妊高征

内容提要

HELLP 综合征是血小板减少,溶血及肝酶异常的特殊类型的妊高征。

妊娠期肾病综合征,是妊高征的特殊类型。

一、HELLP 综合征

【概念】

1986 年,日本将妊高征伴有溶血(hencolysis)、肝酶上升(elevated liverenzyomes)及血小板减少(lowplatelet count)命名为"HELLP Syndrome"。

【诊断依据】

(一)临床表现

1. 消化道症状　乏力、恶心、呕吐、心窝部或右上腹肝区触痛。

2. 出血倾向　皮肤淤斑、鼻、齿龈出血、呕血、黑便、尿血等。

(二)实验室检查异常

1. 血管内溶血　溶血是 HELLP 综合征的特征,是红细胞通过内膜受阻的血管和纤维蛋白网引起的。

(1)外周血涂片出现异形红细胞(棘红细胞,裂红细胞和多染性细胞)。

(2)血红蛋白降低。

(3)血尿(重型)。

(4)胆红素(间接)升高,高胆红素血症。

(5)红细胞压积降低。

(6)凝血因子Ⅱ(凝血酶原)时间(pt)、部分凝血活酶时间(ptt)及凝血因子Ⅰ(纤维蛋白原)多数正常。

2.肝酶升高 高于正常妊娠平均值的3个标准差,包括乳酸脱氢酶(SGPT SGOT LDH)。

主要为血管痉挛导致血管内皮损伤,纤维素沉着于肝窦内,叶窦血流受阻,导致肝肿胀及灶性实质坏死。

3.血小板减少

一类 HELLP 综合征:血小板 $<50 \times 10^9/L$;二类 HELLP 综合征:血小板 $50 \times 10^9/L$ $\sim 100 \times 10^9/L$。

由于微血管内皮损伤引起血小板聚集,使血小板减少。

【鉴别诊断】

(一)DIC

DIC 是外源性和内源性凝血物质进入血循环,促使全身小血管形成微栓,引起消耗性凝血机制障碍:实验室检查除血小板减少外还有凝血因子Ⅰ(纤维蛋白原)减少,凝血因子Ⅱ(凝血酶原)时间延长,重症者 3P 试验为"+"。

(二)血小板减少性紫癜

血小板降低,凝血因子Ⅱ(凝血酶原)及凝血时间延长,血块退缩不良。

(三)急性脂肪肝

发病急,黄疸进行性加重,低血糖,低白蛋白血症,血氨、血淀粉酶升高。肝浊音界缩小。肝脏 B 超检查呈弥散性回声增强,称亮肝。

一般 HELLP 综合征恢复时间为 4~11 天(平均6.5 天)。

【治疗】

(一)一般治疗

1.认为 HELLP 综合征的性质是进行性的。延长孕周会造成母婴不良的后果。一旦诊断确立,应迅速终止妊娠,以改善预后。

2.根据母婴病情决定处理方法。若病情稳定,可适当延长孕周,促胎肺成熟,用倍他米松每 24 小时 12mg,或用地塞米松每日 10mg,48 小时后分娩。

有下列情况时应立刻终止妊娠:

(1)孕龄≥34 周或证明肺成熟。

(2)胎儿窘迫。

（3）病情恶化。

（4）可疑 DIC 者,应迅速结束分娩。

（二）药物治疗

1.扩容 HELLP 综合征伴有腹水的患者,预示易发生充血性心衰或 ARDS 的危险,故扩容时应慎重。

2.免疫抑制因子、皮质类固醇 地塞米松 0.75mg,每日 3 次。

3.抗血栓因子:

（1）小量阿司匹林。

（2）抗凝血酶Ⅲ。

（3）双嘧达莫。

（4）前列环素。

（5）血栓素合成酶抑制剂。

4.血制品

（1）输新鲜冷冻血浆补充抗血小板聚集因子,恢复血容量,根据病情输血小板及新鲜血,如血小板 $< 20 \times 10^9/L$ 或行剖宫产时,当血小板 $< 50 \times 10^9/L$,即应输血小板。

（2）免疫球蛋白静脉输注。

（3）血浆交换,病情危重者使用血浆交换对缓解病情有效。

机制:用新鲜冷冻血浆交换可排出危害因子,或补充缺乏的血浆因子以减少血小板凝集反应,并允许内皮细胞修复,也可促进排出非特异因子,如细胞碎片、炎性介质、淋巴因子等。

（三）分娩方式

HELLP 综合征剖宫产指征,按产科因素决定。麻醉时,因血小板减少有局部出血危险,故不选用阴部阻滞及硬膜外麻醉,采用全麻。

二、妊娠期肾病综合征

妊娠期肾病综合征(nephrotic syndromc of pregnancy,简称 NSP)是妊高征的特殊类型。临床表现除有妊高征外,还具备肾病综合征"三高一低",即高度水肿、大量蛋白尿、高胆固醇及低蛋白血症。

【NSP 的临床分型】

1.单纯型 既往身体健康,水肿出现较早。

2.肾炎型 既往或现在肾炎或隐匿性肾炎,蛋白尿、水肿在孕早期出现。

3.妊高征型 既有肾病综合征又有高血压。

【诊断依据】

既有妊高征,又具备 Schneies 提出的肾病综合征实验室的诊断标准。

1.大量蛋白尿($>3.5g/24h$)。

2.高胆固醇($>7.77mmol/L$)。

3.高度水肿。

4.低蛋白血症(血浆白蛋白<30g/L)。

【处理】

以综合治疗为主,在治疗妊高征的同时治疗 NSP。

1.肾上腺皮质激素　有抗免疫作用,能抑制组织脏器的移植反应,对自身免疫性疾病有一定疗效,尤其是单纯型及肾功能良好的肾炎型,可减轻水肿及蛋白尿。

2.人血浆白蛋白　可提高血浆的胶体渗透压,改善低蛋白血症,降低血脂。配合利尿剂可减轻组织水肿。

3.人工固相合成心钠素Ⅲ　该药具有利钠、利尿、舒张血管、抑制 R－A－A(肾素－血管紧张素－醛固酮)、抑制抗利尿激素的作用,对消除水肿、降低血压有效。

4.血浆交换　对缓解病情有较高的疗效。

5.中药治则　温脾助阳,行气利水。

6.适时终止妊娠。终止妊娠的指征:

(1)高度水肿、大量蛋白尿。

(2)病情不重,但胎儿已成熟,应及时终止妊娠。妊娠期特发性肾病综合征,如无高血压,或血压<20/12kPa(150/90mmHg),肾功能正常时可以继续妊娠(需严密监护)。

注意事项

HELLP 综合征进展快,一旦确诊,即应终止妊娠,肾病综合征与妊高征应同时治疗。

第七节　妊高征并发症

内容提要

妊高征出现心衰,即妊高征心脏病。
高血压脑病的发生常无警兆。
妊高征皮质盲出现失明症状。
妊高征脑血管意外脑出血。
先天性颅内动脑瘤与血管畸形破裂导致蛛网膜下腔出血。
血栓、栓塞诱发脑梗死。
脑水肿颅内压增高。

一、妊高征性心脏病

【概念】

妊高征是妊娠期最常见的并发症。而妊高征性心脏病又是妊高征严重的并发症。妊高征性心脏病以往称为妊高征并发急性左心衰竭,一般发生在妊娠晚期,是妊高征患者死亡的主要原因之一。

孕妇有妊高征,根据在产前、产时或产后 10 天以内出现心慌,气急,呼吸困难,发绀,不能平卧,吐粉色泡沫痰等症状,可诊断为妊高征性心脏病。

【诊断依据】

（一）病史及症状

1. 孕妇既往无慢性高血压及心脏病史,此次妊高征为妊娠 20 周以后发病。

2. 妊高征的临床特点系血压为 20～24kPa/14～16kPa（150～180mmHg/105～120mmHg）。水肿明显,下肢,腹壁甚至全身水肿,个别患者外阴水肿,并有腹水,尿蛋白（＋＋～＋＋＋）。

3. 入院前或治疗过程中突然感到胸闷、心悸、气短,不能平卧,继而出现咳嗽,吐泡沫血痰等急性肺水肿症状。

（二）体征

1. 心率≥120 次/min,心尖部可闻及 2～3 级收缩期杂音,心界向左扩大,第 5 肋间可超过锁骨中线,呼吸深、快。

2. 肺部听诊,肺底部有湿性啰音,小水泡音。

（三）辅助检查

1. EKG 显示窦性心动过速,可有低电压,ST 压低,T 波倒置。

2. X 线片显示心脏扩大。

3. 红细胞压积≥35% 以上,血黏稠度增加。

妊高征心脏病的诊断并不困难,关键在于早期发现。如心动过速,胸闷应尽早引起重视。

【处理】

（一）治疗原则

解痉、降压、镇静、利尿、减轻心脏负担。

（二）具体措施

1. 吸氧,可用面罩式。

2. 半卧位,减少回心血量30%,以减轻心脏负担。

3. 控制液体入量。

4. 轮流结扎左、右下肢,减少回心血量。20 分钟松解一次,换扎另一侧下肢。

5. 解痉,扩张血管,用酚妥拉明（即 regitine）进行静脉点滴,以扩张肺部小动脉,5% 葡萄糖液 100mL 中加酚妥拉明 20mg,静脉点滴,10 滴/min。

6. 急性肺水肿可用氨茶碱 250mg 加 25% ~50% 葡萄糖液 20 ~40mL,静脉点滴或慢推。

7. 强心剂(快速洋地黄制剂):

毛花苷 C0.4mg 加 25% ~50% 葡萄糖液 20mL,静脉缓慢推入。用药后心率逐渐减慢,P≤100 次/min 为有效。4 ~6 小时后可再重复给药。

8. 肾上腺皮质激素　地塞米松 20mg,静脉推入,可保护细胞膜,抑制肺毛细血管通透性的增高,对减轻肺水肿快速有效。

9. 利尿剂　将呋塞米 40mg 稀释后,静脉慢推,其作用快,减轻肺水肿,降低血容量,减少心脏前负荷。

10. 终止妊娠　各种心脏病孕妇剖宫产指征的确定应比正常孕妇适当放宽。

患者心衰症状好转,心率 <100 次/min,呼吸 16 ~20 次/min,尿量增加明显,妊娠≥37 周,短时间内不能阴道分娩,应行剖宫产术。若妊娠 33 ~34 周,病情允许,可适当保守治疗至孕≥36 周时,考虑剖宫产结束分娩。

妊高征心脏病剖宫产注意事项:

(1)剖宫产时应选择硬膜外麻醉,以腹膜外剖宫产为宜。

(2)忌用乙醚吸入麻醉。

(3)术中、术后连续心电监护,控制液体入量。

(4)忌用麦角宫缩剂,以防加重心脏负担。慎用催产素缩宫止血,可稀释后静脉慢滴。

(5)术中防止腹压骤降,胎儿娩出后,立即用砂袋压迫上腹部,以防腹压骤降引起血流动力学改变。

(6)术后给抗生素,预防细菌性心内膜炎及切口感染。

二、高血压脑病

【概念】

高血压脑病系综合征。

患者突然持续性血压增高,有特殊的临床表现,但其发生常无预先警兆。子痫、慢性肾炎患者,仅少数为慢性高血压突然血压升高时才会出现症状。

通常,血压持续升高 12 ~48 小时后出现症状。当血压下降后症状可消失。

患者既往血压正常者,如子痫血压升高不严重时,易发生高血压脑病,慢性高血压患者脑血管自动调节处于高水平,血压升高达 33/20kPa(250/150mmHg)或更高才出现脑症状。

目前认为高血压脑病是由于升高的血压迫使血管扩张,通过小动脉壁的过度牵伸并破坏血脑屏障继发血管源性脑水肿,故临床症状是水肿而非缺血之后果。

高血压脑病合并抽搐时,抽搐使血压升高,合并有窒息及低氧血症。

【诊断依据】

1. 突发　严重头痛,皮肤苍白、恶心、呕吐、眼花、皮质盲、阵发性或持续性一侧肢体麻木或偏瘫。

2. 意识 头痛后12小时至两天内嗜睡、错乱甚至昏迷,如血压迅速下降;意识恢复较快,如血压下降后意识不改善,应考虑合并脑血管意外。

3. 眼底检查 可见视乳头水肿,网膜上有火焰状出血及渗出物,动脉变细。

4. 脑CT 因脑水肿致弥漫性白质密度低,脑室受压变小。

5. 脑脊液检查 可见颅压升高,蛋白增高,少量白细胞、红细胞增多,颅压高,应慎做此项检查,谨防形成脑疝。

【处理】

(一)治疗原则

降压,止搐,防止脑血管意外,适时终止妊娠。

(二)具体措施

1. 严密监测血压、意识及抽搐。

2. 保持呼吸道通畅。

3. 维持电解质平衡,及时纠正电解质紊乱。

4. 有效适度地降压:

(1)在不可逆脑损坏出现前应尽快将血压降低。

(2)注意慢性高血压患者的血压不应降得过低、过快,以免影响胎盘血流量。

(3)既往血压正常者24小时内应将其舒张压降至13.3kPa(100mmHg)。

5. 早期治疗 选用降压药应是作用快,有可逆性,无中枢抑制作用,毒性小者。

(1)迅速降压 目的是尽快达到降压至足以防止靶器官受损,又不致使主要器官灌注不足的水平。①硝普钠:直接松弛血管(动、静脉),降低外周阻力,静脉给药2~3分钟,即可迅速降压。用30~100mg加5%葡萄糖液500mL静滴,以0.5~10mg/(kg·min)严格监护血压变化。效果明显时可中止使用。②柳胺苄心定:20mg稀释后静注,必要时每10分钟重复,降压满意为止,总量为200mg。③酚妥拉明:5mg稀释后静注,用于嗜铬细胞瘤者。④肼屈嗪:10~20mg加于5%葡萄糖100mL中,稀释后30分钟静注。⑤人工冬眠:氯丙嗪50mg,异丙嗪50mg,哌替啶100mg加10%葡萄糖500mL,全量或半量静滴。⑥血压显著增高,症状不明显者:舌下含硝苯地平10~20mg或哌唑嗪1~2mg,或可乐定0.1~0.2mg等。

(2)制止抽搐:①安定10~20mg,静注。②苯巴比妥钠0.1~0.2g,肌注。③10%水合氯醛10~15mL保留灌肠。④25%$MgSO_4$ 20mL/肌注或加于5%葡萄糖50mL中,缓慢静注。

(3)脱水,排钠,降低颅内压:①呋塞米20~40mg或依他尼酸钠25~50mg加5%葡萄糖液20~40mL静注。②20%甘露醇或25%山梨醇250mL,静滴,30分钟内滴完。③氟美松20mg,静注。

6. 维持降压 选用下述降压药。

(1)哌唑嗪1mg,每日3次。

(2)柳氨卡心定 100mg,每日 3 次。

7. 发作后超过 12 小时不临产者,应终止妊娠,经初步治疗后尽早行剖宫产。

三、皮质盲

【概念】

由于脑血管痉挛,缺血、缺氧,导致皮质盲,出现失明症状。

患者常无头痛、呕吐、胸闷等前驱症状而突然全盲,眼底和 CT 检查可能无明显异常。

【处理】

皮质盲相当于抽搐,先兆子痫发生皮质盲者应当做子痫处理,妊高征患者一旦出现皮质盲应立即终止妊娠,以免延误时机,造成广泛脑损伤。

四、脑出血

【概念】

妊高征较易发生的脑血管意外为脑出血。子痫患者在抽搐时或抽搐后突然死亡者中脑出血引起者占 80%。

【诊断依据】

1. 发病前数小时或数天可有先驱症状,即头痛、眩晕、视力障碍、运动或感觉障碍。当平均动脉压≥18.7kPa(140mmHg)时,就会出现脑血管自身调解功能欠佳的现象,易致脑出血。

2. 发病时血压突然升高,脉强而缓。

3. 突然头痛、头胀、呕吐、迅速进入昏迷,呼吸深、鼾声大、唾液外流、大小便失禁。

4. 瞳孔缩小或两侧不等大,对光反应消失,脑膜刺激征为阳性。

5. 出血部位不同,瘫痪部位也不同。

(1)内囊出血 三偏症。

(2)脑叶出血 部分性癫痫、单瘫、失语等。

(3)脑干出血 交叉瘫痪或颅神经麻痹伴四肢瘫痪。

(4)小脑出血 眩晕、眼震及共济失调。

6. 脑脊液检测 压力增高,血性。

7. CT 扫描 脑内边界清楚,均匀高密度影,灶周水肿及占位效应。

【处理】

1. 就地治疗,绝对卧床。

2. 保持呼吸道通畅,适当给氧。

3. 监护心脏及其他生命体征变化。

4. 降低颅内压,颅压增高可能引起脑疝。用脱水剂降颅压。

(1)呋塞米 40mg 加于 10% 葡萄糖 100mL 中,静点。

(2)20%甘露醇 125～250mL,静脉点滴,每6～8小时1次,视颅压高低调整用量。心、肾功能不全者,慎用甘露醇。

脱水者不应过度补钾,谨防电解质紊乱。

5.降压,血压过高或波动声大,易继续出血。

降压时,最好降到比基础压稍高,或相当于基础血压水平。不宜降得过低,不宜用强力交感神经阻滞剂,如氯丙嗪等药物。

避免血压过低,以防脑供血不足,影响胎盘血循环,对胎儿不利。

6.止血药

(1)巴曲酶1支,肌注。

(2)6-氨基己酸 6g 加于 5% 葡萄糖 200mL 中,静滴。

(3)对氯甲苯酸或氯甲环酸,或酚磺乙胺或凝血酶等。

7.加强护理,防止肺、泌尿系感染及褥疮的发生。

8.手术治疗

(1)一般先行剖宫产,后行开颅术。

(2)开颅清除血肿。适用于内科治疗无效,且有脑疝形成趋势,或较大量脑出血者。

五、蛛网膜下腔出血

蛛网膜下腔出血是由于多种原因使血液进入颅内或椎管内蛛网膜下腔引起的综合征。蛛网膜下腔出血的主要原因是先天性颅内动脉瘤与血管畸形破裂所致。

【临床症状】

1.前驱症状　头痛、眩晕、视物模糊、恶心、呕吐、烦躁、嗜睡、抽搐。

2.头痛　突发剧烈头痛或爆裂样疼、恶心、呕吐。出血后6～12小时,开始有颈项强直及其他病理反射(脑膜刺激症状)。

3.发热。

4.意识障碍　嗜睡,蒙眬及不同程度的昏迷。

5.精神障碍　兴奋、躁动、记忆障碍。

6.癫痫发作。

7.颅神经障碍　最早为动眼神经部分或完全麻痹。

8.肢体运动或感觉障碍。

9.眼底变化　网膜出血,少数有视乳头水肿。

【实验室检查】

1.脑脊液检查　大量新鲜红细胞及中性粒细胞(血性脑脊液)。

2.周围血象　白细胞增多。

3.血糖增高。

4.心电图改变　脑、心综合征者有心律失常。

【诊断依据】

1. 多在清醒时用力或情绪激动时发病。

2. 剧烈头痛、呕吐、脑膜刺激征阳性。可有短暂意识障碍或精神症状,或癫痫发作。

3. 眼底　网膜出血。

4. 脑脊液压力增高,均匀血性或黄变。

5. CT 扫描　脑池、脑室积血呈高密度影。增强扫描可见部分动脉瘤或血管畸形。

6. 脑血管造影　可显示脑血管畸形或脑动脉瘤。

【处理】

保守治疗或术前治疗时应注意以下事项:

1. 安静卧床 4~6 周。

2. 避免情绪激动、咳嗽及用力排便等。

3. 适当用镇静药、镇痛药。

4. 控制血压。

5. 抗抽搐。

6. 纠正电解质紊乱,适当限制水入量,出血后几日内,抗利尿激素过多,致稀释性血钠过低,尿排钠增加。

7. 止血剂的用法如下:

(1)6 氨基己酸(EACA)18~24g 加于 5% 葡萄糖液 500mL 中,静点,每日 1~2 次,连用 7~14 天。或 EACA2g,每日 3 次,口服。

(2)对氨甲苯酸 500~1000mg 加于 5% 葡萄糖 500mL 中,静点,每日 1~2 次。

抗纤溶治疗:动脉瘤破裂引起者用之。

8. 防治脑血管痉挛

(1)尼莫地平,首剂 0.7mg/kg,以后按 0.35mg/kg,每 4 小时 1 次,共 21 天。

(2)扩容、降低血黏度,为了增加脑血流量,系新概念,慎用。

9. 用钙离子拮抗剂　硝苯地平 10~30mg,每日 3 次。

10. 巴比妥类药可降低脑代谢。

11. 激素能稳定溶酶体及细胞膜　氟美松 10mg,每日 1 次,静点。

【手术治疗】

1. 颅内动脉瘤　争取早手术,以免再出血。

2. 浅表动、静脉畸形,不影响重要功能,应做手术或栓塞治疗。

3. 病情稳定后,胎儿有存活能力,行剖宫产术结束分娩:术中严密监护患者生命体征。

【注意事项】

1. 患者病情危重,应下病危通知并向家属交代病情,令其书面签字,并做详细记录。

2.必须由脑系科医师与妇产科医师共同会诊,协作诊疗患者,以使其转危为安。

六、脑梗死

血栓形成,或栓塞,或脑动脉狭窄,或血管畸形,或严重脑血管痉挛,均可引起脑梗死。脑梗死是脑组织局部血液灌注中断或灌注减少所致。

【诊断依据】

1.有动脉硬化、高血压、高血脂或糖尿病史者,易在安静状态下发病。

2.病前可有短暂性脑缺血发作史,如一时性失语,某肢体动作不灵等。

3.符合血管分布区的局灶性脑症状,如失语、偏瘫等,且症状在数小时或1~2天渐加重。

4.多无头痛、呕吐、意识障碍等颅高压征,脑膜刺激征阴性。

5.眼底动脉硬化,颈动脉搏动减弱。

6.脑脊液　压力、细胞数、生化无明显变化。

7.CT扫描　显示脑内低密度梗死区。

8.脑血管造影　显示动脉硬化、狭窄或阻塞。

【处理】

1.急性期

(1)卧床休息,加强护理。

(2)维持营养。

(3)防治并发症。

(4)控制血压。

(5)扩充血容量疗法　低分子右旋糖酐500mL,静点,每日1次,10~14天为一疗程。

(6)中药　丹参注射液8~16mL加入平衡液500mL中,静点,每日1次,10~14天为一疗程。

(7)20%甘露醇200mL,静点,脱水降颅压,改善脑微循环。

(8)抗血栓疗法　溶栓剂为尿激酶1万~3万U,溶于生理盐水500mL,静点。每日1次,7~10天为一疗程。

(9)抗血小板聚集药　阿司匹林0.3g;每日1~2次,以预防血栓扩展与复发。

(10)高压氧治疗。

(11)促脑细胞代谢药。

2.恢复期　功能练习。

七、脑水肿

【分类】

1.血管源性脑水肿　主要是血脑屏障破坏,毛细血管通透性增加,使血清蛋白、液体成分漏出血管之外形成脑水肿。常见于颅脑外伤、脑肿瘤、妊高征等。

2. 细胞毒性水肿　脑细胞肿胀,细胞外间隙变小,为致病因素直接作用于脑细胞所致。常见于各种感染,水中毒,窒息,脑水肿没有血管损害,水肿主要在细胞内。

3. 间质性脑水肿　主要是脑脊液循环、分泌吸收失调,过多的脑脊液积于脑室内,又称脑积水性脑水肿。

以上三种可单独存在,亦可合并存在。

【诊断依据】

颅内压增高时有如下症状。

1. 头痛　头痛是颅压增高的主要症状,也是唯一的早期症状,常为持续性,以前额为主,清晨起床时明显。

2. 呕吐　清晨空腹或剧烈头痛时呕吐。

3. 意识障碍　躁动不安、淡漠、迟钝、嗜睡以至昏迷,见于脑干损害及脑疝。

4. 外展神经　麻痹及复视。

5. 抽搐　局限性或全身性,系由于大脑皮质运动区缺氧所致,脑干的网状结构受到刺激,出现阵发性或持续性肢体肌肉强直性抽搐。

6. 瞳孔　早期可缩小或忽大忽小变化不定。如瞳孔由小变大固定不变,说明脑干受损;瞳孔不等大,提示为颞叶疝;双侧扩大,光反应消失表示枕骨大孔疝。

7. 生命体征

(1)血压变化　早期上升,晚期下降。

(2)脉搏缓慢。

(3)呼吸变化　呼吸缓慢,延髓衰竭,呼吸减慢而不规则或叹息样呼吸。

8. 眼底变化　静脉淤血,视网膜水肿,视神经乳头水肿、出血等。

【辅助检查】

1. 脑电图。

2. 脑 CT 扫描。

3. 脑 B 超。

4. 颅内压连续描记。

5. 头颅 X 线片　早期变化不明显。

6. 腰穿　一般为禁忌,谨防其成脑疝。

【处理】

1. 针对病因进行治疗。

2. 一般治疗

(1)头部抬高 30°卧床,密切注意意识、瞳孔、脉搏、血压、呼吸变化。

(2)限制输液量:①输入液量最初为前一日尿量加 500mL 缓慢输入,选 10% 葡萄糖为宜。②氯化钠每日 5g 以下。③氯化钾每日 3g 以下。

(3)保持呼吸道通畅。

（4）昏迷不能排痰者应进行气管切开。

（5）防止受凉、咳嗽。大便应通畅。

（6）对症治疗,给予止痛、止呕吐、镇静剂。

3.高渗脱水剂

（1）甘露醇　20%甘露醇250mL,30分钟输入,4~6小时1次,一日内可重复2~4次。

（2）山梨醇　作用次于甘露醇。

（3）50%葡萄糖　60~100mL,静点,4~6小时1次,有反跳现象,慎用。

4.利尿剂

（1）呋塞米20~40mg,肌注或静注,每日2~4次,颅内压增高危象,一次大剂量250mg加500mL林格液一小时滴完,利尿作用持续24小时。

（2）依他尼酸钠　抑制肾小管对钠离子重吸收而利尿,25~50mg加于10%葡萄糖20mL中,每日2次,静注。

5.肾上腺皮质激素疗法　首选氟美松,该药的抗脑水肿作用强。增高血糖对脑有益。每日20~40mg,分2~3次,稀释后静脉给药。

6.冰帽　保护脑细胞。

7.能量合剂　促进脑细胞功能恢复。

（1）ATP 40mg/d。

（2）辅酶A 200U/d。

溶于10%葡萄糖内,静点,每日1次。

8.高压氧疗法　保护、促进脑细胞功能恢复。

注意事项

妊高征心脏病者忌用麦角宫缩剂,以防损心。高血压脑病谨防脑血管意外。一旦出现皮质盲立即终止妊娠。脑出血与脑水肿谨防脑疝。颅内动脉瘤破裂导致,蛛网膜下腔出血时应争取早手术。

脑梗死、高压氧治疗促进脑细胞康复。

第八节　先兆早产诊疗常规

内容提要
引起早产的原因有多种。

一、概念

妊娠 28～37 周期间有临产征象者,称为先兆早产。

二、处理

1. 做好产前宣教,产前避免外伤、过劳及性交。

2. 有习惯性晚期流产或早产史者,首次门诊检查应注意有无宫颈裂伤,宫口松弛症等,必要时酌情提前入院治疗。

3. 子宫畸形、多胎妊娠、妊娠合并肿瘤或孕妇合并重度贫血等疾病者,均易发生早产。故应注意休息及给予适量镇静剂。

4. 早产先兆者可给少量镇静剂至症状消失,并给予维生素 E、维生素 B_1、维生素 C、维生素 K_1。

5. 避免不必要的肛门检查或阴道检查。

6. 症状明显或为多年不孕、珍贵儿、高龄初产者可收入院治疗。

(1)胎膜未破者,保守治疗:①应适当休息。②可服安胎饮。川断 12g,寄生 10g,菟丝子 10g,杭芍 10g,阿胶 9g(冲),鹿角胶 9g(冲),黄芩 9g。水煎服。③静点硫酸镁(25% 硫酸镁 20mL 加于 5% 葡萄糖 500mL 中,静点)。④服沙丁胺醇 2.4mg。每日 3 次,抑制宫缩。

(2)胎膜已破者:①给予氟美松 10mg 肌肉注射,促进胎儿肺成熟。②给予抗生素预防感染。③隔日复查白细胞一次,注意血象、体温以及阴道分泌物变化。④忌用镇静剂。⑤48 小时后诱发分娩。

7. 不可避免早产者,子宫口如已开全,应避免胎头受压,助产时做会阴切开术,接产过程中忌用对胎儿有影响的麻醉药物。胎儿娩出后,脐带搏动停止后再断脐。

8. 做好早产儿抢救准备,必要时通知婴儿室医师共同抢救。对早产儿应保持其呼吸道通畅,注意保暖。

注意事项

针对病因矫治早产。

第九节 羊水量异常

内容提要
多种原因可导致羊水过多或过少。羊水过多、过少均可能导致胎儿畸形。

羊水来源:一般认为妊娠前半期羊膜上皮或平滑绒毛膜能分泌羊水。胎儿形成后部分胎儿体液经皮肤渗入羊水,妊娠后半期胎儿尿为羊水主要来源,另外胎儿吞咽及胎儿肺分泌亦对羊水量有影响。

正常羊水量:羊水量随孕周增长而增加,直至孕 34 ~ 38 周,以后渐减少。孕 8 周时羊水量为 5 ~ 10mL;孕 12 周时约为 50mL;孕 20 周时约为 400mL;孕 28 周时约为 1000mL;孕 36 周时约为 1000 ~ 1500mL;孕足月时约为 800mL;孕 42 周时不足 600mL;孕 43 周时平均约为 250mL。

一、羊水过多

【概念】

通常认为妊娠晚期羊水量超过 2000mL 时为羊水过多。日本医学界认为羊水量在 800 ~ 1000mL 者的胎儿畸形率为 11.8% ,故规定正常羊水量的上限值为 700mL,羊水量超过 800mL 作为羊水过多的诊断标准。

【诊断依据】

1. 孕腹大于相应孕周,腹壁紧张,皮肤发亮而张力大,腹部触诊有液体震荡感,胎位不清或胎体浮沉感,胎心音远而弱或听不到。

2. B 超　B 超检查羊水平段大于 9cm;有的学者主张大于 8cm,或羊水指数(AFI)大于 18cm 者为羊水过多。

【注意事项】

1. 临床疑羊水过多时,应除外双胎、妊娠合并卵巢肿瘤。

2. 应查明胎儿有无畸形,必要时做宫腔羊膜穿刺,测查羊水细胞染色体。取血验胎甲球蛋白等生化检查,并鉴别羊水过多的原因。

(1)无脑儿、脑积水时　由于丧失吞咽反射和缺少抗利尿激素,而使尿量增加致羊水增多。

(2)脊柱裂、脑膜膨出、脉络膜组织增殖,系由于脑脊神经外露,脑脊液渗出增多使羊水蓄积。

(3)消化道闭锁、甲状腺肿大压迫颈部、脐疝或膈疝等,均可影响吞咽羊水。

(4)肺发育不全胎儿无呼吸动作,使胎儿吸收减少,致羊水增多。

(5)单卵双胎更易合并羊水过多,胎盘大、双胎胎盘有血管吻合,使受血胎儿血容量多而致尿量增加。

(6)胎儿 – 胎盘因素时,胎盘绒毛血管瘤、脐带狭窄等因血循环障碍可致羊水过多。

(7)绒毛肥大性变(见于胎儿有核细胞增多症——胎儿水肿型)影响滋养体细胞的液体交换,使羊水过多。

(8)糖尿病孕妇的血糖量高,其胎儿血糖也增高,引起多尿排入羊水中。糖尿病孕妇的胎盘屏障对葡萄糖缺乏阻力,羊水中含糖量增加,渗透压增高使大量水分向羊膜腔渗入。

（9）母、儿血型不合时。胎盘较重，且绒毛水肿影响羊水交换。

（10）妊高征时，母体血压过高可影响羊水交换量。

（11）贫血者，因血液渗透压下降，妨碍羊水回流发生羊水过多。

（12）特发性羊水过多时，未合并胎儿、母体、胎盘异常。

【处理】

根据胎儿有无畸形、孕周以及羊水过多的程度进行处理。

1. 利尿剂或限制水、盐并无助益，甚至产生副作用。

2. 采用吲哚美辛治疗时，可减少胎尿产生，增加胎儿呼吸以促进肺液吸收及通过胎膜增加液体的转移。

3. 羊水过多合并胎儿畸形，应立即引产终止妊娠。经阴道高位破膜，以防止人工破膜后羊水在短时间内大量外流，引起腹压骤降性休克或胎盘早剥及脐带脱垂。破水后 12 小时仍未临产者，可加用静滴催产素。

4. 羊水过多合并正常胎儿、妊娠足月者亦应引产。

5. 胎龄不足 37 周者且症状严重，则可经腹行羊膜腔穿刺减压术，以缓解产妇的痛苦。一般是以每小时 500mL 的速度放水，每次放水 1000～1500mL，放水前先应用宫缩抑制剂，放水时严格消毒，1～2 周后仍可重复穿刺减压，以延长妊娠时间。

6. 中药治疗时，鲤鱼汤，利水中药置于鱼腹，煎煮，活鲤鱼去脏留鳞．喝汤吃肉。

7. 胎儿娩出后。即给予大量宫缩剂，防止产后大出血。

二、羊水过少

妊娠足月时羊水量≤300mL（国外为 500mL）者为羊水过少。妊娠早、中期羊水量较为恒定，羊水过少多见于妊娠 28 周以后。

【诊断依据】

1. 产前诊断主要根据 B 超检查，B 超羊水平段 < 3cm，国外 < 1～2cm；或 AFI < 8cm，诊断为羊水过少。

2. 孕腹小于相应孕月。

【注意事项】

羊水过少应除外下述疾病。

1. IUGR　胎儿宫内发育迟缓、羊水过少是其特征之一。慢性缺氧致使胎儿肺、肾、肝、脾血流量减少，引起胎儿血液循环重分配，而使尿生成减少。

2. 尿路畸形　胎儿先天性肾缺损、多囊肾及尿道闭锁或狭窄等致无尿液排入羊水，羊水来源减少。

3. 胎膜早破　羊水流失可致羊水过少。妊娠中期如胎膜早破可诱发胎儿面部、肢体畸形，胎肺发育不全等羊水过少综合征。

4. 过期妊娠　胎盘功能减退，胎盘灌注量不足，胎儿脱水，羊水形成过少，胎儿过熟,肾小管对抗利尿激素敏感,尿浓缩功能提高,尿量减少所致。

5.羊膜病变 羊膜上皮细胞坏死或退行性变,致羊膜细胞分泌减少。

6.双胎 单卵双胎并发双胎输血综合征时,供血胎儿常有胎儿发育迟缓及羊水过少,受血胎儿则可发生羊水过多。

7.药物因素某些药物可致羊水过少。例如,短期应用吲哚美辛可引起胎儿尿量减少,较长时间应用吲哚美辛治疗,除引起胎儿动脉导管狭窄外,还会引起胎儿尿量减少,而致羊水过少。但停药后羊水量可以恢复,其机制可能是吲哚美辛能增强抗利尿激素作用,使胎儿尿量减少。

【处理】

1.确诊有胎儿畸形者,应即引产终止妊娠。

2.未发现胎儿畸形而妊娠足月者亦应引产终止妊娠,胎心监护了解胎儿情况。必要时给予诊断性破水,若羊水少而呈胎便样,应积极给胎儿宫内复苏治疗。尽快结束分娩,必要时行剖宫术。

3.分娩时处理同胎膜早破。

4.羊水补充法,系在临产前、后行羊膜腔内注入生理盐水 250~1000mL,有助于解除脐带因素所致胎儿窘迫及对未足月者延长妊娠期。

注意事项

无论羊水过多或过少,均应先排除胎儿畸形。

第十节 产前出血诊疗常规

内容提要

前置胎盘系胎盘位置下移,重者遮蔽宫口。胎盘早剥系胎儿尚未娩出前胎盘先自宫壁剥离。二者发生严重大出血时,均采取剖宫产术。

一、前置胎盘

【概念】

胎盘部分或全部附着于子宫下段,或覆盖在子宫颈内口上,称之为前置胎盘。

根据胎盘与子宫颈内口的关系,分为以下几种情况:

(一)低置胎盘

胎盘的最低部分位于子宫下段,但未达子宫颈内口边缘。

(二)边缘性前置胎盘

胎盘下缘位于子宫颈内口边缘。

(三)部分性前置胎盘

胎盘仅覆盖部分宫颈内口。

(四)完全性前置胎盘(中央性前置胎盘)

胎盘覆盖整个子宫颈内口。前置胎盘的分度可随子宫颈口的扩张而改变。

【诊断依据】

(一)临床表现

1.阴道出血　妊娠晚期无痛性阴道出血,反复发作或突然大量出血。

2.腹部检查　子宫高度与妊娠周数相符,子宫软,无压痛,可有生理性宫缩,胎位清楚,为异常胎位或胎头高浮,通常能闻及胎心。

3.胎盘杂音　前壁前置胎盘在耻骨联合上缘可闻及胎盘杂音。

(二)B 超检查

B 超检查必须在膀胱半充盈状态下进行。通常可确切地诊断出胎盘的部位、大小及厚薄。

B 超检查是应用最多及准确率最高的一种辅助诊断方法。

(三)阴道检查

必须在配血、输液,做好一切开腹准备的前提下进行阴道触诊检查。

1.窥阴器视诊　对阴道出血的病例,常规进行窥阴器视诊,可明确血液来源,排除宫颈糜烂、宫颈息肉、宫颈癌等所致的阴道出血。

2.阴道触诊　若无 B 超检查条件,或在 B 超难以确诊时进行阴道触诊。

检查时注意,只能沿穹隆部触诊。在穹隆与胎先露间有海绵样软组织感时,为前置胎盘。切忌将手指伸入宫颈内扪诊.以免引起难于控制的大出血。

(四)X 线摄影

1.软组织摄影　侧位摄片,可显示出胎盘影像,确定胎盘位置。

2.膀胱造影　适用于近预产期胎儿为头位之孕妇。

膀胱内注入 12.5% 碘化钠溶液 60mL 左右,若胎头与膀胱影像间距大于 2cm,可诊断为前置胎盘。但后壁前置胎盘或非头位者,不能借此法诊断。目前临床上已极少应用这种方法。

【处理】

原则是在确保产妇安全的前提下,尽量提高胎儿生存概率。

(一)期待疗法

妊娠≤36 周,胎儿尚未成熟,缺乏宫外生存能力,孕妇阴道出血不多,可住院保守治疗,以延长胎龄。

1.绝对卧床,左侧卧位。

2.在可能的条件下,尽量避免腹部触诊。听诊胎心时也应轻柔。

3.保持大便通畅,防止便秘与腹泻,排便时切忌用力迸气。

4.纠正贫血:

（1）补血药物。

（2）贫血严重者输血,使红细胞压积恢复至正常水平。

5. 有宫缩者,在恢复血容量后给宫缩抑制剂:

（1）硫酸镁 静脉滴注,无静脉滴注条件时,可给硫酸镁肌肉注射。

（2）硫酸沙丁胺醇 有不规律宫缩时,可每次口服 2.4mg,无宫缩时可停服。

（3）硫酸镁与硫酸沙丁胺醇合用 单用一种药物对抑制宫缩的效果不满意时,可同时应用两种药物。

6. 宫颈环扎法适用于妊娠 20～36 周的中央性或部分性前置胎盘,无严重活动性出血的患者,通过宫颈环扎法以延长胎龄,最长可延长胎龄 10 周。宫颈环扎法如下:

（1）麻醉,采用鞍麻或骶麻。

（2）术式:① MeDonald 式。② 改良 Me-Donald 式。

此法与 MeDonald 式法的不同点在于:缝合时穿透宫颈管内膜,出血较多,技术难度较高,术后止血效果较好。

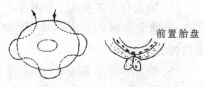

图 4-10-1 典型 MeDonald 术式

（3）行宫颈环扎术时的注意事项:①环扎部位必须选在膀胱阴道反折的下方,以防伤及膀胱。②进针时避开 3 点、9 点动静脉丛处,以防刺破血管,引起血肿。

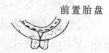

图 4-10-2 改良 MeDonald 术式

（二）胎肺成熟度监测与促胎肺成熟

在计划分娩前,应行胎肺成熟度测定。

胎肺未成熟时,应用肾上腺皮质激素促进胎肺成熟。氟美松 10～20mg/d,可经静脉、羊膜腔内或肌肉注射给药,连续 2～3 日。

（三）终止妊娠（经阴道）

1. 适应证 低置胎盘、边缘性前置胎盘、经产妇部分前置胎盘,阴道出血不多,宫口已部分开大,或胎儿已死。

2. 方法

（1）人工破膜 人工破膜后,用腹带扎紧腹部,以助胎先露下降,压迫止血。并可用催产素静注促进分娩。若阴道仍出血不止,则行胎先露牵引术。

（2）头皮牵引法 头先露,人工破膜后,用头皮钳夹住胎儿头皮。再用 0.5kg 重物持续牵引。

（3）胎足牵引法 死胎或无存活能力的臀位,采用胎足牵引法。

上述两种牵引方法有时引起宫颈撕裂,使牵引后阴道出血加剧,应及时处理。

（四）剖宫产

1. 指征

（1）凡有难以控制的阴道大出血,不论为何种前置胎盘,也不考虑胎儿死活,均应立即行剖宫产术。

（2）中央性或部分性前置胎盘的阴道出血被控制后，可待胎儿成熟时行选择性剖宫产术；若一旦发生无法控制的阴道出血时，随时行急症剖宫产术，而不考虑胎儿能否存活。

（3）前置胎盘合并横位。

2. 术式　术前行 B 超检查，根据胎盘位置决定子宫切口方式。

（1）忌行腹膜外剖宫产术。

（2）后壁前置胎盘，可行下段横切口。

（3）胎盘主体在子宫下段中央时，应采取纵行切开宫体的方式，行古典式剖宫产术。

（4）胎盘位于左侧壁，主体部在子宫上段时，可取子宫下段横切，从切口右侧进入宫腔，迅速向左侧切开宫壁及剥离切口处的胎盘，尽快取出胎儿，尽量缩短剥离胎盘至胎儿娩出的时间。

（5）胎盘位于右侧壁，主体在子宫上段时，方法同上。

从子宫下段切口的左侧进入宫腔。

3. 备血　术前必须备足用血。

前置胎盘患者术前均有不同程度的阴道出血，多有轻重不等的贫血。术中胎盘剥离面位于缺乏自主收缩能力的子宫下段，胎盘剥离面血窦开放，可发生严重出血。因此，必须备血。

术前已有贫血者，在手术尚未开始前，即应先输血。

4. 娩出胎盘

（1）取出胎儿后，不要急于取出胎盘，应吸净羊水后，再处理胎盘，以防发生羊水栓塞。

（2）剥取胎盘时，避免用暴力，且应掌握好分寸。切忌由于强行剥取植入的胎盘，而撕伤子宫下段或宫颈组织。

（3）胎盘剥出后，除应检查胎盘、胎膜是否完全外，还应认真检查胎盘剥离面是否有撕伤及出血，及时进行处理。

5. 胎盘剥离面出血的处理

（1）胎盘剥离面渗血。

①用热盐水纱布垫压迫止血。②给予宫缩剂，首选麦角新碱 0.2～0.4mg，子宫下段分点注射。

（2）胎盘剥离面血管活动性出血时，用 1 号铬制肠线，8 字形缝扎，注意缝合的深度应适宜，最好不要缝透子宫肌壁。缝合过浅也不易起到止血作用。

（3）中央性前置胎盘剥离后，子宫下段及宫颈的出血经上述方法处理无效时，可行子宫动脉总支缝扎术。

方法：用尖弯止血钳，自阔韧带后叶将子宫动脉总支分离出，以 4 号丝线，双重结扎。

(4)若前置胎盘的主体在子宫上段,经压迫方法及缝扎出血点的方法止血无效时,可行子宫动脉上行支缝扎术,以促进子宫收缩,而达到止血的目的。

方法:用大圆针1号铬制肠线,在子宫切口的稍下方,用手触摸到子宫动脉,并肯定无输尿管后,缝合针经阔韧带无血管区穿过,缝扎子宫动脉时应在距子宫动脉、静脉内侧约2cm处,穿过子宫肌层进行结扎。

注意:结扎子宫动脉上行支时,应行单针缝合结扎,不要行"8"字缝合,以免引起组织扭曲、坏死,发生动静脉瘘。

(5)中央性前置胎盘剖宫产后,虽缝扎子宫动静脉,但子宫下段及子宫颈仍有严重出血时,可行双侧髂内动脉结扎术。

(五)剖宫产同时切除子宫

1. 指征

(1)经上述各种方法处理后,仍无法控制子宫出血。

(2)前置胎盘合并胎盘植入。

2. 术式　子宫全切除术。

(六)经阴道子宫动脉下行支缝扎术(图4-10-3)

1. 指征

(1)经阴道分娩后仍有较严重的子宫出血。

(2)前置胎盘剖宫产术后继续有子宫出血,经各种方法止血无效时,可施行经阴道子宫动脉下行支结扎术。

2. 方法

(1)患者取膀胱截石位。

(2)外阴、阴道用碘酒、酒精消毒。

(3)用双叶拉钩扩开阴道,暴露出子宫颈,再次用酒精消毒宫颈。

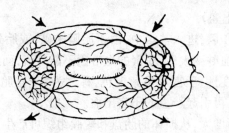

图4-10-3　经阴道子宫动脉下行支缝扎术

(4)用宫颈钳夹住宫颈,或用爱里斯钳夹宫颈向下牵引。

(5)用1号铬制肠线,在宫颈2~4点、8~10点处各缝扎一针。注意要缝上大部分的宫颈组织,而不穿透子宫颈内膜,结扎后可压迫3点、9点处的血管丛,以止血。

(七)宫腔填塞纱条止血法

有的妇产科医生主张,在前置胎盘剖宫术中发生子宫大出血时,可采用宫腔填塞纱条的方法止血。笔者认为,前置胎盘剖宫产术中应用纱条填塞宫腔方法有以下几种缺点。

1. 出血主要来自缺乏自主收缩能力、松软、糟脆的子宫下段,纱布填塞不易起到止血作用。

2. 若填入子宫腔,尤其填入子宫下段内的纱布塞得过多、过实,有将子宫下段、宫颈撑破的危险。

3. 填入纱条有继发或加重感染的可能。

基于以上几点,笔者倾向于不用宫腔填塞纱条止血的方法,尤其前置胎盘剖宫产术后子宫出血,忌用宫腔填塞纱条的方法止血,以防填入宫腔的纱条撑破子宫切口、子宫下段及宫颈组织。

(八)防治感染

选用有效抗生素,预防和治疗感染。

二、胎盘早期剥离

【概念】

妊娠≥28 周,正常位置的胎盘在胎儿尚未娩出之前,部分或全部自子宫壁剥离称为胎盘早期剥离。

【出血类型与分度】

胎盘早期剥离出血可分为以下几种。

(一)外出血(显性出血)

胎盘后出血沿羊膜与子宫壁之间外流,产妇的贫血程度和外出血量成正比。临床表现酷似前置胎盘。

(二)内出血(隐性出血)

胎盘后的血液穿破羊膜,进入羊水中,由于胎膜未破,或胎先露嵌塞于宫口处,使血液无法流出。胎盘后血肿变大后,积聚的血液因不能外流,而渗入子宫壁肌层,引起子宫肌纤维分离、断裂、变性,子宫可呈紫铜色,称之为"子宫胎盘卒中",这种被血性浸润的子宫产后收缩差,可引起严重的子宫出血。

隐性出血、血肿逐渐增大,从损坏的胎盘和蜕膜组织可产生大量的凝血活酶,此酶进入母体血循环后可引起弥漫性血管内凝血。

(三)混合性出血

当隐性出血积聚过多时,可冲破胎盘边缘向宫口流出,而形成混合性出血。

胎盘早剥的严重程度取决于剥离范围和出血的类型。

轻型者,多以显性出血为主,一般剥离面积不超过胎盘的 1/3。

重型者,多以隐性出血为主,胎盘剥离面积超过 1/3,可有较大的胎盘后血肿。

重型胎盘早剥可出现并发症：凝血功能障碍、急性肾衰竭。

【诊断依据】

(一)症状

多有妊高征或高血压史,或有腹部撞击史。突然腹部疼痛,多伴有阴道流血。

重型胎盘早剥,阴道出血量不多,而有急性贫血,或重度失血性休克。

轻型胎盘早剥,无明显腹痛或轻度腹痛,阴道出血较少。

(二)全身检查

重型胎盘早剥,患者呈苍白、贫血貌,血压下降,脉搏细数,出现失血性休克症状。原有高血压或合并妊高征者,血压可无明显降低。

(三)腹部检查

重型者,子宫板样硬,大于妊娠周数,胎盘位于子宫前壁者,胎盘剥离处可有压痛。胎位不清,胎心变弱、慢或消失,破膜时可见羊水内混有血液。

轻型者,子宫软,压痛较轻,或不明显,胎位清,胎心可无变化。

宫底有升高现象(内出血增多时)。

(四)B超

是确定诊断的一种最准确、最快速的方法。B超检查可出现下述现象。

1.胎盘血肿

(1)在胎盘和子宫壁之间可出现一处或多处液性暗区。

(2)胎盘后血肿较大时,绒毛板向羊膜腔内凸出。

2.胎盘实质内有血浸时,可见胎盘变厚,在胎盘内出现不规则的、大小不等的、断裂的回声消失区。

3.胎儿死亡时,无胎动及胎心搏动。

(五)实验室检查

主要了解凝血功能情况。

1.血常规、血小板计数、出血时间、凝血时间及血凝血因子Ⅰ(纤维蛋白原)定量等。

2.可疑合并弥散性血管内凝血时,应查 DIC 各项指标。

3.血液凝固时间,是一种简便易行的检查方法:取患者 5mL 血液,放入干燥小试管内,倾斜放置,观察结果。

血凝固小于 6 分钟,血凝血因子Ⅰ(纤维蛋白原)高于 150mg/dL。

血凝固超过 6 分钟,或凝血后在一小时内又溶化,为血凝异常。

血凝固超过 30 分钟,血凝血因子Ⅰ(纤维蛋白原)低于 100mg/dL。

【处理】

一经确诊,尽快结束分娩,纠正休克,控制继续出血,补充失血。

(一)经产妇

一般情况好,未闻及胎心,凝血功能正常,在备血的前提下,无论宫口开大多少,均行人工破膜,腹带紧包腹部,静脉点滴催产素诱导分娩。

在引产过程中密切观察血压、脉搏、宫底高度、阴道出血量,及血小板、凝血因子 I (纤维蛋白原)定量。若宫口开大迟缓,凝血功能有恶化趋势,应适时改行剖宫产术。

(二)初产妇

胎儿已死,宫口开到大于等于5cm,一般情况好,阴道出血不多,凝血机制正常,也应人工破膜、静点催产素。若病情恶化,短时间不能阴道分娩者,应立即行剖宫产术。

(三)短时间不能分娩者

若胎心好,无论初产或经产,凡不能短时间经阴道分娩的患者,一律急行剖宫产术结束分娩。

(四)重型胎盘早剥者

胎心听不到,但胎盘早剥属重型,短时间内不能经阴道分娩者,为抢救产妇,避免发生严重的凝血机制障碍及子宫卒中,也应尽快行剖宫产术。

(五)剖宫产术注意事项

1. 对子宫板样硬、无胎动,也听不到胎心的胎盘早剥患者行剖宫产术时,若未经 B 超证实胎儿确已死亡,应于术前做好新生儿复苏的一切准备。因临床上对这类患者施剖宫产术时有取出活胎儿的先例。

2. 已经出现弥散性血管内凝血的患者,应一边纠正凝血功能障碍,一边手术。不可待凝血机制障碍纠正后再手术。因为只有尽快取出胎儿及其附属物,才能阻断凝血活酶的不断入血,阻止病情恶化。

3. 轻型胎盘早剥,若出现宫底升高,阴道流血量增加,或胎儿宫内窘迫等病情加重的趋势,且短时间内又不能经阴道娩出者,不应坐视其病情恶化,应立即行剖宫产术,以挽救母子。

4. 对已决定行剖宫产的患者,术前均应行人工破膜,羊水流出可使子宫容积缩小,宫腔压力降低,减少凝血活酶人血及子宫卒中的危险性。

5. 若施剖宫产术时发现子宫卒中,血性浸润超过全子宫的1/3时:

(1)已有子女者,行子宫半切除术。

(2)尚无子女者,应采取以下措施:①热盐水纱布外敷按摩子宫体。②给予宫缩剂,催产素和(或)麦角新碱,进行子宫局部、静脉、肌肉注射。③若上述两种方法无效,则行纱条宫腔填塞。若纱条填塞后很快被血浸透,应撤出纱条,采取缝扎血管止血法。④子宫动脉上行支缝扎术,用大圆针、1号铬制肠线在子宫切口稍下方,经阔韧带无血管区,至子宫动静脉的内侧2cm处穿出子宫肌层后打结。⑤宫底部的胎盘早剥时,仅缝扎子宫动脉上行支止血效果不佳时,可缝扎胎盘侧的卵巢固有韧带和圆韧带,以阻断来自卵巢动脉的血液供应。

6. 抗生素　术后给予广谱抗生素预防感染。

7. 合并消耗性凝血功能障碍的处理方法如下:

(1)补充新鲜血。

（2）必要时补充凝血因子Ⅰ（纤维蛋白原）。

8. 谨防肾衰竭：

（1）记录每小时尿量。

（2）每小时尿量超过 30mL，提示血容量已补足。

（3）每小时尿量不足 30mL，应继续补充血容量。

（4）若血容量已补足，每小时尿量仍不足 17mL，应给予呋塞米 40mg，20% 甘露醇 250mL 快速静脉滴入，以鉴别是否存在肾衰竭。如仍无尿或少尿，则提示存在肾衰，应请泌尿科会诊，以便施行人工透析等抢救措施。

9. 防止产后出血：

（1）宫缩剂　胎盘早剥剖宫产术后易发生子宫出血，应给予宫缩剂。除术中给予外，术后应静脉持续点滴催产素，催产素 20U 加于 10% 葡萄糖 250mL 中，静点。于术后 4 小时时，再给予催产素 20U 肌肉注射，预防术后子宫出血。

（2）定期观察子宫收缩情况，按摩子宫，随时挤出宫腔内积血块，是防治子宫出血的重要方法。必要时，医生在患者身旁持续进行子宫按摩，直至子宫收缩转佳为止。

（3）观察子宫出血是否有凝血块，若合并 DIC，应按 DIC 抢救原则进行处理。

10. 纠正贫血　术后给予补血药物，必要时输血，以纠正贫血。

三、前置血管

【概念】

前置血管发生于帆状胎盘，脐带不附着于胎盘，而附着于胎膜。脐带血管从附着处开始，走行于绒毛膜、羊膜之间，可跨越子宫颈内口而达胎盘。脐带血管位于胎先露之前，形成前置血管。

临产后，宫颈展平开大，胎先露下降的过程中，前置血管被胎先露压迫，胎心可出现异常；胎膜破裂时，前置血管断裂出血，胎心可骤然变慢、消失，常来不及抢救，胎儿已猝死。

【诊断依据】

1. 临产后，胎膜未破前，宫缩时胎心明显减慢。

2. 肛查或阴道检查时，可触及胎膜上有搏动的血管。

3. 羊膜镜检时，可看到前羊水囊上有血管走行。

4. B 超检查，可见脐带根部未附着在胎盘上。

5. 胎心监护，可出现胎心早期减缓，变异减缓等脐带受压征象。

6. 破膜时，阴道少量流血，出血量不多，而胎心骤变，为前置血管的特征。留阴道血 3mL，做 APT 试验。

（1）将阴道血 3mL，加于 3mL 蒸馏水中，使其溶血。

（2）将上液离心。

（3）取离心后的上清液加小苏打溶液：①仍为红色，未变色：胎儿血。②变成棕黄色:母血。

或做血红蛋白电泳,可证实为胎儿血红蛋白。

【处理】

1.产前明确诊断为前置血管,胎儿有生存能力时,即应行剖宫产术。

2.高度可疑时,可行阴道检查。

3.若阴道检查仍不能确诊时,应行羊膜镜检,明确诊断后即应行剖宫产术。

4.若已破膜,流血引起胎儿死亡,可等待其自然分娩。

注意事项

对前置胎盘忌用宫腔填塞纱条止血。

对胎盘早剥尽速结束分娩以防引起凝血机制障碍及子宫卒中,确诊的前置血管胎儿有存活能力时,立即剖宫产。

第十一节　宫内死胎诊疗常规

一、概念

孕≥28周,胎死宫内,为宫内死胎。

二、诊断依据

1.子宫不继续增大,反而缩小,张力减低。

2.孕妇自觉胎动消失。

3.听不到胎心。

4.B超:无胎心及胎动。

5.X线片:

(1)胎头颅骨重叠,骨缝消失。

(2)脊柱曲折、肢体骨骼散开。

(3)时可见胎体内有气体。

6.胎儿死久者,孕妇觉疲乏无力,低烧、口臭、食欲不振、乳房变软等。

7.胎儿死亡4周以上时,坏死组织释放凝血活酶,可导致DIC,胎盘排出时,可发生子宫大出血。

三、处理

尽早清宫,防止DIC。

1.定期测凝血功能　血小板计数、凝血时间、凝血因子Ⅰ(纤维蛋白原)测定等。若出现异常,应及时处理。

2. 雌激素引产 10 ~ 20mg,每日 3 次。共 3 ~ 5 天。

3. 催产素引产 催产素 20 ~ 30U 加入 5% 葡萄糖 500mL 中,静点。

4. 前列腺素引产。

5. 米索前列醇 100μg。放置于阴道,每 12 小时放 1 次,最多 4 次。

第十二节 产程处理常规

一、第一产程(临产室处理)

1. 确定正式临产后,产妇进入临产室。医务人员应识别临产或假临产。假临产者可感到下腹痛。但无腰痛,血性分泌物少。子宫收缩时宫体不向前凸起,宫缩持续时间短,宫缩间隔时间不规律,宫颈不消失,宫口不开大。正式临产者腰痛、腹坠,宫缩时宫体凸起且硬。子宫下段饱满,宫颈消失,宫口逐渐开大。

2. 临产室 24 小时均应有医护人员值班,值班人员不得擅自离开临产室。并应严密观察第一、二产程进展情况,如有异常应请示上级医师,及时处理。

3. 应依据产程进展。宫缩、胎心、宫口开大及先露下降位置绘制产程图,根据产程图及产时监护结果,处理产程。

4. 检查各种必需的实验室检查是否齐全。

5. 严密观察产程。

(1)宫缩 宫缩持续及间隔时间。

(2)胎心 定时听胎心,隔 30 ~ 60 分钟听一次胎心,有变化随时听,胎膜破裂即刻听取胎心,以便及时发现脐带脱垂。

(3)定时检查宫口开大及先露部下降的情况。①潜伏期:2 ~ 4 小时查肛 1 次。②活跃期:加速阶段 1 ~ 2 小时查肛 1 次。最大倾斜阶段半小时至 1 小时查肛 1 次。减缓阶段 30 分钟查肛 1 次。全产程肛查不应超过 11 次。

6. 测量血压 血压正常者 12 小时测量 1 次,血压高者给药后隔半小时至 1 小时再测量 1 次,仍高者可每隔 4 小时测量 1 次,测血压应在两次宫缩间歇期间进行。

7. 测量体温、脉搏、呼吸 正常者每日测 2 次,异常者隔 4 ~ 6 小时测 1 次,严密观察。

8. 指导饮食 嘱产妇进食高热量、高维生素、易消化流质饮食,多饮水,进食不佳时应输液。补充葡萄糖、电解质及水分,纠正酸中毒、电解质紊乱及脱水。

9. 指导活动 初产妇宫口开大 5cm 以前,经产妇宫口开大 3cm 以前,可适当下地活动。

有以下情况者应嘱其采取左侧卧位:

(1)胎位不正。

（2）产前出血。

（3）胎膜已破,先露浮动者。

（4）重症妊高征。

（5）各种类型心脏病,尤其心功能为Ⅲ～Ⅳ级者。

（6）体温高。

（7）经产妇有急产史,或短时间内有分娩可能者。

（8）胎位不正、横位、臀位等。

10. 指导排空膀胱　定期排尿,膀胱胀不能排尿者,隔 4～6 小时导尿 1 次。

11. 洗肠　排空直肠的优点利于胎先露下降;且可避免产妇进气引起排便污染产台,继发母、儿感染。

有上述 8 项需卧床指征者,均应忌洗肠。

此外,宫缩较紧,有急产可能,或有剖宫产史(有医嘱除外)者,不宜洗肠。

初产妇宫口开大≤4cm,经产妇宫口开大≤2cm,无禁忌证时,可用 1% 肥皂水洗肠。

12. 指导休息　嘱患者利用宫缩间歇期小息片刻,以保存体力,利于分娩。

13. 发现异常应及时处理。有以下情况,视为异常。

（1）产程延长:①潜伏期延长$\begin{cases}初产妇≥18 小时\\终产妇≥13 小时\end{cases}$②活跃期加速阶段(宫口开大 2～4cm)延长:初产妇≥4.5 小时经产妇≥3 小时。③活跃期最大倾斜阶段(宫口开大 4～9cm)延长:初产妇≥4.5 小时;经产妇≥3 小时。④活跃期减缓阶段延长(宫口开大 9～10cm);初产妇≥1.5 小时;经产妇≥1 小时。

（2）宫口开大与先露下降不符合,如宫口开大 4cm,先露部仍在棘上。

（3）产妇不停地吵闹,乱动,不合作。

（4）产妇疲劳,甚至衰竭。

（5）进食过少,或未进食,或呕吐。

（6）血压高有或无自觉症状。

（7）阴道出血量较多。

（8）羊水混浊出现胎便样羊水。

（9）胎心有以下异常情况:①忽快忽慢。忽强忽弱。②胎心细弱。③胎心≤120 次/min,或≥160 次/min。④胎心不清。

（10）宫缩乏力或收缩异常或子宫有压痛或子宫形态异常。

（11）产妇出现发烧,或脉搏≥100 次/min,或者≤60 次/min,或呼吸急促、或呼吸困难、发绀等异常现象。

（12）产妇肠胀气。

（13）产妇不能自动排尿,尿潴留或血尿。

（14）产妇或胎儿有其他异常情况。

产妇临产过程中,无论发现任何异常现象,均应积极查找原因,及时处理。

二、第二产程（产房处理）

1. 初产妇宫口开全,经产妇宫口开大 3~4cm,应送产房准备生产。注意避免自产或第二产程延长。

2. 接生者应阅读病历、临产记录、产程图。

3. 量血压、脉搏,观察宫缩,听胎心。在产房时每隔 15 分钟听胎心 1 次。注意胎心频率及有无变化,发现异常及时处理。

4. 初产妇宫口开全,应指导其在宫缩时加腹压,宫缩间歇时放松休息。

5. 膀胱胀满,应随时排空。

6. 初产妇宫口开全加腹压时,在会阴可见到胎头;经产妇宫口开大 4~5cm 时,应准备接生,按常规冲洗会阴,接生者刷手。

注意:产程进展快,胎儿体重较轻者,应提前刷手。

7. 宫口开全,进展仍慢者,应查明原因,胎膜未破者,可行人工破膜。

8. 宫口开全,胎儿窘迫,应及时结束分娩。

9. 会阴冲洗 1 小时后仍未分娩时,应重新冲洗。接生者刷手超过 2 小时,需重新刷手。产台铺台后 2 小时不分娩者应更换包包。严格执行消毒隔离制度。

10. 膀胱胀满时要先排空后接生。阴道检查及难产手术前应常规导尿。

11. 接生者接生时,注意无菌操作,避免不必要的阴道检查。

12. 指导产妇分娩,合理使用腹压,胎头着冠时,令其大口哈气。

13. 注意保护会阴,会阴保护有困难时,可行会阴切开术。

14. 儿头娩出后,挤出婴儿口鼻黏液。如有脐带绕颈,出头后即将脐带推下。如推下困难可先断脐。无脐绕颈者,等待 30 秒,待宫缩时肩旋转完毕,才能协助儿头外回转,牵出胎体,不要过急、过早干涉,以免发生损伤,需缓慢协助自然娩出,可避免锁骨骨折。胎儿娩出后,用纱布清理口腔及咽部黏液,如发现有吸入黏液或羊水者,应用吸管清理呼吸道。

15. 产妇凡有产后出血史或估计产后有出血可能,如多胎经产妇、双胎、羊水过多、胎儿过大、滞产、宫缩乏力等。待胎儿前肩外露时,肌注催产素 20U。

三、第三产程

1. 注意胎盘剥离情况,胎儿娩出后手摸宫底,观察胎盘剥离的征象。

(1)宫底上升,子宫收缩呈球形隆起。

(2)阴道有一阵性出血,脐带自然向外伸出。

(3)产妇觉有宫缩时,嘱向下用力,此时轻压宫底,接生者可手拉脐带协助胎盘娩出。边牵出边将胎盘向一侧扭转,使胎膜完全娩出。不能用力急拉脐带,或过度压迫宫底。如半小时后胎盘还未排出,可做阴道检查,必要时手术取出。

2. 按摩宫底,帮助子宫收缩。

3. 胎盘娩出后,详细检查胎盘、胎膜是否完整,有无异常。测量胎盘面积、重量,胎膜破口,脐带长短等。将其详细记录在分娩记录单上。

4. 产后出血较多时(400mL),应做以下处理。

(1)输液输血。失血过多可给予输血急救。

(2)子宫收缩欠佳时,注射催产素。血压不高者可向宫颈注射麦角 0.2～0.4mg。

(3)按摩宫底。

(4)乙醚刺激穹隆部及阴道上 1/3 处。

5. 如子宫收缩好,而阴道有持续性出血,应做阴道检查,除外软产道损伤。

6. 接产后,应检查阴道穹隆。如有裂伤出血,予以修补缝合。

7. 如发生会阴Ⅲ度裂伤,可请示上级医生协助修补缝合。

8. 会阴、阴道伤口缝合后应作一次常规阴道检查及肛查,以免纱布遗留阴道内,或肠线缝穿直肠壁,或阴道损伤部位修补不全,及会阴血肿形成等。

9. 凡急产或手术产后,应做阴道检查,检查宫颈等软产道各部有无裂伤,如有裂伤立即进行缝合。

10. 接生完毕,清洁外阴伤口,将 1‰。依沙吖啶纱布,或 95% 酒精纱布,或将 1% 硝基羟乙唑纱布置于伤口处,用会阴垫包好。

11. 填写分娩记录、手术志和孕妇保健卡。

12. 产后 2 小时内测量血压及按摩宫底,观察子宫收缩情况。一切正常时,可送回病房休息。有合并产后出血、休克、子痫、心脏病等疾病者,酌情延长产后观察时间,待病情平稳后回病房。

第十三节　异常胎位处理常规

一、臀位

【诊断依据】

1. 腹部检查　耻骨联合上方可触及较软、宽而不规则的胎臀,时可触及胎足。胎心在脐的左上方或右上方听得最清楚。

2. 肛查或阴道检查　可触及较软不规则的胎臀或胎足。

3. B 超　可明确胎位。

【处理】

(一)妊娠期

孕至 28～32 周仍为臀位者,应采取下述方法争取矫正成头位。

1. 胸膝卧位　每日 2 次,每次 15 分钟,早晚空腹时进行,做前排空小便,松解裤带。

孕妇患有高血压、心脏病、羊水过少、胎儿有脐带绕颈、绕体、子宫畸形及骨盆狭窄、剖宫产史、产前出血、无阴道分娩可能者,为禁忌。

2.针灸至阴穴 平卧或坐位,松解裤带,同时灸双侧至阴穴(小足趾端外侧),每日1~2次,每次15分钟。5次一疗程。一周后复查。

3.外倒转术(version) 经上述矫正胎位无效,在妊娠30~36周时,可行外倒转术。

(二)分娩期

应根据产妇年龄、胎次、骨盆大小、胎儿大小、胎儿是否存活,臀位的种类,胎头有否仰伸以及有无并发症,在临产前1~2周或于临产初期结合评分,正确判断,决定分娩方式。

1.臀位评分法如下。

表4-13-1 臀位评分法

	0分	1分	2分
产次	初产	经产	
孕周	39周以上	37~39周	<37周
估计胎儿体重	>3500g	3200~3500g	<3200g
既往臀位史	无	1次	2次或以上
骶趾外径	<18cm	18~19cm	>19cm
先露	足	臀	单臀
宫颈扩张	2cm	3cm	4cm以上

注:4分为临界线,4分以下为剖宫产指征。

2.臀位合并羊水过多,胎头摸不清,B超无法查清胎头仰伸程度时,可行X线拍片,以了解胎头屈伸程度,决定分娩方式。

3.肯定无骨盆异常后,臀位评分法在4分以上者,可阴道分娩。在第一产程中应注意以下事项。

(1)产妇应卧床,不宜下床活动,不灌肠,少做肛查,尽量避免胎膜破裂。

(2)密切注意胎心变化。

(3)如突然破膜,应记录破膜时间,并立即听胎心。

(4)如发现胎心异常,应查肛,必要时做阴道检查,以了解有无脐带脱垂,以及宫口开大的程度。

(5)密切注意产程进展,宫口开大及先露下降情况,在阴道口可见到胎臀或胎足,宫口未开全时,为使宫颈继续开大及软产道扩张充分,应消毒外阴。每当宫缩时,用无菌巾以手掌堵住阴道口,以防止其脱出,并促使胎臀下降,充分扩张宫颈及阴道,有利于胎头娩出。在"堵"的过程中除每10分钟听一次胎心外,还应注意子宫形态.以防发生子宫破裂。

(6)当宫口开全,胎臀已降入阴道,接生者堵在阴道口的手掌感到冲力相当大时,则准备接生。

(7)接生前做好新生儿复苏准备。

(8)准备后出儿头产钳,以备万一后出头困难时使用。

第二产程中应处理的事项:

(1)导尿,排空膀胱。

(2)初产妇做会阴侧切。

(3)根据臀先露种类、下降程度,宫口开全后采取下述方法接生:①自然分娩:胎臀借自然产力分娩,不需要任何手法帮助或牵引,只以手托扶胎体任其自然娩出。适用于经产妇、产力强、胎儿小、胎心好、产道无异常者。②部分臀牵引或臀助娩术 胎儿娩出至脐部之后,由接生者协助胎肩及胎头娩出。③臀牵引术:胎儿全部由接生者牵出。④曹维亚诺夫助产法:当单臀先露在阴道内时,在宫缩或产妇向下用力进气时,用消毒巾堵住阴道口,防止其过早娩出。在决定停止堵外阴的操作前,必须做阴道检查以明确宫口开大情况。检查时应避免将胎足带出阴道外。接生者双手的大拇指放置在胎儿大腿上,其余手指放置在胎儿背部,呈吹喇叭状,随着胎儿的分娩,接生者的双手也向胎儿的上方移动。这样胎儿的双足被维持在伸直的姿势,压住了交叉在胎体胸前的胎儿手臂,可防止发生手臂上举。

【注意事项】

1.胎头娩出是臀位分娩中最关键的部位,胎头在娩出过程中应保持俯屈姿势,以免胎头娩出困难。胎体下垂,可利于胎头俯屈;胎头将娩出时,助手在耻骨联合上加压胎头,可利于胎头呈俯屈姿势,以小的经线通过骨盆。

2.胎儿躯干娩出后,为避免胎儿躯干受到冷刺激,开始呼吸,吸入羊水,可将治疗巾盖在已娩出的胎体上。

3.臀先露分娩的机转与顶先露相同,应将骶后或骶横用手转成骶前位。宫缩时骶部向前转,间歇时回复骶后位置的,则可在宫缩时将骶部向前转并助其固定。使之不再转成骶后或骶横位。

4.牵引应轻巧,谨防损伤胎体。

【臀位剖宫产指征】

由于臀位的胎盘是否相称不易进行比较,因此,应适当放宽剖宫产指征。

择期剖宫产的指征如下:

1.高龄初产、珍贵儿。

2.死产史、新生儿产伤史、剖宫产史。

3.合并妊高征、糖尿病、心脏病等疾病。

4.骨盆绝对或相对狭窄的指征如下述。

(1)真结合径 <11cm 时,足月臀位以选择剖宫产为宜。

(2)真结合径 <11.4cm,估计臀位儿 3200g 时,以选择剖宫产为宜。

表4-13-2 X线测量骨盆径线标准值

	watson – Benson 标准	12 – 11 – 10 标准标准
入口		
横径	11.5 ~ 12cm	12cm
前后径	10.5 ~ 11cm	11cm
中段		
横径	9.5 ~ 10cm	10cm

(3)真结合径<11.7cm,估计臀位儿3400g时,以选择剖宫产为宜。

(4)出口前后径<10cm。

(5)出口横径<8cm。

(6)耻骨弓角度<70°,以选择剖宫产为宜。

(7)骨盆径线<标准(12 – 11 – 10)。

当产妇骨盆的这三条径线超过并等于标准(12 – 11 – 10)时,可考虑臀位经阴道分娩。

5.臀位儿体重不适宜阴道分娩时,要求对臀位儿体重的估计尽量准确。根据B超测量的双顶径(BPD)、腹围(AC),可较精确地估计胎儿体重。

表4-13-3 根据B超测量值估计胎儿体重

Warsof	$\log_{10}$(初生体重) $= -1.599 + 0.144(BPD) + 0.032(AC) - 0.111(BPD^2 \times AC)/1000$
Shepard	$\log_{10}$(初生体重) $= -1.7492 + 0.166(BPD) + 0.046(AC) - 2.646(AC \times BPD)/1000$

(1)臀位儿体重超过3800g时,无论有无骨盆狭窄,均以选择剖宫产为宜。

(2)臀位儿体重不足2500g时,应考虑剖宫产,尤其其体重在2000g以下的臀位早产儿,阴道分娩的危险性更高。由于胎体的直径比胎头小20%,故早产儿的胎体易经尚未开全的宫口脱入成角阴道,导致后出儿头困难,引起早产儿窒息,甚至死亡。因此,妊娠不足36周的早产儿,应考虑剖宫产。

6.臀位类型——非单臀位 非单臀位比单臀位脐带脱垂的发生率明显增高,尤其不完全臀位的脐带脱垂发生率最高。因此,不宜经阴道试产。

7.胎头姿势——胎头过度仰伸 臀位胎儿胎头过度仰伸,胎儿下颌骨与颈椎成角>90°时,应选择剖宫产,以避免经阴道分娩引起后出儿头困难,发生产伤或死产。

经X线片或B超检查,若发现胎头仰伸,应进一步查明胎头有无脐带绕颈,并应排除颈部肿物,以避免剖出畸形胎儿。

【临产后剖宫产指征】

1.臀位临产后发生脐带脱垂时,若胎儿有存活可能,应紧急行剖宫产术。

2.早破水,由于臀位早破水后随时可能发生脐带脱垂或滞产、感染等并发症,故应考虑剖宫产。

3.胎儿宫内窘迫,是臀位剖宫产的指征之一。臀位,羊水中出现胎便,不能作为胎儿宫内窘迫的诊断依据。主要根据胎心的异常进行诊断(听诊胎心异常或胎心监护异常)。

4.当产程进展缓慢,活跃期初产妇宫口扩张速度低于1.2cm/h;或经产妇宫口扩张速度低于1.5cm/h,有条件的医院应立即测定宫腔内压力,如果监护发现子宫收缩的振幅、频律尚可,可继续严密地监护产程进展。若活跃期,产程停滞超过2h,尽管子宫收缩无异常,也应行剖宫产术。若监护发现子宫收缩乏力,或宫缩不协调,应考虑行剖宫产术。

【臀位剖宫产的注意事项】

1.非单臀位剖宫产最好在预产期前一周施行。

2.施剖宫产术前应复查B超。

3.腹壁切口应足够大,以避免"皮梗阻"引起后出儿头困难。

4.术中牵出胎体时,忌在宫底加推力,以防损伤胎儿。

5.慎重选择子宫切口的类型,若发现胎儿变成横位。应由助手将胎儿扶成纵位,可行子宫下段横切口。若无法将变成横位的胎儿再变成纵产式,特别是胎背朝下的横位,应采取纵切口。以防经子宫下段横切口牵出胎儿时引起损伤。

6.若剖宫产术中一旦发生胎臂上举,应将胎体轻轻向宫腔内推一推,然后将胎体向肢体上举侧轻轻旋转。将此臂变为后臂,可缓解肢体上举。

7.经子宫切口牵出臀位儿的胎头时,助手可用手指向两侧牵拉子宫切口边缘,以扩大子宫切口,协助胎头娩出。术者右手扶在胎颈背侧,拇指、食指、无名指、小指,分别位于胎颈侧方的两肩上,牵拉胎肩,以便拉出胎头。这只手的中指应按向胎头枕部,使儿头屈曲。与此同时。术者的左手托在胎体下方,左手中指轻勾胎口,压在舌上,此手的食指与无名指压向胎儿上颌,与右手中指协同,使胎头屈曲,尽量以较小的头径经子宫切口娩出胎头。

8.做好新生儿复苏准备。胎头娩出后,立即清理呼吸道,对窒息的新生儿迅速进行复苏。并应仔细检查有无胎体损伤,若发现肢体骨折,应及时处理。

二、横位

【诊断依据】

1.腹部检查　子宫呈横椭圆形,宫底低于相应孕月,耻骨联合上方空虚,胎头及胎臀各居母腹一侧,胎心在脐平线两侧最清楚。

2.PR或PV检查

(1)胎膜未破时,先露部高浮于盆口上方,PR不易触及先露部。

(2)破膜后,宫口开大时,可触及腋窝、肋骨、肩胛或肩峰,时可触及脱垂的脐带或胎手。

（3）胎手脱出时，医生可通过握手法鉴别是左手还是右手，医生的手只能与胎儿同侧手相握。

（4）胎手脱出应与复杂先露相鉴别。

【处理】

1. 妊娠期　孕 7 个月时，诊断为横位或斜位后，应采取以下措施及时纠正。

（1）胸膝卧位。

（2）针灸至阴穴。

（3）如上述处理无效，可行外倒转术，转后包扎腹部，固定胎位。

（4）若外倒转术失败，应提前 2 周入院，尤其初产妇，应行选择性剖宫产术。

2. 临产期

（1）初产妇或经产妇有难产史、骨盆狭窄、前置胎盘等异常情况，估计阴道分娩有困难，应尽早施剖宫产术。

（2）经产妇，未破膜，宫腔内有相当量羊水，腹壁松，可试行外倒转术：①外倒转术成功后包扎腹部，固定胎位。②安静卧床，抬高臀部。③注意胎心及宫缩。④必要时，阴道内放置水囊，以对抗宫缩时前羊水囊张力，预防胎膜早破、脐带及肢体娩出。

外倒转失败，应速行剖宫产术。

（3）胎膜破裂时，应采取下述措施：①立即听胎心。②做阴道检查：了解宫口开大、胎位及有无脐带脱垂。③初产妇，胎心好，宫口仅部分开大，或有脐带脱垂。估计短时间内不能分娩，应立即行剖宫产术。④经产妇，胎心好，宫口开到大于或等于 5cm 时，宫腔内尚有一定量羊水，可在乙醚全麻下行内倒转术，转成臀位后，待宫口开全，行臀牵引术。

若内倒转失败，或胎心出现异常，或脐带脱垂，均应立即行剖宫产术。

若羊水已流净，或出现子宫先兆破裂或子宫已破裂，无论胎儿死活，均应速行剖宫产术。

（4）胎儿已死，无子宫先兆破裂征兆，宫口开大近全时，在乙醚吸入麻醉下，或肌注哌替啶 100mg 后，行断头术，胎颈位置高者，可行除脏术。

（5）忽略性横位　子宫紧裹胎体，不宜做内倒转术，以防子宫破裂：①胎儿存活时，可行剖宫产（子宫上下段纵切）。②术前用消毒巾包裹经阴道脱出之手。③胎儿娩出后，用碘酒、酒精消毒宫腔，更换手套后，再缝合子宫切口。④宫腔严重感染时，切除子宫。

（6）凡经阴道分娩，应常规探查宫腔，了解产道有无裂伤：①若发现裂伤，应及时缝合。②产后给抗生素，预防感染。③血尿者，术后保留尿管，以防形成尿瘘。④产后注意宫缩及产后出血。

（7）偏僻地区，横位临产，无论胎膜破裂否、有无脐带及胎手脱出，均可在转送前在孕妇阴道内放置水囊或填塞无菌纱布，以防胎膜早破或脐带及手臂脱出：①若胎手已脱出，应用无菌巾包裹胎手。腹带包扎腹部。②宫缩强时，可给其口服沙丁胺醇

2.4mg(无脉快者),25%硫酸镁20mL,肌注。③若已出现子宫破裂先兆时,最好就地解决,以防转送过程中引起子宫破裂,应立即通知附近医院,请其速派医生携带医疗器械前来抢救。

若无施剖宫产条件,又无法转院时,则可在大量镇静剂及深度乙醚吸入麻醉下,做碎胎术。

必须转院时,给其肌注阿托品0.5mg,硫酸镁肌注。乙醚吸入等,以抑制子宫收缩。同时腹部包扎,专人护送。运送中,避免震动,谨防引起子宫破裂。

三、颜面位

【诊断依据】

1.因胎头仰伸,故宫底相对较高。

2.腹部触诊 头先露隆起处与胎背同侧,枕骨隆起与胎背间有凹陷,对侧较平坦。

3.听诊胎心 在胎儿肢体侧前胸部最响亮。

4.PR 可触及高低不平、软硬不均的胎面部。

5.PV 可摸到鼻根、颧骨,伸入胎口可触及牙龈,时可感到胎口吸吮。

6.B超、X线片 可协助诊断。

【处理】

1.面先露,首先应查清有无骨盆狭窄、无脑儿、脐绕颈、胎儿甲状腺肥大、子宫肌瘤压迫胎体等,促使仰伸姿势入盆的因素。

2.面先露合并骨盆狭窄、盆头不称、或为颏后位,应行剖宫产术。剖宫前必须经B超除外胎儿畸形。

3.颏前位,无盆头不称,可等待其自然分娩。

必要时可在宫口开全后,颜面达盆底时产钳助娩。注意,颏部达坐棘水平时,切勿行产钳术,因此时双顶径尚在骨盆入口之上,必须在面部抵达骨盆底部,方能确认无盆头不称,始可行产钳术。

4.在无条件或已来不及行剖宫产术的忽略性面先露颏后位,胎儿较小,破膜不久,宫腔内尚有一定量羊水,宫壁不紧裹胎体,子宫下段不过分伸展,宫口已开全时,可试将胎颏上推,使之转成枕前位。术者以一手伸入宫腔,紧握胎头,促其俯屈。

若手法矫正胎头位置失败,可在深度乙醚吸入麻醉下,行双极内倒转术,助产者操作必须轻柔,以防子宫破裂。

5.面先露胎儿已死,或畸形,可行穿颅术。

6.产后,常规探查软产道,以除外产道损伤。

四、复杂先露

先露头或臀,与足或手同时入盆,为复杂先露。

【诊断依据】

1.子宫呈长椭圆形,在宫底内可触及胎臀或胎头。

2. PR 或 PV 可触及圆而硬的胎头或有生殖器或肛门的胎臀。并同时可触及胎手或胎足(手指长,不齐,指间易分开;足趾短、齐,趾间不易分开,且与足跟相连)。

3. B 超可提示复杂先露的存在。

4. 上肢与头或臀同时入盆的复杂先露,应与横位相鉴别,下肢与头同时入盆的复杂先露应与臀位相区别。

【处理】

1. 胎手位于头旁时,令产妇向胎手脱垂的对侧卧,待宫体倒向对侧时,胎手常可回缩。

2. 整个胎儿肢体脱出,且胎头位置尚高者,可经阴道上推胎手,然后自腹部下压胎头使其下降,以防回纳的肢体再度脱出。

回纳有困难,可行内倒转术或剖宫产术。

3. 胎手与头已入盆,未阻产时,待宫口开全,将胎手上推,产钳助娩。注意产钳勿夹位胎手。

4. 下肢与头复合先露时,应将下肢回纳。如困难,则行内倒转术或剖宫产术。

5. 上肢与臀复合先露时,常不影响胎臀下降,不必做特殊处理。

6. 复合先露胎儿娩出后,应注意检查母体软产道有无裂伤及胎儿肢体有无骨折。

五、额位

额位多为暂时性,可变为枕位或面位。持续性额位者多为胎头下降梗阻所致。

【处理】

1. 阴道检查时以胎头囟门的位置来确定,摸到额部及额缝,在额缝的一端是大囟前角,另一端为鼻根及眼眶上缘。宫口已开大,先露部较高,无法确定者必要时可摄 X 线影像以确定诊断。

2. 第二产程宫口开全,如无盆头不称,估计胎儿不大,仍为额先露者,可用手试转儿头使之成为枕先露或面先露,切忌使之转为颏后位。

3. 若手转儿头失败,仍为固定性额位则行剖宫产。如胎儿已死,可行穿颅术。

4. 额位、盆头不称,应以剖宫产结束分娩。

六、持续性枕后位

第二产程中胎头仍取枕后位,未能自然回转者,诊断为持续性枕后位。

宫缩乏力、胎盘低置、胎儿过大、过小或为猿型、男型骨盆。易形成枕后位。

【诊断依据】

1. 枕后位,检查时见胎儿肢体贴近母体腹壁,腹部可清楚地摸到胎儿肢体。在母体腹部侧方或近腋中线上清楚地听到响亮的胎心。

2. 宫口部分开大或开全时,在枕后位行肛查时,发现后骨盆空虚。矢状缝位于骨盆斜径或前后径上,大囟门在前,小囟门在后,如有怀疑,可行阴道检查,直接接触其矢状缝及囟门,并从胎头耳廓及耳屏的位置与方向,准确确定胎头方位。

3.临产后,胎头衔接较晚,产程进展慢,宫口未开全,产妇即已有肛门下坠及排便感(胎头枕骨位于后方直接压迫直肠所致)。产妇过早用腹压,造成宫颈受压过久水肿,产瘤较大,第二产程延长,胎头下降缓慢,应考虑有持续性枕后位的可能,应做阴道检查,明确诊断。

【处理】

1.枕后位,应仔细检查除外盆头不称,如存在盆头不称,应行剖宫产术。

2.枕后位时,胎头固定较晚,内旋转慢,但大部分仍可自动转为枕前。可耐心等待。

3.第一产程:

(1)应给予充分试产机会,注意产程进展(宫缩、胎心、宫口、先露下降),因枕后位产程相对较长,令产妇注意休息,加强营养。

(2)令产妇朝向胎背的对侧方向侧卧,以利胎头向枕前位旋转。

(3)指导产妇不要过早进气用力,以免引起子宫颈水肿,而影响产程进展。

(4)如宫口开大5cm,产程进展慢,经阴道检查无盆头不称者,可行人工破水,促进分娩进行。

4.第二产程:

(1)仍应耐心等待胎头下降及内旋转。如初产妇宫口开全1.5小时,经产妇宫口开全半小时,则应做阴道检查。

如双顶径已达坐棘或棘下,可试用手旋转胎头,使其转成枕前位,以产钳助娩。

如转成枕前位困难,可使其成正枕后位,产钳助娩。

(2)枕后位娩出时,胎头径线大,易导致会阴Ⅲ度裂伤,故会阴侧切切口应大些。

(3)如胎头变形重,胎头位置高,胎儿宫内窘迫,尤其产妇年龄较大,胎儿珍贵者,均应考虑行剖宫产术抢救胎儿。

5.第三产程:

(1)因产程长。易并发宫缩乏力.故胎儿前肩娩出时,即应给产妇肌注催产素,以预防产后出血。

(2)助产后常规探查产道,以除外产道裂伤,发现裂伤要及时缝合。

(3)产后给予抗生素预防感染。

七、持续性枕横位

第二产程中胎头仍取枕横位,未能自然回转,为持续性枕横位。

【处理】

1.当宫口部分开大,枕横位时,可发现胎头矢状缝与骨盆横径一致。应仔细检查,确定存在盆头不称时,应行剖宫产术。

2.第二产程时,可耐心等待胎头下降及内旋转。注意胎心,当初产妇宫口开全1.5

小时,经产妇宫口开全半小时,或胎儿出现宫内窘迫时,则应做阴道检查。如双顶径已达棘平或棘下,可试用手转胎头,使胎头枕部转向前方,产钳助娩。

如宫口开全,胎儿宫内窘迫,儿头位置高,尚无阴道助娩条件,必要时行剖宫产结束分娩。

八、初产妇临产后头浮

初产妇如已足月或临产,胎头仍在骨盆入口以上浮动为头浮。

【处理】

1.注意检查是否存在骨盆狭窄、胎儿巨大、胎头位置异常或倾势不均及其他因素所致的盆头不称。并应仔细排除脐带绕颈、前置胎盘或后壁低置胎盘、盆腔肿物、子宫肌瘤等影响胎头入盆的因素存在。

2.如有盆头不称,应行选择性剖宫产术。

3.如无异常情况者,可密切观察产程进展待其自然分娩。

4.产前及产时,应做胎儿监护,以了解胎儿对缺氧负荷的承受能力,并可排除脐绕颈。

5.产前做 B 超检查,有助于脐绕颈、绕体的诊断,并可排除胎盘位置及胎儿发育异常。

6.第一胎头浮者临产后,应卧床休息,防止早破水和脐带脱出。

7.若已破水,应绝对卧床休息,按早破水常规处理。若破水 12 小时或临产 12 小时胎头仍不入盆者,可做阴道检查。必要时行 X 线骨盆影像检查,决定分娩方式。

第十四节　异常产程处理常规

一、胎膜早破

【概念】

未正式临产前胎膜破裂,称之为胎膜早破。

羊膜腔感染综合征是产时感染、宫腔内感染、羊膜感染、绒毛膜羊膜炎等的同义词。

引起感染的致病菌有多种,如大肠杆菌、α 及 β 溶血性链球菌、金黄色葡萄球菌、荚膜杆菌、变形杆菌、厌氧链球菌、脆弱拟杆菌、支原体及各种病毒等。

【诊断依据】

(一)病史

产妇自觉阴道有水流出。

(二)检查

1.望诊　自阴道口流出水样液,液中可混有小片胎脂,推压宫底或肛查时,流出液增多,有特殊味,无尿臊味。

2.窥阴器检查 对疑诊病例,可行窥阴器检查。

消毒外阴后,阴道内放入窥阴器可见到后穹隆有液体存在,或自宫口流出液体。

3.会阴垫 会阴部置无菌垫,可观察到有水流出。

4.试纸检验 阴道正常 pH 值为 4.5~5.5,呈酸性;而羊水 pH 值为 7~7.5,为碱性液,可使石蕊试纸变为蓝色。

5.羊水涂片镜检 羊水涂片干燥后,镜下可见羊齿状结晶,胎儿毳毛等。

6.羊水涂片染色镜检 用尼罗蓝染色时,镜下可见到羊膜脱落的上皮细胞,内含橘黄色的脂肪滴。

7.羊膜腔注腚胭脂 经腹将腚胭脂溶液注入羊膜腔,若阴道口纱布上出现蓝色液,可确诊。

8.B 超检查 破膜后,B 超扫描时可见羊水液平段明显减少。

9.羊膜镜检 对高度疑诊者,有条件时,可行羊膜镜检,已破膜时,可直接看到胎儿先露部,头位者,可见到胎发。

10.分泌物加热鉴别 若阴道内的液体是羊水还是宫颈黏液难以确定时,可用吸管取吸液体置于玻片上加热。

(1)羊水——玻片上出现白色沉渣。因羊水内含电解质,故加热后出现白色结晶。

(2)宫颈黏液——玻片上出现褐色物。系由于宫颈黏液内含的多量蛋白质,加热碳化后呈褐色。

二、合并羊膜腔感染综合征

【诊断依据】

(一)临床表现

1.产妇体温升高,脉率增快。

2.产妇末梢血实验室检查白细胞增高,分类核左移。

3.子宫体压痛。

4.自阴道流出的羊水混浊,甚至呈脓性,有臭味。

5.使用足量的宫缩抑制药物,例如硫酸镁、硫酸沙丁胺醇等,48 小时仍无效,提示可能存在羊膜炎。

6.不明原因的持续性胎心加速,胎心 >160 次/min。

(二)实验室检查

1.经腹羊膜腔穿刺、羊水实验室检查,可见白细胞和(或)细菌,羊水培养有致病菌。

2.C 反应蛋白 >2mg/dL。

3.胎盘病理检查,可见炎细胞浸润,绒毛炎等炎症变化。

【处理】

取决于孕周、胎儿成熟度、破水时间长短、是否合并感染及有无阴道分娩条件等。

(一)孕<28周

由于我国目前对早产儿救活水平所限,妊娠28周以下的早产儿存活概率低,故应采取终止妊娠的方法。尽量缩短破水至胎儿娩出的时间,积极预防宫内感染。

(二)孕28~36周

根据医院对早产儿护理的水平,考虑是否行期待疗法。

1. 左侧位卧床休息。

2. 注意观察有无宫内感染征兆。

(1)每4小时测体温、脉搏。

(2)每日实验室检查白细胞计数及分类。

3. 宫缩抑制剂:

(1)硫酸镁 首次剂量4g,即25%硫酸镁20mL溶于5%~10%葡萄糖500mL中,静脉点滴,静脉滴入4g硫酸镁后。根据宫缩情况,每小时滴入1~2g,直至宫缩停止。

(2)硫酸沙丁胺醇 2.4mg,口服。每6小时1次或每日服3次,直至宫缩停止。

(3)盐酸利托君 每日给100~150mg稀释后静脉滴注,速度<200μg/min。

4. 胎心监测 不明原因的胎心率增快,预示胎内感染。

5. 测定C反应蛋白 C反应蛋白大于2mg/dL时,标志存在宫内感染,应给予大量有效抗生素,积极引产。

6. 胎肺成熟度的监测 取阴道内羊水测定PG或L/S比值:

(1)磷脂酰甘油(PG)的测定 PG,(+),标志胎儿肺脏成熟。

(2)L/S比值测定 L/S≥2,标志胎肺成熟。

因自阴道取羊水测定PG及L/S比值,受血及阴道分泌物污染的影响,准确性较低。若胎肺成熟,应引产结束分娩,以减少宫内感染的危险。

7. 促进胎肺成热 胎肺未成熟者,在决定分娩前,应促进胎肺成熟。首选氟美松,10mg,肌肉注射,或稀释后静脉点滴,每日2次,连用2~3日。

8. 缝合宫颈,同时保留宫颈导管 国外对孕28~32周早破膜的孕妇,采取此种期待疗法,通过宫颈导管向宫腔内注入37℃的灭菌生理盐水,以补充羊水。避免胎肺发育不良,防治无羊水子宫紧裹胎体,胎儿强制姿势引起发育畸形,或胎盘血供受影响,或脐带受压。并可向宫腔内注入促胎肺成熟的药物,同时可注入抗生素预防宫内感染。通过此保留的宫颈导管,随时抽取羊水标本进行实验室检查。待胎肺成熟,分娩前拆除宫颈缝线,并拔出宫颈导管。

(三)孕≥37周

若≥12小时,仍未临产,应行催产素引产。

(四)剖宫产术

1. 指征

(1)胎儿有存活能力,引产失败,继续延迟分娩,可加重母子的感染时,应行剖宫产术。

(2)胎膜早破的同时合并有盆头不称、胎位不正、胎儿宫内窘迫、脐带脱垂、不协调性宫缩乏力、子宫缩窄环等,应尽早选择剖宫产术。

2.术式　以选择腹膜外剖宫产术为宜。

3.防治感染

(1)术前、术中、术后给予大量有效抗生素防治感染。

(2)术中取出胎盘后,用卵圆钳夹持碘酒、酒精纱球,依次擦宫腔,或用甲硝唑液冲洗宫腔及腹壁切口。

4.新生儿的处理　取决于新生儿有无感染及肺脏是否成熟,可通过下述方法诊断。

(1)若初生前尚未做胎肺成熟度测定,可取新生儿喉头分泌物,做泡沫试验,了解其肺脏是否成熟。未成熟者,给予氟美松2mg,肌肉注射或静脉输入,连续2~3日。

(2)取新生儿口腔、鼻腔、外耳道及皮肤表面分泌物涂片及细菌进行培养,做药物敏感度测定。

(3)取新生儿胃液涂片镜检,并做细菌培养、药物敏感度测定。

若每个高倍镜野内有≥5个白细胞,则提示存在宫内感染。

(4)取新生儿脐血做血培养,药物敏感度测定,并测定IgA,IgM。若致病菌培养阳性,或IsA>3mg/dL,IgM>20mg/dL,均表明有宫内感染。

(5)新生儿有感染,或有感染可能时,应给予大量、有效、副反应极少的抗生素,并可根据药物敏感结果进行调整,给予敏感的抗生素。

三、滞产

【概念】

1980年全国第二届妇产科学术会议规定,以总产程超过24小时为滞产。

正式临产(注意与假临产鉴别)为宫缩规律,宫口开大2cm以上宫颈展平者。活跃期各阶段超过生理期限,而未超过最大界限者,产程进展慢,称为产程延长。

表4-14-1　滞产与晚期妊娠血生化对照表(Akinkugbe)

	妊娠晚期	滞产
HCO_3^-	20.10±0.75mmol/L	16.16±0.87mmol/L
K^+	4.05±0.11mmol/L	3.16±0.13mmol/L
Na^+	140.52±1.59mmol/L	136.6±0.91mmol/L
Cl^-	107.08±2.33mmol/L	102.2±1.31mmol/L

【处理】

1.凡有滞产倾向者,均应积极查找其原因,针对病因进行处理。

2. 产程延长者应复查骨盆及胎位,鉴别有无骨产道异常及宫颈开大异常,以及胎头下降停滞在骨盆的部位。如发现骨盆异常、盆头不称或胎头位置异常,应充分估计阴道分娩有无可能性。必要时做 X 线骨盆测量。

3. 若不具备测定血生化的条件,或时间上不允许进行实验室检查时,可根据病史和临床表现,估计患者是否存在脱水、酸中毒及电解质紊乱。

4. 进食不佳、或有脱水、酸中毒者,术前应补液:10% 葡萄糖 500～1000mL 加维生素 C 1g,林格液或 MG3 液 500mL,多种氨基酸 250mL,静点,酸中毒较严重者,可给予 5% 碳酸氢钠 100～200mL,静脉滴入。

5. 低钾者,可给予 10% 氯化钾 10mL,每日 3 次口服,缺钾严重者可给予静脉补钾。

6. 胎儿有宫内窘迫者,应给予产妇吸氧,静点 25% 葡萄糖 250mL,或给予 50% 葡萄糖 100mL,内加维生素 C 1g,ATP40mg,辅酶 COA200U。

7. 孕妇疲劳时应令其休息,不能自己入睡者,可口服水合氯醛 10～15mL。

8. 原发性协调性宫缩乏力,在肯定无盆头不称、子宫发育严重畸形,并排除儿头下降梗阻,经休息和补充营养后,可给患者静脉点滴催产素,静点催产素 2～4 小时。无论诱发或未能诱发有效宫缩,而产程无进展者,均以选择剖宫产术为宜。

9. 由于精神紧张引起不协调宫缩,应解除其思想顾虑,必要时给哌替啶 100mg,肌注。

10. 如果胎头已固定,但胎头顶仍居棘上,宫口开大 4cm 以上;或经产妇宫口已达 6～7cm,胎头浮动,无胎位不正或明显盆头不称者,可行人工破膜,以利胎头下降。胎先露直接接触子宫下段,可反射性引起子宫收缩,从而加速产程进展。若经上述处理 2 小时后产程仍无进展,应考虑剖宫产术。

11. 注意保持膀胱空虚。

12. 必要时重复灌肠一次。

13. 注意体温及血压变化。产程超过 20 小时或破水超过 12 小时,给抗生素预防感染。

14. 尽早明确剖宫产指征.若产妇有相对或绝对盆头不称。无法克服的胎位不正(颏后位、额位、复杂先露等)及先露下降梗阻不能纠正,或经过阴道检查及治疗后,产程进展仍然缓慢,估计阴道分娩有困难或宫口持续不开大者,超过最大生理界限,可选择剖宫产术。

15. 无论是经阴道分娩,还是剖宫产,术前均应纠正治疗(休息、营养等),以避免产后发生子宫乏力性出血。

16. 术式选择,滞产多合并产前感染、除胎头深定,胎儿巨大等施腹膜外剖宫产术有困难者外,以选择腹膜外剖宫产术为宜。腹膜外剖宫产术除可避免腹腔内炎症感染外,且可避免损伤胀气的肠管。若行普通剖宫产术,应格外小心,切勿伤及肠管及膀胱。

17. 防治宫缩乏力性子宫出血,滞产产妇易发生术中大出血。术中取出胎肩时,静脉注射催产素 20U;取出胎儿后,子宫肌壁多点注射催产素 20U。若子宫收缩仍不佳,可再给催产素 20U,于子宫肌壁注射。若子宫收缩仍乏力,尤其子宫下段呈弛缓状时,产妇无高血压、心脏病者可给麦角新碱 0.2~0.4mg,分别注射在子宫下段与子宫体部。术后 4 小时再给一次宫缩剂。

18. 滞产,尤其是产妇早破水,术前曾行过阴道检查和或多次肛查者,常常合并产前、产时感染。抗生素给得越早,防治感染的效果就越好。故术前、术中、术后均应给足量、有效、副作用小的抗生素防治感染。多采用青霉素、甲硝唑、先锋霉素,重症感染者给先锋霉素铋 2g,加在 5% 葡萄糖 500mL 内,每日 2 次静脉点滴。

19. 新生儿的救治,滞产母亲的新生儿,因胎头受压时间过久,多合并窒息、颅内出血与感染。因此,除做好新生儿复苏的充分准备外,还应及时给予新生儿抗生素,以预防其患败血症、肺炎等感染性疾患。给予维生素 K、维生素 C 等药,以预防新生儿颅内出血等出血性疾患。

四、急产

总产程≤3 小时为急产,多见于经产妇。由于宫缩过强,胎儿易发生缺氧,分娩时易发生窒息死亡;若接生不及时,新生儿坠地可致外伤骨折等意外。

【处理】

1. 有急产史的孕妇预产前几天住院待产。

2. 产妇临产后,应立即平卧,及时做好接生准备。

3. 产妇宫缩强,产程进展较快或胎儿较小。估计可能急产者,医务人员应在旁守护。

4. 谨防自产、胎盘早剥、软产道损伤、产后出血、新生儿颅内出血以及羊水栓塞等意外的发生。

5. 宫缩过强,类似强直性收缩,可给乙醚吸入缓解。间歇给乙醚并观察宫缩,使之恢复为正常的收缩。

6. 初产妇胎儿胎头娩出过速时,应迅速行会阴切开术。以避免严重的会阴撕裂,不可强行阻止胎儿娩出,否则易产生子宫破裂及胎儿颅内损伤。

7. 预防产后出血,给予宫缩剂。

8. 对急产后的产妇惯例做阴道检查,检查有无软产道损伤。如有宫颈裂伤或会阴裂伤应进行缝合。

9. 对急产的新生儿给预防颅内出血的治疗。

五、子宫缩窄环

【概念】

子宫壁某部肌肉痉挛性不协调收缩,形成局限性环形狭窄,称之为痉挛性缩窄环,或痉挛性狭窄环,又有局限性子宫收缩环之称。

【诊断依据】

1. 产程进展中表现胎先露下降停滞,宫口扩张停滞。

2. 阴道助娩过程中,例如施产钳术时,牵拉产钳失败,术者虽竭尽全力,胎头仍原地不动。

3. 望诊或触诊可发现,少数患者的子宫体部相当于胎儿颈部或腰部有环状凹陷,位置固定不变。

4. 阴道检查可发现:

(1) 子宫颈口松弛。

(2) 胎颈周围有一环状硬韧肌肉环,紧束胎颈,无法用手指弹开。

(3) 宫缩时胎头不下降,反而上移。

【处理】

1. 缩窄环同时合并有胎儿宫内窘迫,或产妇为高龄初产、胎儿珍贵,或胎头位置不正者,应行剖宫产术。

2. 若胎头在正常范围,羊水清亮,可先试行保守治疗。

(1) 镇静止痛药 可给哌替啶100mg,肌肉注射,经充分休息后缩窄环多能自行消失。

(2) 松解肌肉痉挛药:①1‰肾上腺素0.5mL,肌肉注射;或肾上腺素1mL加于10%葡萄糖250mL中,静脉缓慢滴入。②硝酸甘油片0.6mg,舌下含化。③25%硫酸镁20mL加入10%葡萄糖250mL中慢滴。

④亚硝酸异戊酯0.2mL,吸入。

(3) 麻醉药 宫口开全,胎儿无宫内窘迫征兆,无盆头不称,具备产钳助娩条件,可给予乙醚吸入麻醉,一般可使环松解,经产钳牵出胎儿。

(4) 吸氧 保守治疗期间给孕妇吸入氧气,以防胎儿在宫内缺氧。

(5) 输液 由于临产阵痛,产程延长,产妇多进食不佳,故应给其输注10%葡萄糖1000mL加维生素C 1g,林格液500mL。有酸中毒者,应给予5%碳酸氢钠液纠正治疗。

(6) 抗生素 防治产前、产时感染。

(7) 监护 保守治疗期间,应对产妇及胎儿进行监护:①定期测定产妇血压、脉搏、体温、白细胞计数,并了解其阴道分泌物性状,以便及时发现宫腔感染。②应用胎心监护仪连续监护胎心、胎动。

(8) 经上述保守治疗无效时,应行剖宫产。

(9) 剖宫产应选择纵切口,术中必须切开缩窄环,否则将无法经子宫切口将胎儿取出。

六、先兆子宫破裂与子宫破裂

既往剖宫产或子宫肌瘤剔除术子宫瘢痕破裂引起的子宫自然破裂,可发生在妊娠晚期或临产后,常无破裂先兆症状。严格剖宫产指征,是防止发生这类子宫破裂的有效手段。

胎儿先露部下降梗阻,梗阻性难产引起的子宫破裂,通常有子宫破裂先兆,及时诊断及处理先兆子宫破裂,是预防子宫破裂的关键。

【诊断依据】

(一)先兆子宫破裂

1. 产程延长,子宫体部强直性收缩,下段伸展变薄,有压痛,拒按摸,阵缩时子宫下段隆起,在子宫体部与下段间形成环状的病理性缩复环,使子宫呈葫芦形,此病理性缩复环随产程延长而渐渐升高。

2. 产妇烦躁不安,脉搏细数。

3. 腹壁两侧有时可触及紧张的圆韧带。

4. 胎动频繁,胎心率变快、变慢或快慢不均。

5. 产妇排尿困难,膀胱因过度受压、水肿、充血或黏膜损伤,导尿可为血尿。

(二)子宫破裂

1. 突然撕裂样腹部剧痛。

2. 宫缩骤停。

3. 胎动消失,胎心不清。

4. 下降的先露,复又上升,开大的宫口反而缩小。

5. 子宫完全破裂,可出现典型的"三丘"体征(子宫、胎体,充盈的膀胱),腹部触诊胎体明显;不完全破裂,可在破裂侧子宫阔韧带触及血肿包块。

6. 阴道出血量多少不定。

7. 导尿困难或导出血尿。

8. 急性内出血失血休克症状(面色苍白、脉弱、肢冷、血压下降)。

【处理】

1. 无论宫口开大多少,无论胎儿是否存活,只要出现先兆子宫破裂的症状,即应立即行剖宫产术。

2. 剖宫产术应注意以下事项:

(1)就地手术,避免搬动患者引起子宫破裂。

(2)阿托品 0.5mg,肌肉注射,继之给患者乙醚或氨氟醚吸入,以缓解子宫的强烈收缩。

(3)术前应向家属交代病情,讲明胎儿可能死亡或已经死亡。准备手术过程中随时可能发生子宫破裂。

(4)为缩短术前准备时间,术者、助手及器械护士均可用碘酒、酒精擦手消毒,或用灭菌王快速消毒。与此同时,由不上手术台的医生协助消毒腹部术野。

(5)术前准备好抢救新生儿的人员、药品及器械。

(6)术式以选择有延长余地的子宫下段纵切为宜。

（7）手术操作的动作应轻巧，因子宫下段已变得很薄，有时似纸样薄，切开子宫时切勿伤及胎儿。

（8）取出胎儿、胎盘后，应仔细检查宫腔，了解有无子宫破裂及破裂部位。

3. 若术中发现子宫破裂，原则上应采取简单、迅速，又能达到止血目的的方法。应根据患者一般状况，子宫破裂的程度，距破裂时间的长短，及有无感染决定具体术式。

（1）子宫破裂口边缘整齐，破裂时间较短，无感染，需保留生育功能者，认真止血，分层缝合。

（2）欲保留子宫，子宫破口不整齐，可修剪整齐后再分层缝合。有子女者可同时行绝育术。

（3）如子宫破裂口大，不规则。有感染可能或伤及子宫动脉分支，则行子宫半切术。

（4）子宫破裂口累及子宫颈或阴道穹隆部时。则行子宫全切术，同时行阴道上段裂伤缝合术。

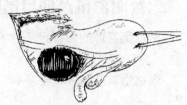

图 4 - 14 - 1　切开左侧阔韧带血肿

（5）若有阔韧带内大血肿，最好先结扎髂内动脉，再清理阔韧带内的血块，以减少出血：①用胆囊钳分离髂内动脉起始部周围的组织，钳尖沿血管壁侧壁滑至底部，贴此动脉底部分离。②胆囊钳尖夹 2 条 7 号丝线，分别结扎。③结扎髂内动脉时，注意切勿损伤髂内静脉，不要损伤跨越髂总末端之输尿管。

髂内动脉　子宫动脉　输尿管

（6）若有失血休克时，应边抗休克边手术。

（7）术前、术后给抗生素，术中若发现腹腔

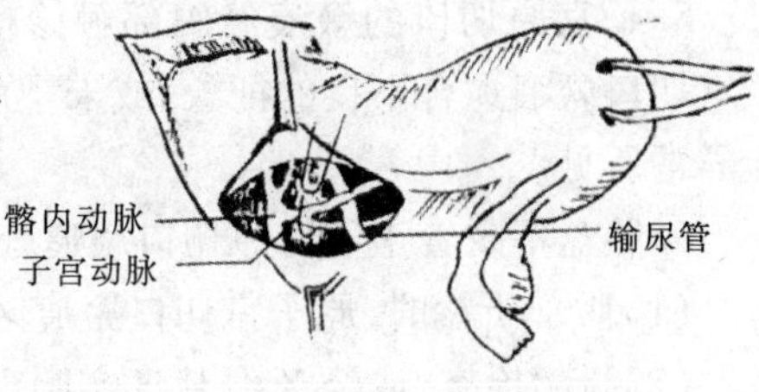

图 4 - 14 - 2　结扎子宫动脉

内有感染，用庆大霉素 16 万 U 加生理盐水 100mL，或甲硝唑液 100mL 置入腹腔。

第十五节　有剖宫产史孕妇的处理常规

一、有剖宫产史孕妇入院后的处理

有剖宫产史的孕妇，最好能在预产期前 2 周左右入院。入院后应做好如下处理：

1. 详细询问本次妊娠经过。

2. 查阅前次剖宫产病历，了解前次（一次或几次）剖宫产手术指征、施术时间、地点、手术经过，尤其应该注意剖宫产的术式，新生儿体重，生后情况，伤口是否Ⅰ期愈合，术后有无发烧、出血等异常情况。

3. 对孕妇进行全面查体，除了解有无合并症外，还应格外注意产科情况。判明是否存在盆头不称以及子宫原切口瘢痕区有无薄弱部分及压痛等。

4. 实验室检查血常规、出凝血时间、血小板、血型及尿常规,必要时查肝、肾功能、血糖等。

5. 有条件的医院应进行胎儿监护,测定胎儿成熟度,了解胎儿——胎盘功能状况。

6. 进行 B 超检查,了解胎盘附着部位、羊水量、子宫原切口瘢痕愈合情况,胎儿发育状况,有无脐带绕体、绕颈,并注意除外胎儿骨骼及软组织畸形。

7. 通过对上述各项结果综合分析后,决定本次妊娠的分娩方式。

二、经阴道试产应具备的条件

1. 前次剖宫产的指征已不存在(如前置胎盘、胎儿宫内窘迫、早破水、脐带脱垂等)。

2. 前次剖宫产术后恢复顺利(术后无发烧,无伤口感染,无恶露淋漓或大出血等情况)。

3. 前次剖宫产与本次妊娠间隔较久(超过 2 年以上)。

4. 既往剖宫产术式是子宫下段横切,手术是由技术水平较高的有经验的医生施行的。术后无腹痛,肠梗阻等腹腔内感染、粘连等迹象。

5. 子宫原切口的瘢痕经腹部触诊检查未发现凹凸不平及压痛;或经 B 超检查无子宫切口瘢痕愈合不良的征象;或未孕前曾行子宫输卵管碘油造影,子宫切口瘢痕处无异常所见。

6. 胎盘不附着于子宫原切口瘢痕处。

(1)腹部听诊时,原子宫切口瘢痕区域内未闻及胎盘血管鸣。

(2)B 超检查,或经 X 线片证实胎盘不附着于原子宫切口瘢痕上。

7. 胎儿无宫内窘迫现象。B 超检查胎儿无脐带绕颈或绕体现象。

8. 胎心监护,无刺激试验,或刺激乳头诱发宫缩后,均未发现胎儿对临产宫缩缺氧负荷有不能承受的现象。

9. 无羊水过少,胎盘功能检测在正常范围。

10. 此次妊娠估计胎儿不太大,胎位正常,顶先露已早期固定,无绝对及相对盆头不称,胎儿纵轴与母体纵轴一致。

11. 试产过程中,宫缩规律有力,胎头下降得快,宫口开得快,产程进展顺利。尤其当产妇来不及做剖宫产术,即已经阴道分娩。

12. 胎儿已经死亡或有严重畸形,应尽量争取经阴道碎胎取出。

三、试产处理

决定试产后应做如下处理。

1. 事先向患者家属(最好是向其爱人,若爱人在外地不能来院时,应向产妇之父或母直系能负责的亲人)讲清试产的利弊,争取他们能密切配合医院的处理,说清楚试产过程中可能发生的一切母子意外。要求家属昼夜留院陪伴,以便一旦发生意外情况,随时联系,共同商榷进一步处理方案。

2.产妇临产后,必须有专医,最好是有一定临床经验的医师守护在旁,密切观察宫缩、胎心、宫口、先露下降等产程进展情况,并随时做好记录与交接班。

3.有条件的医院最好在监护仪监护胎心和宫缩的前提下试产,以便能尽早地发现异常。

4.做好随时开腹手术的准备(腹部皮肤备皮、备血、血常规、出凝血时间、血型等)。

5.在观察过程中坚持试产条件,注意子宫破裂先兆症状(胎儿宫内窘迫,腹部伤口瘢痕有压痛,病理缩复环,阴道流血及血尿等)。

6.在试产过程中,不能随便滥用催产方法,如人工破水,静脉点滴催产素或肌肉注射司巴丁等加强宫缩的药物,以防因使用不当,发生强直性子宫收缩,引起子宫瘢痕破裂。

7.守护试产的医生应负责认真,灵活机动,遇有异常情况发生时(如孕妇吵闹不安;宫缩无力;或宫缩规律有力,宫口开大缓慢,儿头下降迟缓;或出现子宫破裂先兆症状,以及脉快,不明原因的休克等)随时终止试产,及时行剖宫产术。

8.绝对禁忌在全麻或硬膜外麻醉下试产,以免掩盖子宫破裂先兆或子宫破裂症状。

9.试产过程中,产程进展顺利,经阴道分娩时,应尽量缩短第二产程,宫口开全后即应以产钳(或胎头吸引)助娩,但应禁忌实行困难的中位产钳及倒转术。

10.若出现子宫破裂症状(突然一阵剧烈腹痛后宫缩停止,脉快,休克,阴道流血,已经下降的先露复又回升,胎心消失等),应迅速输血,边积极抢救休克边准备开腹手术,不可延误。

11.第三产程胎盘娩出后,应检查子宫是否完整,如有裂伤,应及时处理。

四、不宜试产的孕妇

有下述情况之一者应行剖宫产术,不予试产。

1.前次剖宫产的指征依然存在(如骨盆狭窄,软产道畸形等)。

2.前次剖宫产术后恢复不顺利(术后发烧,伤口感染,恶露淋漓或大出血等)。

3.前次剖宫产与本次妊娠间隔时间过程(2年以内)。

4.前次剖宫产为古典式,手术在技术水平较低的医院施行;或手术情况不明;或腹部触诊瘢痕愈合不佳,凹凸不平或有压痛。有的学者主张凡纵切口,无论是宫体或下段均按古典式剖宫产处理。

5.本次妊娠估计胎儿较大或胎位不正(横位、臀位、颏后位、额先露、复杂先露等)或为多胎妊娠,或伴羊水多,或早破水,或虽为头先露但临产头浮,或破水头浮,存在相对或绝对盆头不称,或胎体纵轴与母体纵轴不一致,或胎儿有宫内窘迫征象。

6.B超检查显示胎盘附着于子宫原切口瘢痕上,或切口部位虽无胎盘附着,显示原子宫切口愈合不良。

7. 有 2 次以上剖宫产史。

8. 试产失败(经规律有力的宫缩试产 4~6 小时,或破水后 1~2 小时产程进展不明显),或试产中出现子宫破裂先兆,或可疑破裂症状者。

9. 孕妇年龄较大(超过 35 岁),无阴道分娩历史,尤其前次剖宫产时宫口未曾开大,此次妊娠则应按高龄初产妇对待,以剖宫产为宜。

五、重复剖宫产注意事项

(一)了解既往剖宫产史

施术前应详细了解既往剖宫产的指征、术式、施术的医院、施术者的技术水平、手术经过、术后恢复过程、腹壁伤口是否Ⅰ期愈合、新生儿初生体重、出生后有无窒息、是否存活、存活者智力与健康情况及有无遗传性疾病等详细情况,以便对本次手术可能出现的异常情况做出充分的估计。

(二)施术时间

选择剖宫产最理想的时间,即在子宫破裂前手术,又不导致医源性早产。因此,术前应根据预产期,早孕反应和胎动出现的时间,B超检查结果,以及有关胎儿成熟度的各项检查和产科检查所见,对剖宫产的施术日期,做出科学的抉择。

(三)术者安排

重复剖宫产属难度较高的手术。应安排有经验的医生担任术者。

(四)麻醉选择

有条件时应选择连续硬膜外麻醉。

(五)有关原腹壁切口瘢痕的处理

原则上应将腹壁旧疤剔除,以减少多个腹壁瘢痕给患者带来的不适,但若腹壁旧疤过度偏斜,或曾感染,延期愈合,估计经原瘢痕径路进入腹腔困难时,始可另行新腹壁切口。新切口与旧痕间隔至少在 1.5cm 以上,否则,由于血运不良的旧腹壁瘢痕的影响,新切口不易缝合及愈合。若原腹壁瘢痕是下腹横弧形,重复剖宫取子术时,则行腹壁正中,或正中旁纵切口。剔除腹壁瘢痕的方法有以下两种。

1. 先剔疤　手术一开始即将旧疤剔除。其优点在于避免缺乏弹性的瘢痕对术野阔度的影响。

2. 后剔疤　系在手术终了闭腹时剔疤。其优点是可缩短从切皮——胎儿娩出的时间,实际上仅能缩短 1~3 分钟而已。尽管缩短的时间不长,但对子宫破裂先兆、脐带脱垂、产前大出血等分秒必争的抢救病例确有一定价值。且后剔疤较易避开原腹壁瘢痕进入腹腔。

(六)避免损伤

有剖宫产史或其他开腹史者,腹腔常有粘连,开腹时应特别小心,避免损伤任何临近脏器。

（七）保护新生儿

再次剖宫产大多因前次剖宫产胎儿未存活，或成活胎儿有某些疾病或缺陷，而再次妊娠。故此，胎儿多珍贵，术中娩出胎儿时应格外小心，并应安排有经验的儿科医生担任新生儿的救护。

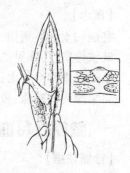

图4-15-1 剔疤

（八）交代病情

预定施重复剖宫产术前与家属谈病情时，应询问其是否在行剖宫产术的同时绝育。若家属要求绝育，在病历上应有所记载，并在手术通知单上注明绝育的式式。

术中切勿遗忘绝育手术。若新生儿出生后估计存活力低，或有先天畸形，可再次与家属商谈绝育否，必要时，为其保留再次妊娠的能力，暂不行绝育手术。

（九）重复剖宫产子宫切口的选择

原则上尽量采取横切口。如有可能，最好第二次横切口居前次横切口瘢痕的上方。若后行的横切口在前次横切口瘢痕下方，由于旧瘢痕弹性差，不利于胎儿娩出。重复剖宫产采取纵切时，新旧两切口间至少相距1.5cm。若新切口距前次旧的纵切口瘢痕太近时，则由于瘢痕的影响，极易形成新切口的两侧缘一边厚，一边薄，不对称的伤口不易缝合与愈合。

前次剖宫产为古典式宫体部纵切，本次剖宫产采取横切时，两切口间常无干系。若前次剖宫产为上、下段纵切时，此次横切应尽量避开上次的切口，若实在避不开，则应注意两切口十字交叉处的缝合。

（十）重复剖宫产术的子宫切口的完成

原则上，以剪开为宜，尤其前次为纵切，本次选择横切者，若用手撕开子宫切口，则有将原子宫切口瘢痕再度裂开的可能，使新旧两切口形成十字形的危险。

（十一）术式选择

腹膜内剖宫产术后，尤其行古典式剖宫产者，再次手术，可选择腹膜外剖宫产术式；而既往曾行腹膜外剖宫产者，重复施剖宫产术时，应选择经腹腔的手术途径。若选择重复腹膜外剖宫产术式，由于前次腹膜外剖宫产术时对膀胱的剥离，术后膀胱与子宫下段形成粘连，再次行重复剖宫产术常常有困难，且易损伤膀胱。

第十六节 妊娠合并贫血诊疗常规

内容提要

妊娠合并缺铁性、巨幼红细胞性及再生障碍性贫血。

【概念】

妊娠妇女血红蛋白 < 10g,红细胞计数 < 3.5 × 10^{12}/L,红细胞压积 < 30% 为贫血。

缺铁性贫血:多见。

巨幼红细胞性贫血:少见。

再生障碍性贫血:极少见。

一、缺铁性贫血

【诊断依据】

1. 血实验室检查　血红蛋白 < 10g,红细胞计数 < 3.5 × 10^{12}/L,红细胞压积 < 30%。低血色素指数,小红细胞型贫血。

2. 血清铁降低。

3. 贫血症状　面苍白、无力、头晕、心悸等。

4. 病史　营养不良(择食、消化不良等)或慢性失血史(月经过多、痔、寄生虫等)。

【处理】

1. 查找贫血原因,针对病因进行纠正。

2. 做 EKG,预防贫血性心脏病。

3. 保守治疗无效,或贫血严重者,血液病科会诊,必要时作骨髓穿刺,明确诊断。

4. 血色素 < 7g 者,收入院治疗。

5. 补血药

(1)铁剂　右旋糖酐铁 0.3 ~ 0.6g,每日 3 次,饭后服。

(2)右旋糖酐铁　50mg,每口 1 次,深部肌注,两臀部交替注射。连续 5 日,肾脏病患者慎用,并复查尿常规。

(3)维生素 C　200mg,每日 3 次,叶酸 10mg,每日 3 次,口服。

6. 输血　重度贫血、已有代偿功能失调、临近分娩期,谨慎少量输新鲜血,每次 200mL 慢滴。

7. 进食补血饮食　桂圆、大枣、瘦肉、鸡蛋、牛奶、菠菜等。

8. 分娩时注意防治产后出血,产后继续治疗贫血,并给抗生素防治感染。

二、巨幼红细胞性贫血

系由于缺乏叶酸或维生素 B_{12} 所致的贫血。

【诊断依据】

1. 贫血症状。

2. 血实验室检查　红细胞、血色素降低,平均红细胞容积大于正常,平均红细胞内血红蛋白含量增多,血色指数大于正常,为妊娠大红细胞型贫血。时可有巨幼红细胞。

3. 骨髓涂片　红细胞系统增生,可见典型的巨幼红细胞。

【处理】

1. 叶酸　10mg,每日 3 次,口服。或叶酸 10 ~ 20mg,肌注。

2. 维生素 B_{12}　200μg,肌注,隔日 1 次。

3 铁剂　贫血改善时,需铁量增加,应同时补充。

4. 维生素 C　200mg,每日 3 次,口服。

5. 重症贫血　少量输新鲜血。

6. 饮食　高蛋白高维生素饮食。

三、再生障碍性贫血

【诊断依据】

1. 病史　有口服氯霉素、接触放射线或严重感染史,即引起骨髓抑制的诱因。

2. 症状　严重贫血症状,皮肤黏膜出血(牙龈出血、鼻出血等)。

3. 血实验室检查　全血减少(红细胞、白细胞及血小板均减少),网组织细胞减少。

4. 骨髓涂片　造血功能再生不良。

【处理】

1. 纠正贫血

(1)高营养饮食。

(2)各种维生素,维生素 B_{12}、维生素 C 及叶酸。

(3)少量多次输新鲜血。

2. 肾上腺皮质激素　有暂时止血作用,对刺激骨髓再生功能疗效不肯定。

(1)出血症状重时短期应用。

(2)早孕时尽量不用,以防引起胎儿畸形。

(3)地塞米松1.5mg,每日 3 次。必要时氟美松 20mg,肌注。

3. 睾酮　可引起胎儿男性化,孕期不宜使用。

4. 骨髓移植。

5. 妊娠处理

(1)早孕,宜人流。

(2)中期,不宜引产。

(3)晚期:①提前入院。②尽量争取阴道分娩。③避免用力引起颅内出血、脏器出血。④适当缩短第二产程。⑤给催产素预防产后出血。⑥临产前后给广谱抗生素防治感染。⑦产后仔细缝合伤口,加压包扎,防止伤口血肿形成。

6. 中药辨证论治。

注意事项

依据贫血原因,采取相应治疗。

第十七节　妊娠合并心脏病诊疗常规

内容提要

妊娠合并心脏病临产及分娩处理。

一、诊断依据

（一）病史

妊娠前确有心脏病，或心力衰竭病史的孕妇，即使在妊娠期没有心脏病症状和体征，也必须做进一步检查，以明确诊断。

（二）体征

1. 心脏听诊　舒张期杂音，收缩期Ⅲ或Ⅲ级以上，性质粗糙的全收缩期杂音，提示有器质性心脏病。

2. 严重的心律失常　心房颤动、心房扑动、房室传导阻滞、舒张期奔马律的出现，均表示有心肌病变。

3. X 线或心电图改变　X 线显示心界扩大或个别心室或心房明显扩大。心电图显示严重的心律失常或心肌劳损，ST 段下降，T 波低平或倒置。

（三）妊娠期心衰的诊断

1. 在妊娠期如果发现气急、发绀、端坐呼吸、咳痰、痰中带血；肺底部有明显的持续性啰音，经深吸气仍然存在；肺活量明显减低、颈静脉充盈、肝大、压疼等，均应考虑为心衰。

2. 孕妇既往有心脏病史，在妊娠期脉搏突然增加至 110 次/min 以上，或半夜因胸闷、气短、气急需坐起休息片刻后方能入睡者，应考虑为早期心衰。

二、处理

应积极与内科医生配合处理，避免危象的发生。

（一）妊娠期

1. 不适于妊娠者，应于妊娠早期行人工流产，结束妊娠。

（1）心功能Ⅲ、Ⅳ级或过去有心力衰竭病史者。

（2）有心房颤动、严重主动脉瓣闭锁不全，心包炎及风湿活动者。

（3）有其他合并症，如慢性肾炎、高血压、重度贫血等。

（4）流产应在妊娠 12 周内施行，有心衰者，应在心衰控制后施行。

2. 预防心衰

(1)加强孕期检查,每周检查 1 次,有情况时随诊。

(2)保证休息,避免劳累。

(3)食用高蛋白、低脂肪及富含维生素的食物,适当限制食盐、碱的摄入量。

(4)纠正贫血,预防感冒。

(5)预产期前 2 周入院待产,适时结束分娩。

3. 心衰治疗

(1)发现心衰早期症状时,应绝对卧床休息。给速效洋地黄类,如毒毛花苷 K 0. 25mg 或毛花苷 C0.4mg,加于 25% ~50% 葡萄糖溶液 20 ~40mL 中,静脉缓注。

(2)心衰时切不可进行任何引产处理,以免加重心脏负担。

4. 心衰并发肺水肿的治疗

(1)令患者取半卧位或坐位,两腿下垂。

(2)静脉注射快速洋地黄制剂,如毛花苷 C、毒毛花苷 K 等。

(3)呋塞米 40mg,稀释后静注。

(4)氨茶碱 250mg 静脉滴注。

(5)高压给氧吸入或 95% 酒精雾化氧气吸入。

(6)四肢包扎止血带,减少回心血量。

(二)分娩期

心衰控制,可在紧密观察下处理各产程的进展。

1. 第一产程

(1)孕妇取半坐位。

(2)鼓励、安慰产妇、消除恐惧心理。酌情给予镇静剂。

(3)严密观察产程及心脏情况,早期发现心力衰竭现象,及时给予治疗。

2. 第二产程

(1)避免产妇用力进气,适当缩短产程,施行助产手术。如胎头吸引术、产钳助娩术及臀牵引术等。

(2)胎儿娩出速度不宜过快,胎儿娩出后,腹部以砂袋或缚扎腹带压迫,以防腹压骤然下降。

3. 第三产程

(1)苯巴比妥钠 0.2g,肌注,使产妇休息。

(2)避免产后出血,给催产素 10U 加于 5% 葡萄糖 200mL 中,静点。

心脏病产妇,应避免静注未稀释的催产素,尤其二尖瓣狭窄、有自左向右分流的先心病产妇,注射宫缩剂可使子宫血液突然涌入右心,使心脏负担加重。

未稀释的催产素又可直接作用于心肌,引起血压下降、心律失常。

(三)剖宫产

有剖宫产指征或需要急速分娩者,原则上在心衰控制后进行。

(四)产褥期

1.产后仍应严密观察体温、脉搏、呼吸、血压及心、肺情况的变化。在产房最少观察2小时。待病情稳定后,始可送回产后病房。

2.鼓励产妇做轻微的床上活动,如活动肢体,以防血栓形成。

3.给予抗生素预防感染及心内膜炎。

4.有心衰者继续服用镇静剂和洋地黄制剂。

5.产后指导避孕或劝其绝育。在产后一周左右,心衰控制后行绝育术。

6.心功能Ⅲ、Ⅳ级者,不宜哺乳。

注意事项

对妊娠合并心脏病孕产妇的任何处理均应本着保护心脏避免损伤心脏功能的原则。

第十八节 妊娠合并糖尿病诊疗常规

内容提要
妊娠合并糖尿病的孕期及分娩处理。

一、诊断依据

(一)病史

1.家族有糖尿病史。

2.既往有不明原因的死胎、死产、畸胎及巨大儿史。

(二)典型症状

"三多":多食、多饮、多尿。

(三)实验室检查

1.尿糖 阳性(应排除孕末期乳糖尿及食饵性糖尿)。

2.空腹血糖 > 130mg/dL(Folin – Wu 法)。

3.糖耐量测定 空腹血糖稍高或正常者,可做糖耐量试验。若血糖高峰大于180mg,且在试验后 $2 \sim 2\frac{1}{2}$ 小时血糖尚未恢复正常者,为隐性糖尿病。

二、处理

1.掌握孕妇各系统健康状况,全面系统地查体,根据查眼底、心电图、肝、肾功能、胸片等来判定糖尿病严重程度及其并发症,根据病情,制订治疗方案。

2. B超 除外胎儿发育异常。

3. 妊娠期处理

(1)中止妊娠:①重症糖尿病(合并眼底、心血管、肾脏病变):动员其在早孕期即中止妊娠。②轻型糖尿病:在内科医生监护下继续妊娠。

(2)孕期监护:①每周复诊:复查尿糖、尿酮、尿蛋白、血压、体重等。②患者自测尿糖(用尿糖试纸,每日测3~4次)。

根据上述监测结果,调整治疗方案。

(3)食饵疗法:①控制碳水化合物摄入量,一般每日200~300g,忌糖。②饮食入量,以尿糖微量及(+)血糖控制在110~140mg/dL为度。③热量,每日每千克30cal,蛋白质每日每千克1.5g,适当限制盐的摄入,补充各种维生素、钙及铁。有饥饿感时,可用蔬菜、豆制品等补充。④一日饮食分配为1/5、2/5、2/5(早、中、晚餐)。

(4)胰岛素疗法:①选用短效(普通)胰岛素。②根据血糖、尿糖值确定胰岛素一日用量。根据血糖值推算体内多余糖量:

多余糖量(mg) = [现血糖值(mg/dL) − 100] × 10(换算成每升体液) × 千克体重 × 0.6(全身体液量)

按每2g血糖给−U胰岛素计,初次剂量仅给1/3~1/2,再根据血糖值调整剂量,使尿糖保持弱阳性−(+)。胰岛素一日剂量,晨量大些,晚上量稍减。

4. 分娩期

(1)提前入院,孕37周左右引产,避免胎死宫内。

(2)引产前测定胎盘功能与胎儿成熟度。

(3)引产指征:①合并妊高征,治疗无明显好转或恶化。②虽经积极治疗,但糖尿病病情仍不稳定,尤其合并视网膜血管病变、肾脏病变、尿酮体阳性者。③既往宫内死胎史,此次妊娠胎盘功能不良。

(4)临产后严密观察产程,监测血糖、尿糖、尿酮,避免低血糖及酮症,必要时补液(3g葡萄糖,给1U胰岛素)。

(5)剖宫产指征 有产科指征时,应行剖宫产。

(6)剖宫产注意事项:①剖宫产应在胎儿各器官成熟后,未发生意外前实施。②术前排除胎儿畸形。③术中补液,轻型糖尿病按每输入4g葡萄糖配1U胰岛素的比例输入;重型糖尿病按3g葡萄糖配1U胰岛素的比例输入。④全日给葡萄糖200g左右,10%葡萄糖2000mL,葡萄糖盐水500mL。全日补液2500~3000mL。⑤输液中,每2小时左右测尿糖、尿酮,必要时测血糖。根据实验室检查结果调整胰岛素用量。⑥谨防酮症、酸中毒或低血糖发生。

(7)糖尿病昏迷的抢救。针对昏迷原因进行治疗、抢救,详见下表。

表4-18-1 糖尿病昏迷的抢救

种类	糖尿病酮症酸中毒昏迷	糖尿病高渗性昏迷	糖尿病乳酸性酸中毒	胰岛素低血糖症性昏迷
诱因	胰岛素剂量不足或中断	严重脱水(吐、泻、利尿剂)	应用双胍类降糖药物(苯乙双胍、二甲双胍)	胰岛素剂量过大
化验	①尿酮体强阳性 ②血酮 >5mmol/L	① 血糖 > 33.6 mmol/L (600mg/dL) ②血钠 >145mEq/L (145mEq/L) ③血清渗透压 > 350mmol/L	① 血 浆 乳 酸 > 2mmol/L(18mg/dL)(血浆乳酸正常范围 6~16mg/dL) ② 乳酸:丙酮酸 > 15:1(正常比 <10:1) ③pH 值 <7.35	①全血真糖 < 2.52 mmol/L(<45mg/dL) ②血浆真糖 < 3.08 mmol/L(<55mg/dL)
处理	调整胰岛素用量,使血糖值在 5.6mmol/L (100mg/dL±)	补 液 (通 常 给 0.9% NaCl 等渗液)	停服口服降糖药,应用小剂量 $NaHCO_3$ 纠正酸中毒,使 HCO_3^- 维持在 14 ~16mmol/L	输注高渗糖

(8)新生儿救护:①不论出生时体重多少,均按早产儿护理。②出生后 3~4 小时,开始喂25%葡萄糖水 10~20mL,每4 小时 1 次,以防发生低血糖。

5.产褥期 产后,胎盘分泌的胰岛素激素已中断,胰岛素需要量急剧下降,应按血糖、尿糖,重新调整胰岛素用量。

注意事项

糖尿病产妇的新生儿按早产儿护理。

第十九节 妊娠合并传染病诊疗常规

内容提要

妊娠合并肺结核,谨慎用药,避免危及胎儿。

妊娠合并肝炎早孕应终止妊娠,肝衰时应综合抢救。

妊娠合并风疹早孕期行人流术。

妊娠合并单纯疱疹抗病毒治疗。

妊娠合并巨细胞病毒不宜哺乳。

妊娠合并水痘孕早期终止妊娠。

一、妊娠合并肺结核

【诊断依据】

1. 病史　既往有结核病史或妊娠接触肺结核患者。

2. 症状与体征　咳嗽、咳痰、咯血、低烧、面色潮红、疲劳、无力、盗汗、消瘦、食欲减退等。

3. 痰液检查　活动性肺结核者结核杆菌阳性。

4. 结核活动期,血沉升高。

5. 胸部 X 线片　可确定病灶及性质。

【处理】

1. 活动期肺结核者,暂不宜结婚。已结婚者应避孕,病情稳定后再妊娠。

2. 严重的进行性肺结核经治疗后效果差者,或合并肺外结核者,应于孕早期行人工流产。

3. 凡允许继续妊娠者,在妊娠过程中,应积极与肺科医生配合,共同管理。

(1) 积极治疗妊娠呕吐,给予高蛋白、高热量、高维生素饮食,适当休息,避免劳累。

(2) 药物和手术治疗应按病情进行,链霉素,异烟肼及对氨基水杨酸钠可交替或联合使用。

(3) 活动期用药:①异烟肼:100mg,每日 3 次,口服。②对氨基水杨酸钠:3g,每日 4 次,口服。③链霉素:1g,肌注,每周 2 次。

(4) 手术治疗　如病情需要,可在妊娠前半期,进行肺部病灶切除术。

4. 产科处理

(1) 活动期肺结核或做过肺切除手术的患者,预产期前 2 周入院。

(2) 分娩期避免体力消耗,必要时阴道助产以缩短第二产程。

(3) 肯定有产科指征时,始考虑剖宫产。一般不采取剖宫产术。

(4) 剖宫产前应除外胎儿发育异常,尤其孕期曾连续应用抗痨药物者。

(5) 必须行剖宫产术时,禁用吸入麻醉药物。

(6) 活动性肺结核者,产后需加强营养,不给婴儿哺乳。

(7) 新生儿接种卡介苗。

(8) 已有健康子女,肺结核严重者,不宜再妊娠,应考虑行绝育术。

5. 产后继续用抗痨药物治疗。

6. 妊娠期应用抗结核药物应慎重,权衡对母子的利弊后,谨慎选择用药,有关抗结核药物可能给胎儿带来的危害,请参照孕妇用药章。

二、妊娠合并肝炎

【诊断依据】

1. 病史　肝炎接触史或输血(2 周至 6 个月内)、血清注射史。

2. 症状 食欲不振、恶心、呕吐、腹胀、肝区隐痛。也可有发烧、尿色深、黄疸。

肝功能衰竭:伴有精神系统症状,烦躁不安、欣快多语、意识障碍、精神迟钝等,昏迷前嗜睡、精神失常,谵妄及扑翼样震颤等,继之昏迷,抽搐。

DIC:重症肝炎可发生 DIC,出现皮肤黏膜出血症状及血栓栓塞症状。

3. 体征 肝大,肝区触痛。

重症肝炎,急性重型肝炎时,肝浊音界进行性缩小。

4. 实验室检查

(1)甲、乙、丙、戊、庚肝测定 其中某项可呈阳性。

(2)胆红素测定 如果迅速进行性升高,提示预后不良。

(3)谷丙转氨酸 常明显升高,当胆红素明显升高而谷丙转氨酶迅速下降,呈"分离"现象时,提示预后不良。

(4)人血白蛋白 最初在正常范围内,如白蛋白逐渐下降则预后不良。

(5)血氨 可正常或升高。

(6)血浆氨基酸 支链氨基酸(BCAA)减少,芳香族氨基酸(AAA)升高,BCAA/AAA 降至 1.0 以下。色氨酸增加。

(7)乙型肝炎核心抗体 – IgM(抗 HBe – IgM) 急性肝功能衰竭时,机体迅速清除抗原并产生相应抗体,因此 HBsAg 常为阴性,抗 HBs 也很快消失。

(8)新生儿出生后留脐血测 HBsAg、转氨酶。

【处理】

1. 消化道隔离。

2. 卧床休息。

3. 低脂肪高维生素高糖饮食。

4. 保肝药物

(1)维生素。

(2)ATP。

(3)辅酶 A。

(4)保肝合剂:25% 葡萄糖液 500mL + 维生素 C 2g + 辅酶 A 200U + ATP 40mg,静点。

(5)葡醛内酯 300mg + 10% 葡萄糖液 500mL,静滴每日 1 次,连续 7 天。

5. 抗病毒药物

(1)α 干扰素。

(2)干扰能。

6. 肝性脑病的治疗

(1)减少体内氨的形成:①无蛋白饮食 给予以碳水化合物为主的饮食,禁食蛋白时间不能过久,随着病情改善,应逐渐增加食谱中的蛋白含量。②导泻与灌肠 50% 硫酸镁 30~60mL,可口服或鼻饲。导泻;盐水清洁灌肠。

在盐水中加入白醋或稀盐酸,使肠内 pH 值控制在 6 以下,使血中 NH_3 逸出黏膜而进入肠腔,最后形成 NH_4 盐而排出体外。避免使用碱性脂皂液。

③抑制肠内细菌,减少氨的生成。

a.用不吸收的广谱抗生素、新霉素,每日 2～6g,分次口服或鼻饲。肾功能障碍者禁用;

b.甲硝唑 0.8g,分 4 次服用。肾衰者选用。

抗生素必须用至症状消失,患者能耐受必需的蛋白食物为止。

④改变肠道环境

a.常用 60%～70% 乳果糖糖浆,30mL,口服或鼻饲,每日 3 次,或灌肠;

b.剂量以每日排便 2～3 次为宜;乳酶生 3g,每日 3 次,口服。不可与抗菌药物合用;

c.米醋加水保留灌肠。

(2)降低血氨:①谷氨酸:谷氨酸片,2.5～5.0g,每日 3 次;慢性高血氨症;谷氨酸钾和谷氨酸钠用于昏迷。将谷氨酸 23～46g,稀释于葡萄糖液内静脉滴注,尿少时慎用钾,明显腹水、水肿和低钾血症时慎用钠剂。②精氨酸:每日用量为 20～40g,稀释后慢速静脉滴注,以防副作用。③r－氨酪酸:每次 2～4g,稀释后静脉滴注,对兴奋和骚动不安者效佳。④乙酰谷氨酰胺:每次 600～900mg,稀释后静脉滴注。

以上 4 种药交替使用较好。

(3)纠正氨基酸代谢异常:①左旋多巴:1g,每日 3 次,口服,300～600mg 静注,每日 1～2 次;将左旋多巴 5～7.5g 加入生理盐水 100mL 中,一次鼻饲或口服。溴隐亭为多巴胺强化剂,其剂量为 1.25～2.50mg,每日口服 3 次。②支链氨基酸:用复方支链氨基酸 250～750mL 静脉滴注。

(4)肝脏支持与再生。

7.产科处理

(1)早孕期:①已确诊为病毒性肝炎时,应行人流术。②病情重,经治疗待病情好转后,行人流术,以避免畸胎并保护母体。

(2)孕中期、晚期 不宜中止妊娠。

(3)分娩期。

①尽量争取阴道分娩,防止滞产。②缩短第二产程。③临产后配血备用。④防治出血:

a.配新鲜血备用。

b.止血药:巴曲酶、维生素 K、维生素 C。

c.产后及时给宫缩剂,防止产后出血。

d.产后注意宫缩、血压、脉搏。

8.防治感染及回乳

(1)禁用对肝脏毒、副作用大的药物。

（2）禁用雌激素回乳　回乳用维生素 B_6 100mg，每日 3 次，3~5 天。

9. 新生儿护理

（1）母婴隔离。

（2）接种乙肝疫苗。

三、妊娠合并风疹

孕 8 周内感染病毒时，可致畸，若在胎儿各脏器基本形成后感染，则导致先天性感染。

风疹病毒最先累及各脏器血管内膜引起胚胎死亡，最常累及胎儿眼、耳、心、肾、肺、肝、脑、骨髓、脾而导致胎儿发育先天缺陷。

【诊断依据】

1. 妊娠期风疹

（1）典型皮疹或有与风疹患者接触史。

（2）孕妇血清 IgM 抗体（+）。

2. 胎儿先天风疹

（1）新生儿鼻咽分泌物、尿分离出病毒或 PCR 检出风疹病毒。

（2）新生儿脐血或血液中 IgM（+）。

【处理】

1. 感染风疹的孕妇应在早孕期行人流术。

2. 孕期风疹抗体筛选，鉴别易感妇女，易感妇女在产后早期进行疫苗接种。

四、妊娠合并单纯疱疹（HSV）

【诊断依据】

1. 临床症状

（1）孕妇感染 HSV 时，其外阴、阴道、宫颈出现疱疹、溃疡、疼痛。

（2）新生儿感染 HSV 时，其眼、口腔、皮肤出现疱疹，并伴有神经系统症状，昏睡、吐、发烧。

2. 实验室检查

（1）孕妇血中和试验、酶联免疫吸附试验（+）。

（2）孕妇病灶分泌物 PCR 检出 HSV。

（3）新生儿血清中特异性 IgM 抗体（+），或 PCR 检出 HSV。

【处理】

1. 病变局部

（1）碘苷软膏　外涂。

（2）5% 阿昔洛韦软膏　外涂，每 3 小时可涂 1 次，以减少病毒排泄，除痂，并加速创面愈合。

2. 全身抗病毒治疗　阿糖胞苷 2mg/kg，每 6~12 小时静脉注射 1 次，连续 7 天。

副反应:恶心、吐泻,或感觉异常,应观察血象变化。

3.产妇处理

(1)孕28周前 羊膜穿刺进行病毒培养,阳性者,应中止妊娠。

(2)孕28周后 应每2周左右进行一次病毒培养,孕足月时剖宫产。

五、妊娠合并巨细胞病毒(CMV)

【诊断依据】

(一)临床症状

先天CMV感染时,CMV在胎儿细胞内复制,干扰其细胞正常发育,形成先天畸形、胎儿宫内发育迟缓(IUGR)、新生儿肝、脾大、黄疸、血小板减少性紫癜、溶血性贫血、呼吸窘迫、昏睡、抽搐,可在生后数小时、数周内死于败血症或脑膜炎。

幸存者,亦可遗留神经性耳聋、永久性智力障碍、双目失明、癫痫、心脏畸形、小头畸形,尿中可长期排放病毒。

(二)病毒分离

尿、唾液离心沉渣、活检标本可发现典型含有嗜酸性核内包涵体的巨细胞。

(三)血清学检查

有阳性所见,可行下列各项检查。

1.补体结合试验。

2.间接血凝试验(IHA)。

3.酶联免疫吸附测定(EIISA)。

4.免疫荧光试验(IFA)。

5.新生儿血清CMV的IgM抗体(+)标志宫内感染。

6.孕妇感染CMV,其IgM(+)。

7.PCR检测 尿或阴道分泌物可发现CMV病毒(+)。

【处理】

1.隔离患者。

2.CMV活动性感染的孕妇不宜哺乳,以防乳汁中的CMV传入儿体内。

3.干扰素。

4.病毒拮抗剂。

5.转移因子。

6.阿糖胞苷。

7.磺苷。

六、妊娠合并水痘

【诊断依据】

(一)临床症状

取决于感染时期。

1. 孕早期　胎儿宫内发育迟缓、眼睛小、白内障、视网膜脉络膜炎、脑膜脑炎、肢体畸形,皮肤萎缩并有瘢痕。

2. 孕中期　病儿皮肤有水泡瘢痕。

3. 孕晚期　近分娩期感染,全身出疹,肺炎。

(二)实验室检查

1. 水痘液做如下实验室检查

(1)病毒分离,或 PCR 检测病毒。

(2)凝胶扩散试验。

(3)对流免疫电泳测定病毒抗原。

2. 测患者血清补体结合抗体。

3. 酶联免疫吸附试验。

【处理】

1. 隔离患者。

2. 孕早期考虑中止妊娠。

3. 抗病毒制剂。

4. 中药抗病毒治疗。

注意事项

妊娠合并病毒感染时,早孕时即应终止妊娠避免生出畸形儿。

第二十节　妊娠合并生殖道肿瘤诊疗常规

内容提要

孕妇阴道合并囊性、囊实性及实性肿病的处理方案。

妊娠合并垂入阴道的黏膜下肌瘤无出血时于孕四个月时摘除。

妊娠合并浆膜下肌瘤或卵巢囊肿扭转时急诊手术切除术。

子宫肌瘤阻产时剖宫产。肌瘤恶变尽早手术。

妊娠合并卵巢囊肿阻产时剖宫产。

一、妊娠合并阴道肿瘤

【诊断依据】

窥器视诊,阴道触诊,不难发现阴道内的囊性、囊实性或实性肿瘤。

【处理】

1. 阴道良性、囊性小囊肿,可自然分娩,暂不处理。

2.孕末期或临产时发现阴道囊肿阻塞产道时,可用粗针吸出其内液体,产后择期手术。

注意,阴道前壁囊肿,应先排空膀胱,再抽吸其内液体,以免损伤膀胱。

3.孕末期或临产时发现阴道实质性肿物阻产时,行剖宫产术,产后择期切除肿瘤。

4.阴道肿瘤若为恶性,应尽早手术,必要时尽早放疗、化疗,同时终止妊娠。胎儿有存活能力者,则行剖宫产术。

二、妊娠合并子宫肌瘤

【诊断依据】

1.宫底部或子宫前壁肌瘤,怀孕3个月以上时。经腹壁触诊可触及瘤体。

2.怀孕3个月以内,借助双合诊、三合诊,通常可触及子宫肌瘤,尤其位于子宫后壁下段者。

3.孕早、中、晚三期,均可通过B超助诊。

4.妊娠合并子宫或宫颈黏膜下肌瘤,若脱入阴道,窥器检查,望诊可发现瘤体。

【处理】

1.妊娠合并黏膜下肌瘤垂入阴道,无阴道出血时,可在妊娠4个月左右,经阴道摘除;有活动性出血时,随时手术摘除,将蒂留的长些,尽量不骚扰宫内胎儿,术后给安胎药。

2.孕期内,当子宫肌瘤出现红色变性症状,并出现发烧、腹痛、白细胞增高现象时,应尽量保守治疗。

(1)广谱抗生素,先锋霉素Ⅵ,静脉点滴,轻症者口服。

(2)保胎药物。

(3)哌替啶100mg,肌注,以缓解腹痛。

3.发生子宫浆膜下肌瘤扭转时,应尽早手术。胎儿有存活能力时,同时行剖宫产术。

4.若子宫肌瘤恶变(肌瘤增大迅速,腹痛、发烧),可不考虑胎儿能否存活,应尽快手术切宫,以保全产妇性命为主。

5.孕足月或近足月,胎儿已有存活能力,子宫肌瘤嵌顿于盆腔,阻塞产道,或肌瘤位于宫颈,或阔韧带,或子宫下段,尤其位于后壁下段,阻碍分娩时,应行剖宫产术。

6.妊娠合并子宫肌瘤,若有下列情况:

(1)高龄初产。

(2)婚后多年首次怀孕。

(3)习惯性流产史,此次保胎至足月。

(4)有胎儿宫内窘迫。

(5)胎位不正。

(6)骨盆狭窄;应考虑行剖宫产术。因随年龄增大,肌瘤会变大,妊娠率会降低,故应适当放宽剖宫产指征。

7. 经产妇子宫肌瘤大、多,且要求绝育者,尽管肌瘤不阻产,若具备切宫条件,剖宫产同时切除子宫。

8. 注意事项

(1)子宫肌瘤合并妊娠剖宫产未切除子宫者,术后给催产素静点,防治子宫乏力性出血。

(2)行子宫肌瘤剔除术后,应嘱其避孕二年以上,以防再孕时人流,子宫破裂。

(3)剔除的肌瘤或子宫病检为肉瘤时,未切宫者,应再次开腹行子宫全切术,已切宫者,应化疗。

三、妊娠合并卵巢囊肿

【诊断依据】

1. 阴道检查

(1)早孕期间,双合诊、三合诊可触及附件的卵巢囊肿。

(2)孕中期、晚期,增大子宫掩盖,不易查出卵巢囊肿。

2. B超　孕早、中、晚期均可通过B超诊断卵巢囊肿。

【处理】

1. 孕早期发现单侧、囊性、光滑、活动的卵巢囊肿,即应密切观察,待孕超过3个月(16～20周),囊肿仍不消失时,可考虑手术,孕早期切除囊肿,术后应给予黄体酮肌肉注射。预防流产。

2. 妊娠后期始发现卵巢囊肿时,若无恶性表现,可在密切观察下,尽量将手术推迟至分娩期处理。

(1)临产后,卵巢囊肿阻塞产道,应行剖宫产术,同时剥出或摘除卵巢肿瘤。

(2)当孕足月,合并卵巢肿瘤,未梗阻分娩时,也应适当放宽剖宫产指征。如产妇为高龄初产、习惯性流产史、或有胎儿宫内窘迫,或骨盆径线略短,或欲行绝育术等,均可行剖宫产术。

3. 无论妊娠何期,一旦出现卵巢囊肿扭转、破裂、恶变等严重并发症时,均应尽早手术(急诊手术)。囊肿破裂者,应开腹拭净腹腔内的囊液(用温盐水充分冲洗腹腔)并摘除囊壁。

4. 剖宫产术注意事项

(1)若卵巢肿瘤囊性,壁光滑,肉眼观察呈良性,应行囊肿剔除术,尽量保存正常卵巢组织,行卵巢再造术。

(2)若卵巢肿瘤呈囊实性、实性,可疑恶性者,术中应剖视对侧卵巢,并做冰冻病理检查,若证实是恶性,应行卵巢肿瘤切除术,同时切除子宫、大网膜、阑尾。

若不具备切除子宫的施术条件(技术水平低、无器械),可只切除卵巢肿瘤、大网膜及阑尾,日后再根据病理进一步手术或化疗。

若妊娠尚未足月,开腹后发现卵巢肿瘤为恶性,不考虑胎儿能否存活,根据卵巢肿瘤的类型、期别,决定切除卵巢肿瘤或切除子宫。

若家属与患者均坚决要求保全胎儿,可只切除卵巢肿瘤,待足月时,再行剖宫产术。还应根据卵巢肿瘤的病理类型,临床期别,决定是否切除对侧卵巢与子宫,及化疗否。

注意事项

妊娠合并生殖道恶性肿瘤均应尽早手术。

第二十一节 妊娠合并阑尾炎诊疗常规

内容提要

妊娠合并阑尾炎腹部麦氏点压痛随妊娠子宫的增大而升高。

一、诊断依据

1.症状

（1）腹痛 心窝或脐周痛,然后转至右下腹。

（2）恶心、呕吐。

（3）发烧。

（4）阑尾压痛:①早孕期麦氏点压痛。②孕中期以后,随着子宫的增大,压痛点逐渐上移,最高可达肋下肝区。③识别压痛点,检查者手指按在患者腹部最痛处,令其左侧卧,若疼痛消失,则痛点在子宫附件;仍疼痛,则说明阑尾炎症。

（5）腹肌紧张,孕中期后可不明显。

（6）血实验室检查 白细胞升高。

二、处理

1.中西医结合治疗

（1）针灸 足三里、阑尾穴。

（2）中药 双花 30g,连翘 20g,败酱草 15g,蒲公英 30g,黄芩 15g,地榆 9g,杭芍 9g,甘草 6g。水煎服。

（3）抗生素 选择高效对胎儿无毒、副作用的药物。

2.手术治疗

（1）未临产,胎儿已有存活能力,或已临产,短期内不能结束分娩时,应先行腹膜外剖宫产术,随即行阑尾切除术。

(2)已临产,短期内结束分娩,则应尽量缩短产程,产后行阑尾切除术。

(3)早孕或中期妊娠,急性阑尾炎手术时,应尽量减少对子宫的骚扰,术前、术后加用保胎药物。

注意事项

孕妇阑尾炎应选择高效无毒副作用的抗生素,施术前、后应保胎治疗。

第二十二节 畸形诊疗常规

一、女性生殖器畸形

【概念】

子宫系由胚胎时期两侧细长的苗勒氏管(副中肾管)逐渐向骨盆中央会合,其中隔逐渐吸收而形成。若会合发生障碍,或中隔未吸收,或部分吸收,就会形成种种子宫畸形或阴道畸形。

【分类】

有关子宫畸形的分类各家尚有分歧。大体分为以下三类,参照下图。

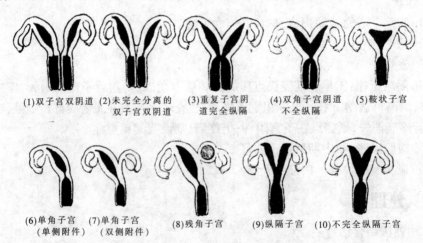

(1)双子宫双阴道　(2)未完全分离的　(3)重复子宫阴　(4)双角子宫阴道　(5)鞍状子宫
　　　　　　　　　　双子宫双阴道　　道完全纵隔　　　不全纵隔

(6)单角子宫　(7)单角子宫　(8)残角子宫　(9)纵隔子宫　(10)不完全纵隔子宫
(单侧附件)　(双侧附件)

图 4 - 22 - 1　子宫发育异常示意图

(一)非对称性子宫畸形

系由于一侧副中肾管发育正常,另一侧发育不全,或未发育形成的畸形。由于发育受阻的时间、程度不同形成了单角子宫、始基副角子宫、残角子宫。这类畸形多合并泌尿道畸形。Woolf 报导,非对称性子宫畸形中 88% 合并泌尿道畸形,多为肾缺如。

（二）对称性子宫畸形

因两侧副中肾管完全未融合或在发育过程中融合受阻所致。由于融合受阻的程度不同，又分为双子宫、重复子宫、双角子宫、纵隔子宫。这类畸形通常不伴有泌尿系畸形。

【阴道畸形】

阴道管腔发育异常时，则形成阴道横隔等畸形。横隔多位于阴道上1/3处。

处理女性生殖器畸形的注意事项：

1. 生殖器畸形的患者，多有不孕史、怀孕后易流产。并易形成臀位、横位和斜位等。

2. 若患者有痛经、多年不孕、习惯性流产、早产史或胎位不正等，有子宫畸形的可能。

3. 子宫畸形应与肌瘤、囊肿、腹腔妊娠相鉴别。

鉴别腹腔妊娠时，首先询问病史，注意早孕时有无宫外孕（腹痛、阴道流血）的症状，以排除宫外孕流产继发腹腔妊娠的可能。并可做催产素试验，腹腔妊娠者无子宫收缩。

4. 胎先露下降受阻，应怀疑有阴道横隔或纵隔的可能应做阴道检查确诊，决定分娩方式。

5. 如发现子宫畸形，应严密观察产程进展，必要时开腹探查或及时行剖宫产术。

6. 施剖宫产术时，应按其解剖上的变异，区别对待。

（1）双子宫剖宫产：①应仔细检查未孕侧子宫有否扭转与嵌顿。如有应及时整复。如果未孕侧子宫扭转、嵌顿后变成紫黑色，应果断切除此坏死子宫。②施术者必须写清楚手术记录，注明系何侧子宫妊娠，以便术后需刮宫时，能确切地刮出未孕侧子宫内残存的蜕膜。③剖宫产术毕，掏取宫腔和阴道积血时，应同时用手指扩张未孕侧子宫颈口，以利术后未孕侧宫腔内蜕膜的排出；④必要时，可于施剖宫产术毕，立即行清宫术，刮除未孕侧宫腔内之蜕膜组织。避免术后发生因蜕膜残留所致的子宫出血。

（2）双角子宫剖宫产：①双角子宫时，子宫下段多较薄、较窄。行子宫下段横切剖宫产术时，应尽量将横切口的弧切得深些，切口两端尽可能地朝上弯，以免损伤子宫动脉。②行古典式剖宫产术时，应有意识地避开两角间厚的中隔处，稍靠向某角的宫体处纵切口，以减少出血，利于缝合。③注意取净两角内的胎盘或胎膜组织。

（3）纵隔子宫 两侧副中肾管会合后，中隔未吸收，将宫体分为两半。有时纵隔可向下延伸至阴道，但子宫外形完全正常。

施剖宫产术时，当胎盘部分附着于纵隔上，常会误将纵隔视为残留的胎盘组织，而将其撕裂，造成宫腔大量出血。如遇此种情况，应剪除此破裂的纵隔。纵隔残根距子宫肌壁应留1.5cm左右。用0号肠线8字间断缝合止血。

（4）单角子宫 一侧副中肾管发育完全，形成一发育较好的单角子宫，伴有一发育正常输卵管、卵巢，另一侧副中肾管未发育所形成的畸形子宫。

真正的单角子宫极少。另一侧副中肾管发育不全,可形成残角或始基子宫。

在施剖宫产术前不易对单角子宫作出诊断,多在术中探查宫腔时发现。若发现妊娠侧子宫为单角,应注意探查对侧,了解是否存在残角。如存在残角,应按残角子宫处理原则,决定是否切除残角。

(5)残角子宫 残角子宫是否出现症状取决于其宫内膜有无功能。实体的残角子宫及子宫内膜无功能者无症状,对残角子宫的处理有以下三种方法:①如果残角子宫出现宫腔积血,子宫内膜异位症,残角子宫妊娠,无论是否发生子宫破裂,均应切除残角子宫。主角侧子宫妊娠施剖宫产术时,如果技术条件允许,又具备充足的库存血,最好同时切除残角子宫,以免发生残角子宫宫腔积血,感染,子宫内膜异位症及残角子宫妊娠子宫破裂等后患。②切开残角子宫,将子宫内膜及部分肌层挖除,将残存的子宫肌层对齐缝合,造成一实体残角子宫。此法比较简单,不具备切除残角子宫条件时,可试用本法。③残角子宫与另侧子宫大小近似,又无感染症状,可将双侧吻合,行子宫成形术。

二、胸廓畸形

胸廓畸形,大部分是由脊柱先天性发育异常、严重驼背所致。少部分是因外伤或患骨结核后形成。胸廓畸形的绝大多数发生在胎儿期、婴幼儿期或青春发育期。因此,有胸廓畸形的孕妇自幼体质虚弱,心、肺功能不良。

(一)胸廓畸形对妊娠、分娩的影响

1. 单纯胸廓畸形,不合并脊柱病变者少见。由于心、肺功能不良,加之孕期心、肺负担加重,胸廓畸形的孕妇多无阴道自娩能力。临产与分娩时心、肺的额外负荷,常可导致其猝死。

2. 胸廓畸形由脊柱病变引起者,若驼背部位在胸椎,胸腔变形严重,对心脏和肺脏功能影响大,易发生心、肺代偿功能失常。

如驼背位于下部腰椎。则骨盆变形严重,形成脊柱后凸性骨盆——驼背骨盆。

(二)注意事项

1. 胸廓畸形孕妇属高危者,应密切观察其病情变化,随时发现危险征兆,以便及时处理。

2. 胸廓畸形孕妇心、肺功能不良,并发肺性脑病者,可无明显的呼吸困难症状,应谨防漏诊。

3. 发绀,虽为缺氧的典型症状,但胸廓畸形孕妇合并重度贫血,血红蛋白浓度太低时,可无明显发绀。分析患者缺氧程度时,不应忽略此点。

4. 观察精神症状,如精神错乱、昏迷、抽搐等常表明患者体内严重缺氧,二氧化碳积蓄过多,应及时进行纠正治疗。

5. 二氧化碳可直接作用于血管平滑肌,使皮肤周围血管扩张,肢端红润温暖,潮湿多汗。此种表现,非是病情转佳的好兆。

6. 肺动脉高压常可导致右心衰竭,出现心慌气短,颈静脉怒张,周身水肿,尿量减少,肺动脉第二音亢进,肝、颈回流阳性等,应立即给予强心利尿药物。

7. 右心衰竭恶化发展为全心衰竭,肺水肿,患者出现呼吸困难,发绀加重,咳嗽,吐泡沫血痰,心率增快,心音减弱,还会伴有心律不齐等症。此时应立即进行有效的抢救。

8. 长期缺氧可导致消化道黏膜充血、水肿、溃烂、出血。消化道出血时应暂禁食。

9. 肝细胞缺氧变性坏死或肝淤血时,肝功能可发生变化,转氨酶升高,应进行保肝治疗。

10. 缺氧严重时,可影响肾脏功能,使血中尿素氮上升,尿常规实验室检查可见蛋白、红细胞及管型等。缺氧时应注意观察肾功能的变化,观察每小时尿量、尿比重,实验室检查尿常规,实验室检查血,测定肾功能。

(三)定期实验室检查

除定期测定肝、肾功能外,还应定期进行如下的血气分析。

1. 氧分压(PaO_2)正常,二氧化碳分压($PaCO_2$)降低,提示通气过度,为呼吸衰竭代偿阶段。

2. 血氧饱和度低于70%,$PaO_2 < 8.0kPa(60mmHg)$,$paCO_2 > 6.65kPa(50mmHg)$,血 pH 值 <7.32,表明出现呼吸衰竭。

3. $PaCO_2$ 降低,呼吸急促,说明即将进入失代偿阶段。

(四)呼吸衰竭的抢救

1. 吸氧,保持呼吸道通畅。$PaCO_2$ 增高时,应及时行气管插管或气管切开,或人工呼吸机辅助呼吸,正压给氧,促进通气。

2. 解除支气管痉挛,促进痰液排出。雾化吸入药物,促使黏痰液化,利于痰排出。

3. 给予呼吸兴奋剂,肌肉注射或静脉点滴,例如尼可刹米 5 支(0.375g/支)加葡萄糖 500mL 静点维持 3～6 小时,每日可给 2 次。也可给其他呼吸兴奋剂。

4. 控制呼吸道感染,给大量有效广谱抗生素,根据痰培养,药物敏感度测定,调整抗生素的种类,选择对孕妇及胎儿均无害、疗效高的抗生素。

(五)合并心衰的抢救

除给予上述处理外,应及时给予强心利尿药物,如强心药。选择作用快、排泄快、毒性低的洋地黄制剂,剂量应小于正常成人量。根据体质与身体发育情况,应用 1/2～2/3 成人剂量毛花苷 C 0.2～0.4mg 加 25% 葡萄糖 20～40mL,缓慢静脉注入,推入时间不应低于 5 分钟。

(六)产科处理

【孕期】

1. 妊娠早期,测定心脏与肺脏功能,心、肺功能不良,肺活量低于 1000mL 者,应终止妊娠。

2. 心、肺功能可承担妊娠者,或心、肺功能不良,患者又拒绝终止妊娠,应对其进行密切监护,定期检测动脉血气及心电图。心、肺功能减低者,应住院诊治。

3. 胸廓畸形的孕妇处于低氧状态,宫内胎儿必然也缺氧,故胎儿宫内窘迫,宫内发育迟缓、胎死宫内等症的发病率较高。因此,孕期应对胎儿进行监护,必要时给予下述治疗。

(1)吸氧,每日 2 次,每次 30 分钟。

(2)50% 葡萄糖 100mL,或 25% 葡萄糖 250mL 加维生素 C 500mg,每日 1 次,静脉输液。

4. 测定胎肺成熟度,妊娠晚期,若继续妊娠对孕妇有危险,应测定胎肺成熟度。胎肺未成熟者,促进胎肺成熟,给予地塞米松 0.75mg,每日 3 次,连续 3 日。一旦胎肺成熟,立即终止妊娠。

5. 积极治疗呼吸道感染、妊娠高血压综合征、贫血等并发症。

【分娩期】

1. 分娩方式

以选择性剖宫产为宜。

2. 药物

慎用镇静,镇痛药。禁用对呼吸中枢和心脏功能有抑制的药物。

3. 麻醉

以选择局麻为宜,局麻中不加肾上腺素等收缩血管药物。

胸廓畸形孕妇多合并脊柱病变,且由于脊柱变形无法调正硬膜外麻醉平面,故不选择连续硬膜外麻醉。

4. 体位

术时及术后均以采取半卧位为宜,背部垫以海绵或棉花垫,使患者卧式舒服,并减少心、肺负担。

5. 监护

在心电监护仪的监护下进行手术。

6. 补液

(1)严格控制输液的量与速度。

(2)每日补液量 <1000mL。

(3)慎用含盐液,以防加重心脏负担。

7. 宫缩剂

禁用麦角新碱。

慎用催产素。催产素 2 ~ 10U 加在 5% ~ 10% 葡萄糖 200mL 中,静脉滴入。

8. 防止腹压骤降

剖宫产术中取出胎儿后,立即将事先准备好的砂袋放于患者的上腹部,以防止腹压骤降,腹腔内血管扩张,血液涌向腹腔血管床,导致循环衰竭。同时,还可避免由于横膈突然下降,心脏摆位,患者猝死。

9. 预防感染

术前、术中、术后给予大量、有效的抗生素防治感染。

10. 节育问题

再次妊娠、分娩对母子均不利,最好术时同时行绝育术。

11. 下病危通知

术前、术中、术后患者均可能发生突然死亡,应连续监护病情变化,向家属交代清楚,讲明患者可能会随时发生意外,并令其签字。

第二十三节　胎儿危症

一、胎儿宫内窘迫

【概念】

胎儿宫内窘迫是指胎儿在宫腔内缺氧,并伴有酸中毒的综合征。宫内窘迫可分为以下两种。

(一)慢性宫内窘迫

慢性宫内窘迫常发生于产前阶段,多继发于孕妇全身性疾病或妊娠期疾病。

(二)急性宫内窘迫

急性宫内窘迫,多发生于临产阶段,常继发于产科并发症。

【原因】

(一)慢性胎儿宫内窘迫原因

1. 胎盘功能不全

(1)过期妊娠,胎盘老化。

(2)妊高征。

(3)高血压和(或)动脉硬化。

2. 胎儿病变

(1)母子血型不合。

(2)胎儿先天性心血管疾病。

(3)胎儿宫内感染。

(4)胎儿畸形。

3. 孕妇疾病所致血氧含量不足

(1)肺功能不全(哮喘、肺结核等)。

(2)心脏疾患引起的心功能不全。

(3)血液疾病(各种类型的贫血、白血病)。

(4)内分泌疾患(糖尿病、甲亢、甲低等)。

(二)急性胎儿宫内窘迫原因

1. 脐带并发症(缠绕、脱垂、打结、过短等)。

2. 胎盘并发症(胎盘早剥、前置胎盘、血管前置等)。

3. 子宫局部循环受阻(宫缩过强,滞产、长时间仰卧等)。

4. 难产处理不当(胎儿产伤、例如小脑幕或大脑镰撕裂伤、剖宫产术中取出胎儿速度过慢等)。

5. 镇痛、麻醉剂应用不当。

【诊断依据】

(一)胎心率改变

1. 胎心率持续 >160 次/min 或 <120 次/min,若胎头已达盆底,将娩出时,胎心率 <110 次/min,提示胎儿宫内窘迫。胎心率 >180 次/min 为重度缺氧; >160 次/min 为中度缺氧。

2. 胎心不规律,时快、时慢,多为脐带因素所致。

3. 阵缩后超过 15 秒钟,胎心率尚未恢复正常者。

4. 胎心率在正常范围,但固定,没有变化。

5. 胎动后,胎心率不增速,或增速 <10 次/min。

(二)羊水中混胎便

当脐静脉中氧饱和度降至 30% 时,羊水中即可出现胎便。

胎便羊水污染分为以下Ⅲ度:

1. Ⅰ度污染 羊水呈黄绿色,标志胎儿处于慢性低氧代偿期。

2. Ⅱ度污染 羊水呈深绿色,多为宫内胎儿急性低氧。

3. Ⅲ度污染 羊水浓稠,呈胎便样。多为亚急性宫内低氧,低氧已超过 6 小时,伴羊水过少时,标志胎儿严重低氧。

(三)胎动

是监护宫内胎儿状况的一项可靠、简便的指标。

1. 12 小时胎动最低数为 10 次。

2. 胎动减少或胎动异常活跃,均提示胎儿低氧。

3. 通常,胎动停止 12~48 小时胎儿死亡。

(四)胎心率图(CTG)

出现下列变化,提示宫内胎儿低氧。

1. 早期减缓(ED) 频发早期减缓(超过宫缩的 20%),或胎心率 <100 次/min。

2. 晚期减缓(LD) 频发晚期减缓(超过宫缩的 20%),或延长晚期减缓,标志胎儿严重低氧。

3. 变异减缓(VD) 频发变异减缓(超过宫缩的 30%),或胎心率最低每分钟达 60 次。或合并晚期减缓(VD + LD),标志胎儿情况危急。

4. 胎心率基线平坦,波动减少,<5 次/min,标志胎儿危险,尤其当合并晚期减缓

时,说明宫内胎儿严重窘迫。

5. 持续胎心率增速,胎心率 >180 次/min,表示胎儿重度窘迫,若合并基线波动减少或晚期减缓,则标志胎儿情况危急。

6. 胎动时胎心率增速 <10 次/min,甚至出现减速。

(五)胎儿头皮血 pH 值(FBS pH)的测定

1. 胎儿头皮血 pH 值 7.25~7.30 为正常。

2. 胎儿头皮血 pH 值 7.25~7.15 为可疑存在宫内窘迫,应定期复测。

3. 胎儿头皮血 pH 值 <7.15,表示宫内胎儿窘迫。

4. 因胎儿酸中毒可能为母体酸中毒的反映,故应同时测定产母 pH 值,以了解母胎间的 pH 差值(ΔpH)。

5. 若 ΔpH 值 >0.20,标志胎儿酸中毒。

6. 若 ΔpH 值 >0.15,或 ΔpH 值 <0.20,标志胎儿轻度酸中毒或酸中毒前期,需重复测定。

7. 若 ΔpH 值 <0.15,表示宫内胎儿供氧充足。

(六)羊水量(AFV)的测定

羊水量(AFV)减少,为胎儿慢性缺氧敏感指标。

(七)脐动脉血 pH 值的测定

若胎心率图显示胎儿宫内缺氧,例如胎心事图呈延长晚期减缓,立即行剖宫产后,对新生儿 Apgar 评分为 8 分以上,可采取脐动脉血测 pH 值,或 pH 值 <7.15,证明胎儿在宫内确有窘迫,这时诊断及处理应及时。

【处理】

1. 若胎心率出现异常或羊水胎便污染,未发现明显原因时,应行阴道检查,以除外脐带脱垂。

2. 胎心率异常者,应行 B 超检查以排除胎儿心脏、脑部及其他部位畸形。并了解有无脐带绕颈、绕体、脱垂以及羊水量、胎盘老化等。

3. 胎心率增速时,应检查母体脉搏。体温,以排除产母心动过速或体温升高所致。

4. 胎膜未破,宫口开大较小,有胎心异常变化者,可行羊膜镜检,以观察羊水性状与羊水量,并了解有无脐带脱垂。

胎膜紧贴胎头,为羊水过少;羊水绿,为胎便污染;羊水红,为胎盘早剥。

5. 在积极治疗胎儿窘迫的同时,寻找胎儿窘迫的原因。针对病因进行处理。

(1)对慢性胎儿窘迫病例,主要根据病情的严重程度及胎儿成熟度,来决定终止高危妊娠的最好时机。

(2)急性胎儿宫内窘迫,如脐带脱垂、胎盘早剥,应紧急处理。

(3)子宫收缩过强所致的胎儿宫内窘迫,可给宫缩抑制剂,如硫酸镁 4g,加于 5% 葡萄糖 250mL 中,静脉点滴。根据宫缩情况调整滴数。有人主张稀释后缓慢静脉推入,推入时间不得少于 5 分钟,但应慎用,以防引起呼吸、心搏骤停。

也可给硫酸沙丁胺醇4.8mg,即刻口服,半小时内宫缩可迅速缓解。但立即分娩者不宜应用。

6. 纠正产妇酮症酸中毒

(1)鼓励产妇进食高营养、易消化的半流质饮食。

(2)不能进食者,给予补液,10%葡萄糖,每小时滴入200mL,以维持每小时80cal左右的热量。

7. 左侧卧位,产妇持续左侧卧位,可改善胎盘血液供应,提高胎儿供氧量。

8. 新三联(葡萄糖10% ~50%,60~250mL,加维生素 C 500mg,静脉注射;维生素 K_1 8mg,肌肉注射),目前多主张应用新三联。

9. 给产妇吸氧,提高母体血氧含量,以改善胎儿氧供。若给产妇长期持续吸氧,会造成血氧量增高,刺激胎盘血管收缩,使胎儿缺氧加重。故在妊娠期与第一产程中应间断吸氧,吸氧30分钟,停氧5分钟。第二产程中,可连续吸氧,因产妇进气可导致间断吸氧。

面罩吸氧优于鼻管供氧。

10. 有下述情况应立即结束分娩,无阴道分娩条件,应考虑行剖宫产。

(1)胎心率 >160 次/min 或 <120 次/min 者。

(2)宫缩后胎心率 >15 秒钟尚未恢复者。

(3)羊水量少,最大羊水池 <2cm 者。

(4)羊水 Ⅱ ~ Ⅲ度污染者。

(5)胎心监护出现频发 ED、LD、VD、延长 LD、VD + LD、基线率波动变小或基线平坦,尤其伴 LD 者。

(6)NST 无反应型者。

(7)CST 阳性者。

(8)胎动消失者。

(9)FBS pH 值 <7.20 者。

(10)胎儿宫内窘迫合并胎位不正,骨盆径线轻度狭窄、宫缩乏力等难产因素者。

11. 施剖宫产术前应做好新生儿复苏的一切准备。新生儿出生后积极进行抢救。

二、过期妊娠与过熟儿综合征

【概念】

妊娠超过预产期 2 周,而尚未正式临产者,称为过期妊娠。

过熟儿综合征系指妊娠≥42 周,胎盘功能不全,胎儿在子宫内表现明显营养不良。又称之为"胎盘功能不全综合征"。

过熟儿综合征多见于过期妊娠。不过,妊娠过期并不等于必然过熟。本征也可见于妊娠未过期者。主要表现胎盘功能不全。

【诊断依据】

1. 孕周≥42 周,胎儿发育障碍:

(1)孕妇体重不再增加;

(2)腹围、宫高不增加,甚至减少;

(3)羊水减少。

2.胎动减少、变弱 胎动每小时 3 次以下或 12 小时胎动计数 10 次以下,甚至胎动消失,则提示胎儿在宫内严重缺氧。

3.胎心监护 NST(无刺激试验,无负荷试验):

(1)胎心率基线变异减少;

(2)胎动减少;

(3)胎动时无胎心率加速反应。上述表现提示胎儿慢性缺氧。

(4)变异减缓 有时因羊水少,脐带受压,可出现胎心率变异减缓,胎心率 < 100 次/min,提示胎儿急性缺氧。

4.B 超检查

(1)B 超扫描可见羊水≤2cm;

(2)胎盘成熟度≥Ⅲ级早。

5.胎盘功能测定

(1)E_3 测定 24 小时尿雌三醇(E_3)定量 < 35μmol,即 < 10mg,动态观察呈持续低值,则提示胎盘功能不全。

(2)胎盘生乳素(HPL)测定 若 HPL < 4mg/mL,则提示胎盘功能不良。

【过熟儿综合征临床分期】

Clifford 将其临床分期分为以下三期:

1.Ⅰ期 皮下脂肪消失,呈浸软状,时有皮肤干燥皲裂,落屑或表皮剥落,一般预后较好。

2.Ⅱ期 新生儿的上述表现较重,羊水混有胎便,使脐带、羊膜呈绿色。

新生儿往往因吸入胎便污染的羊水,而合并无气肺、肺气肿而死亡。

3.Ⅲ期 新生儿全身皮肤明显黄染与剥脱,胎便吸入导致无气肺、肺炎或肺气肿,可使胎死宫内。

【处理】

尽早结束分娩,结合产妇全身及产科情况决定引产或剖宫产。

1.剖宫产指征:

(1)宫颈成熟度较差,不具备引产条件。

(2)高龄初产,珍贵胎儿。

(3)合并妊高征、心或肺功能不良等并发症。

(4)羊膜镜检或人工破膜发现羊水少、混胎便。

(5)胎心监护发现胎儿宫内窘迫。

(6)引产失败,例如人工破膜,静点催产素 12 小时无效。

2.用药注意 因过熟儿氧储备低,对缺氧耐受的能力差,术前、术中慎用麻醉镇痛剂。且应给予氧气吸入。

3. 新生儿复苏

（1）术前准备好新生儿复苏需用的药品、器械。

（2）由有经验的医师负责抢救。

（3）积极进行新生儿抢救。新生儿出生后在做好保温的前提下，进行下述抢救：①清理呼吸道，新生儿出生后立即用橡皮管吸出口腔、咽喉部羊水、黏液。②无自主呼吸时，尽早给其气管插管，人工呼吸，正压给氧。③经脐静脉给予兴奋呼吸、循环中枢，纠正酸中毒的药物。

4. 防治新生儿并发症

（1）热量及营养的补给应高于正常新生儿，不能喂奶或不能吃奶的新生儿给予补液，以补充水分和营养物质，同时输入能量合剂（辅酶 A、ATP、细胞色素 C 等），以补充能量。

（2）及时发现、积极治疗并发症。

三、胎儿宫内发育迟缓（IUGR）

【概念】指预测的胎儿体重小于同孕龄正常胎儿体重的第 10 百分位数以下。

胎儿宫内发育迟缓有三种类型：

1. 内因性均称型　胎儿宫内发育迟缓始于孕 20 周以前，胎儿头、体长、体重均减少，所有脏器均小。

2. 外因性非均称型　胎儿宫内发育迟缓多发生于妊娠末期，头围大于腹围，胎儿瘦长。

3. 混合型　两者并存者为混合型。

【诊断依据】

1. 存在胎儿宫内发育迟缓的病因，如宫内感染、染色体异常、母体合并各种疾患、偏食等。

2. 核定孕周（通过月经史、早孕反应、妊娠试验阳性时间、早孕期初诊妇科检查子宫大小与孕周相符否、自觉胎动时间、首次听诊闻及胎心时间、B 超检查等），估计或测定的胎儿体重小于相应孕周的标准体重。

3. 临床诊断，每周在相同条件下称体重，体重不增加。

4. B 超测定的各种参数是诊断宫内发育迟缓的主要依据：

（1）双顶径、头围、股骨长、胸围、腹围均小于同孕龄第 10 百分位数。见表 4-23-1。

表 4 - 23 - 1　胎儿双顶径(BPD)各周龄百分位数

孕周	BPD 平均值 (cm)	第 10 百分位数	第 50 百分位数	第 90 百分位数
28	8.08	6.75	8.19	8.25
29	7.42	6.30	7.50	8.20
30	7.62	6.35	7.72	8.47
31	8.05	7.00	8.20	8.75
32	8.18	7.21	8.20	9.98
33	8.47	7.65	8.57	9.10
34	8.35	7.23	8.41	9.16
35	8.65	8.03	8.62	9.4
36	8.83	8.05	8.86	9.65
37	9.06	8.24	9.10	9.85
38	9.18	8.34	9.19	9.94
39	9.31	9.52	9.29	10.08
40	9.56	8.73	9.53	10.44
41	9.45	8.67	9.43	10.22
42	9.45	8.69	9.44	10.20
43	9.45	8.61	9.39	10.23
44	9.30	8.42	9.39	10.07

引自:江苏省围生儿体重、身长、双顶径的调查报告,全国围生论文选 1981:181

(2)头围与腹围比值。

(3)股骨长与腹围比值。均显示胎儿宫内发育迟缓。

5.新生儿体重小于同孕龄标准新生儿体重的第 10 百分位数以下(见表 4 - 23 - 2)。

表 4 - 23 - 2　各孕周新生儿体重的百分位数

孕周	第 10 百分位数 (g)	第 25 百分位数 (g)	第 50 百分位数 (g)	第 90 百分位数 (g)
32	1761	1843	2101	2891
33	1791	1909	2218	2311
34	1806	2051	2251	2981
35	2076	2273	2534	3051
36	2211	2467	2704	3194
37	2443	2666	2877	3419
38	2560	2805	3036	3505
39	2689	2895	3133	3613
40	2757	2975	3203	3702
41	2814	3024	3270	3773
42	2798	3025	3283	3790
43	2796	3010	3244	3838
44	2746	3001	3276	3804

引自:上海地区新生儿出生体重的分布,中华妇产科杂志 1981;15(4):198

【处理】

1. 病因治疗　针对病因进行治疗。

2. 饮食疗法　指导孕妇进食高蛋白、高糖、高维生素饮食,纠正偏食。

3. 休息　令孕妇左侧卧位,以改善子宫、胎盘血供。

4. 吸氧　每日吸氧 2 次,每次 30 分钟。

5. 静脉补充营养　葡萄糖、氨基酸联合输入,先静脉点滴 25% 葡萄糖 250mL 加维生素 C 500mg,ATP 40mg,辅酶 A 200 单位,继之输入多种氨基酸 250mL,每日 1 次,10 次为一疗程。

6. 口服药物

(1)多种维生素,口服。

(2)活血化瘀中药,口服。

7. 终止妊娠　对宫内生长迟缓的胎儿必须确定有无畸形,肯定有畸形者应引产,经阴道结束分娩。

8. 剖宫产术　宫内发育迟缓的胎儿通常承受不了宫缩缺氧负荷,因此,国外妇产科医师多主张剖宫产。

(1)剖宫产指征　我国妇产科医师,多主张放宽宫内生长迟缓的剖宫产指征。①胎儿宫内发育迟缓合并急、慢性宫内窘迫,例如羊水少,羊水胎便污染等。②宫内发育迟缓合并母体妊高征等高危因素。

(2)除外胎儿畸形。确定胎儿成熟度　欲施剖宫产术前,必须除外胎儿畸形,并测定胎儿成熟度,禁忌剖出畸形儿或早产儿。

(3)促胎肺成熟　如果妊娠不足 37 周,因病情需要,需终止妊娠;或孕周超过 37 周,经检查提示胎肺不成熟时,均应在术前给孕妇服用地塞米松 0.75mg,每日 3 次,连服 3 ~ 5 日;或给氟美松 10mg,每日 1 ~ 2 次,肌肉注射,连续 3 日,以加速胎肺成熟。

(4)新生儿护理　宫内生长迟缓的新生儿,先天不足,出生后应按早产儿护理,以免发生新生儿硬皮症、肺炎、败血症等并发症。

(5)新生儿喂养　宫内生长迟缓的新生儿易发生低血糖,出生后 2 ~ 4 小时,如无特殊情况,应给其口服 10% 葡萄糖水;因呕吐或病情较严重不能进食者,在其初生后的 6 ~ 8 小时,给予静脉输注 10% 葡萄糖、能量合剂、维生素 C 等。

尽量争取母乳喂养,以提高新生儿的抗病能力。

四、脐带先露与脐带脱垂

【概念】

脐带内有一条管腔较大、管壁较薄的脐静脉,两边各有一条管腔较小、管壁较厚的脐动脉。脐静脉含有来自胎盘、氧分与营养物质较丰富的血液输入胎体;而脐动脉则含有来自胎儿、氧分较低的混合血,该血液注入胎盘与母血进行交换,即胎儿营养的供给与代谢产物的排出都是由脐血管经过胎盘、母体来完成的。因此脐带一旦受压,立刻会影响胎儿的血供,从而危及胎儿生命。

1. 脐带先露　胎膜完整,脐带位于先露之下者,称之为脐带先露。

2. 脐带脱垂　胎膜破裂,脐带脱垂于先露之下者,称为脐带脱垂。

3. 脐带隐性脱垂　胎膜破裂或未破裂,脐带置于先露部一侧,夹在先露部与子宫下段之间,一般检查不易发现,故称之为隐性脐带脱垂。

【诊断依据】

1. 胎膜破裂时,或破膜后,或宫缩之后,胎心变慢或不规则,是脐带脱垂的主要临床表现。

2. 第一产程期间,胎膜未破裂前,宫缩或宫缩后短期内胎心音变慢,然后恢复至正常范围,经改变卧式,或垫高臀部后此现象好转,表明可能存在脐带受压(脐带先露、隐性脐带脱垂、脐带缠绕或打结),应进一步检查,以便明确诊断,采取相应措施。

3. 肛查可触及手指粗细、有搏动的条索状物,阴道检查可进行鉴别,协助诊断。

4. 破膜后脐带脱出于阴道口外者。

【处理】

1. 尽量争取早期诊断,早期处理。

只有严密观察产程,密切注意胎心变化,有条件时连续做胎心监护,才能尽早发现胎心异常。

对脐带脱垂情况,处理得越早,胎儿存活的可能性就越大。

2. 根据胎次、胎位、骨盆及发现脐带先露或脐带脱垂时宫口的开大程度,结合胎心率,胎儿存活的可能性,决定采取何种处理方法。

【脐带先露】

处理脐带先露的原则是防止其转化为脐带脱垂。

1. 妊娠≥37周,胎儿成熟,胎心良好,应行选择性剖宫产术。

2. 孕妇拒绝手术时,应采取如下措施:

(1)向孕妇及其家属反复交代病情,讲明脐带先露、破水后胎儿可能会突然死亡的危险性。

(2)调整体位,将孕妇臀部垫高,侧卧于脐带旁置的对侧位,安静卧床,禁忌下地走动,尽可能防止胎膜破裂。

(3)临产后密切注意胎心变化。

(4)给产妇吸氧。

(5)宫口未开全前劝阻产妇向下进气及用力加腹压。

(6)宫口开全后,根据当时脐带所在的部位。先露高低,决定行产钳牵引术或是内倒转术,臀牵引术娩出胎儿。

【脐带脱垂】

发现脐带脱垂时,应立即采取如下措施。

1. 令产妇取臀高位或胸膝卧位。

2.内诊手上推胎头,最好能推至骨盆入口以上,以减轻先露对脐带的压迫。

3.脱出阴道外的脐带暂用无菌纱布覆盖,尽量少触摸脐带,以防刺激引起脐血管收缩.加重胎儿宫内缺氧。

4.给产妇吸氧。

5.50%葡萄糖40mL加维生素C 500mg,静脉推入。

6.向家属交代病情。

7.做立即分娩的准备:

(1)宫口开全,胎心存在,有阴道助产条件.可行产钳术或臀牵引术,尽快结束分娩,且应谨防对产妇及胎儿造成产伤。

(2)宫口开全,胎心存在,无阴道助娩条件时,应立即行剖宫产术。

(3)宫口部分开大,胎儿存活,也应立即行剖宫产术抢救胎儿。

8.施剖宫产术时应注意的事项

(1)就地施剖宫产术,以防搬动产妇。加重对脐带的压迫,引起胎儿死亡。

(2)术前必须再听一次胎心,以防剖出死婴。

(3)在行剖宫产术取出胎儿之前,检查者的手应持续置于阴道内上推胎先露,以避免脐带受压,胎儿血供受阻,在施术过程中死亡。

(4)在施术前应迅速准备好抢救胎儿的人员、器械、药品等。

9.若脐带脱垂发生在偏僻乡村或山区,或在产妇家中接生时发现,无条件行剖宫产术,且胎心仍存在。可令产妇取臀高位,或胸膝卧位,行脐带还纳术。如为头位。破膜不久,又无盆头不称,宫口开全或近开全,可行内倒转术,以臀牵引的方式牵出胎儿。但应注意宫口未开全时切勿盲目牵拉胎儿,以防导致母子产伤。

10.脐带脱垂后,胎儿已死者,是剖宫产禁忌证。可等待其自然分娩。有下述情况者可采取穿颅术,毁胎术取出死胎。

(1)盆头不称。

(2)骨盆狭窄。

(3)先露异常。

(4)无阴道自娩条件。

11.脐带脱垂经阴道娩出时,应常规探查产道,检查有无产道损伤。若发现有产道损伤,应及时缝合修补。

12.无论是剖宫产,还是经阴道分娩,脐带脱垂的产妇与新生儿均应给抗生素预防感染。

五、多胎妊娠

【概念】

一次妊娠同时有两个或两个以上的胎儿时,为多胎。

(一)双卵双胎

两个受精卵可在宫腔内不同部位着床,有两个胎盘和两个胎囊。两个胎盘可分离或合并,但血循环互不相通,两个胎囊之间的中隔为两层羊膜及两层绒毛膜组成。

(二)单卵双胎

由于其形成的时期不同,可呈下述三种形式。

1. 受精卵分裂发生在受精后 2~4 天(桑葚期),即在内细胞团形成之前,囊胚外层尚未发育成滋养层,则每个胚胎具有自己的胎盘、羊膜和绒毛膜,两胎囊之间的中隔由两层羊膜及两层绒毛膜组成。两个胎盘分界可能清楚或融合。两个胎儿的血循环经胎盘互相连通。这种分裂早的单卵双胎,约占 1/3。

2. 在受精后 4~7 天时分裂(胚囊期),即在内细胞团与滋养层分化后分裂,两个胎儿有共同的胎盘及绒毛膜,有各自的羊膜囊。两胎囊之间的中隔为两层羊膜。这种分裂方式约占 2/3。

3. 受精后 8 天羊膜囊已形成后分裂,两个胎儿可共存于一个羊膜腔内,即单羊膜囊双胎,其分裂常不完全,可形成无脑,无心或连体畸形,两胎儿的脐带易发生扭结等意外。

多胎妊娠母子易发生并发症(早产、胎儿宫内发育迟缓、双胎间输血综合征等)。

(三)双胎间输血综合征

单卵一个绒毛膜囊双胎约有 1/5 发生本症。此种双胎盘间有血管吻合者高达 90%以上。吻合血管可存在于 A(动脉)－V(静脉),V－V,A－A 之间,特别是 A－V 间吻合,血液从一个胎儿流向另一个胎儿,导致受血儿血量过多,过度发育,羊水过多。供血儿则贫血,宫内生长迟缓,甚至小心脏、水肿,以至死亡。

妊娠早期,通过 B 超诊断为单卵一绒毛膜囊双胎,以后若一个羊水多,发育好;另一个羊水少,发育差,应考虑双胎间存在"输血综合征"。

双胎出生后,若两胎儿体重、血色素均相差悬殊,且胎盘有血管吻合可诊断为双胎间"输血综合征"。

(四)胎儿不均衡发育

Babson 定义:两胎儿出生体重差超过 25% 为不均衡发育。

通过 B 超检测,再根据下列数据可诊断胎儿不均衡发育。

1. 双顶径差 >5mm。

2. 小胎儿双顶径低于正常发育曲线均值 2 倍标准差。

3. 头围差 >5%。

4. 腹围差 >20mm。

5. 估计两胎儿体重差 >25%。

【处理】

1. 注意事项

(1)若腹围、宫高的增长大于孕周,可疑为多胎,应详细询问家族中有无双胎史,仔细听胎心。

(2)如听到几个胎心,各心率之间相差多少,胎肢体,多否,应注意是否合并妊高征,有无贫血和水肿等。

(3)诊断不清者,可做 B 超检查,必要时行 X 线片。

(4)确诊后应严密观察,出现并发症时应积极给予对症治疗。

(5)有早产先兆者,给予休息,保胎治疗。

(6)临产后密切观察产程进展情况,做好输血、输液准备。

2.分娩方式的选择

尚有争议。临床上多根据胎位,结合胎儿体重决定分娩方式。

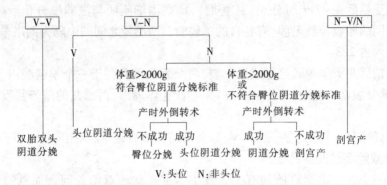

图 4-23-1 双胎处理方案

(1)双头位(头-头,即 V-V)如无双头重叠或绞锁,无盆头不称、胎儿宫内窘迫等剖宫产指征时,原则上应采取阴道分娩:①胎儿娩出时应令助手在产妇腹部上双手摸着子宫,第一胎儿娩出后使宫内第二个胎儿成纵位,避免发生横位。②如果第一个胎儿娩出后,胎心电监护仪或 B 超影像未出现异常,则不必急于娩出第二个胎儿。③如果双胎双头位,第一个胎儿娩出 10 分钟,仍未恢复子宫收缩,可在胎心监护下静脉点滴催产素刺激宫缩。④第一个胎儿娩出 30 分钟后,若儿头已深定于骨盆腔,可行人工破膜,以促进分娩进展。如果第二个胎儿胎心变坏,可立即阴道助娩;若不具备经阴道立即无损伤分娩的条件,应选择剖宫产,抢救胎儿。

(2)头-非头位(V-N) 对于头-臀或头-横位双胎的处理有争议:主张第二个胎儿是臀位或横位时应采取剖宫产术。另一派学者主张产时对第二个胎儿施行外倒转术,转成头位后争取阴道分娩。

产时对双胎的第二个非头位儿施行外倒转的处理方法。其准则如下:①分娩前即应对两胎儿进行精确的 B 超检查,估计胎儿体重。如果第二个胎儿比第一个大,且体重相差 500g 以上时,最好不行外倒转术,因成功的概率低。②分娩前最好进行硬膜外麻醉,使产妇腹壁松弛,利于进行外倒转术的操作。③仅在有可能立即施行剖宫产术的前提下,施行外倒转术。以备万一出现胎盘早剥或宫内窒息时可随时施剖宫产术。④产房里应备有 B 超仪,以供在双胎第一个胎儿娩出后准确地检测未娩出胎儿的胎先露。且在整个分娩的过程中能在荧光屏下监护胎心。在适当时机用传感器轻轻地向儿头上加压,以将儿头压入产道,进行外倒转术。⑤施行外倒转术时,一定避免过度用力。最好在儿头顶与骨盆入口间最短的弧上试着向前或向后进行外倒转术。在外倒转的过程中一旦发现胎心变坏,立即将其恢复原位。⑥如果外倒转成功,应行人工破膜,继之用催产素催产。⑦若外倒转术未成功,第二胎儿出现宫内窘迫征兆;或外倒转后第二胎儿未下降,可根据当时具体情况施行剖宫产术或行臀牵引术结束分娩。

(3)第二个胎儿为臀位时,主张采取下述处理:①临产期间,行 B 超检查,估计胎儿体重,了解是否符合臀位阴道分娩标准(产妇骨盆够大,胎头屈曲,估计胎儿体重不足 3500g)。②估计胎儿体重在 2000g 以下或不符合臀位阴道分娩标准,应试行外倒转术,将其转成头位,若未成功,应施行剖宫产术。产时可能成功地将第二个胎儿行外倒转术转成头位,经阴道分娩。因此,头 – 非头位双胎并非需要常规剖宫产术。③如果 B 超检查估计第二个胎儿体重超过 2000g。且符合臀位阴道分娩的标准,可试行外倒转术将其转成头位。若外倒转未成功,以臀位方式经阴道分娩。

3.若双胎第一个胎儿非头位,即为下述 4 种形式。

臀/横 – 头

臀/横 – 臀

均以选择剖宫产为宜。

4.上述处理方案不适宜单羊膜囊双胎。因两胎间发生脐带缠绕的危险性相当高,常可引起胎死宫内。因此。经检测证实胎儿肺成熟后即应施行剖宫产术。

5.三胎或三胎以上妊娠时,由于产时监护与争取无损伤阴道分娩困难,多主张剖宫产。有经验的产科医生可试图令产妇阴道分娩。

6.无论是阴道分娩还是剖宫产,胎儿娩出后由于腹腔内压力骤降,血管床扩张,血液涌向腹腔。此种血流动力学的改变,可导致产妇血压下降,出现"血管舒缩性休克"。因此,为防止术中出现此种意外,应备好砂袋,取出胎儿后,将砂袋压于腹部。砂袋持续压迫腹部至少保留 2 小时左右。

7.多胎妊娠极度扩张的子宫肌壁极易发生术中及术后子宫乏力性出血。最后娩出的胎儿——头位儿前肩娩出时或臀位儿儿头娩出时,立即经静脉滴入催产素 20U,剖宫产术的同时子宫肌壁注催产素 20U,必要时在子宫肌壁、子宫上下段多点注入麦角新碱 0.2 ~ 0.4mg。以促进子宫收缩,减少子宫出血量。产后 4 小时再给一次催产素 20U,肌注或静点。

8.胎盘娩出后,检查胎膜层数,注意产妇血压、脉搏,即刻包扎腹带,及时测量及估计产后出血量。

9.产后应继续认真观察子宫收缩情况及阴道出血量。

六、母子血型不合

【概念】

母子血型不合系母与子的血型不相配合而产生的同族血型的免疫性病变,胎儿由父方遗传来的,正是母方所缺少的显性抗原,此抗原通过胎盘绒毛进入母体血循环,使母体致敏,产生相应的抗体,这种抗体又通过胎盘回到胎儿的血中,与胎儿红细胞上的抗原相结合,使胎儿红细胞凝集破坏,引起胎儿或新生儿的免疫性溶血及贫血,即新生儿溶血症。本病对孕妇无影响。

由于体内抗体效价不同,胎儿及新生儿的病情严重程度也不同。

溶血引起贫血,贫血又继发髓外造血,导致肝、脾大。贫血可使全身水肿,出现腹水,心脏扩大,甚至引起心力衰竭。

溶血,红细胞裂解产生的高胆红素血症,使新生儿产生病理性黄疸,严重时,大量胆红素渗入脑基底神经节等部位,引起中枢神经细胞的中毒性病变——"核黄疸",病儿出现尖叫、角弓反张、四肢抽动,昏迷乃至死亡,即使幸存,将来必遗留智力缺陷及运动功能不全等症。

表4-23-3 可能引起新生儿溶血的母子血型关系

母血型	O	O	A	B	A	B
胎儿血型	A	B	B	A	AB	AB

【诊断】

(一)病史

凡孕妇既往有死胎、流产、早产、死产或新生儿出生后早期出现较严重的黄疸者,应怀疑为母子血型不合。

(二)血清学诊断本病确诊主要靠特异性抗体的检查

1. ABO 血型母子不合

(1)夫妻间血型不同,以孕妇为 O 型,丈夫为 A、B 或 AB 型较为多见。孕妇 B 型,丈夫为 A 型,或孕妇为 A 型,丈夫为 B 型或 AB 型次之。

(2)孕妇血清中存在 IgG 抗 A 或抗 B 不完全抗体。

2. Rh 血型母子不合

(1)孕妇为 Rh 阴性,丈夫为 Rh 阳性。

(2)IgG 抗体效价的高低,提示胎儿受损程度。抗体效价 $\leqslant 1:16$ 时,胎儿、新生儿受损较轻;抗体效价 $> 1:16$ 时,胎儿、新生儿中度受损;抗体效价 $\geqslant 1:64$ 时,胎儿、新生儿受损严重。

(三)B 超检查

母子血型不合胎儿可发生免疫性水肿。B 超扫描时可出现以下影像:

1. 胎儿头皮和皮下水肿呈双线型。

2. 胎儿可出现腹水、胸水等体腔积液征象。

3. 胎盘水肿,增大、变厚。

4. 羊水量可能多。

(四)羊膜囊穿刺检查

自妊娠 30~32 周开始,每隔 2~3 周抽取羊水进行实验室检查。

1. 用分光光度计做羊水吸光度分析，间接了解胎儿是否有溶血及其程度。若 $\Delta OD\ 450 > 0.07$。此数值保持不变或有上升，应考虑终止妊娠，或行宫腔内输血，以挽救胎儿。

2. 测定羊水胆红素量，妊娠 36 周以后，羊水中胆红素含量通常为 $0.03 \sim 0.06$ mg/dL，若胆红素量 >0.2mg/dL，提示胎儿宫内溶血。

3. 测定羊水中抗体效价，了解胎儿受损程度。例如 Rh 抗体效价 $>1:8$，提示胎儿有溶血，而抗体效价为1:32，则表明胎儿受损严重。

（五）脐带血实验室检查
1. B 超监测下抽取宫内胎儿脐血实验室检查。
2. 新生儿出生后立即留脐血实验室检查。
主要测定脐血的血型、胆红素量及抗体效价。

【处理】
（一）孕期
1. 中药　ABO 冲剂，1 袋，每日 3 次，口服。
2. 综合治疗　在妊娠 24 周、30 周、33 周各进行为期 10 天的综合治疗，以提高胎儿抵抗力，缓解病情。治疗包括：
（1）左侧卧位。
（2）每日吸氧 2 次，每次 30 分钟。
（3）25% 葡萄糖 250mL 加维生素 C 500mg，静脉点滴，每日 1 次。
（4）维生素 E 100mg，每日 2 次，口服，以阻断抗体通过胎盘进入胎儿体内。
3. 胎儿宫内输血
（1）妊娠 28 ~ 33 周，由于胎龄小，终止妊娠后，此早产儿难存活，且早产儿核黄疸的发生率又高。而血清学检查或羊膜囊穿刺羊水实验室检查提示胎儿有死子宫内的危险，在这种情况下，可试行胎儿宫内输血疗法，以延长胎儿生命。
（2）宫内胎儿输血的途径：①胎儿腹腔内输血　在 B 超指导下，将与胎儿同血型，不含抗体的血液，经刺入胎儿腹腔的长针注入，血液可经腹膜或膈下淋巴管完整地吸收，进入胎儿血循环。②脐静脉输血　在 B 超的指引下行脐静脉穿刺。可取脐血鉴定胎儿血型，并可通过脐静脉输入血液。
4. 血浆置换术　妊娠 24 ~ 26 周，血清学检查抗体效价高，在胎儿水肿出现前，可进行血浆置换术，300mL 血浆可降低一个比数的滴定度。这种方法比直接给胎儿宫内输血或新生儿换血安全。
5. 异丙嗪疗法　自孕中期开始服用异丙嗪，每日 160 ~ 300mg，有抑制抗体产生的作用，从而改善胎儿预后。
6. 红细胞膜口服法（EMOT 法）　此法系采用 D 阳性（Rh 阳性）红细胞在低张缓冲液后的红细胞装入肠溶的胶囊内，并同时口服异丙嗪。口服抗原药后，促使机体产生 TS 细胞（Tsuppressor），可抑制其对再侵入体内的抗原产生抗体。用于治疗重症 Rh

母子血型不合病例,疗效显著。

7. 引产指征　妊娠期限越长,抗体产生的就越多,胎儿受损的程度也越重,死胎的发生率也越高。因此,在妊娠 36 周以后,有下述情况者可考虑引产:

(1)抗体效价高:①ABO 血型母子不合,IgG 抗体效价 >1∶128。②Rh 血型母子不合,母体抗体效价≥1∶32。

(2)既往有死胎史,前一胎新生儿死于溶血症。

(3)羊膜囊穿刺检查,提示羊水含胆红素量或抗体效价高。

(4)胎心监护,胎心、胎动异常,提示胎儿宫内窘迫,在宫内存活不安全。

(二)产时处理

1. 争取经阴道自然分娩。

2. 尽量避免用麻醉药与镇静剂,以免增加新生儿窒息的发生率。

3. 剖宫产指征,通常,母子血型不合不是剖宫产指征,但若有下述情况应考虑剖宫产:

(1)引产失败,估计胎儿有生存能力。

(2)宫内输血成功的胎儿,有些学者主张剖宫产。

(3)既往剖宫产史,无阴道试产条件。

(4)不具备阴道分娩条件,如盆头不称,额先露,颏后位等。

(5)临产后儿头下降梗阻或宫口扩张停滞。

4. 剖宫产术前准备:

(1)提前与血库联系,备好与产妇血型相同的血液,供其产后出血时输血用。

(2)如新生儿生后可能需进行换血治疗,除准备与胎儿相同血型的新鲜血液外,于术前应准备无菌换血室、换血用的全部器械。

(3)准备 2 支无菌干燥试管,其中 1 支加抗凝剂,以供留新生儿脐带血。

(4)术前,无论有无胎儿宫内窘迫,均应给予:吸氧;50% 葡萄糖 40mL 加维生素 C 1g 静注。

(5)准备好抢救新生儿的人员、药品与器械。

母子血型不合的胎儿,由于溶血,贫血,心肌受累,易发生心力衰竭与缺氧窒息。因此应准备好复苏。

5. 剖宫产术中的注意事项:

(1)在可能的情况下,尽量少用麻醉剂与镇痛药,因胎儿对这类药物的耐受力差。

(2)术中取出胎儿时,认真清理胎儿的呼吸道。

(3)自宫腔取出胎儿时,应立即断脐,防止含有抗体的血液过多地进入胎儿体内,加重溶血。

将胎儿端脐带保留 10~12cm,用1∶5000呋喃西林液浸泡的纱布包裹脐带,外罩上消毒塑料袋,以备换血时插管用。

(4)自母体端脐带留脐血,留血时注意不要用手挤勒脐带,以免将脐带内的华氏胶质混入血内,影响抗体测定的准确性。

(5)将脐带血分别留在术前准备的那2支无菌试管中,并立即送到实验室检验:①未加抗凝剂的试管内留脐血10mL,查验肝功、胆红素,做凡登白试验,查黄疸指数,做直接抗人球蛋白试验,测定不完全抗体效价。②加抗凝剂的试管内留血5mL,查验血型、血红蛋白、红细胞、成红细胞计数、网织细胞计数。

第二十四节 创伤性产前治疗技术

一、胎儿输血

胎儿输血是治疗胎儿重度贫血的有效方法。从20世纪60年代起胎儿输血从剖宫胎儿输血到胎儿腹腔内输血,演变为脐带穿刺输血及换血。

剖宫胎儿输血后流产及死胎发生率高,创伤大,因而被创伤较小的胎儿腹腔内输血代替。

腹腔内输血依赖胎儿膈下淋巴管对血液的吸收发挥作用,且重度水肿的胎儿,受腹水的影响,血液吸收慢而不充分,故疗效差。

经脐带穿刺输血与换血,克服了腹腔内输血吸收不良的缺点。

(一)胎儿输血适应证

1.胎儿重度免疫性溶血性贫血。

2.母子大量转输所致的胎儿重度贫血。

母子转输可能发生于下述情况:

(1)羊膜腔穿刺。

(2)产前出血。

(3)剖宫产。

(4)胎盘异常。

(5)胎盘血肿。

(6)徒手剥离胎盘。

缓慢发生的母子转输可致胎儿非免疫性水肿。母子大量转输无特异性临床表现,如胎动减少,胎儿监护胎心率呈正弦波时应考虑此病,尤其胎儿非免疫性水肿时,应取母血做Kleihauer – Betke染色检查进行确诊。

(二)胎儿输血方法

1.剖宫胎儿输血 剖开子宫后,经胎儿股动脉、大隐静脉或胎盘绒毛膜板血管插管输血。

2.胎儿腹腔内输血:

(1)B超引导下,在胎儿脐静脉水平以下,膀胱水平以上,选择合适的穿刺点,垂直穿刺。

（2）穿刺成功后,以 5～10mL/min 的速度输血。

（3）无腹水者,输血间隔时间为一周;有腹水时,第二次输血与第一次输血间隔时间为 12 天。如仍有腹水,第三、四次输血应距前次输血 20～22 天。

3.经脐带穿刺输血

（1）经胎儿镜脐带穿刺输血:在胎儿镜下选择脐带动脉(胎盘端或胎儿端)穿刺,抽血实验室检查,若胎儿重度贫血,则输血。

脐动脉输血的优点:血液由脐动脉先送至胎盘进行加氧,调节酸碱平衡,此血进入胎体前即已与胎血充分混合;若发生血栓,尚有另一条脐动脉代偿,故其危险性较脐静脉血栓小。

其缺点:胎儿心动过缓发生率高,死胎率为 3%～5%。

（2）经皮脐带穿刺输血:B 超引导下,脐带穿刺输血的操作步骤与经皮脐带穿刺取胎血相同。多穿刺至管径较粗的脐静脉。

由于脐静脉较粗,利于在 B 超下检测输血全过程,易保持穿刺针于脐血管内,但若发生血栓,则胎儿死亡,死亡率为 1%。

（三）胎儿宫内输血并发症

胎儿流产、死亡、胎儿脏器损伤、胎心过缓、宫腔感染、母体致敏。

二、胎儿宫内治疗性引流术

胎儿宫内治疗性引流术包括穿刺引流与置管引流两种。

【适应证】

1.脑积水（进行性梗阻性脑积水）。

2.双侧性肾积水,一侧肾积水,对侧肾无功能。

3.胎儿胸水、腹水严重。

4.胎儿巨大囊肿,有压迫症状,或可能梗阻分娩。

【注意事项】

在进行穿刺引流或置管引流前,应排除其他畸形与染色体异常。

三、选择性杀胎术

【适应证】

（一）多胎妊娠

于孕 2～11 周,在 B 超引导对欲减除胎儿进行心脏穿刺等方法,使其死亡。

（二）双胎输血综合征

单卵单绒毛膜双胎——胎儿血液通过胎盘吻合血管输给另一胎儿。选择性杀胎,即通过手术结扎一个胎儿脐带,经脐带穿刺心包填塞,脐血管穿刺注入过滤空气等法杀死一胎,而使另一胎儿状况改善。或胎儿镜下激光堵塞胎盘交通血管,治疗双胎输血综合征而不杀胎。

第二十五节　剖宫产术中出血诊疗常规

一、子宫切口出血

子宫切口部位有较大的动脉或静脉血管,尤其切口下的胎盘,或切口与胎盘邻近时,在剖宫产术中往往发生切口出血。

1. 遇有子宫切口出血时,先用手指捏出血部位,或用卵圆钳夹位,待吸净视野中的血液后,缝扎止血。

2. 按常规缝合子宫切口后可止住出血。如仍不能满意地止血时,可再用 2 号肠线"8"字补充缝合止血。缝合时注意:第二次进针不要扎在前次缝合的线上。两次缝线应错开。

3. 如二次用肠线缝合仍不能完全止血时,可改用尾端较细的圆针,中粗丝线缝合止血,缝合的丝线不要透过子宫内膜。

4. 一般丝线缝合止血比肠线缝合止血的效果好,但因丝线不能吸收,且穿透宫内膜后则成为异物,易继发感染。故尽量用肠线缝合止血,肠线无效时,再慎用丝线缝扎止血。

二、撕裂伤出血

剖宫产术中可发生下述撕裂伤:子宫切口撕裂;阴道前侧壁撕裂;撕裂伤延伸向阔韧带。

1. 缝合撕裂伤时注意,必须先找到裂伤的尖端,用圆针,1 号肠线,从裂伤尖端开始,"8"字间断缝合。

2. 缝合延及阔韧带的撕裂伤时,应打开阔韧带,暴露出血点,看清楚后再结扎。

3. 若撕裂后解剖关系不清,为避免误伤输尿管,应将输尿管从邻近撕伤部位游离出。看清楚输尿管后,再钳夹、缝扎。

4. 如果无法识别、暴露输尿管时,可经腹膜外纵行切开膀胱。在直视下,经输尿管口逆行插入输尿管导管后,极易触知输尿管的部位,然后再钳夹,缝扎阔韧带内的出血点,止血缝合后,拔出输尿管导管,膀胱壁用 00 肠线缝二层闭合。

三、宫腔内表面局部出血

多是胎盘剥离面出血,可伴有浅肌层的小裂伤。出血的特点是:即使子宫收缩良好,局部仍有明显出血。

采用 1 号肠线,"8"字缝合出血部位,常能满意止血。缝合子宫后壁或侧壁的出血部位时,注意不要穿透子宫全层而误缝周围组织。

四、子宫收缩乏力性出血

【处理】

(一)宫缩剂

1. 催产素 20~40U,分多点注射于子宫体部与子宫下段。

2. 产妇如无高血压、妊高征、心脏病、麦角过敏史,对子宫下段收缩不佳的产妇可用麦角新碱 0.2~0.4mg,分多点注射于子宫下段处。

3. 对有可能发生术中弛缓性子宫出血的病例,例如滞产、双胎、巨大儿、羊水过多、子宫畸形、宫内感染的产妇,可在胎头最大径线即将娩出子宫切口时,由输液管内注入合成催产素 10~20U。胎儿娩出后子宫肌壁再多点注射催产素 20U。

有心血管疾病者,应将催产素 20U 稀释在 200mL10% 的葡萄糖中,静脉滴入,避免单纯快速静脉注射。

4. 如给予催产素与麦角新碱治疗后,子宫收缩仍不佳,可用前列腺素(PGF_{2a})500~1000mg,分多点注射于子宫肌壁。

前列腺素对子宫肌肉有强烈的收缩作用,对子宫收缩乏力,及对催产素不敏感的产妇的产后出血,疗效显著。肝脏内有前列腺素分解酵素,故 $PGF_{2\alpha}$ 可迅速失活。用前列腺素($PGF_{2\alpha}$)500~1000 μg 加于 5% 葡萄糖 500mL 中稀释后点滴,根据宫缩情况调整输入速度,可维持其收缩子宫的作用。

前列腺素发挥作用快,注射后可引起强烈的子宫收缩,可持续 3 小时。产妇觉下腹痛,可出现恶心、呕吐副反应,一般 30 分钟左右可消失。

(二)刺激子宫收缩

将子宫从腹腔内移出,用温盐水纱垫覆盖子宫,双手进行按摩,刺激子宫收缩。此种方法,除胎盘早期剥离,子宫卒中外,多能引起有效的子宫收缩。

若用双手将子宫上提,然后扭转,使子宫暂时缺血,也可刺激引起子宫收缩。

(三)宫腔填塞

只有在迫不得已,其他的止血措施无效时,方可行宫腔填塞术。行宫腔纱条填塞止血时应注意以下几点:

1. 除外子宫肌壁裂伤　子宫肌壁已有裂伤。即使是浅肌层裂伤,也应忌用宫腔填塞,以免填塞加重子宫肌壁的裂伤程度。

2. 预防感染　用浸过甲硝唑溶液或庆大霉素溶液(庆大 16 万 U 加于生理盐水100mL)的无菌纱条进行填塞。

3. 按顺序填塞　术者用手指夹纱条先从宫底填起,填得应均匀、坚实。如使用 1根以上的纱条填塞时,应将两纱条的终端用丝线牢固地缝合连接,并认真记录填塞的纱条根数。

4. 填塞后的处理

（1）填塞完纱条后，不能匆匆闭合子宫肌壁切口，应观察一段时间，如纱条未被血浸透，证明此法有效，然后再常规缝合子宫切口，缝合时应小心，切莫将纱条缝住！

（2）若填入宫腔的纱条很快被血浸透，说明填塞不能达到止血的目的，应撤出纱条，改用其他方法止血。

5. 按时撤出纱条

（1）填入宫腔的纱条一端经宫颈口放入阴道内，24 小时后，循阴道内的纱条端将纱条轻轻撤出。

（2）撤纱条时应戴无菌手套，消毒外阴；取纱条前给产妇肌肉注射催产素 20U；取纱条后在病历上做明确记录。

（四）缝扎大血管止血

对上述诸法止血无效，而产妇又迫切希望保留生育功能时，可采用结扎盆腔血管的方法止血。

1. 结扎子宫动脉上升支法

将子宫提出腹腔，向对侧牵拉，以暴露欲缝扎处，用圆针和 1 号肠线，在子宫下段切口的稍下方，距子宫血管内侧 2cm 处，从前向后缝穿，然后再在子宫动、静脉外侧的阔韧带无血管区，向前穿过结扎。因供应子宫的血液 9/10 来自子宫动脉。仅 1/10 来自卵巢、子宫颈及阴道血管。因此，应用可被吸收的肠线结扎两侧子宫动脉上行支及其伴行静脉，可使子宫肌壁局部暂时缺血；而达到止血目的。

结扎血管后产妇可出现腹痛，即剧烈的子宫收缩痛，可持续 24～36 小时，常需用哌替啶 100mg，肌肉注射止痛，且恶露血较少，色暗。

因结扎子宫动脉上行支后，毛细血管可迅速建立侧支循环，故不致发生子宫缺血性坏死，日后缝扎血管的肠线可脱落，血管仍可再通，不会影响以后的月经功能及妊娠分娩。但此法对中央性前置胎盘，胎盘附着于子宫角部，或胎盘早期剥离子宫卒中的产妇常无效。

2. 结扎骨盆漏斗韧带血管法

若胎盘植入子宫角部或宫底，仅行结扎子宫动脉术仍有子宫出血时，可再缝扎胎盘附着侧的骨盆漏斗韧带。用圆针及可被吸收的 1 号肠线单针缝扎，结扎后的附件呈紫色，但不致发生坏死变性，日后肠线脱落。血管可再通。

3. 髂内动脉结扎术

中央性前置胎盘，或阴道穹隆裂伤严重，结扎子宫动、静脉后，子宫下段或宫颈管，或阴道穹隆部仍有活动性出血时，可行双侧髂内动脉结扎术。

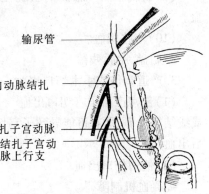

输尿管

髂内动脉结扎

结扎子宫动脉

结扎子宫动脉上行支

图 4-25-1 子宫出血结扎血管部位

(五)切除子宫

以上各种方法均无效时,可考虑行子宫半切除术。

第二十六节　产后出血诊疗常规

产后早期出血:产后 24 小时内子宫、阴道出血量≥400mL,统称为产后早期出血。

产后晚期出血:产后超过 24 小时,出血量≥400mL,称之为产后晚期出血。

一、产后早期出血

子宫出血的诱发因素如下:

1.子宫收缩乏力

(1)滞产后阴道分娩或剖宫产者。产前未能纠正患者滞产所致的疲劳、酸中毒,以及水、电解质平衡紊乱者。

(2)未临产剖宫产。

(3)子宫肌壁高度扩张的产妇,例如双胎、巨大儿、羊水过多等。

(4)子宫肌壁病变:①子宫有感染。②肌壁水肿,例如妊高征、贫血。③子宫肌壁渗血,例如胎盘早剥。④子宫肌壁纤维增多,影响子宫收缩,例如多产。

(5)药物影响　抑制子宫收缩的药物,例如硫酸镁影响子宫收缩,或麻醉过深,或镇静剂过多。

(6)子宫肌发育不良　子宫畸形。例如双子宫,双角子宫等。

(7)肿瘤　子宫壁间或黏膜下肌瘤影响子宫收缩。

(8)全身性疾病:①血液病。②发热性疾病。③消耗性疾病。④内分泌疾病。

(9)膀胱胀满　胀满的膀胱往往影响子宫收缩,甚至可引起严重的术后子宫出血。

(10)宫腔积血。

2.胎盘、胎膜残留。

3.产道裂伤或手术切口出血

(1)剖宫产后子宫切口出血　子宫切口缝合不佳,例如缝针间隔过大,缝线过松或线结松脱等,均有可能导致子宫切口出血。轻者形成血肿,影响愈合,重者可发生术后出血。

(2)侧切伤口出血。

4.凝血机制障碍

(1)血液病,例如再生障碍性贫血,血小板减少性紫癜。血友病,白血病等疾病,术中或产后均可发生子宫出血。

(2)羊水栓塞、弥散性血管内凝血,可引起严重的子宫出血。

【诊断依据】

1. 子宫收缩乏力性出血 表现为子宫不收缩,触之柔软。按摩或挤压子宫时,子宫可收缩,并流出有凝血块的血液。

2. 胎盘、胎膜残留 影响子宫收缩,通过刺激,子宫收缩转佳后,仍有阴道出血。

3. 产道裂伤或宫腔内表面肌层裂伤或子宫切口出血其特点是在子宫收缩良好的情况下,仍有活动性的鲜红血液流出。

4. 凝血机制障碍引起的子宫出血有以下几种情况:

(1)血液病者末梢血常规实验室检查,骨髓涂片检查或相应的特殊血实验室检查异常。

(2)产前存在血液病症状,皮肤、黏膜出血等。

(3)羊水栓塞所致的子宫出血。典型、重度羊水栓塞不难诊断。不典型、轻度羊水栓塞,易被忽略。其特点多表现为:在切开子宫娩出胎儿时,产妇出现一过性轻度发抖,血压轻度下降,脉搏轻度加快。继之,胎盘娩出后子宫出血。

5. 全身失血症状 取决于出血量、出血速度。可表现为急性大量出血或少量持续出血。后者易被疏忽。

出血的初期,脉搏增速,继之血压下降.急性大量出血时,患者很快出现失血性休克。

【处理】

止血、补充失血为治疗的基本原则,应针对病因进行治疗。

1. 子宫乏力性出血

(1)宫缩剂:①催产素:用催产素20U,肌肉注射;和(或)催产素20U加于10%葡萄糖200mL中静脉滴入;或将催产素20U注于宫颈组织中(用窥器打开阴道后,直视下行宫颈注射);或经腹壁注入宫体(用腰穿长而细的针头,在腹壁脐耻中线上1/3处,避开腹壁切口处注入),因此种注射方法干扰腹壁切口,故临床上基本不使用这种方法。②麦角新碱:无高血压、心脏病,及对麦角过敏史者可肌肉注射麦角新碱0.2~0.4mg/次,或行宫颈注射。③前列腺素:前列腺素($PG_{2\alpha}$)500~1000μg/次,肌肉注射,稀释后静脉注射,或直接注入宫颈组织,或经腹部注于宫体肌肉。④米索前列醇:200μg,口服。⑤卡孕栓:舌下含,或填入直肠,或置于阴道后穹隆。

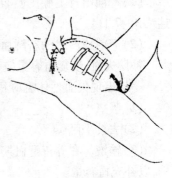

图4-26-1 按摩子宫

(2)按摩子宫 用手在宫底连续均匀地按摩,在按摩过程中,应间断地用力挤压子宫,及时排出宫腔内的积血块,以利子宫体的收缩。见下图。

(3)乙醚

在阴道后穹隆部用浸乙醚的无菌纱布擦后穹隆部,以刺激该处的神经末梢,反射性引起宫缩。

（4）冰袋

冰袋置于腹部宫体处，冷刺激也可引起宫缩。

2.胎盘、胎膜

残留及时清除残留子宫腔内的胎盘与胎膜，可有效止血。由于胎盘、胎膜残留引起剖宫产术后出血时，应由有经验的医生在 B 超监护下进行清宫。施术时注意：

（1）严格无菌操作。

（2）动作应轻巧，谨防穿破宫体。

（3）用大钝头刮匙。

（4）避开子宫切口缝合处。

3.裂伤或子宫切口出血　及时修补产道裂伤可有效地止血。

保守治疗无效的子宫乏力性出血，子宫肌壁裂伤，或子宫切口出血，需行子宫切除术：

（1）剖宫产术后二次开腹行子宫切除术时，应由原腹壁切口进入腹腔，仔细拆除腹壁各层缝线。

（2）子宫切除后，闭合腹壁切口时，可对原腹壁各层适当地进行修剪。并用甲硝唑液或先锋Ⅵ号药液洗后再行缝合。

（3）术后给予多种氨基酸输注，以促进伤口愈合。

4.对凝血机制障碍引起的子宫出血，主要采取如下治疗：

（1）产前给肾上腺皮质激素，以改善凝血机制，氟美松 10mg，每日 2 次，肌肉注射，连续 3～7 日。

（2）产前或产时输新鲜血，以补充凝血因子，纠正凝血机制障碍，适当补充血液。

补偿失血，恢复血容量应与积极查找出血原因同时进行。

一旦出现失血性休克应积极进行如下的抢救：

（1）吸氧。

（2）去枕平卧位。

（3）输液。在等待配血期间可先输入平衡液，低分子右旋糖酐。10%～50%葡萄糖，以补充血容量。

（4）输血　最好输入新鲜血。

5.输血的注意事项如下：

（1）剖宫产术后子宫出血，禁忌用纱条填塞宫腔的方法止血，以防将子宫切口"撑"破，加重病情。

（2）应尽量准确地估计出血量，及时补充失血，以防术后合并难以治愈的希汉综合征。

（3）失血产妇抵抗力下降，且止血采取的措施有诱发感染的可能。因此，应给予有效抗生素以防治感染。

6. 产前认真调理产妇,可避免产后出血:

(1)滞产者,产前小息,可避免术中发生疲劳性子宫收缩乏力性出血;

(2)输液纠正水电解质紊乱,纠正酸中毒;

(3)有效地控制感染,对预防产后或术中大出血有重要作用。

7. 经阴道分娩预防产后出血有以下几项措施:

(1)胎头娩出后稍等一会儿,待肩旋转完毕再娩肩及全身,可避免胎儿及产道的损伤。

(2)在胎盘娩出前不宜强拉脐带或过急用力揉子宫,强行娩出胎盘,以免胎盘剥离不全造成出血。

(3)胎盘娩出后,检查完整与否,检查宫腔内有无残留,必要时行刮宫术。

(4)分娩后在产房观察2小时,注意子宫收缩、出血情况。

(5)产后及时排出宫腔内的积血块,并避免膀胱胀满。

8. 剖宫产预防产后出血的措施如下:

(1)适时娩出胎盘 胎儿娩出后,若无胎盘剥离征象,可不急于娩出胎盘,先用肠线缝合子宫切口的两角,然后再娩出胎盘。避免在子宫无收缩的松弛状态下娩出胎盘,以防引起出血。

(2)探查宫腔 胎盘娩出后,术者一定要用手入宫腔探查,若无胎盘、胎膜残留,可不用盐水纱球擦宫腔,否则,若用卵圆钳夹盐水纱球使劲地探宫腔,可产生许多小浅的裂伤,加重子宫出血。

(3)预防用药 对有可能发生术中出血的产妇应给予药物预防。①术前或术中切开子宫前给予氟美松10~20mg,肌肉注射,或静脉滴入。②术前给止血药,维生素K 8mg,维生素C 500mg,酚磺乙胺1g,肌肉注射。③胎头最大径线将经子宫切口娩出时,如无心血管疾病等禁忌,由静脉输液管内输入合成催产素20U,可有效地预防子宫乏力性出血。

二、产后晚期出血

【病因与临床表现】

(一)胎盘附着部位复旧不全

正常情况下,胎盘剥离面修复需6~8周时间。

阴道分娩或剖宫产均可发生胎盘附着部位复旧不全,感染,诱发子宫内膜炎,而影响胎盘附着部位复旧,缺乏新生内膜覆盖,当局部蜕膜脱落时,血窦重新开放,引起子宫出血。

其临床表现与胎盘、胎膜残留引起的产后出血相似,主要靠病理组织学检查区别。

(二)子宫切口愈合不佳和(或)感染

多发生于子宫下段横切剖宫产术。术后多有淋漓不断的阴道出血,可有低烧,腹部坠痛或腹壁伤口感染,可突然发生大量阴道出血。

影响子宫切口愈合的因素有多种：

1.子宫切口位置过低或过高，位于肌壁厚的宫体与薄的子宫下段之间。由于切缘两侧一边厚，一边薄，使其愈合不良。

2.子宫切口边缘有血管出血，止血不彻底，形成血肿，使伤口裂开。

3.子宫切口边缘出血，尤其切口两角撕裂时，反复缝合止血。由于缝线过多、过密，引起切缘部位子宫肌组织坏死。

4.感染，术前、术中或术后感染未能很好地控制时，可发生术后子宫切口感染，血管裸露出血。

5.产妇合并重度贫血、严重营养不良或子宫肌壁水肿时，可影响切口的愈合。

(三)胎盘、胎膜残留

经阴道分娩者，若接生人员未仔细检查胎盘，易发生胎盘、胎膜残留现象。

剖宫产术后，因胎盘、胎膜残留引起的术后晚期出血很少见。

1.术中未探查宫腔，术后未检查胎盘，是引起胎盘、胎膜残留的主要原因。

出血一般发生在术后10天前后。若残留的胎盘、小叶或副胎盘、胎膜坏死，表面有纤维蛋白沉着，形成胎盘息肉，则出血可发生在术后数周，多次反复出血。

如果有生存的绒毛，尿妊娠试验，血HCG可出现阳性反应，而被误诊为绒毛膜上皮癌。患者多有体温升高，白细胞计数增加，分类核左移。宫腔刮出物病理检查可见绒毛组织。

2.子宫发育畸形，例如双子宫，未孕侧子宫内膜在剖宫产术后不规则地剥离，也可发生术后出血。

(四)绒毛上皮癌

实验室检查血HCG上升。绒癌引起的剖宫产术后晚期出血极为少见。

血HCG上升的确诊主要靠宫腔刮出物病理检查结果，镜下可见滋养叶细胞，而无绒毛结构。

【处理】

原则上是去除病因，止血、补血、消炎。

1.抗生素、宫缩剂 无论何种原因引起产后晚期出血，均应先给予抗生素与宫缩剂。

2.补充失血，纠正贫血：

(1)大出血时，应及时输血、输液，出现失血性休克时，应按失血性休克的处理原则进行抢救(详见休克篇)。

(2)对于合并贫血的患者，应给予补血药物。

3.针对病因进行治疗。

(1)胎盘附着部位复旧不全的治疗有两种观点：①其一主张在使用抗生素和宫缩剂治疗3～5日后，进行诊断性刮宫。②另一种观点认为刮宫会损伤复旧不全的胎盘面，不但不能刮出组织，反而会引起大出血，因此不主张刮宫。笔者倾向于后者的观点,赞同保守治疗。

(2)胎盘、胎膜残留　B超检查可见宫内光团,最好在B超指导下清宫。

①清宫必须轻巧,谨防子宫穿孔。②用大号钝头刮匙。③刮出宫内容物送病检。④剖宫产者,为其刮宫时,应尽量避开子宫的切口处。

(3)绒癌:①化疗。②必要时切宫。

(4)子宫切口愈合不佳和(或)感染。

若B超显示子宫切口处血肿逐渐增大,伤口裂开;或虽经保守治疗仍有出血;或发生急性大出血,应在输血的同时,开腹探查,术中证实为子宫切口裂开时,宜行子宫切除术,此时修补,不易成功。

第二十七节　胎盘滞留诊疗常规

胎儿娩出后30分钟,胎盘尚未排出者,称为胎盘滞留。根据胎盘与子宫壁的关系分类如下。

一、已剥离而滞留的胎盘

胎盘已剥离而滞留未排出时,经腹部检查宫底已升高,变硬,偏向一侧,阴道有流血。上推宫底时,不见脐带回缩,有胎盘剥离征象。

可因宫缩无力,腹壁松弛,膀胱胀满,产妇疲劳无力,胎盘虽已剥离下降达子宫下截,但不能自然排出。其处理方法如下:

1.导尿排空膀胱。

2.经腹部揉子宫使子宫收缩后,将拇指置于子宫前方,其余4指置于子宫后方握住宫体,沿产道轴向下推压宫底,胎盘常可自然娩出。

3.有活动性出血或仍不排出者,在消毒的情况下,用手取出已剥离的胎盘。

二、胎盘剥离不全

胎盘部分与子宫蜕膜层分离,影响宫缩,剥离面血窦开放,致出血不止。

多见于子宫收缩乏力,或第三产程胎盘未剥离时,过早、过度地揉挤子宫或牵拉脐带所致。

处理方法:剥取胎盘。

三、胎盘嵌顿

因子宫局部出现异常收缩,多在子宫下部出现收缩环,使已剥离的胎盘阻塞于收缩环的上方,称为胎盘嵌顿。

常因早破水、产力过强、不恰当地使用催产素等所致。检查时,子宫收缩好、下推

宫底不见胎盘娩出。此时应进行阴道检查,如发现脐带通过只容1~2指的缩窄环,将脐带缚住,应进行如下处理:

1.阿托品0.5mg,或硫酸镁5g,或肾上腺素0.03mg,肌注。待环松解后,将胎盘用手取出。

2.上述处理无效,可在乙醚全麻下使环松解,手取胎盘。

四、胎盘粘连

1.子宫内膜炎、蜕膜组织发育不良或刮宫损伤。致蜕膜缺损或不足,使部分绒毛与子宫肌壁粘连牢固不易剥离,或因子宫畸形、滞产或胎盘附着子宫角部,不易自然剥离。

2.胎盘完全粘连时,因胎盘未剥离,血窦没有暴露。临床上出血不多或全无出血。如为胎盘部分粘连胎盘剥离面的血窦暴露,临床上常有严重的出血。胎盘滞留中后者最常见,其处理方法如下:

(1)若阴道出血多,应手取胎盘。

(2)产后达30分钟,经过处理胎盘仍不娩出,虽然阴道出血不多也应手取胎盘。

(3)胎盘取出后检查,若宫腔内仍有残留,行刮宫术清宫。

五、胎盘植入

当蜕膜发育不良或缺少时。胎盘绒毛直接深入到子宫肌层。偶尔也有绒毛肌层达浆膜层者。分为完全植入胎盘和部分植入胎盘。

手取胎盘时感到剥离困难,找不到胎盘与宫壁粘连的空隙,为胎盘植入。

观察切除的子宫,才可鉴别为何种植入胎盘。处理方法如下:

1.产后超过30分钟胎盘不能自行剥离。应手取胎盘,但注意不能强行剥离,以免发生子宫穿孔、破裂,引起大出血。

2.如为完全植入胎盘,需行子宫切除术。

3.如为小部分植入胎盘,用手剥离稍加用力可以取出时,经检查胎盘绒毛小叶不完全时,可行刮宫术。

4.如阴道出血。应在输血、输液下行手术。

5.胎盘滞留者,应注意防治术后感染。产后给抗生素。

第二十八节　产褥期处理常规

一、一般处理

1.产妇分娩后送至病房休养,主管医师应详细阅读病历,了解全部分娩经过。注意宫缩情况及阴道出血量,并开产后医嘱,如产房医师已开过医嘱,则应查对医嘱。

2.查房 早晚两次观察产妇及婴儿

(1)上午巡视病房,全面检查患者,包括睡眠、饮食、乳汁分泌、子宫复旧、恶露变化及会阴等情况,并做产后记录。下午重点巡视病房,如有发烧及新人产后病室者应做重点交班。

(2)测体温 每日2次测量体温,当体温>37.5℃时。应每隔4小时再测量1次,直至体温正常。若体温超过39℃给予物理降温,超过39.5℃给冰袋,应做全身检查,血实验室检查,检查乳腺、子宫周围、肾区、侧切等有无感染。

(3)量血压 产后返回病房立即测量血压,产后第1~2日。每日测量血压1次,出院时应再测量1次。血压如有异常应继续测量,并给予降压镇静剂,继续严密观察血压变化。

(4)数脉搏 脉搏>100次/min或<60次/min,或脉律不齐,应细查心肺,做心电图,查原因并积极治疗。必要时请内科会诊。

(5)观察呼吸 若出现呼吸急促、端坐呼吸或发绀,应听诊心肺,必要时摄床头X线片,以明确诊断,指导治疗。

(6)视乳房检查 乳房发育如何,有无红肿、压疼或波动,乳头发育如何,有无内凹、皲裂,泌乳量以"+"、"++"、"+++"表示,做好记录。

产后2~3日乳腺开始分泌,乳房充盈、静脉怒张,有胀痛,时有体温升高至38℃者。

(7)摸宫体 每日测量宫体高度,了解子宫缩复情况(可以脐上几指或脐下几指粗略计算子宫缩复程度)。

通常,产后宫底每日降低1横指(1~2cm),一般于产后2周内降入骨盆腔。

若宫体缩复慢或有压痛,均为异常,应查清原因,进行治疗。

(8)闻恶露 观察恶露的气味、量、颜色,有无胎盘组织排出。如有炎症可疑者,应给予消炎治疗并使之半卧位,使恶露易于排出。

(9)查会阴伤口 观察其有无红、肿、脓性分泌物。外阴有裂伤修补缝合者及侧切伤口者应保持清洁,放消毒垫。每次更换消毒垫前,可用75%的酒精擦洗。

(10)实验室检查 产后1~2日,复查血、尿常规,必要时给予治疗。

3.指导产妇产后卫生

(1)饮食 正常产后用半流质饮食。贫血者给高蛋白半流质,酌情加牛奶、鸡蛋等。每日3次饮食外,上午9点、下午3点可加牛奶或点心,饮食以高蛋白、易消化的食品为主。总热量为每日3000卡。

(2)指导哺乳 母亲应按需喂奶,随饿随喂。每次哺喂15~20分钟,尽量吸空一侧乳房,乳汁不够时,再喂另一侧乳房。下次喂奶时,由后喂侧乳房开始。吸净乳房,有利于乳汁分泌。

(3)保护乳房 擦洗乳头,使乳腺通畅,每日可用肥皂水洗涤乳头,软毛巾擦拭。

如乳头内陷或扁平,轻轻向外牵引;乳头皲裂,保持伤口清洁,并涂以铋糊。可借助"乳盾"哺乳。

(4)指导活动　正常产妇24小时后可起床活动,48小时后可下地自由活动。产后第2天可在床上练习做体操运动,每次2~3分钟,以后逐渐增加。一般常做的产后运动有:①呼吸运动。②仰卧起坐。③会阴及肛提肌运动。

(5)指导排尿　产后2~4小时应解小便1次。如不能自解或产后排尿困难,则行诱导排尿。

(6)指导排便　便秘者,给予治疗。

(7)指导体位　左侧切者,右侧卧,以减少恶露向切口内流入。经常采取侧卧位,可防止子宫后倾。

4.会阴伤口拆线　侧切伤口4整天拆线。会阴,Ⅰ度裂伤48小时拆线,Ⅱ度裂伤72小时拆线,Ⅲ度裂伤5整天拆线。

5.出院　正常产无会阴裂伤者,于产后24小时可以出院。难产或产后有并发症或婴儿异常者,根据病情决定出院时间,病床不拥挤时可令产妇于产后3~7天出院。

6.指导产妇计划生育。

二、产褥感染

产妇在分娩后24小时至产后10天,体温有2次超过38℃时称产褥病,即有产褥感染的可能。产前、产时、产后由于细菌进入生殖道内,在产褥期出现局部或全身感染者,称为产后感染。

1.病菌种类　引起产褥感染的细菌种类很多,多数病例系由几种细菌所引起的混合感染。主要的细菌有下列数种:

(1)厌氧性链球菌　绝大多数病例中能找到此种菌。可在产道损伤或组织坏死处迅速繁殖,致病能力强。

(2)β-溶血性链球菌　致病力强,能引起最严重的产褥感染。病变迅速扩散可引起严重的败血症。此菌产生多种毒素。

(3)葡萄球菌　它主要以金黄色葡萄球菌为主,该菌与β-溶血性链球菌一样,可引起会阴及阴道伤口脓肿,使伤口裂开。严重时可导致盆腔脓肿或盆腔腹膜炎。

(4)大肠杆菌　它主要是和厌氧性链球菌一起混合感染。临床上有异常臭味,易引起败血症、感染性休克。

(5)厌氧拟杆菌　寄生于肠道。如阴道、外阴受大便污染,常与其他细菌引起混合感染,并形成大量的腐臭脓液。此类细菌有加速血液凝固的特点,可发生血栓性静脉炎,脓毒性栓子液离到各脏器可形成脓肿。

(6)淋菌　淋菌感染率有上升之势。

2.产褥感染分为以下几种:

(1)产道感染　外阴炎、阴道炎、子宫颈炎、子宫炎、子宫内膜炎、会阴裂伤及侧切伤口感染。

（2）盆腔感染 子宫周围炎、输卵管炎、盆腔腹膜炎。

（3）生殖器官以外的感染 弥漫性腹膜炎、血栓性静脉炎、脓毒血症、败血症、菌血症、中毒性休克等。

【诊断依据】

（一）病史

通常有难产史、手术操作或产后失血史等诱因，或产妇原有炎症波及生殖道。

（二）临床表现

取决于机体抵抗力、细菌侵入的部位、途径、细菌量、毒力大小。治疗是否及时等因素。

1.会阴、阴道、子宫颈伤口感染 局部红肿、疼痛，有炎性渗出液，甚至伤口裂开。

2.子宫内膜炎、子宫肌炎 细菌由胎盘剥离面侵入，波及宫内膜，厌氧链球菌主要局限子宫内膜层。常于产后3~4天出现症状，体温低于38.5℃，脉略快，下腹疼，恶露多、味臭、液混浊，宫底轻压痛、质软、复旧慢。

溶血性链球菌或金黄色葡萄球菌引起的感染，症状严重，寒战、高烧、脉快，细菌迅速侵及肌层，并向外扩散，恶露不多，无臭味。子宫无明显压痛。

3.盆腔结缔组织炎（蜂窝组织炎） 炎症波及宫旁结缔组织，可于一侧或双侧出现炎性浸润，形成包块，初软，后变硬。

症状表现为寒战、高热，下腹痛，子宫大、有压痛，活动受限。

肛查或阴道检查可见子宫一侧或双侧增厚，或有不活动的硬块，触痛明显。

4.输卵管炎 下腹痛，发烧。阴道检查发现双侧附件增粗，压痛。

5.盆腔腹膜炎、弥漫性腹膜炎 盆腔腹膜充血，水肿渗出，与周围脏器粘连，常见在子宫直肠陷凹内有脓肿形成。临床上出现以下征兆：

（1）寒战、高热（弛张热）、脉快、出汗。重症则有中毒性休克、昏迷。

（2）下腹有腹膜刺激症状（腹肌紧张、压痛、反跳痛）。

（3）阴道检查发现盆腔压痛明显，后穹隆触及明显包块，有波动，如穿刺可抽出脓液。

6.血栓性静脉炎

（1）盆腔内血栓静脉炎 子宫静脉、卵巢静脉及盆腔静脉丛发生的静脉炎。

常于产后1~2周出现，寒战、高烧、下腹痛，下腹软。有深压痛，深压时偶可摸到受累的静脉丝，呈长形肿状。

（2）下肢血栓性静脉炎、股静脉或大隐静脉发生血栓性静脉炎。

常于产后2~3周出现。寒战、高烧，发炎的静脉摸时呈条索状，有压痛，因血流受阻而下肢疼痛，严重者出现水肿，称为"股白肿"，病程长。临床检查可发现患侧比健侧肿大，压痛。

7.败血症 寒战、高烧、恶寒、全身有中毒症状。重者神昏谵语、出现中毒性休克、黄疸或形成迁移性脓肿。

（三）实验室检查

1. 血、尿实验室检查,白细胞升高。

2. 分泌物及血液致病菌(需氧菌、厌氧菌)培养,药物敏感度测定。

【处理】

产后感染应以预防为主。

1. 孕期的末两个月,禁止性交,避免盆浴及冲洗阴道。每日洗外阴,保持外阴清洁。

2. 分娩期应减少细菌侵入产道的概率。

(1)产房工作人员必须戴口罩、帽子,穿洗手衣,换鞋。接生时刷手、泡手。有呼吸道感染者,不应进入产房。必要时戴2个口罩。

(2)接生者必须遵守无菌技术要求,不做不必要的阴道检查。必须检查时,应在严格消毒条件下进行操作。

(3)分娩时尽量减少或避免产道损伤。如有损伤,必须查明损伤部位,并需立即仔细缝合。

(4)产程延长时应注意产妇的营养、水分及休息。失血过多时给予输血、输液。

(5)难产手术后(尤其进入子宫腔的手术)应常规给予预防感染的药物,必要时用碘酒、酒精擦宫腔一周,积极治疗感染。

【治疗原则】

1. 取半卧位,使炎症局限于盆腔底位,减少炎性液的吸收。

2. 支持疗法　纠正贫血,可少量多次输血、输液,纠正电解质紊乱。给予大量维生素,保持大小便通畅。

3. 局部治疗　消炎治疗,必要时切开引流,或静脉切开取出栓子。

4. 抗感染治疗　根据细菌药敏试验给药,必要时加激素治疗。

5. 硝基羟乙唑(甲硝唑)　本药对厌氧菌感染有特殊的疗效。可给予防治产后感染、预防感染给药3天。治疗感染应与其他抗生素联合给药。

6. 盆腔血栓性静脉炎治疗　临床表现为阵发性寒战、发热,无明显的阳性体征。血培养有厌氧菌或需氧菌。临床上经过抗感染治疗效果不明显,应当考虑有化脓性血栓静脉炎。应给以下药物治疗。

(1)大量高效抗生素。

(2)肝素5000U,每隔6~8小时,肌注,治疗48~72小时。或首次用肝素50~100mg(1mg;125U)加5%葡萄糖液100mL,静滴,后继以150~300mg加5%葡萄糖液1000mL慢滴,维持24小时。24小时总量200~400mg(25000~50000U)用药前及用药过程中注意监测凝血时间;试管法凝血时间控制在25分钟以下,若超过30分钟应停用。

体温下降后可给肝素,肌注,1日2次。停肝素后继续口服双香豆素1周。疗效显著。

应用肝素时应注意以下事项:①有出血倾向,潜在出血疾病,产后子宫仍出血者为禁忌。②一旦出现肝素过量,出现出血症状,可用1%鱼精蛋白1~1.5mg对抗1mg肝素。

7. 下肢血栓性静脉炎:

(1)卧床休息,抬高患侧下肢。

(2)穿弹力袜。

(3)症状和体征消失后逐渐活动。

(4)给大量抗生素。

(5)中药活血化瘀药口服。其方剂:

丹参30g,赤芍9g,益母草30g,双花30g,连翘15g,炮姜3g,桃仁9g,丹皮9g,生地12g。

水煎服,每日一剂,煎3~4遍,分3~4次口服。

三、产后尿潴留

产后暂时性排尿功能障碍,以致部分尿液或全部尿液不能从膀胱排出,称为尿潴留。

一般正常产后4~6小时排尿,产后8小时以上不能排尿者,为尿潴留。仅能排出一部分,称为部分尿潴留。

1. 尿潴留应以预防为主

(1)产程中注意避免产妇膀胱过度膨胀,嘱其及时排尿。避免产程延长,减少胎头对膀胱的压迫。以防先露部压迫膀胱过久,膀胱黏膜充血、水肿和尿道水肿,而影响排尿。

(2)会阴侧切缝合要适宜,减少伤口痛,避免伤口痛引起尿潴留。

(3)产后要及时帮助产妇排尿,以防由于潴尿过多过久,使膀胱麻痹,造成排尿功能失调。

(4)产后可令产妇短时间内饮水500~1000mL,使产妇在3~4小时后膀胱充盈,刺激膀胱引起尿意,可自己排尿。

2. 积极治疗尿潴留

(1)引尿　令产妇听流水声,温热水冲洗外阴,可诱导排尿。

(2)热敷　下腹及尿道口湿热敷,可消除尿路水肿,利于排尿。

(3)推拿利尿穴　利尿穴位于脐耻间。在此点推压,并间断向耻骨联合方向下推。手法勿过重。

(4)针灸或穴封　主穴三阴交、阴陵泉。配穴关元、气海。

(5)耳针　膀胱穴。

(6)新斯的明　0.5mg,肌注。

(7)利尿中药　灯心草、竹叶、通草各3g,浸泡后当茶饮。

(8)导尿　产后排尿困难,经治疗无效,最后放置尿管,放尿时应注意将尿分次放空,使膀胱充分休息。在保留尿管期间应在每日冲洗外阴时,于尿道口滴氯霉素药水。

(9)膀胱冲洗 如果拔掉尿管仍不能自己排尿,可用灭菌的硼酸水 200mL,排空尿液后注入膀胱,并保留 10 分钟后排出。再用灭菌的生理盐水 500mL 冲洗膀胱,10分钟后放空。然后,再注入 2% 红汞 10mL 于膀胱内,保留 30 分钟后放出。根据患者情况治疗,达到自己能排尿的目的。

(10)患者出院时嘱按时排尿,如有异常来院检查,不可自己任意处理,以免发生膀胱胀破等意外。

四、产后中暑

产后中暑系指产妇处在高温、高湿的环境中,引起的机体体温调节功能障碍所造成的急性热病。

【诊断依据】

1.病史 产妇居室有关门闭户,或用衣被捂盖史。

2.中暑症状

(1)先兆中暑 发病急、口渴、多汗、恶心、头晕、头痛、胸闷、心慌、无力。

(2)轻度中暑 体温上升,面红、呼吸急促、脉快、无汗、皮干、满身痱子。

(3)重度中暑 产妇高烧、昏迷,谵言妄语,呼吸急促,呕吐、抽搐、皮干、无汗、脉快细弱,膝反射消失。

若不积极抢救,患者很快进入循环衰竭、呼吸衰竭,甚至可危及生命,或遗留中枢神经系统损害。

【处理】

1.中暑先兆

(1)有中暑先兆时移至通风好、凉爽处休息。

(2)多食西瓜。

(3)补充水分及盐分。

(4)仁丹、十滴水等口服。

(5)头部涂清凉油。

2.中暑 应迅速有效地降温:

(1)物理降温:①冰水,或冰水加酒精(酒精占 30%)擦浴,使周身皮肤发红,血管扩张,以助散热。②肥皂浴。③冰水灌肠。④冰袋置于头、腋窝、腹股沟等浅表大血管部位。⑤室内置冰,或电扇吹风。⑥空调降低室温。

肛温降至 38℃时,暂停物理降温。

(2)药物降温

①将冬眠灵 25mg 加入生理盐水 500mL 中,静脉滴注,1~2 小时滴完,每 4 小时可重复一次,总量不应超过 5mg/(kg·d)。

注意血压,使血压维持在 12kPa(90mmHg)。血压低可用多巴胺或间羟胺 20mg 加于 5% 葡萄糖液 200mL 中静滴,或各 10mg 静滴。

②冬眠Ⅰ号(氯丙嗪、异丙嗪各 50mg,哌替啶 100mg)加于 5% 葡萄糖 200mL 中,静滴。

用药期间,每 15 分钟测一次肛温、血压、脉搏,肛温达 37.5℃时暂停用药降温。

(3)对症治疗:①周围循环衰竭:血压降低者,应补液。输入右旋糖酐、羧甲淀粉、血浆、慢滴,16~30 滴/min,每日总量应低于 3000mL,以免引起肺水肿。②脑水肿:频繁抽搐,血压升高,瞳孔不等大,可用 20% 甘露醇或山梨醇 250mL,快速静滴,必要时 4~6 小时重复 1 次。③心衰:毒毛旋花子素 K 0.125~0.25mg 加入 10%~25% 葡萄糖 40mL 中。静脉慢推。④呼吸衰竭:洛贝林 3mg 肌注或静脉缓慢注射,或尼可刹米 0.375g,或 CNB 0.25g,每 1~2 小时交替肌注。如有呼吸停止趋向,应立即做气管插管,加压给氧,辅助呼吸。⑤及时纠正电解质紊乱及酸中毒。

(4)抗生素预防感染。

(5)针灸 十宣放血,人中强刺激,合谷、内关、足三里穴刺激。

五、乳房疾病

(一)乳头皲裂
初产妇哺乳易出现乳头皲裂,如不及时治愈,易诱发乳腺炎。

【处理】

1.清洗 每次哺乳后,用 3% 硼酸水或无菌水洗净乳头。

2.涂药 洗净乳头后可涂下述药物。

(1)10% 鱼肝油铋糊剂。

(2)10% 复方安息香酊油膏。涂药后外敷消毒纱布。

3.乳盾 乳头破裂严重者,可借助玻璃乳盾间接哺乳。

(二)乳腺炎
大多由于乳头皲裂继发感染,或因乳汁积聚成块继发感染所致。

【诊断依据】

1.乳房局部红肿、硬结、疼痛,脓肿形成时局部有波动感。

2.产妇寒战、高烧,患侧淋巴结肿大。

3.血实验室检查白细胞增高。

【处理】

1.暂停哺乳,将乳汁吸出,煮沸后可再喂婴儿。

2.推拿按摩,将乳房积乳排出。

3.芒硝外敷乳房硬结处。

4.抗生素治疗:

(1)首选青霉素 每日 80 万~120 万 U,分次肌注。

(2)阿莫西林 0.5g,每日 4 次,口服。

（3）对青霉素过敏者,选用红霉素 0.4g,每日 4 次,口服。

5. 中药治疗,以疏肝清热为主。

方剂：

双花 30g,蒲公英 30g,瓜蒌 30g,柴胡 15g,黄芩 15g,王不留行 15g,丝瓜络 10g,丹皮 9g。

水煎服,每日 1 服,煎 3~4 遍,分 3~4 次,口服。

或选用瓜蒌牛蒡汤加减：

全瓜蒌 12g,炒牛蒡 9g,蒲公英 30g,防风 5g,桔叶 9g,黄芩 9g,柴胡 6g,路路通 6g,水煎服。

乳房红肿硬结处外敷金黄如意散（用浓茶水调成糊状外敷）,或用鲜蒲公英或仙人掌捣烂外敷。

6. 脓肿形成后,应尽早排脓。排脓方法有两种：

（1）火针排脓。

（2）切开排脓　切口方向应循乳腺管走行,呈放射状,至乳晕处停止,并须将脓肿内隔膜用指穿破,将脓汁彻底放净,脓腔内松塞引流条,24 小时更换一次。

7. 产后不哺乳者,可加服回乳药：维生素 B_6 100~200mg,每日 3 次,口服。

或用生麦芽 60g,生山楂 60g,煎汤代茶饮。

（三）乳汁过少

乳汁过少时,可选用如下药物。

1. 生乳糖浆,口服。

2. 各种汤,常饮：猪蹄汤、排骨汤、活鲫鱼汤、活母鸡汤。

3. 牛奶、豆浆。

4. 红小豆 250g,煨浓汤去豆喝汤。

5. 当归 15g,王不留行 9g。

水煎服。

6. 当归 9g,白芍 9g,川芎 9g,柴胡 5g,青皮 5g,花粉 9g,漏芦 6g,桔梗 5g,通草 5g,山甲 9g,王不留行 9g。

水煎服。

六、产后便秘

【处理】

1. 饮食调整,多饮水,多食蔬菜、水果,如香蕉等。

2. 服用缓泻剂如番泻叶 3g,或液状石蜡 30mL 顿服,或果导片 2 片,顿服,3 天以上无大便者,可给开塞露,必要时 1:2:3（50% 硫酸镁 30mL + 甘油 60mL + 38℃温开水 90mL,灌肠）洗肠。

3. 便秘者多合并有痔疮,可用温热水熏洗。涂九华膏等痔疮药膏。

第五章　危重症

第一节　休克

一、休克分类

(一)失血性休克 产前出血(前置胎盘、胎盘早剥、子宫破裂)或术中、术后子宫出血,宫外孕腹腔内出血等均可引起患者失血性休克。失血性休克的程度取决于失血的量与速度。

(二)创伤性休克

子宫有丰富的自主神经,手术操作粗暴刺激子宫可引起创伤性休克。

(三)感染中毒性休克

滞留或不全流产感染,早期破膜,消毒不严格的阴道检查,或产前过于频繁的肛门检查,或孕产妇体内其他部位的感染病灶,均可诱发感染中毒性休克。

(四)过敏性休克

孕产妇对某些药物过敏或羊水栓塞等均可引起过敏性休克。

(五)体位休克

系在产妇取仰卧位时,妊娠的大子宫压迫下腔静脉、腹主动脉,使回心血量骤减,心排血量降低所致的休克,故称之为"仰卧位低血压综合征",又有"体位休克"之称。

(六)血管舒缩功能障碍性休克

妊高征产妇在剖宫产术中取出胎儿时,或胎儿娩出后 24 小时内,可发生"血管舒缩性虚脱",即"血管舒缩功能障碍性休克",其原因如下述:

1.取出胎儿后,子宫突然缩小,腹压骤然降低,腹腔内脏器官血管网反射性迅速扩张,使大量血液流滞于其内,导致回心血量锐减,发生周围循环衰竭。

2.妊高征长期限制钠盐摄入,服用利尿剂,血清低钠高钾。

3.长期服用解痉、降压药物,使体内血管处于扩张状态。

4.肾上腺皮质功能不足。

二、休克病生理变化

任何原因引起的休克,其微循环均发生血液动力的变化。

(一)缺血期(代偿阶段)

休克,首先引起交感神经——肾上腺髓质系统兴奋,释放儿茶酚胺,使毛细血管前括约肌收缩,动、静脉短路开放,小动脉血液直接流入小静脉,虽可增加回心血量,但毛细血管灌注减少或消失,导致组织、器官缺血、缺氧。

(二)淤血期(失代偿阶段)

组织细胞缺氧,释放组织胺,组织胺与堆积的酸性代谢产物引起毛细血管前括约肌麻痹,使毛细血管床大量开放(全部开放,则可容纳4倍的正常血量),导致有效循环血量锐减。

由于毛细血管后括约肌和小静脉平滑肌对缺氧、酸中毒耐受性较高,继续呈痉挛状态,即毛细血管网呈前松后紧,只灌不流或少流,大量血液淤滞。

淤血使毛细血管压力增加,缺氧使毛细血管壁通透性增强,使血管内液外渗,血液浓缩。最终导致血容量、回心血量及心排出量均减少。

由于血液浓缩,红细胞聚集。血液呈高凝状态,在促凝因子作用下可发生弥漫性血管内凝血。

若休克时间长,程度严重,可导致休克脏器、休克肺、休克肾等最为常见,即使休克好转,患者也可能死于休克脏器的功能衰竭。

三、休克的临床表现

(一)意识和表情

1. 休克早期,烦躁不安。

2. 休克晚期,大脑皮层转为抑制,反应迟钝,意识模糊,甚至昏迷。

(二)皮肤

苍白、发绀、四肢湿冷。

(三)甲皱微循环

指甲皱毛细血管充盈速度明显缓慢,甲床受压后变白,松开后甲床苍白转红较慢。

(四)颈静脉及周围静脉充盈情况

颈静脉及周围静脉萎陷,标志着微循环血流淤滞,有效血容量不足,回心血量减少及静脉系统收缩。

(五)体温

感染性休克可出现寒战,高烧,休克严重时体温不升。

(六)呼吸

休克时可出现呼吸困难、发绀。

1. 代谢性酸中毒代偿期,呼吸深、快。

2. 酸中毒加重时,呼吸深、慢。

3. 出现心衰或肺功能衰竭时,呼吸困难加重。

(七)脉搏

脉搏强度由循环血量、心排出量、心脏收缩力以及血管张力四要素决定。

1. 休克早期,由于交感神经——肾上腺髓质系统兴奋,脉搏细数,即在血压下降前,脉搏先增快。

2. 休克晚期,脉搏弱、缓,提示病情危重。

(八)血压

是判断休克的指标之一,但不能仅根据血压,尤其是收缩压来观察休克的转归。

1. 血压下降

(1)收缩压 $< 10.7kPa(<80mmHg)$。

(2)血压下降 $>20\%$,或原有高血压收缩压较其基础压下降 $4.0kPa(30mmHg)$ 。

2. 脉压 $<2.67kPa(20mmHg)$　脉压差小,提示心搏出量减少和(或)周围血管阻力增加;反之,脉压差增大,则标示心搏出量增加,周围血管阻力减低。

由于微循环的灌流量及其临床表现,常出现于血压下降及血压恢复以前,故不能单纯将血压下降作为休克的主要指标。

(九)中心静脉压(CVP)

严重休克或经积极抢救仍不见好转,应测定 CVP,以确定回心血量和左、右心室排血能力,能否提供有效的心排出量,指导补液。

1. 正常 CVP 为 $0.588 \sim 1.18kPa(60 \sim 120mmH_2O)$ 。

2. 病情好转,血压回升,但 CVP 偏低,说明有效循环容量不足。

3. 病情或血压无明显改善,但 CVP 高,提示可能合并心、肺功能不良。

4. $CVP > 1.4kPa(140mmH_2O)$,应减慢或停止输液,给强心药物。

(十)休克指数

用来粗略估计丢失的血容量。

休克指数 = 脉率 ÷ 收缩压;指数 =0.5:表示血容量正常;指数 =1:表示丢失10% ~30%(500 ~1500mL)的血容量;

指数 =1.5:表示丢失 30% ~50%(1500 ~2500mL)的血容量;

指数 =2:表示丢失 50% ~70%(2500 ~3500mL)的血容量。

(十一)尿量

尿量可反映肾脏毛细血管的灌注量,是内脏血液灌流量的一个敏感指标。

1. 每小时尿量 <25mL,标志血容量不足,或血压过低,或肾血管痉挛。

2. 每小时尿量 <17mL,应警惕急性肾衰竭。

3. 每小时尿量 >30mL,提示血容量充足,内脏血管痉挛已解除。

(十二)实验室检查

1. 测定血红蛋白、血细胞计数及红细胞压积

（1）失血性休克上述各项均呈低值；

（2）感染性休克，白细胞计数检查粒细胞升高，粒细胞中可出现中毒颗粒。

2. 血气分析及血 pH 值的检查

休克期间，PO_2、pH 值均下降，PCO_2 上升，二氧化碳结合力下降（二氧化碳结合力正常值为 22～28mmol/L 即 50% 体积）。

3. 检测弥散性血管内凝血（DIC）　筛选试验和 3P 试验为阳性时，可确诊为弥散性血管内凝血。

表 5-1-1　DIC 检测

分类	项目	正常值	DIC
筛选	血小板（10^9/L）	250±50	≤10.0
试验	凝血因子Ⅱ（凝血酶原）时间（s）	12.0±1.0	≥15.0
	凝血因子Ⅰ（纤维蛋白原）（mg/dL）	200～400	≤150
纤维蛋	Fi 试验	≤1:8	≥1:16
白溶解	凝血酶时间（s）	20±1.6	≥25
确诊试验	优球蛋白溶解时间（min）	＞120	≤90
	3P 试验	（-）	（+）

四、休克的处理

早期诊断，及时地适当处理，是抢救休克成功的关键。

1. 抢救人员　指挥统一，分工明确，协调一致，分秒必争。

2. 监护　专人密切观察患者意识状况，血压、脉搏、呼吸、体温、皮肤、甲皱微循环，听诊心肺，测量阴道出血量，并随时做好记录。

3. 体位　平卧位，抬高下肢。

不采用对机体无益的头低足高位，因此体位膈上移，不利于肺脏气体交换，且对脑供血也无明显改善作用。

体位性休克者，应采取左侧卧位。

4. 供氧　保持呼吸道通畅，给患者吸入氧气。

5. 保温　休克后体温低者应保温。

不用热水袋提高体表温度，因皮温降低是保证内脏供血的一种保护性应激反应。若提高体温可增加机体耗氧量，对病情不利。

感染性休克高烧者，应降温，尤其应注意头部降温。

6. 保留尿管　给休克患者安放尿管，记录每小时尿量，了解肾功能，并指导补液。

7. CVP　重度休克患者测定 CVP，指导抢救。

8. 补充血容量　除心源性休克外，其他类型的休克，均存在器官、组织灌流量不足状况，因此应及时补充血容量。

输液种类、数量、速度，应根据有效的循环血容量、血压、脉率、心率、中心静脉压、尿量、血实验室检查等综合分析后决定。

补充血容量的液体种类如下：

（1）晶体液 平衡液、生理盐水、葡萄糖盐水、葡萄糖液。

（2）胶体液 血浆、右旋糖酐、白蛋白、706 代血浆等。

（3）血液 含红细胞的全血，红细胞液、血小板液等。

①生理盐水（0.9% ~0.85% 氯化钠溶液）：含氯量比正常血浆高50%，大量输入可导致高氯血症，加重休克酸中毒。故主张改输平衡液（Hartmarn Ringer 乳酸液，Ring 溶液）500mL 加 11.2% 乳酸钠溶液 27mL，或2:1溶液（2 份生理盐水，1 份 1.25% 的碳酸氢钠溶液）。

②平衡液：在休克早期输注平衡液，疗效显著。晶体液扩张组织间液，有利于细胞获得电解质平衡，尤其用其治疗出血性和创伤性休克时，比治疗感染性休克的疗效更好，可减少输血量，提高患者生存率。

通常，出血量 <750mL，可仅输平衡液 500 ~1000mL。

出血量 <750mL，输平衡液 500mL，并输 1/2 失血量的血液。

出血量 >1000mL，输全身 500mL，加输血量 2 ~3 倍的平衡液，即第一小时给予 1000 ~1500mL。

③葡萄糖液：休克初期不宜应用葡萄糖液。

因休克早期，儿茶酚胺浓度升高，促使肝糖原分解，产生高血糖。同时，缺氧时机体对糖的利用能力降低；且葡萄糖被利用后仅剩下水，可能导致"水中毒"，出现低渗综合征。且葡萄糖又不能有效扩容。因此。休克初期不宜应用大量葡萄糖液。

休克经过纠正，血容量已适当补充，微循环已改善，体内糖原被大量消耗时，在休克后期，可补充 10% 及 50% 的葡萄糖，以纠正低血糖。

④右旋糖酐：可增加毛细血管内渗透压，是有效的血浆扩容剂。其存留于血浆的时间及扩容作用优于晶体液。

a. 中分子右旋糖酐（分子量 7.5 万 ~8 万），在血液中可存留 24 小时，可作为抢救失血性休克之扩容剂，不宜用于感染性休克。在输注前应先抽静脉血，查血型，配血，以免干扰血型定型。

b. 低分子右旋糖酐（分子量 3 万 ~6 万），输入 1g 可吸水 20mL 左右，输入 6% 低分子右旋糖酐 500mL，可增加血容量约 1000mL。扩容作用在输入 2 个多小时达高峰，4 小时后渐减。

低分子右旋糖酐还有降低血液黏稠度，解除红细胞聚集。抗血栓形成，疏通和改善微循环的作用。

若过量、过频地使用右旋糖酐，可使血浆内凝血因子Ⅰ（纤维蛋白原）显著下降，引起出血，且可能出现轻度过敏反应。故一般在 24 小时内限制输入量，不应超过 1000mL。

⑤代血浆：706 代血浆（羟乙基淀粉），分子量 4 万。其扩容作用同右旋糖酐，副作

用较少,利尿作用比右旋糖酐差。

上述几种血浆代用品虽然可补充血容量,但不具携氧功能。由于胶体液能吸收组织间液的水与电解质,从而加重细胞负担。故输注胶体液时应配以晶体液,以调整其平衡。

⑥全血:可补充循环血容量,改善微循环,补偿携氧能力。

a. 血容量补充越早,所需的输血量就越少,效果也越佳。

b. 输血量应为:失血量加上扩大的毛细血管床容量,以维持患者有效的循环血量及组织灌流量。即补血量为失血量加上 500mL。

c. 血液来源困难或输血有反应,也可仅补充失血量的 20%,其余 80%以平衡液、10% 葡萄糖液、白蛋白代替,仍可获得较为满意的疗效。

d. 快速输入大量库藏冷血时可发生室颤、高血钾、凝血因子稀释性缺乏、氧离曲线左移及加重出血的副作用。避免其副作用的措施如下:

(a)输血前将库存血预温。

(b)及时补充钙,每输入 900mL 库存血,补充 1g 钙,即 10% 葡萄糖酸钙或氯化钙 10mL,静注。

(c)补充凝血因子。

(d)最好用新鲜血,或按库存血与新鲜血3∶1的比例输血。

补液的顺序、量及速度:

(1)补充量应超过丢失量。

(2)尽快恢复有效循环量,必要时可加压输注。

(3)最好先输黏稠度小的晶体液,或 5% 葡萄糖生理盐水,继之,输入低分子右旋糖酐、5% 碳酸氢钠。失血性休克时应尽早输血。

(4)输液过程中根据 CVP、血压、脉搏、皮温、皮色、血实验室检查、尿量、心、肺功能等调整输液的速度,控制输入的量。

9. 纠正酸中毒 是控制休克的关键,只有纠正酸中毒才能增加心肌收缩力,恢复血管对血管活性药物的应激性,改善全身器官、组织的功能。

纠正酸中毒常用的碱性液:

(1)5% 碳酸氢钠 按二氧化碳结合力(CO_2CP)测定值,推算所需 5% 碳酸氢钠的量:

5% 碳酸氢钠 mL = [CO_2CP 正常值50%(Vol) – 测定值] ×0.5 ×体重(kg)

如报告为(mEq/L),则乘以 2.24 即换算成容积百分数。

(2)0.6% 三羟甲基氨基甲烷(THAM) 对心、肾功能不全,需限制钠盐的患者,可选用 THAM 治疗酸中毒。THAM 可越过细胞膜,拮抗细胞内酸中毒。

一般按每千克体重 5mL 给予,每次用量以不超过 250mL 为宜。快速、大量输入可引起呼吸抑制,应缓慢滴入。

10. 肾上腺皮质激素的应用 肾上腺皮质激素具有抗炎、抗过敏、抗毒、抗休克的作用,可降低周围血管阻力,改善微循环,增强心肌收缩力,改善血流动力学,稳定细胞膜之通透性,保护细胞溶酶体膜。

对休克患者可采取大剂量短程给药法。首选高效、速效的肾上腺皮质激素氟美松20～40mg 静脉滴注。若休克未缓解,可每隔 4 小时减半量重复静脉注射或肌肉注射。

11. 血管活性药物

(1)扩血管升压药　经充分扩容,纠正酸中毒等综合治疗后,休克仍持续,脉搏细弱、脉压差小、皮肤苍白、四肢湿冷、CVP 偏低、尿量不多,说明心排出量不足,周围血管阻力较高,应考虑使用血管扩张药物,以解除血管痉挛,改善微循环的灌流。常用的血管活性药物如下。

①异丙基肾上腺素:是 β 受体兴奋剂,有加强心肌收缩力、降低周围血管阻力的作用,可使收缩压升高,舒张压降低,脉压差加大。

副作用是恶心、心率增快,偶可引起心律失常。剂量为 2～3μg/min,慢滴。

②多巴胺:为 β 受体兴奋剂,扩张末梢血管,增加冠状动脉、脑、肺、肾脏血流量,增加心脏输出量,有升高血压的作用。

但其加速心率的副作用较轻。

将多巴胺 20～40mg 加入 5% 葡萄糖 250mL 中,缓慢滴入,以维持基础血压、心率为宜。

③苄胺唑啉(酚妥拉明):是 α 受体阻滞剂,较理想的血管解痉药,改善微循环的作用快、短暂,适用于血管痉挛伴心动过速的患者。

将苄胺唑啉 5mg 加于 5% 葡萄糖 250mL 中(每毫升含 20μg),从 40μg/min 开始,根据血压调整滴速。

(2)缩血管升压药　失血性休克一般不宜应用血管活性药物,尤其不可长时间、大量应用收缩血管的药物,如去甲肾上腺素、去氧肾上腺素、间羟胺等。否则,可导致重要脏器缺血,功能障碍。如果休克早期,血容量暂不能补足,又无其他抗休克条件时,可慎用少量肌肉注射或静脉点滴间羟胺,以维持脑及冠状动脉的血供。

感染性休克早期,多属高排低阻型,即由于细菌、毒素的作用使血管扩张。为适应周围阻力降低,心排血量增加,一般可用低浓度、小剂量的缩血管药间羟胺静脉点滴。其缩血管作用缓和、持久。增强心肌收缩力,提高动脉压,增加心脑供血,无心率增快副作用。可同时合用异丙基肾上腺素,以纠正脉压过小。感染性休克发展至低排高阻型时,则使用扩张血管的药物。

12. 病因治疗　针对休克发生的病因,采取相应的治疗措施:

(1)失血性休克:①补充失血量:第一小时应补充失血量的 40%,若延迟输血,预后不良。②迅速止血:经保守治疗无效的子宫乏力性出血,或子宫破裂引起之严重出血,可边抢救休克,边行手术切除子宫,以止血。

(2)感染性休克

①控制感染

a. 静脉点滴大量高效广谱抗生素。

b. 若休克前已有抗生素,休克后应换药,或增加其他种类的抗生素。

c. 应按药物敏感实验,选择 1~3 种抗生素。

d. 患者存在肾功能不全时,忌用肾毒性抗生素。

e. 抗生素治疗 48 小时后病情未改善,应更换抗生素,或加大抗生素剂量。

f. 长期应用大剂量抗生素应谨防真菌双重感染。

②清除感染病灶:早期破水,宫腔感染引起之感染性休克,剖宫产术时应切除感染的子宫。手术应在抗休克和抗生素治疗的同时,或在此基础上进行。

(3)体位性休克(仰卧位低血压综合征) 由于妊娠期血管壁,尤其静脉弹性减低,妊娠的大子宫压迫下腔静脉,使回心血量减少,心输出血量减少,会出现血压下降,心率增快、脸色苍白、冒冷汗等一系列休克症状:①左侧倾斜位:妊娠晚期、产程的潜伏期及未临产行硬膜外阻滞麻醉剖宫产时,将受术的产妇一侧臀部垫高,使其向左侧倾斜 15°,可防治体位性休克的发生。②经上肢静脉输液:因上肢静脉输液不受下腔静脉压迫影响,液体可直接经上腔静脉回心,而增加回心血量及心排血量。

(4)血管舒缩功能障碍性休克 休克患者血化验显示红细胞压积升高,血钠降低, <130mEq/L。治疗:给予含钠溶液扩容。

①平衡液。

②3% 高渗盐水 200mL,缓慢静点,慎用。

(5)过敏休克

①药物过敏休克

a. 停用引起机体过敏反应的药物;

b. 给予脱敏、抗休克药物,例如氟美松 20~40mg,肌肉注射或静脉滴入。

(6)创伤性休克 创伤性休克多与出血性休克同时存在,当长时间用力刮宫,或牵拉困难的产钳,或使劲牵拉尚未剥离的胎盘而致子宫内翻,或剖宫产术时手术中操作粗暴,暴力推压宫底协助胎儿经子宫切口娩出,尤其在麻醉不满意、镇痛不全时,可发生创伤性休克。

杜绝创伤性休克的措施:

①麻醉镇痛满意。②手术操作轻巧。

第二节 羊水栓塞(AFE)

是在分娩过程中羊水进入母血循环引起的肺栓塞、休克、DIC 等一系列严重症状的综合征,是极危险的产科并发症。

一、诊断依据

(一)临床表现

1.急性呼吸循环衰竭　患者破膜后突然发生呼吸困难、发钳,迅速出现循环衰竭、休克及昏迷。

2.急性 DIC　皮肤、黏膜出血,产后出血不凝。

3.多脏器损伤　急性肾衰竭及急性肝功能衰竭,肺、脾出血等。

(二)体检

肺部听诊可闻性湿啰音,心脏听诊有衰竭表现。

(三)辅助检查

1.X 线检查　肺部摄片可见双侧弥漫性点片状浸润影,沿肺门周围分市,伴右心扩大及轻度肺不张。

2.心电图　提示右侧房、室扩大。

3.涂片　痰液涂片可查到羊水内容物。

4.血液检查　DIC 各项血液检查阳性。

5.确切的诊断是腔静脉取血查出羊水中有形物质的碎屑。或取右颈静脉或股静脉血查羊水有形成分(胎儿皮肤毳发、胎脂及上皮细胞等)。

6.尸检　证实在肺小动脉或毛细血管内有羊水成分的栓塞。

二、处理

分秒必争,立即抢救。迅速建立静脉通道,静脉切开。

1.抗过敏　立即静脉注射氟美松 20mg,再继续静脉滴注氟美松 20mg。

2.纠正缺氧　用面罩法或酌情行气管内插管正压给氧,有条件时用人工呼吸机。

3.解除肺动脉高压

(1)氨茶碱 0.25g 加入 10% 葡萄糖液 20mL 中缓慢静脉注射。

(2)阿托品 0.5~1mg 静脉注射,每 10~15 分钟 1 次,直至患者面色潮红及呼吸困难好转。

(3)盐酸罂粟碱 30~90mg 溶于 10%~25% 葡萄糖液 20mL 中缓慢静脉注射。

4.阻断迷走神经反射所致肺动脉支气管痉挛

(1)苯妥拉明 10~40mg 加入 5% 葡萄糖 500mL 中,静滴。

(2)654~2 20mg(或阿托品),静注,每 10~15 分钟 1 次,至面色潮红及呼吸困难好转。

5.抗休克

(1)扩充血容量　尽快输鲜血及血浆,低分子右旋糖酐 500~1000mL,静滴。

(2)纠正酸中毒,用 5% 氢酸氢钠 250mL,静脉滴注,根据血气分析调整用量。

(3)调整血管紧张度:①首选多巴胺(强心、扩张内脏血管及肾血管)20~40mg 加入5%葡萄糖液500mL中,静脉滴注。②可加间羟胺20～40mg于5%葡萄糖500mL内,静滴。③或用异丙肾上腺素0.2～0.5mg加于葡萄糖100mL内,静滴,注意其有加快心率的副作用。上述诸药应根据血压来调整剂量。④测CVP,若CVP升高,提示肺动脉高压。⑤记液体出入量。

6. 防治心衰 可用洋地黄制剂,使用毛花苷C 0.4mg加50%葡萄糖液20mL,静脉注射。

配合应用氨茶碱,可控制心衰、肺水肿。

7. 纠正DIC

(1)肝素 首选(DIC早期时使用),以抑制凝血酶产生及血小板凝聚,阻止微栓形成及消耗大量的凝血物质。在心肺复苏同时,给肝素1mg/kg,首剂肝素50mg加生理盐水或5%葡萄糖液100mL,静脉滴注,1小时滴完。继之,肝素50mg加5%葡萄糖500mL,缓慢静点。以试管内凝血作监测,凝血15～20分钟,24小时肝素用量不超过100mg。肝、肾功能不佳时减量。

应用肝素时注意,若患者已发生大出血,尤其产后或剖宫产术后应忌用肝素,以防引起严重的子宫出血及手术创面出血。

(2)抗纤溶药物 当DIC由高凝转入纤溶亢进时,可在输鲜血的同时使用:①6-氨基己酸:6g加5%葡萄糖液200mL,静脉注射。24小时内用量10～20g。②氨甲环酸:肾功能障碍时选用,氨甲环酸0.25g加25%葡萄糖液20mL静脉注射,24小时用量1～3g。③凝血因子、凝血因子I(纤维蛋白原)、血小板:在给肝素前提下给予。

8. 防治肾衰竭

(1)保留尿管,记录每小时尿量,了解肾功能情况。

(2)25%甘露醇200mL,静点。

(3)呋塞米40mg加25%葡萄糖液40mL,静点。

9. 防治感染 给予高效、低毒广谱抗生素。

10. 溶栓疗法 用于栓塞严重,并不断发展,且出血轻微者。

链激酶60万U加5%葡萄糖液500mL,6小时,静点,每日4次,总量240万U,直至病情不再恶化。

溶栓疗法禁忌证有:

(1)出血性疾病。

(2)重度妊高征。

(3)开放性结核。

(4)胃溃疡。

(5)细菌性心内膜炎。

11. 切开血管取栓子 保守治疗无效时,可选择手术取栓子。

12. 产科处理 原则上应先改善母体呼吸循环功能,然后再处理分娩。

（1）在第一产程选择剖宫产结束分娩。

（2）第二产程则按情况实行经阴道助产：①产后密切观察子宫收缩及子宫出血量。除非子宫收缩乏力。不应多用宫缩剂，以防羊水入血过多。②若发生难以控制的子宫出血，应在输血、止血中切宫。③保留子宫指征：a. AFE 症状轻；b. 病情好转后无反复；c. DIC 出血不多或无 DIC；d. 需保留生育功能的年轻初产妇；e. 胎儿死亡，AFE 病情已被控制时，待宫口开全时穿颅。

第三节 弥散性血管内凝血（DIC）

弥散性血管内凝血（DIC）不是一种独立疾病，而是诸多种疾病发展中一个严重的病理过程。

胎盘绒毛、子宫蜕膜、羊水等组织中含有大量组织凝血活酶，羊水栓塞，羊水入血或从损伤的胎盘绒毛组织中释放出的组织凝血活酶，经胎盘绒毛间腔进入母体，只需少量凝血因子，即能激活、启动整个凝血过程，诱发外源性凝血系统，可导致 DIC。死胎、重度妊高征、子痫、变性的胎盘组织释放组织凝血活酶，可引起慢性 DIC。手术操作，组织损伤，也可释放组织凝血活酶，诱发 DIC。术前、术中、术后感染，缺氧、酸中毒，尤其合并感染性休克，损伤血管内皮细胞，暴露胶原蛋白，激活因子 XII，启动内源性凝血系统，也可导致 DIC。

一、诊断依据

1. 有 DIC 的诱发因素

2. DIC 的临床表现

（1）多发性出血 特点是多部位出血，血不凝。

①全身皮肤、黏膜出血：皮下出血点、出血斑，穿刺针孔部位出血，牙龈出血，咯血、呕血、便血、尿血等。②子宫出血：静脉或肌肉注射宫缩剂效果不明显。③手术创面出血：由于弥散性血管内凝血，消耗了大量的凝血因子及血小板，导致消耗性凝血障碍，使出血不凝。血管内凝血又继发纤溶亢进，且纤维蛋白降解物又可抑制凝血酶的产生而阻碍凝血，形成纤溶性凝血障碍。故发生出血。

（2）难以解释的末梢循环衰竭 弥散性血管内凝血时，内脏和周围小血管内有微栓形成，使回心血量减少，心输出量下降，血压下降，导致休克发生或使已存在的休克加重。因此，DIC 与休克之间可形成恶性循环。

弥散性血管内凝血在内凝血系统被激活时，XIIa 可使激肽原转变为激肽，激肽有使小动脉扩张作用，从而使血压更进一步下降。因此，当妇产科患者出血不多，又无其他原因，而休克严重又无法解释时，可能是 DIC 所致。

(3)多发性微循环栓塞症状及体征　DIC 微循环中栓塞,由于组织缺血、缺氧,可导致相应的器官发生功能障碍,例如:

脑栓塞出现抽搐、昏迷。

肺栓塞表现为呼吸困难、发绀、咯血等急性呼吸功能衰竭症状。

肾小球毛细血管栓塞表现为少尿、无尿、血尿、尿毒症等急性肾衰竭症状,严重时可发生肾皮质坏死。

肝脏受累时,出现黄疸、肝功能障碍。

胃肠黏膜微血管受累时,出现腹痛、腹泻、呕血、便血。

(4)抗凝治疗有效。

3.实验室检查异常

(1)消耗性凝血障碍的检查:①血小板计数:动态观察,呈进行性减少。血小板 $< 100 \times 10^9 / L$ 为异常(正常值 $100 \times 10^9 \sim 300 \times 10^9$)。②凝血因子Ⅰ(纤维蛋白原)定量:是诊断 DIC 的重要指标,DIC 时,凝血因子Ⅰ(纤维蛋白原)$< 150mg/dL$(正常值为 $200 \sim 400mg/dL$)。③凝血因子Ⅱ(凝血酶原)时间:DIC 时,凝血因子Ⅱ、Ⅴ、Ⅶ、Ⅹ等被消耗,使凝血因子Ⅱ(凝血酶原)时间延长,正常值为 12 秒 ±1 秒。凝血因子Ⅱ(凝血酶原)时间≥15 秒。或比正常对照组 >3 秒以上为异常。主要测定外源性凝血系统功能。

上述三项实验室检查均异常时,即可诊断为弥散性血管内凝血,有一项正常者,应再做一项纤维蛋白溶解试验。

如果无条件做②与③:项的实验室检查,可做凝血时间及凝血块试验,以辅助诊断。

④凝血时间:a.毛细管法正常值 3 ~ 7 分钟:估计凝血因子Ⅰ(纤维蛋白原)$> 150mg/dL$;

凝血时间 >7 分钟:估计凝血因子Ⅰ(纤维蛋白原)为 $100 \sim 150mg/dL$;

凝血时间 >30 分钟:估计凝血因子Ⅰ(纤维蛋白原)$< 100mg/dL$。

b.试管法:正常值 4 ~ 12 分钟。

⑤血凝块观察试验:抽血 5mL,置于直径为 0.8cm 的玻璃试管内,观察血块形成的时间及血块稳定性。

正常血液:血块凝结 <6 分钟,血块占全血量的 30% ~ 40%,30 分钟后血块稳定,摇动不散。

血凝障碍:无血块形成或血块凝固超过 6 分钟,或凝血块脆弱不稳定,或在 1 小时内全部或部分溶化,表明凝血因子Ⅰ(纤维蛋白原)含量低和(或)纤溶亢进。

(2)纤溶亢进的检查:①凝血酶时间:血浆凝血因子Ⅰ(纤维蛋白原)明显减少或纤维蛋白降解产物(FDP)增多时,凝血酶时间延长,若比正常对照组超过 3 秒,则有诊断价值。②鱼精蛋白副凝集试验(3P 试验):阳性反应说明血液中有过多的纤维蛋白降解产物。③血 FDP 测定:正常人血液中仅有微量 FDP,定量 <6/mL。若 >20μg/mL,

则有诊断价值。④Fi 试验:是对纤维蛋白单体和降解物的免疫学检查方法。

滴定效价:正常值≤1:8。

若滴定效价≥1:16,为异常。⑤优球蛋白溶解时间:优球蛋白可被纤溶酶所溶解。若纤溶酶增多,即纤溶亢进时,优球蛋白溶解时间缩短,≤120 分钟,为异常值。

(3)周围血象及血沉测定

①外周血涂片(溶血的检查):弥散性血管内凝血时,毛细血管内纤维蛋白沉积,红细胞流经变狭窄的血管腔,由于机械性损害而发生溶血。大量的红细胞破裂,末梢血涂片可见到变形的红细胞呈盔形、芒刺状或三角形,破碎红细胞超过2%时,有诊断意义。②血沉测定:妊娠晚期,由于纤维蛋白原增加,血沉加快,1 小时达 50mm 左右。

(4)特殊检查 如有条件,可对部分疑难患者进行下述检查:

①纤维蛋白多肽 A 测定:凝血因子 I (纤维蛋白原)可被凝血酶裂解为纤维蛋白多肽 A 及 B(即 FPA,FPB)。故,测定 FPA 或 FPB 可间接了解凝血酶的活性。因 FPA 半寿期短,仅 3 分钟,测定 FPA,作为诊断早期、轻度弥散性血管内凝血的指标。②抗凝血酶Ⅲ含量测定:DIC 时。抗凝血酶与凝血酶等因子结合形成复合物而失活,故血浆中抗凝血酶含量下降。正常时,血浆抗凝血酶Ⅲ为 0.2mg/mL。③血小板血栓球蛋白(β - TG)测定:β - TG 是血小板特有的蛋白质,DIC 时,β - TG 增加。④Ⅷ因子活性和Ⅷ因子相关抗原比值测定:当 DIC 时,其比值 <1。

二、处理

1. 去除病因 治疗原发病,去除病因是治疗妇产科弥散性血管内凝血的关键。滞留流产、死胎应尽快清宫。

重型羊水栓塞或胎盘早剥,应尽快行剖宫产术,必要时切除子宫,以阻断促凝物质继续入血,以便纠正 DIC。

2. 改善微循环障碍 纠正休克同样是治疗 DIC 的重要手段。

(1)充分供氧。

(2)补充血容量,可输新鲜血、血浆等。

(3)纠正酸中毒,首选碳酸氢钠溶液静脉滴注。

酸中毒损伤血管内皮,启动内源性凝血系统,且肝素在酸性环境中活性下降。因此,纠正酸中毒至关重要。

(4)血管活性药物调节血管紧张度:①β 受体兴奋剂,例如多巴胺 20mg 加于 5%葡萄糖液 200mL 中静点,可按休克情况调整滴速和加大剂量。②α 受体抑制剂,例如苄胺唑啉 20mg 加于 5% 葡萄糖液中点滴,应根据病情与治疗反应调整用量。

(5)低分子右旋糖酐 是改善微循环障碍的首选药物。24 小时用量以不超过 1000mL 为宜。

其具有扩容、松通微栓、抑制凝血酶生成、阻止凝血酶对凝血因子 I (纤维蛋白原)作用。

3. 抗凝治疗 产科临床应用肝素治疗 DIC 必须适时、适量。

应用肝素的目的是阻断弥散性血管内凝血继续发展,改善微循环,恢复凝血功能。即在弥散性血管内凝血高凝阶段应用肝素。

(1)适应证:①如果导致 DIC 的基本病因一时不能去除,如羊水栓塞、感染性休克、胎盘早剥,应尽早应用肝素。②滞留流产未清宫前。③胎死宫内尚未临产者。④重度妊高征,可试用小剂量肝素治疗。⑤双胎中一胎儿死亡,为预防活胎发生 DIC。

(2)禁忌证:①滞留流产清宫后。②胎儿已娩出。③已施剖宫产术。④已行子宫切除术。因子宫胎盘剥离面或手术后创面,或子宫切口在应用肝素时可发生难于控制的出血,故在有创面的情况下不宜选用肝素治疗。⑤肝素在肝脏内灭活,且约 1/2 由肾脏排出。故肝、肾功能障碍者不宜使用肝素。⑥既往有脑出血、咯血或胃溃疡出血史者不宜使用肝素,以防旧病复发。

(3)应用肝素的注意事项:①肝素注入 10 分钟即显效,半寿期为 2 小时,常选用静脉给药,首次剂量宜小,一般用 25mg,以观察患者对药物的反应,必要时 4~6 小时重复给药,酌情增减。②应用肝素期间,必须用试管法对凝血时间连续监护,使凝血时间维持在 20 分钟左右为宜。③DIC 已继发纤溶亢进时,但尚不能确定 DIC 已转为非活动性,可试用肝素血治疗,即肝素 50mg 加新鲜血 400mL 静脉输入。④应用肝素后,若有明显出血不易控制时,则需用鱼精蛋白硫酸盐静注中和肝素,剂量等于最后一次肝素量,即 1mg 鱼精蛋白硫酸盐拮抗 1mg 肝素。⑤第一个 24 小时内,肝素用量可达 100mg,但不应一律强求肝素化。当去除 DIC 的病因,或病情显著好转,或出血停止,血压平稳,发绀消失,或实验室检查凝血因子 I(纤维蛋白原)、血小板等凝血因子不再消耗,即可停用肝素。⑥停用肝素后仍继续进行有关凝血、纤溶方面的检查,以防 DIC 复发。⑦已使用肝素的患者,施术时不宜采用脊麻,以防引起蛛网膜下腔出血及脊髓受压。

4. 抗纤溶药物 纤溶是 DIC 的一种代偿功能,只要 DIC 停止或病因去除就会自然停止。因此,不能把抗纤维药物作为常规的止血药物应用。应严格掌握指征,若应用过早,由于抑制继发纤溶,可造成更广泛的微血栓,导致重要脏器缺血、缺氧,功能衰竭,不可逆休克。

(1)适应证

①DIC 后期,以纤溶亢进为主时,为减少纤维蛋白溶解,可考虑使用。②证实 DIC 在纤溶阶段,已肝素化仍出血不止,血凝血因子 I 纤维蛋白原 <50mg/dl。

(2)抗纤溶药物

①六氨基己酸 4~6g,加于 5% 葡萄糖 100~200mL 中,静脉滴入,每日剂量 10~20g。肾功不良者忌用。②对羧基苄胺(氨甲苯酸),100~200mg,加于 20~100mL 葡萄糖中,静注。③氨甲环酸 250~500mg,加入葡萄糖液 40~100mL 中静脉注射,每日 1~2 次。④抑肽酶,8 万~12 万 U(分 2 次),静脉滴注,继之每 2 小时静注 1 万 U。

5. 抗血小板聚集的药物

（1）双嘧达莫 能抑制血栓素合成酶,使血栓素 A_2（TXA_2）合成受阻。TXA_2 是血小板释放的物质,具有强烈的使血小板聚集作用。

剂量为 100～200mg/次,加入葡萄糖液中静滴,24 小时可用 600mg。

（2）阿司匹林 能抑制血小板环氧化酶;使花生四烯酸不能合成前列腺环内氧化物,从而减少了血栓素 A_2 的合成,0.5g/次,口服,每日 3 次。

6.补充凝血因子 在促凝物质不断入血时,不宜补充凝血因子及输血,以免加重 DIC,当病因已去除,在抗凝治疗的基础上,即 DIC 过程停止,而出血倾向严重,或失血过多、贫血时,为迅速提高凝血因子浓度,提高血液携氧能力,应补充新鲜血。库存血超过 7 天,不宜用于 DIC 抢救。

新鲜血浆含血小板,凝血因子与新鲜全血相似,可减少输入容积。

凝血因子 I（纤维蛋白原）缺乏时,可输注凝血因子 I（纤维蛋白原）,每次 2～4g,血浆凝血因子 I（纤维蛋白原）达 150mg/dL 以上时,可达到止血目的。

7.肾上腺皮质激素 肾上腺皮质激素具有抗炎、抗过敏、抗毒、抗休克、稳定溶酶体膜、减低血管渗透性等作用,并能抑制网状内皮系统,抑制单核巨噬细胞吞噬已激活的凝血因子的能力。故用量不宜过大。

8.抗凝血酶Ⅲ（AT－Ⅲ）治疗 近年研究发现:当患者血中 AT－Ⅲ浓度明显减少时,用肝素治疗 DIC 疗效不佳,补充 AT－Ⅲ后,疗效明显改善。

治疗 DIC 早期应用 AT－Ⅲ,则效果好,每 100mL 新鲜血中含 AT－Ⅲ29mg,无提纯的 AT－Ⅲ,可输入新鲜血代替。

9.中药 活血化瘀药物的应用,有助于 DIC 的治疗。复方丹参注射液,10～30mL/次,每日 3 次,静脉滴注。

第四节　常见内科危重症

一、心搏骤停

有效心脏收缩突然停止,导致循环、呼吸衰竭,如不及时抢救,就会迅速死亡。

【诊断依据】

1.突然意识丧失、大动脉搏动消失、面色苍白、发绀、有抽搐。

2.心音消失,其准确性高,应列为第二诊断标准。

3.呼吸停止,瞳孔散大,反射消失,为心脏骤停的典型征象。

4.心电图检查,其准确性最强,主要有以下两种类型:

（1）心室颤动,最多见。

（2）心脏停搏。

【处理】

分秒必争,立即就地抢救。在人工呼吸及心脏按压的同时,迅速建立静脉通道及心电监护。

1.心、肺复苏

(1)心前区叩击　在患者胸骨体下端用拳头尺侧面用力叩击一次,有时可使心脏复跳。

(2)人工呼吸

①疏通气道:使患者平卧,首先应清除口腔内的异物,然后,施术者一手将颈部托起,另一手置于前额将其头向后仰。②口对口人工呼吸:人工呼吸有效时,可看到胸部起伏;当吹气使肺膨胀后有阻力感;呼气时,可听到或感到有气体逸出。

(3)心脏按压

①胸外按压:能触到大动脉搏动为度,按压与放松时间比为1:1。按压频率80~100次/min,按压与人工呼吸比为5:1。②胸内按压:胸外按压不佳时,改为胸内按压。

(4)电除颤　心电监护证实为室颤,除颤电能为50~100J(WS)。

(5)电起搏　心室停搏经心、肺复苏及多次静脉给药无效时,可试用人工心脏起搏器。

(6)复苏药物

①肾上腺素:为首选。肾上腺素直接兴奋心肌,增强心肌收缩力,增加心肌应激性,并可使周围血管收缩,升高血压。0.1%肾上腺素溶液0.5~1mL静脉注射或气管内滴入,每3~5分钟可重复给药1次。②异丙肾上腺素:为兴奋β受体的拟交感药物,具有增强心肌收缩能力,兴奋心脏传导系统及高位起搏点的作用,剂量为0.5~1mg,静脉注射,或将其1~2mg加入5%葡萄糖液500mL中静脉滴注。③阿托品:能解除迷走神经对心脏的抑制作用,适用于迷走反射引起的心跳骤停,常与其他药物交替应用,剂量为1mg静脉注射,5分钟后可重复应用。④利多卡因:能降低心脏应激性,有效地抑制心室异位节律点。剂量为50~100mg静脉注射,必要时可重复,但20分钟的总量不宜超过250mg。心脏复跳后,按每分钟1~4mg的速度静脉滴注。⑤碱性药物:心脏骤停抢救后5分钟仍未复跳者可用5%碳酸氢钠200mL静脉滴注(快速),以后视血气分析结果而定。⑥钙制剂:研究未证实心室停搏者有恢复电活动的作用,美国心脏病协会主张不再使用。

2.心脏复跳后的处理　应纠正低血压。

针对低血压的病因治疗后,血压仍不能维持在较理想水平时,则需使用血管活性药物。常用的有:

(1)多巴胺　常用剂量为20~200mg,加入5%葡萄糖液500mL中静脉滴注。

(2)间羟胺　常用剂量为20~200mg,加入5%葡萄糖液500mL中静脉滴注。

(3)多巴胺与间羟胺两药联合使用。

(4)去甲肾上腺素　为较强的β受体兴奋剂,在升压的同时,可影响心、肾等重要器官的灌注,将剂量为2~8mg的去甲肾上腺素加入5%葡萄糖液500mL中静脉滴注。尽量不选择此药。

（5）扩血管药　当交感神经兴奋或周围血管正常或增高，排血量减低者可应用，或与缩血管药合用，酚妥拉明 10～25mg 或硝普钠 25mg 加入 5% 葡萄糖液 250mL 中静脉滴注。最好应进行血流动力学监测。

3.处理心律失常　针对心律失常的不同类型，选用适当的抗心律失常药。

4.维持呼吸　可应用呼吸兴奋剂洛贝林 3～6mg 静脉注射；或将洛贝林 15～30mg 加入葡萄糖液 500mL 中静脉滴注；尼可刹米 0.375g 静脉注射。

5.处理脑水肿（脑水肿为脑缺氧所致）

（1）降温：①头部放置冰帽。②冰袋置于各大动脉区（颈、腋、股动脉）。③必要时人工冬眠。

（2）脱水：①20% 甘露醇 250mL 快速静脉滴注，可每 4～6 小时重复使用。②交替使用 50% 葡萄糖液，静注。③呋塞米 40mg 肌注，或加于 10% 葡萄糖液（40mL）中，静脉注射。④氟美松 20mg 静脉注射。

二、心力衰竭

心力衰竭简称心衰，又名心功能不全。系心脏不能维持足够的排血量（心排血量不足），以致组织血流减少，肺循环和（或）体循环淤血的一种临床病理生理综合征。

可分为左、右心衰和全心衰。

【诊断】

(一)左心衰竭

1.症状

（1）各种程度的呼吸困难：劳力性及休息时呼吸困难，端坐呼吸、夜间阵发性呼吸困难，心源性哮喘。

（2）咳嗽、咳痰和咯血。

2.体征　除原有心脏病体征外，常有心率增快、两肺底部湿啰音，严重者有发绀（中枢性）。

(二)右心衰竭

1.症状　肝区胀痛、尿少。

2.体征

（1）颈静脉充盈或怒张，肝肿大和压痛，肝颈静脉回流征呈阳性，严重肝淤血可出现黄疸。

（2）水肿　多见于身体下垂部位，严重时全身水肿、腹水或胸水。

（3）发绀　属周围性发绀，为静脉压增高、静脉血氧降低所致。

(三)全心衰竭

同时有左和右心衰的表现。

(四)辅助检查

1.X 线检查　左心衰胸片可见肺上部纹理增加，肺门阴影增大、叶间积液。右心衰可见上腔静脉影增宽。

2.心功能测定 超声心动图测定心功能的减低程度。

正常值:心脏指数(CI)2.6~4.0L/(min·m^2),心搏量(SV)60~70mL,心排出量(CO)5~6L/min,射血分数(EF)0.55~0.75。

3.压力测定

(1)用 Swan-Ganz 导管检查可直接测定右心血管腔各部位压力,如肺毛细血管嵌顿压,正常值0.267~1.60kPa(2~12mmHg),左心衰时升高。

(2)中心静脉压,正常值0.588~1.18kPa(6~12cm H$_2$O),右心衰时升高。

(五)心功能分级

心衰还应做出心功能级别的判断:

1.心功能Ⅰ级 体力活动不受限制,为心功能代偿期。

2.心功能Ⅱ级 体力活动轻度受限制,一般活动可引起症状。

3.心功能Ⅲ级 体力活动明显受限制,轻度活动即出现症状。

4.心功能Ⅳ级 体力活动极度受限制,休息时亦有症状。

【处理】

1.吸氧 高流量给氧(6~8L/min),为清除泡沫,有利于气体进入肺泡,氧气流经30%~40%酒精溶液。

2.镇静 哌替啶50~100mg,肌肉注射,有扩张周围血管,减少回心血量的作用。已有休克或呼吸抑制者慎用。

3.减轻静脉回流 患者取半坐位,两腿下垂,以减少静脉回流。必要时用止血带轮流结扎四肢。

4.快速利尿 可用呋塞米40~80mg或依他尼酸钠50~100mg静脉注射,以减少血容量,减轻肺水肿。休克时禁用。

5.氨茶碱 0.25g溶入50%葡萄糖液20mL中,缓慢静脉注射,可减轻支气管痉挛,并加强利尿。

6.去除诱因,治疗原发病及并发症。

7.强心药 用快速作用制剂,如毛花苷C0.4mg,或毒毛花苷K0.25mg,溶入50%葡萄糖液20mL中,缓慢静脉注射,必要时4~6小时后再给一次。给药后5~10分钟生效,维持12小时。

(1)洋地黄类药物

①适应证:各种原因引起的心衰及室上性快速心律失常。②禁忌证:严重窦性心动过缓、房室传导阻滞、洋地黄中毒、预激综合征所致心房纤颤、单纯重度二尖瓣狭窄和肥厚性、梗阻性心肌病(无房颤或明显心衰)不宜应用。洋地黄用量个体差异很大,且治疗量与中毒量较接近,用药期间应严密观察,防止出现中毒。

每日毛花苷C不超过1.2mg,毒毛花苷K不超过0.5mg。

③中毒表现:

a. 胃肠道:食欲不振、恶心、呕吐等;

b. 心脏:各种类型心律失常和心衰加重;

c. 神经系统:头痛、嗜睡、黄视等。

④中毒处理:

a. 应立即停药;

b. 停用排钾利尿剂;

c. 快速性心律失常可选用:氯化钾 1~2g 溶入 5% 葡萄糖液 250~500mL 中静脉滴注;苯妥英钠 100mg 溶入注射用水 20mL 中静脉注射,必要时 5~10 分钟可重复给药,总量不超过 0.5~1.0g;利多卡因 50~100mg 静脉注射,必要时每 5~10 分钟可重复给药,总量不超过 250~300mg,继之以每分钟 1~2mg 静脉滴注。

d. 缓慢性心律失常可选用阿托品 0.5~2mg 皮下或静脉注射,严重者可应用临时人工心脏起搏器。

(2)其他增强心肌收缩力的药物

①多巴胺:兴奋多巴胺受体和 α 受体、β 受体,常用剂量为每分钟 2~20μg/kg,静脉滴注,可增强心肌收缩力,使肾血流量和排钠量增加。②多巴酚丁胺:拟交感神经药,可兴奋 β 受体,增强心肌收缩力,剂量从每分钟 1.0μg/kg 开始静脉滴注,可逐渐增加至每分钟 5μg/kg。

8. 血管扩张剂　可扩张周围小动脉、小静脉,以此来减轻心脏的后负荷和前负荷,从而改善心功能。应用时应严密观察血压变化,避免血压过度下降。常用药物如下:

(1)硝普钠(主要作用于动脉和静脉)静脉滴注从 16μg/min 开始,每隔 10~15 分钟加 3~6μg/min。

(2)酚妥拉明(主要作用于动脉)静脉滴注从 0.1mg/min 开始,每隔 10~15 分钟加 0.1mg/min。

(3)硝酸甘油(主要作用于静脉)舌下含服 0.3~0.6mg。静脉滴注从 5~10 μg/min 开始,以 20~50μg/min 维持。

(4)二硝酸异山梨醇(主要作用于静脉)口服 10~20mg,4~6 小时 1 次。

(5)卡托普利(主要作用于动脉)口服 12.5~50mg,每日 3 次。

三、成人呼吸窘迫综合征

成人呼吸窘迫综合征(ARDS)是一种继发于多种病因的急性进行性呼吸窘迫和缺氧型呼吸衰竭。

【诊断依据】

1. 临床表现　ARDS 继发于多种临床急症,早期缺乏特异性先兆表现,诊断非常困难。典型 ARDS 临床表现是在原发病表现的基础上,发生进行性呼吸困难、呼吸窘迫,呼吸频率 >30 次/min,呼吸肌及辅助呼吸肌竭力参入呼吸,常规氧疗难以改善,发绀,吸气时肋间隙及锁骨上窝下陷,早期肺部可无明显体征,后期可闻及湿啰音和干啰音。

2. X 线检查　早期无异常或肺纹理增多,继之在肺的外周出现散在斑片状浸润,肺门形成典型的蝴蝶状阴影,晚期可呈广泛肺实变。上述异常是各型肺水肿的典型表现,并非 ARDS 特有。

3. 血气分析　吸空气时 $PaO_2 < 8.0kPa(60mmHg)$,$PaCO_2 \leqslant 4.67kPa(35mmHg)$,晚期 $PaCO_2 > 6.0kPa(45mmHg)$;吸纯氧 15 分钟后,$PaO_2 < 4.67kPa(35mmHg)$,$P(A-a)O_2 > 26.7kPa(200mmHg)$ 或肺分流率 >10%。

4. 肺功能检查　肺活量、残气、功能残气减低;呼吸死腔增加,气道阻力增加,肺顺应性减低等。

5. 除外心源性或非心源性肺水肿。

【处理】

1. 积极治疗原发病预防 ARDS 发生。

(1)控制感染　及时合理使用抗生素。

(2)迅速抢救休克　改善微循环,合理补充液体,以维持正常偏低的血压和尿量为度。

(3)及时正确处理创伤。

(4)合理氧疗　高浓度氧气吸入能对生物膜造成严重损伤,并具有细胞毒性作用,增加毛细血管通透性;降低纤毛－黏液系统的净化能力,减弱肺泡巨噬细胞的吞噬能力;减少肺泡表面活性物质的合成。因此,应避免长时间高浓度吸氧,尽可能以较低浓度的氧气吸入保持 PaO_2 在偏低的安全水平,同时注意氧气湿化与温度。

(5)输液输血　过量过快输液或输血能引起和诱发肺水肿,增加心、肺负荷,因此,应密切观察病情变化,根据个体需要,随时调节。

合理选择输液种类和调节输注速度。ARDS 以选用晶体溶液为主,有针对性地使用血浆蛋白、全血或低分子右旋糖浆等胶体溶液。

最好监测肺动脉楔压、中心静脉压、尿量、血压、血浆蛋白含量等指标。

(6)预防性应用 PEEP　预防性应用 PEEP 能明显减少或降低 ARDS 发病。其适应症状如下:

可能发病的重症患者,PaO_2 持续降至 $9.3kPa(170mmHg)$,吸氧不能改善者;多发性创伤,收缩压低于 $12.0kPa(90mmHg)$ 者。

2. 迅速纠正缺氧　50% 浓度鼻导管吸氧,PaO_2 仍低于 $6.67kPa(50mmHg)$,呼吸窘迫频数时,应尽早呼气末正压通气。PEEP 治疗 ARDS 具有以下优点:

(1)保持功能残气量　吸气正压使不张的肺泡复张,呼吸末呼吸道持续正压,能防止有不张倾向的肺泡陷闭,从而增加功能残气量和血气屏障面积,提高换气效率。

(2)改善肺间质和肺泡水肿　吸气末正压增加肺间质静液压,有利于间质液回流到血管腔。

(3)提高 PaO_2　持续肺泡正压通气,减少血流灌注量,增加肺泡通气/血流比值,减少静－动脉分流,提高 PaO_2。

(4)缓解呼吸窘迫　正压通气,减轻吸气肌负担,减少呼吸运动氧耗量,降低呼吸肌做功,缓解呼吸窘迫症状。

(5)供氧浓度　在50%以下的 PEEP 能提高 PaO_2 达8.0kPa(60mmHg)以上,故不致因氧气中毒加重 ARDS 病情。

(6)增加肺组织顺应性　应用 PEEP 时调节每分通气量约20L/min,呼气末压力自小而大逐渐增至0.98kPa(10cmH₂O),一般不超过1.47kPa(15cmH₂O)。PEEP 压力过高影响静脉血回流,降低心排血量。

ARDS 休克及心功能不全患者不宜用 PEEP 机械呼吸,可用高频通气即经鼻塞HFV 供氧,60次/min 压力为49kPa(0.5kg/cm²),这样对心功能影响小,能提高血氧分压。

3. 药物治疗

(1)肾上腺皮质激素　能减轻炎症反应,降低毛细血管壁通透性,促进肺泡表面活性物质的产生,缓解支气管痉挛,稳定溶酶体膜等。

用药原则,应早期、大量、短程,如用氟美松20~40mg,静脉注射,每日1~2次,持续2~3日。

(2)α受体阻滞剂　能解除小动脉和小静脉痉挛,降低肺静脉压力,减少肺水肿,改善微循环,降低外周血管阻力,增加心排血量,改善左心功能,减轻肺淤血。常用苄胺唑啉10~20mg 或2~4mg/dL 溶液500mL,静脉点滴。也可使用酚苄明或654~2治疗。

(3)ARDS 因肺泡及肺间质水肿或存在左心功能不全,可适量应用利尿剂。肺水肿患者使用利尿剂后 PaO_2 上升,循环血容量不足时禁用。

4. 监测与护理

重点监测血气、血流动力学及肺功能,异常时应迅速予以纠正。

四、急性肾衰竭

短期内出现的肾脏功能急剧地进行性减退,表现为氮质血症以及水、电解质和酸碱平衡失调。

【诊断】

1. 尿量减少,应考虑急性肾衰的可能。

2. 鉴别肾前性、肾实质性、肾后性肾衰。

3. 尿液检查

(1)尿量　少于100mL 为无尿,100~400mL 为少尿。完全无尿即尿量为0,仅见于肾皮质坏死、肾血管栓塞、急进性肾炎、尿路梗阻等。

(2)尿常规检查　尿实验室检查提示肾衰原因:

肾前性肾衰尿比重多 >1.020;部分早期肾炎、肾血管性疾病等也偏高。

肾后性或 ATN(急性肾小管坏死)则呈等渗性尿。

尿蛋白:肾小球肾炎居多。

红细胞管型:肾小球肾炎或血管炎。

肾小管上皮细胞多:ATN。

较多嗜伊红细胞,提示间质性肾炎。

大量尿酸结晶可堵塞泌尿道引起肾后性肾衰。

(3)尿液特殊检查　尿比重、尿渗透压、尿渗透压/血渗透压、尿钠、尿/血尿素氮、尿肌酐、肾衰指数、钠排泄分数等,对肾前性、ATN 等及鉴别诊断有帮助。

肾前性肾衰,由血容量绝对或相对过少所致的急性肾衰,尿液浓缩,比重高。

4.B 超　观察肾脏大小,有无肾盂积水、结石等。

5.CT 检查

6.肾穿刺　可识别肾小球肾炎或血管炎所致的肾衰。

7.利尿试验　可鉴别肾前性与肾小管坏死所致无尿。静注 12.5g 甘露醇(5 分钟),2 小时内尿量增至 40mL/h,提示为肾前性肾衰,ATN 则无反应。患者无水负荷(血钠低于正常),在利尿试验前应先静脉滴注等渗盐水 500～1000mL。已有水负荷者,禁用甘露醇,否则易致急性左心衰。给呋塞米 100～200mg 快速静点。无利尿作用时即按 ATN 治疗。

【处理】

(一)少尿期

1.防治肾衰病因

(1)纠正全身循环血流动力障碍。

(2)避免应用和处理各种外源或内源性肾毒药物或物质。

2.限制水分摄入　无尿,每天应补水 350～450mL。

原则:将补液量调节至每日体重减少 0.2～0.5kg 为宜。

3.饮食治疗　在少尿期应给低容量、高热量、低电解质、无蛋白、含多种维生素的饮食。至少碳水化合物每日应给予 100g,另可用氨基酸每日 10～20g。

4.纠正水、电解质及酸碱平衡紊乱。

(1)高钾　血钾高于 6.5mmol/L 时,给葡萄糖、胰岛素、碳酸氢钠等,同时口服或灌肠聚磺苯乙烯;血钾超过 7mmol/L 时,除上述处理外,给透析疗法。

(2)低钠　给 3%～5%氯化钠 100～150mL,静脉滴注。

(3)低钙　补葡萄糖酸钙。

(4)酸中毒　轻度不必做特殊治疗,严重者用 5% NaHCO$_3$ 200mL 静脉滴注,以后根据血生化情况酌情处理。

5.对症处理。

6.透析疗法　应早应用。其指征如下:

(1)中毒导致的急性肾衰。

(2)血钾 >7mmol/L,治疗无效者。

(3)严重代谢性酸中毒(pH 值低于 7.1 或 HCO_3 低于 5 mmol/L)而对 $NaHCO_3$ 治疗反应不好或不能使用 $NaHCO_3$ 者。

(4)BUN >100mg/dL,Scr >8mg/dL 或每日 BUN 上升 >30mg/d 以上。

(5)明显尿毒症症状。

(6)明显脑病或尿毒症性抽搐。

(7)出现心包摩擦音。

(8)出现肺水肿或严重水肿。

(9)胃肠道出血。

可选用血液透析、血液滤过或腹膜透析。

(二)多尿期

1. 根据尿量补液。

2. 蛋白质 每日摄取蛋白质 30~40g。

3. 电解质 根据血生化检查结果纠正。

(三)恢复期

1. 注意休息。

2. 定期随查肾功能。

3. 中药调治。

五、多系统器官功能衰竭

两个或两个以上的器官或系统同时或相继地发生功能衰竭,称多系统器官功能衰竭(MS－OF)或多器官功能衰竭(MOF)。本病多发生于大手术、外伤、休克以及严重感染后第 5 天。

【病因】

1. 低血容量性休克 动脉压 <10.7kPa(80mmHg)或术中动脉压 <8.0kPa(60mmHg)时,组织灌流压降低,末梢循环衰竭。

2. 严重创伤(包括大手术) 严重创伤常合并失血性休克,组织破坏所产生的毒性物质,可使器官功能障碍。

3. 大量输血补液 输血量≥1800mL/6h,晶体量 >6000mL/6h,循环系统超负荷。

4. 严重感染 革兰阴性菌及其内毒素直接损害细胞。

5. 其他 机体严重脱水,中毒及各种危重病等。

【诊断标准】

1. 心功能衰竭

(1)中心静脉压(CVP) >1.96kPa(20cmH₂O),心源性休克或低血压需用升压药维持达 48 小时以上者。

(2)收缩压 <12kPa(90mmHg)持续 60 分钟以上,心输出量 <3L/min,左室每搏动

指数(LVSWI)<35,肺动脉楔压(PAWP)>2.67kPa(20mmHg)。

(3)心肌梗死、一过性心搏骤停和严重心律失常。

2.呼吸衰竭

(1)肺动脉氧分压(PaO_2)<8kPa(60mmHg);吸入氧流量力(FiO_2)>0.4,肺泡与动脉间氧差($AaDO_2$)≥66.67kPa(500mmHg),$AaDO_2/PaO_2$>1.5。$PaO_2/FiO2$<300。

(2)或需要人工呼吸器辅助呼吸5天以上。

3.肾衰竭 尿素氮(BUN)>17.85mmol/L,肌酐(Cr)>176.8/μmol/L,24小时尿量<500mL。BUN/Cr<15,游离水廓清率(CH_2O)>0.5mL/min,钠分次排泄率(FE-Na)>3。

4.肝功能衰竭 血清总胆红素>34μmol/L,SGPT、SGOT>100U或为正常值的2倍,乳酸脱氢酶(LDH)>正常值的2倍。

5.胃肠功能衰竭

(1)不能经口摄食超过5天,并伴有急性胰腺炎、肠管扩张。

(2)大量呕血或便血,24小时内失血>800mL。

6.凝血系统功能衰竭 血小板≤$50×10^9$/L,凝血因子Ⅰ(纤维蛋白原)<1.5×10,mg/L,纤维蛋白(原)降解产物(FDP)>20mg/L,凝血酶时间≥15秒(对照11～12秒),活化部分凝血活酶45秒以上,或有DIC症状。

7.中枢神经系统功能衰竭 有意识障碍。

8.代谢功能衰竭

(1)不能为机体提供所需能量,不能维持正常体温,骨骼肌(包括呼吸肌)呈无力状。

(2)或下列任何一项指标持续异常超过,12小时:血钠<128mmol/L;血钾<2.8mmol/L或>6.0mmol/L;空腹血糖<3.9mmol/L或>16.5mmol/L;血pH值<7.55;血乳酸>2.5mmol/L。

9.免疫功能衰竭 感染难以控制。

10.营养衰竭

(1)体重较病前下降10%以上;每天摄入热量少于30cal/kg,持续7天以上;

(2)每天摄入蛋白质<1.0g/kg,持续7天以上。

以上10条中,符合2条或2条以上者,即可诊断为多系统器官功能衰竭。

【处理】

1.去除病因

(1)抗感染:①抗生素:早期合理用药。②手术治疗感染性疾病。③血清学治疗。④清洁肠道:采用口服不吸收抗生素作为预防性抗生素,如新霉素、多黏菌素B、Cefotaxime等,选择性清除G^-需氧菌。或用中药清理肠道菌群。

(2)抗炎:①糖皮质激素:阻断感染性休克和MSOF发生。②非激素类抗炎药:即不同的介质合成和效应的阻断剂,布鲁芬(ibuprofen)是一个可逆的短效环氧化酶抑制,可抑制血栓素合成酶,增加感染性休克患者的心指数、血压、白细胞和血小板数量。③血液净化:采用持续动静脉血液过滤、血液透析、血浆过滤等方法,充分补充液体促进代谢产物的排除。

（3）抗休克:①补充血容量:早期纠正微循环灌注不足是预防 MSOF 的重要措施,保持 $PaO_2 \geq 8.0kPa(60mmHg)$,血氧饱和度 ≥ 0.9。②血管活性药。

（4）缓解应激反应　用麻醉术解全身性应激反应,可用于预防及辅助治疗。

2. 器官功能早期支持

（1）早期通气支持　采用持续正压通气,间歇指令通气,人工通气用呼吸终末正压通气。

（2）早期循环支持　输液、输血及药物治疗。

（3）代谢与营养支持,给支链氨基酸。

（4）免疫支持　加强营养,促进免疫蛋白合成及免疫治疗。

（5）抗凝治疗

3. 功能衰竭器官的辅助支持

（1）呼吸功能衰竭　人工呼吸器、PEFP;

（2）肾衰竭　利尿药、血液透析、腹膜透析;

（3）肝功能衰竭　人工肝（DHP）、血浆交换;

（4）心功能衰竭　多巴胺、异丙肾上腺素;

（5）凝血功能不全　肝素、抑酞酶、山莨菪碱;

（6）消化道出血　胃肠减压、制酸药、二甲吡氰（dimethydime）、甲氰咪呱等。

第五节　水、电解质代谢紊乱

下丘脑、垂体后叶和肾脏的调节作用,在正常情况下人体内水和电解质处于动态平衡状态,在小范围内波动。如波动范围超越正常值,即为水、电解质代谢紊乱。

一、缺水

缺水系体液的丢失,根据水和电解质特别是钠丢失的比例和性质,可分为以下几种:

1. 高渗性缺水。

2. 低渗性缺水。

3. 等渗性缺水。

【诊断依据】

1. 高渗性缺水

（1）有水摄入不足或失水过多的病史。

（2）临床表现:①轻度失水:失水量约占体重的 2% ~4%,主要表现为口渴。②中度失水:失水量大于体重的6%,除口渴外,尚伴唾液少、汗液少、尿少,尿比重高,唇舌和皮肤干燥、弹性差,眼球下陷,心率快。③重度失水:失水量约占体重的7%～14%,除上述症状加重外,还可出现发热、谵妄、代谢性酸中毒、血压下降、昏迷。

(3)实验室检查:①血清钠 >140mmol/L,血液渗透压 >320mmol/L。②尿少、比重高,尿钠正常。③红细胞压积、红细胞计数、血红蛋白量轻度增高。

2. 低渗性缺水

(1)病史　反复呕吐、慢性肠梗阻、长期应用利尿剂等可能引起低渗性缺水的病史。

(2)临床表现:①轻度:患者口渴不明显、感觉疲乏、头晕、手足麻木,尿中钠减少,血清钠135mmol/L 以下。②中度:除上述症状外,尚有恶心、呕吐、血压不稳定或下降、视力模糊、站立性晕倒,尿少、尿中几乎不含钠和氯的症状,血清钠130mmol/L。③重度:患者神志不清,肌肉抽搐,肌腱反射减弱或消失、木僵甚至昏迷,常有休克。血清钠120mmol/L 以下。

(3)实验室检查:①尿 Na^+、Cl^- 明显减少。尿比重 <1.010。②血清钠 <135mmol/L,血浆渗透压 <280mosm/L。③红细胞压积、红细胞计数、血红蛋白量和尿素氮均有升高。

3. 等渗性缺水

(1)病史　大量呕吐、肠瘘、腹腔内或腹膜后感染、细胞外液急剧丧失等病史。

(2)临床表现　早期表现为脱水征象,病情进一步发展则可出现血容量不足的症状,当体液丧失达体重的6%～7%时,休克表现加重,且常伴有代谢性酸、碱中毒。

(3)实验室检查:①血液浓缩:红细胞计数、血红蛋白量和红细胞压积明显增高。②血清钠及血浆渗透压正常。③尿比重高。④血气分析可有异常发现。

【处理】

1.去除诱因　积极治疗原发病。

2.记液体出入量,注意每日出入水量平衡。

3.补充液体

(1)补液总量包括:①已经丢失量。②每日生理需要量。③继续丢失量。

(2)总量计算:①按体重减低估计:每减轻1kg 需补1000mL。②按血细胞压积估计。③按血清钠估计。

(3)补液种类:①高渗性缺水:

a.酌情补5%葡萄糖溶液、5%葡萄糖生理盐水或0.45%氯化钠低渗溶液。

b.有酸中毒者酌加1.25%碳酸氢钠或1.86%乳酸钠溶液。

c.或采用生理盐水、5%葡萄糖液及5%碳酸氢钠混合液注射,三者比例为10:5:1。

②低渗性缺水:以补充高渗溶液为主。

a.轻、中度可用5%葡萄糖盐水。

b.重度先输入胶体液维持其血循环,然后输入高渗氯化钠盐水。

(4)补液途径和速度:①轻度以胃肠道补液为首选。②中度辅以静脉输液。③重度必须从静脉补给。④原则上速度先快后慢。⑤中度一般在开始 4～8 小时内输入总量的 1/3～1/2,其余在 24 小时内补足。

二、水过多

系水分在体内潴留为主的疾病。

【诊断依据】

1. 病史 手术、创伤、感染、麻醉、各种应激等可刺激 ADH 分泌过多,肾炎等病有水正平衡史。

2. 临床表现

(1)急性 起病急骤,由于颅内压增高出现头痛、头晕、眼花、呕吐等神经、精神症状,如脑疝的出现,可致呼吸、心跳停止。

(2)慢性 发病缓慢,被原发病所掩盖,症状不明显,无力、恶心、呕吐、嗜睡等。体重明显增加,皮肤苍白而湿润,可无凹陷性水肿。

3. 实验室检查

(1)血浆渗透压及血钠明显降低。

(2)红细胞压积、红细胞计数、血红蛋白量和血浆蛋白量均降低。

(3)红细胞平均容积增加,红细胞平均血红蛋白浓度降低。

【处理】

1. 针对病因治疗。

2. 对症处理。

(1)轻、中度水过多:①禁水。②进干食。③利尿剂。

(2)急性、重度水过多:①禁止摄入水分。②利尿剂:呋塞米 40mg,静注。③脱水剂:20% 甘露醇,每次 1g/kg,每日 1～2 次,快速静脉滴注,也可用 25% 山梨醇 250mL 口服,导泻。④透析疗法。

三、低血钾症

血清钾 <3.5mmol/L 为低血钾症。

【诊断依据】

1. 病史 禁食、频繁吐、泻、大汗、长期用强利尿剂、久用肾上腺皮质激素等,有钾摄入不足、排出过多或分布异常史。

2. 临床表现

(1)神经肌肉 无力,四肢无力最为突出,重者可有松弛性肌瘫痪。

(2)消化道 功能紊乱。

(3)心血管 心律失常。

(4)中枢神经 呈抑制状态,嗜睡、反应迟钝,重者神志不清。

（5）细胞内酸中毒、细胞外低氯、低钾性碱中毒等。

3.实验室检查

（1）血清钾<3.5mmol/L,血气分析提示代谢性碱中毒。

（2）尿氯>20mmol/L,尿呈酸性。

（3）心电图 早期出现T波降低、变宽、双相或倒置,继之ST段降低,QT间期延长和U波,注意低钾血症患者不一定出现心电图改变。

【处理】

1.针对病因治疗。

2.补充钾盐

（1）轻度低钾 以口服钾盐为主,首选氯化钾。10%氯化钾溶液10~20mL,每日3次。

（2）急、重症低钾或不能口服者,静脉滴注。

①剂量:轻度缺钾,每日补氯化钾3g;中度补6g;重度补9g。②速度:每小时滴入1~1.5g或不超过20mmol/L,每日不超过100~150mmol。

（3）浓度:一般每升溶液中含氯化钾不超过3g为宜。

（4）停药:血钾达到3mmol/L以上后,改口服维持治疗1周左右。

3.对症治疗。

四、高血钾症

血清钾超过5.5mmol/L时,称高血钾症。

【诊断依据】

（一）病史

肾衰、长期使用大量保钾利尿剂、大量溶血、酸中毒、严重组织创伤等细胞内钾外移,有引起高钾血症的病史。

（二）临床表现

1.神经肌肉 早期下肢无力,呈上升性松弛性瘫痪,严重者可致吞咽、呼吸困难、呼吸肌麻痹而猝死。

2.心血管 严重者有微循环障碍。

（三）实验室检查

1.血钾>5.5mmol/L。

2.心电图 早期T波高而尖,QT间期延长,随后有QRS增宽,PR间期延长现象。

【处理】

1.去除诱因 立即停用含钾药物、食物及潴钾利尿剂,积极治疗原发病。

2.降低血钾

（1）葡萄糖和胰岛素 10%葡萄糖500mL,每4g葡萄糖加1U胰岛素,于4小时左右内注射完毕,必要时可重复。

(2)5% 碳酸氢钠溶液 100mL 静脉注射,必要时再静脉滴注 100~200mL。

(3)钙盐,10% 葡萄糖酸钙 10mL 缓慢静脉注射,1 日 3 次。

(4)透析疗法。

(5)肠道排钾。

(6)利尿排钾。

第六节　酸碱平衡失调

一、呼吸性酸中毒

【诊断依据】

1.病史　有呼吸中枢抑制、呼吸肌麻痹、气管阻塞、肺部疾病等。

2.临床表现　初期可见呼吸深快,晚期呼吸循环功能抑制,有谵妄、抽搐、昏迷等症状。

3.实验室检查

(1)pH 值偏低,肾脏代偿时可正常。

(2)$PaCO_2 > 6kPa(45mmHg)$。

(3)CO_2 结合力升高可排除代谢性碱中毒;AB > SB。

【处理】

1.急性呼吸性酸中毒

(1)保持呼吸道通畅。

(2)氧疗。

(3)必要时人工呼吸。

(4)适当应用呼吸兴奋剂。

(5)碱性药物纠正酸中毒。

(6)纠正水、电解质紊乱,尤其注意高血钾的纠正。

(7)治疗病因。

2.慢性呼吸性酸中毒

(1)治疗病因　抗感染、支气管解痉、抗过敏等。

(2)保持呼吸道通畅。

(3)氧疗。

(4)必要时给予呼吸兴奋剂。

(5)改善换气功能,消除 CO_2 潴留。

二、呼吸性碱中毒

【诊断依据】

1.病史　癔症、药物中毒、高热昏迷等,可引起呼吸碱中毒的病史。

2.临床表现　头晕、恶心、呕吐、四肢麻木、手足抽搐等症状。

【处理】

1.治疗原发病,防止各种过度换气的发生。

2.试用含 5% CO_2 的氧气吸入。

3.慎用药物抑制自主呼吸。

4.气管插管实施人工呼吸,适当减慢呼吸频率和降低潮气量。

5.给予镇静剂及钙剂,止抽搐。

三、代谢性酸中毒

【诊断依据】

1.病史　糖尿病、饥饿、急、慢性酒精中毒所致的酮症酸中毒,休克、高烧、严重感染、缺氧等所致的分解代谢亢进,恶性肿瘤、肝、肾衰竭,酸性代谢产物堆积等病史。

2.临床表现

(1)轻者　乏力、头痛。

(2)重者　眩晕,呼吸深快,恶心、呕吐、腹痛,甚至谵妄、昏迷。

3.实验室检查

(1)pH 值降低或正常。

(2)血 HCO_3^- 降低。

(3)SB、AB 降低。

(4)$PaCO_2 < 4.7kPa(35.3mmHg)$。

(5)可除外呼吸性碱中毒;缓冲碱减少,碱过剩负值增大($> -2.3mmol/L$)。

(6)合并酮症时,尿酮体阳性。

【处理】

1.治疗病因。

2.纠正代谢性酸中毒

(1)补充碳酸氢钠。

(2)乳酸钠　适用于高钾血症、普鲁卡因胺、奎尼丁引起的严重心律失常并伴有酸中毒者。

(3)三羟甲基氨基甲烷(THAM)　适用于代谢性酸中毒,呼吸性酸中毒及混合性酸中毒,不含钠,刺激性较大。

3.调节水、电解质平衡。

四、代谢性碱中毒

【诊断依据】

1.病史　长期应用碱性药物,甲状旁腺功能减退,高钙血症等。

2.临床表现　恶心、呕吐、呼吸浅而不规则、手足抽搐等症状。

3. 实验室检查

（1）血 pH 值升高或正常（代偿时）。

（2）标准 HCO_3^- 增加。

（3）碱过剩呈正值。

【处理】

1. 治疗病因，避免碱摄入过多。

2. 纠正碱中毒

（1）轻中度 足量生理盐水静滴。

（2）重症：①氯化铵 1～2g，每日 3 次，口服。②酸性药物，静注。根据病情及 CO_2 结合力调节剂量。

3. 对症治疗

（1）低氯低钾 补充氯化钾。

（2）手足抽搐 补钙。

第七节 心律失常

一、期前收缩（早搏）

期前收缩系异位起搏点过早发出冲动引起心脏提前收缩。

早搏可见于健康人（因情绪不安、过多吸烟、饮酒、喝茶、喝咖啡及过力引起），早搏更常见于各种类型的心脏病、药物中毒、电解质紊乱。

【诊断依据】

1. 临床表现 偶发早搏一般不引起症状，当早搏频发或连续出现时，可有心悸、乏力、呼吸困难、心绞痛等症状。

2. 体检 听诊心律不规则，桡动脉触诊可发现脉搏间歇脉。

3. 心电图特征

（1）房性早搏 提前出现的异位 P 波，其形态与窦性 P 波不同，P－R 间期≥0.12 秒，QRS 波群与窦性搏动相似，早搏后的代偿间歇大多不完全。

（2）交界性早搏 提前出现的 QRS 波群，其形态与窦性相同，P 波为逆行性，出现于 QRS 波群之前、后，或埋于 QRS 波群中，代偿间歇多不完全。

（3）室性早搏 过早出现的 QRS 波群形态异常，间期＞0.12 秒，其前无 P 波，T 波与 QRS 主波方向相反，代偿间歇完全。

【处理】

1. 避免紧张与过劳。

2. 药物治疗

（1）房性、交界性早搏　可服用地高辛、奎尼丁、胺碘酮、普萘洛尔、维拉帕米、安他唑啉等药物。

（2）室性早搏应预防室颤和猝死,频发室性早搏应及时加以控制。

①可服用美西律、胺碘酮、安他唑啉、普罗帕酮、丙吡胺、奎尼丁、普鲁卡因。②心功不全引起的早搏,若未用过洋地黄者用洋地黄有效。③洋地黄中毒引起的室性早搏,立即停用洋地黄,补钾盐和苯妥因钠进行治疗。④急性心肌梗死伴发室性早搏应尽快地使用利多卡因加以控制。

二、多源性房性心动过速(心房紊乱性心律)

由心房内多个异位起搏点交替发动形成的房性心动过速。常见于病情严重的老年慢性肺部疾病或冠心病者,大多伴有心力衰竭。偶见于缺钾、肺栓塞和高血压性心脏病者。

【诊断依据】

1.临床表现　除原有疾病的表现外,听诊心律常不规则,易被误为房颤。

2.心电图特点　同一导联上可见两种以上不同形态的 P 波,不同的 P－P 间距,心房率 100～250 次/min,P 波多高尖,P 波间有等电位线,P－R 间期不等。部分 P 波不能下传,QRS 波群形态基本正常,心室率大多 100～150 次/min,偶为 50～60 次/min左右。

【处理】

处理原则应针对病因治疗。

1.控制感染。

2.改善心功能。

3.改善肺功能。

心律失常,药物大多无效。

三、阵发性室上性心动过速

【概念】

房性和房室交界区性心动过速统称为室上性心动过速。

可发生在无器质性心脏病或预激综合征的患者,有器质性心脏病者则更易发生。

【诊断依据】

1.临床表现　阵发性心动过速是一种阵发性快速而整齐的心律,其特征是突然发作,突然停止。

主要症状为突感心悸,心率增快达 150～250 次/min,持续数秒、数小时或数日。可有乏力、头昏、心绞痛、呼吸困难或昏厥等症状。听诊心律绝对规则,心音强度一致。

2.心电图特点　频率快,节律规则,P 波形态与窦性不同,或与 T 波重叠不易辨认。QRS 波群与窦性相似,可因室内差异性传导而不同。常有继发性 S 丁段与 T 波的改变。

【处理】

室上性阵发性心动过速急性发作持续时间较长,或有器质性心脏病者应尽早控制其发作。

1.刺激迷走神经,以终止发作。

(1)压迫眼球法。

(2)按摩颈动脉窦。

(3)刺激悬雍垂。

(4)深吸气后屏气再用力做呼气动作或深呼气后,屏气再用力做呼气动作。

2.洋地黄制剂　有器质性心脏病且近期内未用过洋地黄者可首选毛花苷 C 0.4mg,稀释后缓慢静脉注射。无效时 2 小时后可重复使用,总量不超过 1.2～1.6mg。

3.升压药物反射性兴奋迷走神经终止发作如甲氧明 5～20mg 稀释后缓慢静脉注射。有器质性心脏病及高血压者忌用。

4.降心率药

(1)维拉帕米,静脉注射疗效显著。

(2)普罗帕酮。

(3)ATP 5～10mg 快速静脉注射。

(4)苯妥因钠及钾盐适用于洋地黄中毒所致的室上性心动过速。

5.同步直流电复律　洋地黄中毒及低血钾者不宜使用。

6.药物治疗无效而又不宜用电复律治疗者,可采用人工心脏起搏器超速抑制控制发作。

四、阵发性室性心动过速

阵发性室性心动过速是指异位起搏点在心室的阵发性心动过速。多发生于器质性心脏病者。可转变为室颤。

【诊断依据】

1.临床表现　心率快及心房与心室收缩不协调,心室充盈减少或心排血量降低,可出现呼吸困难、心绞痛、低血压、休克、阿-斯综合征,或表现为一过性黑蒙及心悸发作。

2.体征

(1)发作时间较短者无阳性体征。

(2)发作时听诊可有第一、第二心音的分裂增宽,心律基本规则或轻度不规则。第一心音强度不一致。

(3)颈静脉搏动显示间歇性巨 A 波。

2.心电图特点　心室率 200 次/min 左右,节律整齐或轻度不整齐。快速连续 3 个或 3 个以上室性早搏,ORS 波群增宽及继发性 ST 段及 T 波改变。房室分离。R-R、间期较 P – P 间期短,可出现室性融合波。发作时间较短者心电图可无明显异常。

【处理】

凡较严重的心律失常,应积极治疗。

1. 去除诱因纠正缺氧、洋地黄中毒、低血钾等。

2. 药物治疗

(1)利多卡因　首选利多卡因 50 ~ 100mg 静脉注射,必要时 5 ~ 10 分钟再注射 50mg,共 2 ~ 3 次,有效后按 1 ~ 4mg/min 剂量持续静脉滴注。

(2)美西律　利多卡因无效时可改用美西律静脉注射。

(3)普罗帕酮　静脉注射,效佳。

(4)胺碘酮　静注,效佳。

(5)普鲁卡因胺　有降低血压和抑制心肌收缩力的作用,仅在用上述药物无效时才考虑使用。

(6)苯妥因钠和钾盐　洋地黄中毒所致室性心动过速者选用。

3. 同步直流电复律　上述治疗无效时,病情重者用。洋地黄中毒所致室性心动过速者忌用。

五、房扑与房颤

心房扑动与心房颤动简称房扑与房颤。是发生于心房的快速异位心律失常。房扑时心房内产生 300 次/min 左右规则的冲动,引起快而协调的心房收缩;房颤时心房发生 350 ~ 600 次/min 不规则的冲动,引起不协调的心房乱颤,使心房丧失了有效收缩。

房颤与房扑多发生于有器质性心脏病的患者。

【诊断依据】

1. 临床表现　心悸、胸闷、室率较快,可伴有心力衰竭、急性肺水肿、休克、心绞痛等症状。

2. 查体　房扑发作的心室率是规则的,房颤听诊时心律完全不规则。心音强弱不等,脉搏短促。

3. 心电图特征

(1)心房扑动　P 波消失,代之以形态、间距和振幅绝对规则、锯齿样的扑动波(F 波),250 ~ 350 次/min。房室传导比例为2:1或4:1,有时传导比例不固定,使心室率不规则。QRS 波群呈室上性,可有心室内差异性传导。

(2)心房颤动　P 波消失,代之以形态、间距及振幅绝对不规则的颤动(f)波,350 ~ 600 次/min,QRS 波群间距绝对不规则,其形态与振幅可略有不等。

【处理】

1. 房扑治疗

(1)洋地黄治疗　使室率控制在 100 次/min 以下。

（2）普罗帕酮。

（3）胺碘酮。

（4）奎尼丁。

（5）同步直流电复律。

2. 房颤治疗

（1）洋地黄治疗　首选毛花苷 C 静脉滴注,以减慢心室率。

（2）同步直流电复律。

（3）奎尼丁复律。

（4）普萘洛尔　上述治疗不满意时,可加用小剂量普萘洛尔治疗。

六、室扑与室颤

心室扑动与心室颤动简称室扑与室颤,前者为心室肌缺血微弱的收缩,后者是心室肌不协调的乱颤,为严重的心律失常,可导致心源性猝死。多由急性心肌梗死,严重低钾血症,洋地黄中毒、心脏手术、低温麻醉、触电等所致。

【诊断依据】

1. 临床表现　患者突然出现阿 - 斯综合征,意识丧失、抽搐,随后呼吸停止。

2. 查体　检查既无心音也无脉搏,大动脉搏动消失。

3. 心电图　无法分出 QRS 波群、ST 段及 T 波。室扑则为规则而宽大的心室波,向上和向下的波幅相等,频率 150～250 次/min;室颤则表现为形态频率及振幅完全不规则的波动,频率 150～500 次/min。

【处理】

及时确诊及立即进行有效的心、肺复苏。

1. 平卧头低位。

2. 开放呼吸道。

3. 口对口人工呼吸。

4. 胸外心脏按压。

5. 输液。

6. 心电图监测。

7. 肾上腺素　静脉及气管内给予。

8. 电击除颤　必要时给予。

9. 心脏起搏　必要时给予。

10. 纠正血液酸碱失衡和电解质紊乱。

七、窦房传导阻滞

窦房结产生的冲动部分或全部不能达到心房,引起心房和心室一次或连接两次以上停搏。窦房传导阻滞见于心肌梗死、急性心肌炎、高血钾症、洋地黄和奎尼丁等药物中毒、迷走神经兴奋、心肌病和病态窦房结综合征等。

【诊断依据】

主要依靠心电图进行诊断。P-P间距显著延长,延长的P-P间距间常可见到房室交界处逸搏。

1. Ⅱ度窦房传导阻滞呈文氏现象时可见P-P间距进行性缩短,直至出现长间歇,长间歇后P-P间距相对延长,再逐次缩短,周而复始。

2. Ⅲ度窦房传导阻滞时P波消失,出现逸搏心律。有些病例逸搏前的间歇相当长,提示低位起搏点有功能障碍。

【处理】

1. 由迷走神经张力增高引起的轻症病例无需治疗。

2. 洋地黄或奎尼丁等药物中毒所致,应停药。

3. 阿托品可使窦性心律加快,可用0.5~1mg口服,肌肉注射或静脉注射。

4. 上述治疗效果不满意时可以试用异丙肾上腺素。

5. 症状严重而药疗无效者,需安装人工心脏起搏器。

八、房室传导阻滞

冲动在房室传导组织中传导延长,以致冲动部分或完全不能到达心室。按其严重程度可分为Ⅰ度、Ⅱ度和Ⅲ度房室传导阻滞。心肌炎、心肌病、冠心病、瓣膜病、迷走神经张力过高、电解质紊乱、奎尼丁、普鲁卡因胺等药物均可导致房室传导阻滞。

【诊断依据】

1. Ⅰ度房室传导阻滞　常无症状。心电图表现为P-R间距延长>0.20秒。

2. Ⅱ度房室传导阻滞　部分心房激动不能下传到心室。

(1)心悸或心脏停搏感、头昏、乏力等不适。

(2)听诊时可发现心律不齐。

(3)心电图:①P波后面没有QRS波群,房室传导比例可能是2:1、3:2、4:3。②Ⅱ度一型房室传导阻滞(文氏现象)的心电图特点为:P-R间期逐渐延长,直至有一次QRS波群脱漏,脱漏后的P-R间期明显缩短,以后又逐渐延长。如此周而复始。③Ⅱ度二型房室传导阻滞的心电图表现为每隔一次或数次P波后有一次QRS波群的脱漏,呈2:1、3:2或4:3阻滞。④高度房室传导阻滞。大部分P波不能下传而呈3:1、4:1阻滞。

3. Ⅲ度房室传导阻滞

(1)重者有明显心、脑供血不足的表现,甚至出现阿-斯综合征及猝死。

(2)心电图表现为P波与QRS波群无固定关系,心室率规则且慢于心房率,大多仅30~50次/min。

【处理】

1. Ⅰ度或Ⅱ度一型房室传导阻滞、心室率在50次/min以上且无明显症状者,不需特殊治疗。

2. 针对病因进行治疗。

3. 洋地黄、奎尼丁等药物中毒者应立即停药。

4. 风湿热或急性心肌炎所致的房室传导阻滞可采用糖皮质激素进行治疗。

5. Ⅱ度二型及Ⅲ度房室传导阻滞谨防阿-斯综合征发生. 可选用下述药物治疗：

（1）阿托品　每次 0.5~1mg，口服或肌注。

（2）麻黄碱　15mg，口服，每日 3 次。

（3）异丙肾上腺素　5~10mg，每日 3 次，舌下含服。严重时宜用异丙肾上腺素 1~2mg 加于 5% 葡萄糖液 500mL 中，控制滴速，使心率维持在 70 次/min 左右。

（4）心脏起搏器　用于心率明显缓慢，有持续心、脑供血不足症状或阿-斯综合征频繁发作者。

九、心室内传导阻滞

是希氏束分支以下的传导阻滞。分为左、右束支传导阻滞及左束支前、后分支传导阻滞。左束支传导阻滞常预示心肌弥散性病变（心肌病、冠心病、主动脉瓣狭窄等）。右束支较细长。不完全性右束支传导阻滞可见于健康人。其阻滞如不伴有器质性心脏病常无临床意义。常见病因有风湿性心脏病、先天性心脏病（房间隔缺损）、慢性肺心病、冠心病、心肌炎、心肌病和急性肺动脉栓塞等。

【诊断依据】

临床上除心音分裂外无其他特殊表现，主要依靠心电图进行诊断。其心电图的共同特征是 ORS 时限延长。

（一）右束支传导阻滞

1. V_1 导联呈 rsR′型，r 波狭小，R′高宽或 R′波双峰。

2. V_5、V_6 导联呈 qRs 型或 Rs 型，s 波宽。

3. Ⅰ导联有明显增宽的 S 波和宽 R 波。

4. T 波与 QRS 波群主波方向相反。

5. QRS 波群时限 0.12 秒或以上为完全性右束支传导阻滞，QRS 波群时限 0.10~0.11 秒为不完全性右束支传导阻滞。

（二）左束支传导阻滞

1. V_5、V_6 导联出现增宽的 R 波，顶端平坦或有切迹，无 q 波。

2. V_1 导联呈 rs 型或 QS 型，s 波扩大。

3. Ⅰ导联 R 波宽大有切迹。

4. T 波与 QRS 波群主波方向相反。

5. QRS 时限为 0.12 秒或以上为完全性左束支传导阻滞，QRS 时限为 0.10~0.11 秒为不完全性左束支传导阻滞。

（三）左前分支阻滞

1. 电轴左偏。

2. Ⅰ、avl 导联为 qR，Ravl > R1。

3. Ⅱ、Ⅲ、avf 导联为 rs 型，SⅢ > SⅡ。

4. QRS 时限多正常。

(四)左后分支阻滞

1. 电轴右偏。

2. Ⅰ、avl 导联为 rs 型，Ⅱ、Ⅲ、avf 导联为 qR 型。

3. QRS 时限不超过 0.11 秒。

【处理】

针对病因治疗。束支传导阻滞不影响房室传导功能时，不需治疗。

左、右束支同时阻滞，则将引起完全性房室传导阻滞，易引致阿－斯综合征，应尽早安置心脏起搏器。

十、预激综合征

预激是房室传导的一种异常现象，即冲动经旁道下传，提前到达心室的某一部分并使之激动。患者多无器质性心脏病，也可见于心肌炎、心肌病、先天性心脏病者。

【诊断依据】

1. 预激本身不影响心功能，临床上多无症状，有发生阵发性心动过速的可能。

2. 并发房颤、房扑时，除心悸等不适外尚可发生休克、心力衰竭，甚至猝死。

3. 诊断预激综合征主要依据心电图。

(1)P－R 间期缩短至 0.12 秒以内。

(2)QRS 时限延长至 0.11 秒以上，P－T 间期正常。

(3)QRS 波群起始部位粗钝，称为预激波，是预激综合征最主要的特征。

(4)常继发 ST 段和 T 波的改变，T 波多与预激波的方向相反。

依据胸导联 QRS 波群的形态，将预激分为 A 型与 B 型。

A 型的预激波和 QRS 波群的主波在各胸导联均向上。B 型预激波和 QRS 波群的主波在 V_1 导联向下在各胸导联向上。

P－R 间距短，正常 QRS 波群及 P－R 间期正常或延长。

(5)QRS 波群增宽并有预激波两种变异型，预激波型可持续或间断出现。

(6)心脏心电生理检查有助于旁道定位。

【处理】

1. 预激无需治疗。

2. 阵发性室上性心动过速　发作时，治疗原则与其他室上性阵速相同。

3. 药物治疗　症状重者可选用减慢旁道传导的药物，如奎尼丁、普鲁卡因胺、胺碘酮、心律平等。

4. 不主张使用洋地黄，因其能减慢房室传导而相对地使旁道传导更为加速，使心室率显著加速，甚至引起室颤。

5.同步直流电复率 药物不能终止发作时,应尽快采用同步直流电复率。

6.手术切断法 对顽固性反复发作的快速心律失常,用电生理方法确定旁道后,可施此术。

7.经导管射频消融术。

十一、病窦综合征

系由于窦房结起搏功能和(或)窦房传导障碍,从而产生多种心律失常和临床症状的综合病征。多发生于冠心病、风心病、心肌炎、心肌病、先天性心脏病和高血压性心脏病者。

【诊断依据】

(一)临床表现

以脑、心、肾等脏器供血不足,尤其是脑供血不足的症状为主,严重者表现为阿-斯综合征反复发作。合并快速心律失常时,心动过速终止后可有心搏暂停,伴或不伴有昏厥。

(二)心电图特点

1.严重的窦性心动过缓和(或)窦性静止和(或)窦房传导阻滞。

2.持久的、缓慢的房室交界区性逸搏心律。

3.心动过缓与心动过速交替出现,心动过速可为阵发性室上性心动过速、阵发性房颤与房扑,形成慢-快综合征。

4.慢性房颤的电复律后不能恢复窦性心律。

5.部分患者可以合并有其他部位的传导阻滞。

(三)阿托品试验

可疑患者可做阿托品试验,静脉注射阿托品 1～2mg,如用药后心律不能达到 90 次/min,提示窦房结功能低下。心脏电生理检查测定窦房结恢复时间,≥2 秒为阳性;窦房传导时间,≥120 毫秒为阳性,可协助诊断。

【处理】

1.针对病因。

2.无症状者定期随访观察。

3.药物治疗 心率缓慢者。

(1)阿托品 0.3～0.6mg,每日 3～4 次,口服。

(2)麻黄碱 30mg,每日 3～4 次,口服。

(3)危急情况下,可用阿托品或异丙肾上腺素静脉滴注或肌肉注射,病情缓解后改口服或口含。

(4)起搏器 药物无效且症状严重者宜安装。

(5)慢-快综合征的患者应在人工心脏起搏器的保护下,加用控制快速心律的药物。

第六章 麻醉

第一节 局麻

一、局麻的优缺点

局部麻醉是利用麻药在施行手术的局部涂抹或局部注射,以暂时阻断该区域的感觉神经的传导功能,达到暂时的镇痛,便于手术的麻醉方法。

局部麻醉方法简便、易掌握,且安全。局麻时受术者一般清醒,麻药对其呼吸、循环等各方面的生理功能影响较小。如注入麻药的方法适当,且药量充足,麻醉常能达到较为满意的效果。若麻药量不足或注药方法不当,则止痛效果不佳。腹腔有粘连的困难的妇产科手术常需辅助静脉给药或改用全麻。

1. 注意中毒反应 即使用量在安全范围内,局麻药吸收或直接进入血液循环,可出现毒性、高敏或变态反应,常有沉默、疲倦、思睡、眩晕、反应迟钝、步伐不稳、定向障碍和共济失调等,可在短时间内自行消失。

用量增大时,出现头晕、眼花、眩晕、惊恐、多言、寒战、肌肉震颤等中毒先兆症状,应立即停止用药。

局麻药中毒时,出现肌肉阵挛或惊厥,血压剧降,呼吸和心搏骤停。

2. 局麻药用量不应超过极量 普鲁卡因 <1g/次,利多卡因 <0.5g/次,丁哌卡因 <0.1~0.2g/次。

3. 如果混合使用两种不同的局麻药时,应按上述比例折算成普鲁卡因的总量。

4. 若局麻效应不够完全,而用量已达规定的限度时,应等候20~30分钟,无毒性反应症状时,才能再追加局麻药的用量。

5. 含肾上腺素的局麻药误入静脉时,则受术者会立即出现心悸、不安、头痛和血压升高,应与局麻药毒性反应进行鉴别。剖宫产术不应选择含肾上腺素的局麻药,以防对母子产生不良的影响。尤其合并妊娠高血压综合征、各种类型心脏病、慢性高血压等疾病的孕妇更不宜选用之。肾上腺素抑制子宫收缩,故施剖宫产术时不宜使用。

6. 应用局麻药出现毒性反应时,应立即停止给药,吸氧以防止脑缺氧,镇静剂控制惊厥。

二、局麻的方法

(一)局部浸润麻

局部浸润麻系将各种适当浓度的局麻药液分层注入切口及其邻近部位的方法。分层浸润使手术区域组织内有等浓度的药液分布。先将药液注在皮肤表层内,形成皮丘后向四周及深部扩大浸润的范围,由点成线,由线成面,最后形成立体的麻醉区域。本法的优点在于麻药直接注入切开的部位,切皮时止痛效果好,但局麻药的注入可导致

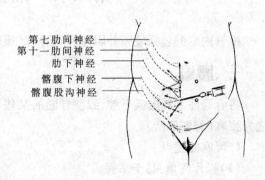

第七肋间神经
第十一肋间神经
肋下神经
髂腹下神经
髂腹股沟神经

图6-1-1　局部浸润麻

切口局部水肿,血管充血,尤其妊娠合并心脏病、肝脏病、肾脏病、低蛋白血症及妊娠高血压综合征。患者腹壁组织水肿严重者更甚,局麻药在切口部位的注入有可能影响术后腹壁切口愈合。

(二)区域阻滞(区域封闭)

在手术区的四周用局麻药浸润,使进入术野的神经纤维传导暂时阻断。麻醉效果比较满意,且无引起腹壁切口局部组织水肿的缺点。

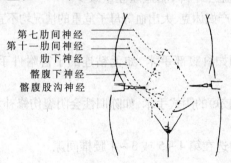

第七肋间神经
第十一肋间神经
肋下神经
髂腹下神经
髂腹股沟神经

图6-1-2　区域阻滞

(三)神经传导阻滞与区域阻滞协同麻醉

神经传导阻滞系将麻药注射到支配手术区域的神经干周围。从而暂时阻断神经传导,使痛觉消失。施剖宫产术极少采用单纯神经传导阻滞麻,多与区域阻滞麻醉同时合用,效果比较好,可在这种联合的局麻下行腹膜外剖宫产术、子宫外孕开腹探查等手术。

第二节 椎管内麻醉

椎管内麻醉包括硬膜外阻滞麻和脊麻(腰麻)二种。

一、腰麻

将麻药注入蛛网膜下腔,致使脊髓的某些节段及其神经根产生暂时麻醉作用,称之为腰麻(脊髓麻醉)。

1. 腰麻的优点

(1)操作简单,易于掌握。

(2)镇痛完全。

(3)下腹部肌肉松弛良好。

(4)由于阻滞了交感神经,使肠管收缩,术野暴露清楚。

2. 腰麻的缺点

(1)由于产妇的腰椎有不同程度的代偿性前突,在麻醉过程中不易控制阻滞平面,一旦阻滞平面升高,呼吸肌麻痹可危及母子两条生命。

(2)腰麻时,由于阻滞区域的血管扩张,妊娠子宫对下腔静脉压迫,回心血量减少,心输出量减少,继之,血压下降,胎盘灌注量减少。

因此,胎儿宫内窘迫,产妇休克、大出血等母子危重的情况均不宜采取腰麻剖宫产术。

3. 腰麻的应用

(1)适用于较简单的妇科腹部手术,如无粘连的子宫附件手术、子宫肌瘤剔除术等。

(2)适用于手术时间较短的阴式手术,如陈旧性会阴裂伤修补术、外阴良性肿物切除术等。

(3)腰麻穿刺点一般选在第4~5或3~4腰椎间隙。

二、硬膜外麻醉

将麻药注入硬脊膜外腔,以阻滞某节段的神经根,称之为硬膜外麻醉。

(一)硬膜外麻醉的优点

1. 具有与腰麻相似的优点,腹部术野范围的肌肉松弛良好,利于手术操作。

2. 术中止痛完全,术后镇痛时间较长。

3. 通常不引起重要器官的功能障碍及代谢紊乱。在硬膜外麻醉下,产妇体内的一部分血液分布至麻醉区域内,使其动脉压及静脉压下降,可减轻在剖宫产取出胎儿时的血流动力学变化。因此,此种麻醉适合于妊娠合并心脏病、肺功能不全、妊娠高血压综合征等疾患的产妇。

4.硬膜外麻醉平面一般控制在胸10以下,而支配子宫运动的神经来自胸10以上,故在一般的情况下麻醉不致影响子宫收缩,也不会增加子宫的出血量。

5.可分次给药,易于掌握麻醉的时间。

6.由于麻药注于被脂肪与丰富静脉丛充填的硬脊膜外腔,故较易控制阻滞平面的高低。

(二)硬膜外麻醉的缺点

1.硬膜外麻醉操作比腰麻复杂,需要较高的麻醉技术,并要求具备气管插管等抢救设施。

2.如果误穿破硬脊膜,将数倍于腰麻用量的麻药误注入蛛网膜下腔,可导致全脊髓麻醉,呼吸、心跳停止,患者猝死。患者即使复苏后也可能成为"植物人"。因此,此种麻醉风险相对较高。

(三)禁忌证

1.母子危急状态不宜选择硬膜外麻醉,例如产妇大出血、休克,产钳助娩失败,子宫破裂先兆,子宫破裂,脐带脱垂,宫外孕或子宫穿孔、开腹探查等。

2.脑炎、脑膜炎病史。

3.腰椎畸形、外伤史。

4.穿刺部位皮肤有炎症、疖子、溃疡等。

(四)硬膜外麻醉的应用

1.适用于操作较复杂的产科手术。如腹腔有粘连的重复剖宫产,剖宫产同时行子宫肌瘤摘除术或子宫切除术,或双子宫切除未妊娠扭转子宫,或妊娠合并复杂的附件肿物,需行附件切除术,或早破水、滞产宫腔有感染,需行腹膜外剖宫产等。

2.适用于较困难的妇科手术,如子宫全切,次广泛、广泛性子宫切除,子宫脱垂修补术等。

3.硬膜外麻醉穿刺点一般选在第2~3或第3~4腰椎间隙。插入导管后注药。

多选用2%利多卡因,或0.5%丁哌卡因,初量5~15mL不等。应根据阻滞平面、范围、麻醉程度分次给药,每次3~5mL。

第三节 全麻

应用于全麻的药物很多。全麻药可通过呼吸道、静脉、直肠或胃进入体内而产生全麻状态。前两种途径(吸入全麻和静脉全麻)效果比较可靠,是临床常用的方法。

一、吸入全麻

吸入全麻药主要依靠肺泡通气来摄取和排出,临床上可按需要增减吸气内麻药浓度,从而有效地调节血液内药物浓度。因此,吸入全麻较易管理和相对安全。

二、静脉全麻

静脉全麻包括巴比妥与非巴比妥两类。巴比妥类有硫喷妥钠、硫代司可巴比妥等；非巴比妥类有地西泮草（安定）、氯胺酮等。

安定有显著的镇静和催眠作用，对心血管和呼吸系统有轻度的抑制作用。对骨骼肌有一定程度的松弛作用，有广谱的抗惊厥作用，其副作用小。麻醉前常采用口服给药，常用 5～10mg，用其来消除受术者的紧张和恐惧；麻醉时经静脉给药；肌注的吸收和分布不规则，一般不主张应用。

安定 10mg 静脉注射，在 30 秒钟内即生效。此药除可用作麻醉前给药外，还可作为全麻诱导用药、椎管内麻醉时辅助用药以及与其他静脉或吸入全麻药联用行复合全麻。临床上行局麻剖宫产时，胎儿取出后可静脉注射安定与哌替啶合剂 2～3mL，以减少受术者术中的紧张及疼痛等不适，效果较为满意。

氯胺酮系非巴比妥类速效静脉全麻药，是苯环已哌啶的衍生物。1966 年由 Chod-off Stella 首次应用于产科手术。用氯胺酮麻醉时，产生一种完全无痛，同时伴有浅睡眠的状态。诱导时受术者对周围环境改变不再敏感，意识和感觉分离，镇痛和遗忘显著，肌松不佳。根据这种临床表现，有人称其为"氯胺酮分离麻醉"。

氯胺酮选择性地作用于中枢神经系统，主要是抑制丘脑–新皮层系统和大脑的联络经路，对血管收缩中枢有兴奋作用。因此，给药后患者可有暂时性的血压升高、心率增快以及颅内压增高，用药后血压可增加 20%～30%，历时约 5～15 分钟。因此，妊娠合并高血压、妊高征、心功能不全、曾有脑血管意外以及有胸腹主动脉瘤者禁用此种麻醉。大量快速静注或肌注氯胺酮可引起暂时性呼吸减慢，甚至可发生一过性呼吸暂停。氯胺酮全麻过程中约有 5% 的患者出现噩梦、幻觉、谵妄、兴奋或躁动，一般持续数分钟至 1 小时。在手术完毕时静注安定 5～10mg，可缓解上述症状。氯胺酮可单独做静脉全麻用，也可与安定等药合用做复合全麻，或作为局麻的辅助用药。静注用 1% 浓度，初量 1～2mg/kg，给药后 1 分钟起作用，其作用维持 5～15 分钟。然后在半小时至 1 小时内逐渐清醒。每 10 分钟追加半量可延长全麻时间。氯胺酮麻醉的特点系无需进入深度麻醉，即能达到镇痛作用。其无乙醚吸入麻醉的兴奋期，也无硫喷妥钠静脉麻的疼痛敏感期，唯腹肌松弛不良。如肌注此药，则不仅能损伤局部组织，而且全麻深度波动大，因此一般不主张采用此种给药途径。氯胺酮能很快通过胎盘屏障，故可能出现新生儿发绀、嗜睡等，但持续时间不长，多不影响 Apgar 评分。

第四节 麻醉注意事项

一、麻醉选择

根据手术种类及患者状况选择麻醉的方式。

二、术中体位

术中体位取决于患者的病情及手术种类。

1. 普妇手术,取仰卧位。

2. 阴式手术,取膀胱截石位。

3. 剖宫产术,术中患者采用臀高头低(头位低15°左右),左侧倾斜位(左倾15°左右),或在患者右髋部加垫,以使其身体保持向左侧倾斜,减少妊娠大子宫对下腔静脉的压迫,避免术中发生"仰卧位低血压综合征"。

4. 保持头向左侧,以防误吸,并便于清除呕吐物。

三、监护

1. 麻醉人员守护在产妇身边,严密观察其血压、脉搏、呼吸等一切生命指标,不得擅自离开。

2. 有合并症者进行监护(心电等)。

3. 施剖宫产术时,应准备好抢救母子用的一切用具、药品及监护仪器。

四、输液

1. 静脉输液时选用上肢静脉穿刺,以利纠正"仰卧位低血压综合征"。穿刺针用大号,以利于输液与输血。

2. 根据患者当时情况选择输液种类及用量,术中输液首选平衡盐液。如果患者贫血,或有出血者应尽早输血。

3. 施剖宫产术时输入葡萄糖的安全剂量是 7.5～15g/h,以防由于过多输入葡萄糖会干扰母婴的糖代谢,导致医源性高胰岛素血症与新生儿低血糖。

五、合理应用宫缩剂

施剖宫产术时,对催产素敏感或心血管系统有疾病的产妇,切忌在短时间内快速经静脉注入高浓度催产素,以免导致血压骤降及心率减慢。尤其在局麻取胎时、取胎后,及硬膜外麻醉时,大剂量静注催产素,可使血管平滑肌松弛,引起短时间血压下降,心率减慢。

为防止外源性催产素所致的一过性心血管激惹反应,必须在严密监护血压、心律、心电图的前提下,适量、适时地使用催产素。

第七章　妇科手术

第一节　腹部手术术前、术后处理常规

一、腹部手术术前处理常规

(一)病史
详细询问病史、手术史、药物过敏史。

(二)体检
仔细做体格检查,除一般体格检查及妇科检查外,还应检查与手术及麻醉有关的重要脏器。

(三)实验室检查
1. 血常规　血色素,白细胞,血小板计数,出、凝血时间凝血四项,血型(ABO·Rh)。若血色素低于 10g,必须治疗纠正。

2. 验尿常规。

3. 做肝功及甲、乙、丙、戊、庚肝检测。

4. 做肾功检查,必要时测肾排泄功能及肾盂造影。

5. 测定血流变及空腹血糖水平,了解胰腺功能。

6. 测末梢循环功能,测绘下肢血流图。

7. 做心电图,对疑有心血管病变者,要检查眼底及做超声心动。

8. 做胸透或胸小片,必要时做胸大片。

9. 对疾患波及胃、肠者,应做上消化道钡餐造影或钡灌肠检查。

10. 检查阴道滴虫、真菌、淋菌,必要时做 PCR 检测 CT、UU 及 HIV。

11. 做宫颈刮片细胞学检查。

12. 需切除子宫者或疑有子宫内膜病变者,行分段诊刮,必要时做宫颈活检,以除外恶性病变。

(四)手术的决定
应在主治医师的指导下,根据病史,结合临床检查及全部辅助检查的结果,经组内

讨论,认真分析,作出诊断。确定术前特殊准备、手术范围、手术方式,以及术中可能发生意外的情况及应急措施。

有关麻醉方式,应由麻醉医师决定。对疑难病例,应在科主任领导下,经科内全体医师讨论后决定。对有合并其他疾患者,应请有关医师会诊。

术前需向患者家属交代病情,说明手术意义、手术方式、估计手术效果及可能发生的危险和并发症,征得同意后请家属签字,并向患者说明手术情况,消除顾虑,使患者在手术前建立战胜疾病的信心。

(五)术前准备

1. 忌烟 有吸烟嗜好者,入院前即应忌烟,未忌烟者,入院后立即忌烟。

2. 治疗合并症 有合并症者,如合并气管炎、糖尿病、高血压等,必须在术前积极治疗。

3. 连续监测体温、脉搏、呼吸、血压。

术前 3 天内,有一次体温超过 37.5℃,即视为发烧。

脉搏 >100 次/min,<60 次/min,或心律不齐,则视为脉搏异常。

血压≥18.6/12kPa(140/90mmHg),为血压高。

有上述异常者应推迟施术日期,积极进行相应治疗。

4. 饮食 术前一日午餐减量,晚餐选择高糖、高蛋白流质;术日晨禁食;术前 4 小时内禁水。手术推迟至下午进行者,静脉输液补充营养。

5. 术野皮肤准备

(1)术前洗澡,清洁周身皮肤。

(2)剃除术野及腹部汗毛,用肥皂、清水清洗干净。

(3)清除脐部污垢(用液状石蜡、汽油)。

(4)腰麻、硬膜外麻醉者,背部应备皮。

(5)手术前,用碘酒、酒精消毒腹部,再用酒精纱布盖好,用腹带包扎。

6. 灌肠 术前晚用 0.1% 温肥皂水灌肠,急诊手术例外。

7. 睡眠 术前晚服苯巴比妥 0.06g,或安宁 0.4g。

8. 术前用药

(1)止血药 维生素 K_3 8mg、维生素 C 200mg、卡巴克洛 10mg,有出血倾向者给巴曲酶 1 支,于术前 1 小时肌注。

(2)镇静、制泌药:①全麻:术前 2 小时给苯巴比妥钠 0.2g,肌注,术前 45 分钟给吗啡阿托品 1 支,皮下注射。②脊椎麻醉:术前 2 小时给苯巴比妥钠 0.2g,肌注。③局麻:术前 2 小时给苯巴比妥钠 0.2g,肌注,术前 5 分钟给哌替啶 50~100mg,静滴。

9. 阴道准备

(1)术前 3 天 1/10000 碘液灌洗,每日 1 次;

(2)术前 1 天 宫颈及阴道用 2.5% 碘酒消毒后用 75% 酒精脱碘或用 0.5% 碘伏消毒。

（3）手术前 进手术室后,外阴、阴道依次用肥皂水、清水及 1/5000 新苯扎氯铵液冲洗后擦干,涂碘酒及酒精或用 0.5% 碘伏消毒。

10. 排空膀胱 进手术室前,排空膀胱,在手术室消毒外阴、阴道后,放置导尿管。

11. 肠道准备 如考虑存在与肠道有关疾病或手术可能波及肠管时,术前 3 天可给 PST1g,每日 4 次;或给甲硝唑 400mg,每日 3 次;或给红霉素 0.5g 及新霉素 0.5g,4小时 1 次,每日 4 次,口服,在 24 小时内做好肠道准备。

12. 皮试 术前 1 日做青霉素、链霉素、局麻药皮试。

13. 配血 估计术中需输血时,术前配血备用。

二、腹部手术术后处理常规

(一)体位

根据麻醉方式确定卧位。

1. 腰麻 去枕平卧 48 小时。

2. 硬膜外麻醉 去枕平卧 6 小时。

3. 全麻 去枕平卧,头侧向一侧,严防清醒前呕吐误吸。

4. 腹腔内有感染者 术后 48 小时取半卧位,排气后改自由体位。

(二)饮食

1. 全麻者清醒后 6 小时内禁食。

2. 术后 流质,禁食奶品及豆浆,以避免加重腹胀。

3. 排气后改食半流质。

4. 术后第 5 日可进普通饮食。

术后 1～3 日内,进食少,可经静脉输液补充营养。术后当日输液量,可根据手术时出血量、蒸发量和尿量的丢失总量来估计。术后 2～3 日根据患者出入量补充液体,以葡萄糖液为主,生理盐水输入量一般不超过 500mL/d。若患者出汗多或经其他经路丢失时,可适当增加其输入量。

(三)术后观察

需严密观察血压、脉搏等生命体征。

手术患者由住院医师陪同返回病房后,应立即测血压、脉搏,并注意观察患者的一般情况。2 小时后复测。

手术较大、有出血可能者,或有并发症者,应每小时或必要时随时测血压、脉搏。最好用监护仪连续监测血压、脉搏等生命体征。

病情重者,应专医守护,并详细记录。

(四)镇痛

术后 24 小时内,必要时给哌替啶 100mg,肌注,两次用药最少间隔 6 小时,且呼吸应 >16 次/min。

(五)活动

术后第一日,鼓励患者常翻身、深呼吸。鼓励术后患者早期离床活动。

子宫全切术后4天可适当下地活动,以减少并发症的发生。

广泛子宫切除术,或患者贫血、体弱、发烧、阴道出血,或特殊情况者,应适当延迟下床活动。

(六)伤口处理

1. 术后伤口用腹带加压包扎,以利伤口愈合,避免伤口内渗血。

2. 术后48小时更换腹部伤口敷料。

3. 体胖者,或伤口有不易愈合因素者,应每日或间日消毒伤口,更换敷料。

4. 发现伤口敷料有渗液或渗血时,应随时更换敷料,必要时拆除缝线引流。

5. 伤口引流管原则上待引流物减少后拔出。通常为术后24小时移动引流管,48小时剪去1～2cm,72小时拔出,并记录流出物的性质及量。

6. 体温超过38℃时,应检查伤口,以除外腹部伤口感染。

7. 术后6整天腹部伤口拆线。

年老、体弱、贫血、营养不良或过度肥胖患者,应延迟1～2日拆线。

(七)尿管

子宫全切术后,保留尿管长期开放48小时。

广泛性子宫全切自手术日起长期开放尿管1周,吊瓶及橡皮管每日更换同时消毒。或使用一次性无菌尿袋,每日更换一次。夏天吊瓶内可放3%福尔马林2mL作防腐剂。

1. 每日擦洗外阴2次,并置无菌纱布,保持外阴清洁。擦后,沿尿道口滴入氯霉素眼药水,每日2次。

2. 术后7日每4小时开放尿管1次。又2日后可拔出尿管自行排尿。

3. 拔出尿管后6小时仍不能自行排尿者,可采取如下方法。

(1)试用热水熏蒸或针灸。

(2)如仍无显效,可放置尿管长期开放。

(3)每日测量潴留尿直至恢复至50mL以下,再拔尿管试行自己排尿。

(八)实验室检查

术后第2天复查血、尿常规。血色素在7g以下时应治疗纠正。

(九)肠道管理

1. 术后禁用肛管。

2. 术后3日未排便者,可给润肠剂。5日后仍无大便,可考虑以1:2:3液(50%硫酸镁30mL＋甘油60mL＋38℃温开水90mL)洗肠。

(十)术后住院时间

手术顺利者,通常术后住院7～8天,腹部拆线,伤口Ⅰ期愈合即可出院。

(十一)术后休假

休假期限取决于术式。

1. 一般腹部手术(卵巢囊肿摘除术、宫外孕开腹探查术、绝育术)术后休息1个月。

2. 子宫半切术等较大手术　术后休息 1 个半月。

3. 子宫全切术　术后休息 2 个月。

休假时间可按患者恢复情况,适当延长。

性生活应在术后 3 个月以后检查无异常时恢复。

三、术后并发症的防治

(一)咳嗽

术后咳嗽可做下述处理。

1. 给镇咳剂、祛痰剂。

2. 咳嗽时协助患者按住腹部伤口两侧,以防影响伤口愈合,并可减轻疼痛。

3. 给抗生素,预防发生肺炎。

(二)腹胀

术后未排气,尤其排气延迟时患者常出现腹胀,可采取如下方法处理。

1. 多翻身,并注意将臀部抬高。

2. 反复轻轻拍打腹部两侧及腰骶部,以利肠功能的恢复与排气。

3. 腹胀较重者,可针刺足三里、内关等穴位。

4. 给新斯的明 0.5mg,肌注,或足三里穴位封闭。

5. 用温盐水洗肠。

6. 腹胀严重者,经上述治疗仍无效时,可考虑给胃肠减压。

(三)泌尿系感染

1. 泌尿系感染的预防

(1)为防止发生泌尿系感染,应尽量缩短保留尿管时间。普通腹部手术保留尿管 48 小时,广泛性子宫切除者或膀胱修补术后,保留尿管时间延长时,应用氯霉素每日滴尿道口 3~4 次。

(2)每日擦洗阴部,尤其便后应随时擦净并冲洗,以保持阴部清洁,防止泌尿系感染。

2. 膀胱炎

(1)维持每日潴留尿在 50mL 以下,超过者夜间放置尿管开放。

(2)每日放潴留尿后,膀胱内注入 2% 红汞溶液或 5% 弱蛋白银溶液 10mL。

(3)每 2~3 日做尿常规 1 次。

(4)给碱性利尿合剂,并根据尿培养、药物敏感试验给抗生素或中药。

3. 肾盂肾炎

(1)凡有急、慢性肾盂肾炎史者均应放置尿管长期开放。

(2)每日记出入量,每日入量需在 3000mL 左右。

(3)患者取半卧位。

(4)按尿培养、细菌药敏试验给抗生素(服药 2 周以上者注意副作用)。并给大量维生素。

(5)隔日做 1 次尿常规。

(6)尿常规呈阴性,体温下降 1 周后,抗生素可减量。

4. 膀胱麻痹

(1)纠正患者一般情况,解除其思想顾虑。

(2)积极治疗膀胱炎。

(3)每日煎服黄芪 60g、甘草 12g,并配合针灸。

(4)每日晨做盆底肌肉运动。

(5)膀胱按摩,膀胱快速注入 100～200mL 温生理盐水,然后放空膀胱,反复 3 次。最后放空后注入 2% 红汞溶液或 5% 弱蛋白银溶液 10mL。每日或隔日 1 次,持续 1～2周。

(四)便秘

术后 ≥3 日未排便时,可采取下述措施。

1. 果导 2 片顿服。或番泻叶 3g,泡水饮。或液状石蜡 30mL,口服。

2. 有便意,排便困难时,可给开塞露 1 支灌肠,或 1∶2∶3 液(50% 硫酸镁 30mL + 甘油 60mL + 38℃温开水 90mL)灌肠。

第二节　阴部手术术前、术后处理常规

一、复杂阴部手术术前处理常规

复杂阴部手术包括阴式子宫全切术、各式子宫脱垂手术、阴道成形术、会阴Ⅲ度裂伤修补术、阴道瘘修补术以及其他较复杂的阴道手术。

(一)病史

详细询问病史、手术史、药物过敏史。

(二)体检

仔细做体验,除一般体格检查及妇科检查外,应检查与手术及麻醉有关的重要脏器。

(三)实验室检查

1. 查血常规血型(ABO・Rh)　血色素、白细胞、血小板计数、出、凝血时间凝血四项。血色素低于 10g 时,必须治疗纠正。

2. 查尿常规,尿培养 + 药敏测定,若有致病菌,需先治疗。

3. 做肝功及甲、乙、丙、戊、庚肝检测。

4. 做肾功检查,必要时测肾排泄功能及肾盂造影,以除外泌尿系畸形。

5.测定血流变及空腹血糖水平,了解胰腺功能。

6.测末梢循环功能,测绘下肢血流图。

7.做心电图,对怀疑有心血管病变者,检查眼底及超声心动。

8.做胸透或胸小片,必要时做胸大片。

9.膀胱阴道瘘者,术前做膀胱镜检查。

10.查阴道滴虫、真菌、淋菌。并做 PCR 查有无支原体、衣原体 HIV 及其他病毒感染。

11.做宫颈刮片细胞学检查。

12.需行子宫切除者、疑有宫内膜病变者、子宫脱垂手术保留子宫者,均应行分段刮宫,以除外恶性病变。

(四)手术的决定

应在主治医师指导下,根据病史、临床检查及全部辅助检查结果,经组内讨论,认真分析,作出诊断,确定术前特殊准备、手术范围、手术方式、手术中可能发生的意外情况及应急措施。有关麻醉方式,应由麻醉医师决定。对疑难病例,应在科主任领导下,经科内全体医师讨论后决定,对有合并其他疾病者,应请有关医师会诊。

(五)手术时间的选择

1.除无阴道,需行阴道成形术者及闭经妇女外,育龄妇女选择在月经干净后进行。

2.患子宫脱垂、阴道瘘、陈旧会阴Ⅲ度裂伤等均应在分娩 6 个月以后进行。

(六)家属签字

术前必须向家属交代病情,说明手术的意义、手术方式、估计手术效果及可能发生的危险与并发症,征得同意后,请家属签字。向患者说明手术情况。解除顾虑,使患者在术前建立战胜疾病的信心。

(七)术前准备

1.忌烟 有吸烟嗜好者,入院前即应忌烟,未忌烟者,入院后立即忌烟。

2.治疗合并症 有气管炎、泌尿系感染、糖尿病、高血压等合并症者,必须在术前积极治疗。

3.连续监测体温、脉搏、呼吸、血压。

术前 3 天内,有一次体温超过 37.5℃,视为发烧。

脉搏 >100 次/min,或 <60 次/min,或心律不齐,视为脉搏异常。

血压 >18.6/12kPa(140/90mmHg),为血压高。

有上述异常者应推迟施术日期,积极进行相应治疗。

4.饮食 术前 3 天进食无油渣半流;术前晚餐选高糖、高蛋白流质;术前 4 小时内禁水。手术推迟至下午进行者,静脉输液补充营养。

5.净肠

(1)术前 2 天,晨 8 时口服蓖麻油 30mL,以排除肠内积粪。

(2)术前晚,用0.1%温肥皂水 1000mL 清洁洗肠,次日晨 6 时再灌肠 1 次,必须排净大便,以免术时粪便溢出,污染术野。

6. 清洁

(1)术前洗澡,保持全身及局部清洁。

(2)以0.1%呋喃西林坐浴,每日2次。

(3)子宫脱垂者、阴道、宫颈有溃疡者,坐浴后局部涂莫匹罗星或雌氯软膏,并将子宫还纳入阴道内。再戴丁字带或穿消毒三角裤,防止子宫下垂,以利溃疡愈合。

7. 阴道准备

(1)术前3天,每天用肥皂棉球擦洗阴道皱折内分泌物,然后用清水清洗干净。

(2)术前1天,剃除阴毛。

(3)术前晚,用2%碘酒消毒宫颈及阴道,再用75%酒精脱碘或用0.5%碘伏消毒,并用丁字带兜外阴。

8. 植皮区准备

(1)阴道成形者,入院后嘱其每日用肥皂水擦洗其两大腿内侧,并用清水冲洗。

(2)术前日,剃除两大腿内侧汗毛。

9. 肠道消炎药

(1)有可能损伤直肠的阴式手术(阴式子宫全切、阴道前后壁修补、阴道成形术),术前3天给PST1g,每日4次。或甲硝唑400mg,每日3次,连服3日。

(2)阴道直肠瘘、会阴Ⅲ度裂伤,或有可能切除肠管者,术前3天开始给新霉素、红霉素各0.3g,每日4次,口服;或术前1天给红霉素、新霉素各0.5g,每4小时1次,至次日晨8时,口服。

10. 睡眠 术前晚,口服苯巴比妥0.06g,或安宁0.4g。

11. 术前用药

(1)止血药 维生素$K_3$8mg,维生素C 200mg,卡巴克洛10mg,有出血倾向者给巴曲酶1U,术前1小时,肌注。

(2)镇静、制泌药 吗啡阿托品1支,术前45分钟皮下注射。

12. 皮试 术前日做青霉素、链霉素皮试,麻药皮试。

13. 配血 术前估计需输血量,配血备用。

14. 排空膀胱 进手术室前排空膀胱。

二、复杂阴部手术术后处理常规

1. 观察生命体征 术后患者情况良好,血压平稳后,方可离开手术室,由医师陪送回病房。回病房后立即测量血压、脉搏。2小时后复测血压、脉搏。

手术困难,或出血多,或有并发症者,应每小时或必要时随时测血压、脉搏或连续对生命体征监护。

病情重者,应专医守护,并详细记录。

2. 体位 根据麻醉方式确定卧位。

（1）腰麻　去枕平卧48小时。

（2）硬膜外麻醉　去枕平卧6小时。

3. 注意有无阴道出血及出血量。

4. 饮食

（1）术后,流质,禁食牛奶及豆浆,以免加重腹胀。

（2）术后3日内,未排气前,通常每日补液2500～3000mL。以补充营养。

（3）排气后,改食无油渣半流质。

（4）术后5天,改为普通饮食。

5. 镇痛　术后24小时内,肌注,哌替啶100mg,必要时6小时给予一次,要求呼吸>16次/min。

6. 预防感染　术后给抗生素预防感染。

7. 伤口处理

（1）阴道内填纱布,术后48小时取出。

（2）阴道成形术者,术后7～10天开封,取出其内填塞纱布。开始每日更换阴道模型。

（3）术后每日用酒精棉球擦洗外阴2次,大小便后随时擦洗干净。

（4）每日更换消毒三角裤衩,污染时应随时更换,以保持外阴清洁。

（5）术后5天,拆除会阴缝线。

8. 尿管

（1）术后返回病房后,应注意尿色及尿量,尿管应通畅。

（2）为防止频换尿管,损伤尿道,可不换尿管。

（3）每日用酒精棉球擦外阴及尿管,并将1%氯霉素液沿尿管滴入尿道。

（4）会阴拆线后,拔出尿管试排尿,鼓励患者自解小便。

（5）术后排尿不畅者,应于晚8时测潴留尿,若潴留尿>50mL,夜间保留尿管长期开放,并查尿常规。

9. 控制排便

（1）术后3天内,口服10%阿片酊10mL,每日2～3次,以抑制排便,保持阴部清洁。

（2）术后第4天,可给液状石蜡20～30mL,口服。

（3）术后至拆线日尚未排便者。可给1:2:3液(50%硫酸镁30mL + 甘油60mL + 38℃温开水90mL)灌肠。待排便后,擦净阴部及肛门,再行拆线为宜。

10. 术后指导

（1）术后5天,会阴拆线后,可坐起,根据患者病情,术后5～10天可下地活动。

（2）若无异常情况,患者术后2周可出院。

（3）术后3个月内应避免体力劳动。

（4）术后3个月后,经复查无异常时,方可恢复性生活。

(5)术后 4~6 个月,可从事轻体力劳动。

(6)术后 6 个月,可从事一般劳动,但应避免增加腹压的体力劳动。

(7)术后 3 个月、半年、1 年、3 年分别随访及复查。

三、一般阴部手术术前处理常规

一般阴部手术包括刮宫术、外阴血肿、巴氏腺囊肿、处女膜闭锁、外阴、阴道肿瘤切除、宫颈小肌瘤、宫颈息肉、子宫黏膜下肌瘤等难度不大的手术。

1. 病史　详细询问病史、手术史、麻药过敏史。

2. 体检　仔细进行体格检查,除一般体格检查及妇科检查外,还应检查与手术及麻醉有关的重要脏器。

3. 实验室检查

(1)验血常规血型(ABO、Rh)　血色素,白细胞,血小板计数,出、凝血时间凝血四项。

(2)验尿常规。

(3)做肝功及甲、乙、丙、戊、庚肝检测。

(4)阴道分泌物查滴虫、真菌。必要时查淋菌或做 PCR、CT、UU、HIV 检查。

4. 备血　血实验室检查有异常,或估计出血可能多时,要配血,并做输血准备。

5. 交代病情

(1)术前必须向患者交代病情、手术性质、手术效果及可能发生的困难及其后果,同意后方能手术。

(2)患者有合并症或有风险时,应征得家属同意签字后,方可手术。

6. 阴道准备　术前 3 天可用 1/10000 碘液阴道灌洗,或用碘酒、酒精或 0.5% 碘优消毒宫颈和阴道,或用 1/5000 高锰酸钾液坐浴。

7. 备皮　术前皮肤准备包括外阴、两大腿内侧 1/2 处,肛门周围,要擦洗干净,并剃阴毛。

8. 镇静　手术前晚适当使用镇静剂,可给患者口服苯巴比妥 0.06g,或安宁片 0.4g。

9. 麻醉前用药　根据病情与需要,适当给予麻醉前用药。

10. 净肠　术前晚可根据需要洗肠。

11. 排空膀胱　去手术室前自行排尿 1 次。

12. 术野消毒

(1)手术时用肥皂球擦洗外阴、阴道,并用生理盐水冲洗干净,再用 1/5000 新苯扎氯铵液,或 1/10000 碘液消毒外阴、阴道。

(2)阴道、宫颈用碘酒、酒精或 0.5% 碘伏消毒。

四、一般阴部手术术后处理常规

1. 体位

（1）刮宫、宫颈息肉或子宫黏膜下肌瘤摘除术后,出血停止后即可起床。

（2）外阴血肿、巴氏腺脓肿术后,阴部疼痛者,可卧床休息。

（3）麻醉下施术者,可按麻醉种类采取术后体位:①腰麻:平卧去枕48小时。②硬膜外麻醉:去枕平卧6小时。

2. 饮食　半流质饮食或普通饮食。

3. 尿管　外阴血肿、巴氏腺脓肿等手术,阴部胀疼,不能自解小便者,可放置尿管,待肿胀消退后,即可拔出尿管。

4. 阴道填塞纱布　切勿忘记,在24小时内取出阴道内纱布。

5. 清洁

（1）注意保持阴部清洁。

（2）阴部有伤口者,每日及大小便后可用醋酸氯己定液冲洗。

（3）术后禁行阴道灌洗。

6. 拆线

（1）会阴伤口缝线于术后第5天拆除。

（2）若伤口出现感染现象,应提前拆线。

7. 休假　通常术后1～2周可恢复正常工作。

第三节　外阴部手术

一、尿道肉阜电灼术

【适应证】

尿道肉阜较大,或有出血、疼痛症状者。

【麻醉】

采用0.5%丁卡因表面麻醉。

【手术步骤】

1. 患者取膀胱截石位,常规冲洗外阴,局部用新苯扎氯铵消毒。

2. 将橡皮导尿管置入尿道。

3. 用组织镊夹住尿道肉阜,当电灼刀热至暗红色时,切除肉阜根部。肉阜基底部出血,用电凝止血。

4. 创面涂抹莫匹罗星。

【注意事项】

1. 肉阜基底部用电凝止血应浅,不宜深,以免引起尿道口狭窄。

2. 术后每日用氯霉素眼药水滴尿道口,每日2次。

3. 术后服用复方枸橼酸钾合剂10mL,每日3次。或服用诺氟沙星片200mg,每日3次。

二、小阴唇粘连分离术

【适应证】

幼女外阴炎导致小阴唇粘连遮盖尿道口与阴道口,粘连处薄,透光。

【麻醉】

可不麻醉,或用0.5%丁卡因表面麻醉。

【手术步骤】

1.外阴用新苯扎氯铵消毒。

2.分离粘连

(1)徒手分离法 术者戴无菌手套,将一小块新苯扎氯铵棉球敷于小阴唇粘连处,然后用食指轻轻按压此棉球,逐渐分离开此粘连。

(2)用钳分离法 手分离不成功时,则用小止血钳伸入粘连的小孔,轻轻向两侧钝性分离。

(3)粘连切开术 徒手分离失败后,可在表面麻醉下,用尖刀切开粘连处。切时,应先将一槽状探针插入粘连处下方,沿槽切开较安全(图7-3-1)。

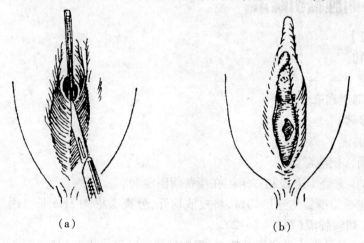

(a) (b)

图7-3-1 切开粘连的处女膜

【注意事项】

1.术后应保持阴部洁净,大、小便后用氯己定液冲洗阴道口,外敷莫匹罗星软膏。

2.阴部应经常保持清洁,以防再次发生小阴唇粘连。

三、外阴血肿清除术

【适应证】

1.外阴急性大血肿。

2.外阴血肿有继续增大的趋势。

3. 外阴血肿经保守治疗仍不能吸收者。

4. 已形成脓肿者。

【麻醉】

采用局部浸润麻或施鞍麻。

【手术步骤】

1. 在血肿波动最明显处,或血肿区皮肤与黏膜交界处,行纵向切口至血肿腔。

2. 清除血肿腔内血块,用甲硝唑液冲洗血肿腔。

3. 结扎血肿腔内出血点,必要时缝扎止血。

4. 用 0 号肠线,间断闭合血肿腔。

5. 血肿表面切口用 1 号丝线间断缝合。

【注意事项】

1. 外阴血肿继发感染时,血肿腔不缝合,以使脓液引流通畅。

2. 闭合外阴血肿腔时,应从基底部开始,不留空腔。

3. 切口表面外敷莫匹罗星软膏,加压包扎,以利于愈合。

四、外阴肿瘤切除术

【适应证】

外阴肿物。

【麻醉】

施行局部浸润麻。

【手术步骤】

1. 有蒂肿瘤

(1)外阴常规消毒。

(2)用 1% 普鲁卡因或利多卡因在瘤蒂周围浸润。

(3)在瘤蒂周围做纺锤形切口,将皮肤切开,分离蒂根约 1cm 长。用弯止血钳夹持瘤蒂根部,切除肿瘤(图 7-3-2)。

(4)用 0-1 号肠线贯穿缝扎瘤蒂,用细丝线间断缝合皮肤切口(图 7-3-3)。

2. 无蒂肿瘤

(1)用 1% 普鲁卡因或利多卡因在肿瘤周围行区域阻滞麻醉。

(2)沿肿瘤边缘做椭圆形切口(图 7-3-4)。

(3)用鼠齿钳牵拉肿物,沿肿瘤切口边缘用止血钳循肿瘤壁分离,直至将其完全剥出(图 7-3-5)。

(4)用 0 号肠线间断缝合瘤腔(图 7-3-6)。

(5)用 4 号丝线间断缝合皮肤及浅腔(图 7-3-7)。

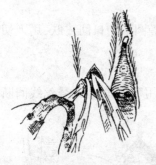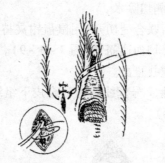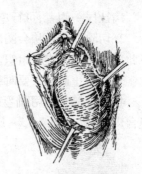

图 7-3-2　外阴有蒂肿瘤切除术　　图 7-3-3　缝合切口　　图 7-3-4　外阴无蒂肿瘤切除术

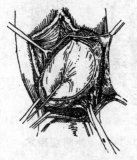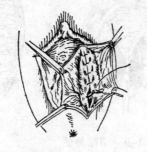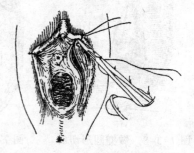

图 7-3-5　剥离肿瘤　　　　图 7-3-6　缝合瘤腔　　　图 7-3-7　缝合浅腔及皮肤切口

【注意事项】

1. 闭合瘤腔,应从基底部开始,不留空隙。

2. 术毕,加压包扎,以利愈合。

3. 用普鲁卡因时先做皮试。

五、单纯外阴切除术

【适应证】

1. 外阴原位癌。

2. 慢性增生性外阴炎,有恶变趋势。

3. 顽固性外阴白斑,活检增生明显。

【麻醉】

采用鞍麻或局部浸润麻醉。

【手术步骤】

1. 确定外阴切除范围　切除范围必须大于病变范围,尤其原位癌的切除范围应距病灶更远些。

切口:做大小两个椭圆形切口,大椭圆形切口在病变范围稍外侧,从阴蒂上方开始,向两侧伸展,下至阴唇后联合,切至筋膜之上;小椭圆形切口从尿道口上方开始,绕经阴道口外侧缘及下方(图 7-3-8)。

病灶居一侧者,可行单侧切除术。

2. 切除外阴 从会阴后联合处切开,用鼠齿钳夹持两椭圆形切口间皮肤,用刀切下此皮肤及部分皮下组织。切勿达筋膜(图7-3-9)。

3. 认真止血 必要时缝扎止血。

4. 逐层缝合 用圆弯针、1号丝线间断缝合皮下组织,用弯三角针、1号丝线间断缝合皮肤切口(图7-3-10)。

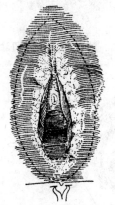
图7-3-8 做椭圆形切口

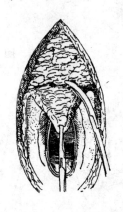
图7-3-9 切除外阴

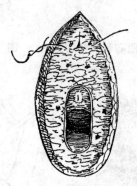
(a)缝合皮下组织
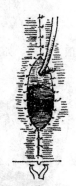
(b)缝合皮肤切口
图7-3-10 外阴切除术

【注意事项】

1. 术后,加压包扎阴部伤口。

2. 保留尿管长期开放,至会阴伤口7天拆线。

3. 每日用新苯扎氯铵棉球擦洗阴部伤口2次,大便后随时擦洗。

4. 保留尿管期间,用氯霉素眼药水滴尿道口,每日2次。

六、会阴Ⅲ度裂伤修补术

【适应证】

会阴新鲜Ⅲ度裂伤。

【麻醉】

会阴神经双侧阻滞麻醉。

【手术步骤】

1. 缝合直肠裂口(图7-3-11) 用00号铬制肠线,纵行间断缝合直肠裂口,注意不要穿透直肠黏膜。

2. 缝合肛门括约肌(图7-3-12) 用鼠齿钳自两侧凹陷处夹取肛门括约肌断端,并向中线牵拉,用1号铬制肠线行"8"字形缝合。

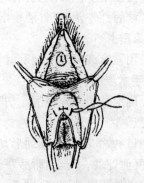
图7-3-11 缝合直肠壁

3.缝合直肠筋膜(图7－3－13) 用00号铬制肠线,间断缝合数针。

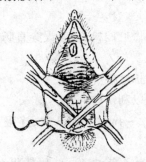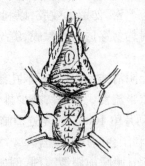

缝合后肛门周围皮肤即
皱缩呈轮状

图7－3－12 缝合直肠壁   图7－3－13 缝合直肠筋膜

4.缝合肛提肌(图7－3－14) 用1号铬制肠线间断缝合。

5.缝合阴道黏膜(图7－3－16) 用0号或1号铬制肠线间断缝合阴道黏膜,至处女膜痕迹处对齐。

6.缝合皮下脂肪(图7－3－17) 用0号肠线间断缝合皮下脂肪。

7.用1号丝线间断缝合皮肤(图7－3－18)。

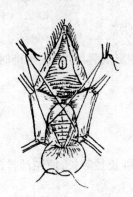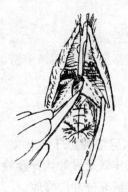

图7-3-14 缝合肛提肌   图7-3-15 修剪阴道黏膜

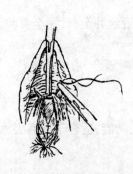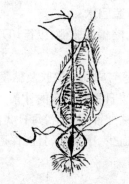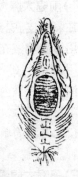

图7-3-16 缝合阴道黏膜   图7-3-17 缝合皮下脂肪   图7-3-18 缝合皮肤

【注意事项】

1. 缝合各层应严密,勿留无效腔,以利创口愈合。

2. 缝合各层时均勿穿透直肠黏膜,缝毕应做肛门检查,若误穿直肠黏膜,应立即拆除、重缝。

3. 术后保持会阴清洁,每日用新苯扎氯铵棉球擦洗2次。

4. 进食无油渣半流食3~5日,减少排便,以利伤口愈合。

5. 口服10%阿片酊10mL,或复方樟脑酊2~4mL,每日3次,连服3日,以控制术后5日内不排便,利于会阴伤口愈合。

6. 于术后第5日晚睡前服缓泻剂,例如液状石蜡油30mL,以软化大便,利于排出。

7. 最好在排便后拆除会阴缝线,以避免排便困难引起愈合不牢的伤口裂开。

8. 阴道内填塞的油纱卷于术后24小时取出。

9. 保留尿管长期开放4日,第5日改为每4小时开放1次,术后第6日拔出尿管。

10. 尿道口每日滴氯霉素眼药水2次(保留尿管期间)。

11. 术后给口服抗生素,预防感染。

七、前庭大腺囊肿手术

【适应证】

前庭大腺囊肿或脓肿。

由于腺管炎症阻塞,分泌液潴留,在小阴唇内侧形成囊肿,继发感染时形成脓肿。

【麻醉】

采用局麻或鞍麻。

【手术步骤】

(一)前庭大腺脓肿切开引流术

1. 在黏膜与皮肤交界处切开囊肿,切口应与囊肿长径等长,使脓汁排出通畅。

2. 用甲硝唑液充分冲洗囊腔。

3. 切开引流术切口有出血时,应行造口术。

(二)前庭大腺囊肿(或脓肿)造口术

1. 在囊肿皮肤与黏膜交界处,略偏黏膜侧,纵行切开,接近囊肿全长,深至囊腔。

2. 用甲硝唑液充分冲洗囊腔。

3. 用圆弯针、0号肠线,将囊壁与周围的皮肤及黏膜行间断缝合,形成口袋状。

4. 油纱条放囊内引流。以后每日更换引流的纱条。

5. 术后4日后,用1/5000高锰酸钾液坐浴,每日2次。

造口术方法简单,耗时短,出血少,康复快,且能保留腺的功能,适合于前庭大腺囊肿与脓肿。

(三)前庭大腺囊肿摘除术

前庭大腺囊肿经造口术后复发者应首选摘除术。

1. 在前庭大腺囊肿皮肤与黏膜交界处略偏黏膜侧,行纵切口,与囊肿等长,深达囊壁表面。

2. 用弯止血钳分离囊壁,争取将囊壁完整剥出。

3. 用 0 号肠线间断缝合以闭合囊腔,注意不留空隙。

4. 用 1 号丝线间断缝合黏膜及皮肤切口。

【注意事项】

1. 手术应避免损伤直肠,囊肿深部应钝性剥离,避免盲目用剪刀在深部剪切。

2. 若术中不慎将囊肿剥破,可将手指置于囊腔内作指示,紧贴囊壁,将囊壁完整剥出。

3. 囊肿底部有阴部动脉分支通过,切断时应结扎或缝扎,认真止血,以防术后形成血肿。

4. 闭合囊腔时切忌留空腔,术后加压包扎,以利愈合。

5. 术后保留尿管 5 天,用氯霉素眼药水滴尿道口,每日 2 次。

6. 术后 6 天拆除缝线。

第四节　子宫颈锥切术

一、适应证

1. 重度慢性宫颈炎,经各种治疗无效者。

2. 阴道涂片多次异常,活检未发现异常者。

3. 宫颈原位癌排除有浸润。

4. 宫颈非典型增生,进一步确诊有无原位癌或浸润癌。

二、手术步骤

1. 暴露宫颈　涂碘子宫颈、穹隆,以显示不着色区。

2. 牵拉宫颈　在宫颈 3 点、9 点各缝一针肠线牵引,同时有止血作用。

3. 锥切宫颈　宫颈病灶不着色区外 0.5～0.3cm 处,锥形切下宫颈(图 7-4-1)。

4. 宫颈标志　将切下宫颈 12 点处缝一黑丝线作标志。用 10% 福尔马林液固定,送检。

5. 处理宫颈创面　可用肠线缝扎止血。必要时用肠线缝合宫颈创面,再造宫颈前、后唇(图 7-4-2),或用止血纤维压迫止血。若填塞纱条(浸庆大霉素)压迫止血,于术后 24 小时取出。

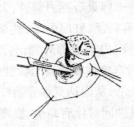 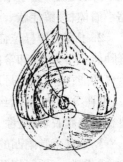

图 7-4-1　锥形切下宫颈　　图 7-4-2　重建后唇

注意事项

术毕及术后21天时,用黑格氏扩张器轻轻扩张宫颈至6号。

第五节 后穹隆部手术

一、后穹隆穿刺术

女性生殖器官子宫位于盆腔中央,前邻膀胱,后邻直肠,子宫与肠之间形成子宫直肠陷凹。子宫的下端是宫颈,宫颈通过阴道穹隆部与阴道相连,子宫直肠陷凹与阴道后穹隆相毗邻,因此,子宫直肠陷凹内的积液、积血或包块,可通过后穹隆穿刺术辅助诊断和进行治疗。

【适应证】

(一)判定腹腔积液性质

当B超发现腹腔内有液性暗区,或仅子宫直肠陷凹内有液性暗区,或叩诊腹部移动浊音阳性时,为确定腹腔积液性质,可行后穹隆穿刺术。尤其若患者有闭经史、阴道不规则出血、下腹一侧疼痛或肛门憋坠感、尿妊娠试验呈阳性或血实验室检查绒毛膜促性腺激素HCG增高,怀疑异位妊娠腹腔有内出血时,应即时行后穹隆穿刺术,以免延误诊治,危及患者生命。

(二)判定子宫直肠陷凹内肿块的性质

当居于子宫直肠陷凹内的肿块通过B超、相关的实验室检查及临床检查等手段均不能明确其性质,又不具备开腹手术的条件时,可慎重考虑行后穹隆穿刺术,吸取组织做细胞涂片检查,或做病理组织检查。以明确诊断,指导进一步治疗。

(三)处理子宫直肠陷凹内囊性肿物

1.居于子宫直肠陷凹内体积较大的囊性肿物,压迫症状明显,或梗阻产道影响胎儿下降,又无开腹手术条件,临产上考虑此囊肿属良性时,可经后穹隆抽吸囊内液,以缩小瘤体,缓解症状。

2.子宫内膜异位症——卵巢巧克力囊肿,大多居于子宫直肠陷凹内。虽然巧克力囊肿体积不大,但却常伴有痛经、肛门憋坠、性交不适等症状。当患者年轻,要求保留生育功能;或经服用丹那唑、内美通等药物治疗无效;或患者不具备开腹手术的条件时,可在B超指导下,经后穹隆抽吸巧克力囊肿内液,然后向囊内注入少量无水酒精,使囊壁细胞脱水、变性、失活,从而达到保守治疗的目的。

3.子宫直肠陷凹的囊肿同时伴有高烧、腹痛、末梢血实验室检查白细胞增高,考虑为盆腔脓肿。预行切开引流术前,可经后穹隆试探穿刺,抽出脓汁后再经穿刺针孔处切开引流排脓,或将脓肿内液彻底抽净后,向囊内注入抗生素。

(四)腹腔化疗

某些晚期癌瘤,例如卵巢癌,无法实施手术,或虽经细胞减灭术。仍有残留癌灶时,可经后穹隆注入化疗药物。目前应用最多的是卡铂,将卡铂稀释后经后穹隆注入腹腔。

(五)瘤灶局部注药

位于子宫后壁的瘤灶,例如恶性葡萄胎或绒毛膜上皮癌的瘤灶,可经后穹隆穿刺直接向瘤灶内注入 5 – 氟尿嘧啶等化疗药物,以消除局部瘤灶。由于抗癌药物直接注入瘤灶,药物浓度高,杀伤癌细胞的作用强,因而可减少周身用药,副反应小,疗效较好。

【禁忌证】

1. 子宫后壁与肠管有粘连者,禁行后穹隆穿刺术,以防误伤肠管及导致感染。

2. 曾做过子宫半切术者,由于术后解剖变化,或可能有肠管粘连,也不宜做后穹隆穿刺术。

【手术步骤】

1. 自行排尿或导尿,使膀胱空虚,利于操作。

2. 取膀胱截石位,同时应注意抬高患者的上半身,使其呈半卧位状态,此体位可使腹腔内少量的积液留存于子宫直肠陷凹处,可避免造成后穹隆穿刺的假阴性。

3. 通常不需麻醉,过度紧张者可针刺双侧内关、合谷穴。

4. 检查盆腔,最好做三合诊,以明确盆腔内子宫、肿物与直肠的关系,以避免误刺入直肠内。

5. 阴道内放入窥阴器,并暴露宫颈,用组织钳或宫颈钳夹持宫颈后唇中央,向外上方牵拉,亦可用双叶阴道拉钩暴露后穹隆。

6. 用碘酒、酒精充分消毒阴道、宫颈,尤其后穹隆部位。

7. 穿刺点应选在后穹隆膨出正中点,或宫颈后唇与阴道壁交界处向下 1cm 处。穿刺宜快不宜迟,快速刺入子宫直肠陷凹。穿刺方向应与宫颈平行,穿刺的深度以进入穹隆 2~3cm 为度。若欲经后穹隆穿刺肿物,则应将穿刺点选在肿物最突出于阴道后穹隆的部分(图 7 – 5 – 1)。

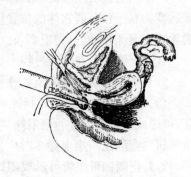

图 7 – 5 – 1 阴道后窟窿穿刺

8. 针头与注射器的型号取决于穿刺术的目的。鉴别腹腔积液性质可选用 5 号针头,套在 5mL 注射器上做穿刺。若异位妊娠腹腔内出血,用 5mL 注射器抽吸腹腔内积血协助诊断即可。如选用 20mL 注射器,则由于注射器直径较大,不易操作。若后穹隆穿刺抽吸卵巢囊性肿物或巧克力囊肿内液,则最好选用 20mL 注射器。腹腔化疗或瘤灶局部注药也应选用大号注射器。

　　为识别腹腔内积液进行后穹隆穿刺成功后,立即进行抽吸,边抽吸边慢慢地退出针头。若抽出为暗红色不凝的血液(其中可有细小凝血块,将抽出的血液射在纱布上进行观察可发现此极小凝血块),则证实腹腔内有出血。若抽出血液新鲜,放置 1~5 分钟后出现血凝,则表明为血管内血液,应改变穿刺部位、方向及深度,重新进行穿刺抽吸。后穹隆穿刺抽出暗红色或新鲜不凝的血液证实为腹腔内出血,大多是由输卵管妊娠破裂或流产所致;少数是由卵巢卵泡破裂、黄体破裂,或经血逆流引起。

　　异位妊娠引起的腹腔内出血应行急诊开腹探查术。

　　若后穹隆穿刺术抽出淡红色稀薄血性液体,大多为盆腔炎性渗出液。若抽出为脓性或黄色渗出液,则可能为盆腔炎,常见为盆腔脓肿或化脓性阑尾穿孔。应分别做渗出液的需氧菌与灭氧菌培养,同时测定致病菌的药物敏感度。后穹隆穿刺术抽出的液体不能仅凭肉眼确定其性质。抽出的液体需常规查比重、细胞计数、分类、蛋白定量、利凡它试验,并查有无癌细胞。

　　以后穹隆穿刺术抽吸肿瘤内容物做实验室检查时,可用肝穿刺针直接向肿物最突出于阴道后穹隆的部分刺入,针芯与针套同时刺入后,先推进针芯,再推进针套。穿刺成功后,先抽出针芯,将其间所夹肿瘤内容物送验细胞涂片及病理检查。若针芯未夹出肿瘤内容物,可用注射器针管接穿刺针套抽吸,吸出物处理同上述,然后抽出针套。

　　如无肝穿刺针,可用长粗针头代替。

　　若经后穹隆注入药物,穿刺后,抽吸无血才再将药物慢慢注入。

【注意事项】

　　1.经后穹隆穿刺抽吸肿瘤内容物做病理检查,或抽吸后向肿瘤腔内注药,最好在 B 超指导下进行操作,以避免操作的盲目与失败。

　　2.穿刺针穿入不可太深,以防刺伤盆腔器官与血管。

　　3.子宫后倾后屈位时,后穹隆穿刺前可用组织钳或宫颈钳牵拉宫颈前唇,尽量将子宫变为水平位。若宫体的位置仍偏后时,穿刺针刺入时应稍偏后,或针刺入盆腔腹膜后略向某侧移动,再向里刺入,以防刺入宫体,影响穿刺。

　　4.后穹隆穿刺在抽吸过程中应注意是否因误刺入直肠而抽出粪便。

　　5.可能发生的并发症及处理原则

　　(1)刺伤盆腔血管　穿刺针刺入太深可能伤及盆腔内血管。一旦刺入腹膜后血管,可形成腹腔内出血的假阳性。腹腔内出血量少时,可严密观察,并给止血药物(巴曲酶肌注或静注);出血量多时应行开腹探查术。

　　若刺伤阔韧带血管可形成阔韧带血肿,通常需开腹手术,结扎阔韧带被刺破的血管。

　　(2)刺伤宫体　若后穹隆穿刺术误刺子宫体肌壁,通常不致有严重出血。只有在刺伤子宫动脉时出血可能严重,需急诊开腹行缝扎子宫动脉术。

　　(3)误刺伤肠管　一旦误刺入肠管,应立即停止穿刺,将穿刺针取出。重新消毒后穹隆,重换新的无菌针头及针管再穿刺。穿刺术后,穹隆处喷庆大霉素 16 万 U,或用20mL甲硝唑液喷敷,并口服抗生素预防感染。

(4)后穹隆穿刺针孔出血 可用无菌纱布或止血纤维压迫止血。

6.后穹隆穿刺术与腹腔穿刺术的比较 经腹壁穿刺腹腔也可用来诊断腹腔内性质不明的积液,鉴别异位妊娠的腹腔内出血、癌性腹水、炎性渗出液、排放腹水以及向腹腔内注入化疗药物等治疗。腹腔穿刺术与后穹隆穿刺术比较如下:

(1)腹腔穿刺术需通过厚的腹壁包含的各层腹壁组织,患者痛苦相对较大,故需局部麻醉;而后穹隆穿刺术仅通过较薄的后穹隆,患者痛苦少,不需麻醉。

(2)当腹腔内积液量少时,腹腔穿刺术易失败;而后穹隆穿刺术,若采取上半身半卧式的膀胱截石位时,少量积液则可聚积在腹腔的最低处——后穹隆顶,即子宫直肠陷凹处,穿刺成功率高。

(3)当腹腔内积液量很多时,例如卵巢癌所致的大量腹水,预排放腹水,需向腹腔内注药(化疗药物),采取腹腔穿刺时比后穹隆穿刺术操作方便。

(4)处理子宫直肠陷凹内的囊性肿物时,以采取经后穹隆穿刺的捷径为宜。若采取腹腔穿刺术,穿刺易失败,且可能误伤肠管等脏器。

二、后穹隆切开术

【适应证】

1.排除盆腔脓汁,或切开位于子宫直肠陷凹的盆腔脓肿,排脓。

2.探查子宫附件或盆腔内的包块,以协助诊断。

3.清除异位妊娠盆腔内积血块,或同时切除患侧附件。

【禁忌证】

1.直肠与后穹隆有粘连,忌行后穹隆切开术,以防误伤直肠。

2.既往后穹隆部手术者。

【手术步骤】

1.麻醉 局麻、腰麻、硬膜外麻、静脉麻均可。

2.取膀胱截石位。

3.自行排尿或导尿。

4.常规消毒外阴、阴道、穹隆及子宫颈。

5.三合诊检查,并确定穹隆部切口部位。

6.将重锤阴道拉钩置于阴道后壁,直角拉钩暴露子宫颈,用宫颈钳将宫颈后唇向外上方牵拉,以暴露后穹隆,再用碘酒、酒精消毒后穹隆。

7.按后穹隆穿刺的方法,用18号长针头刺入子宫直肠陷凹(子宫直肠凹的最低点),抽出脓汁或血液后,保留针头位置不动。

8.用长尖刀沿针头两侧做长约2~3cm横切口,切开阴道黏膜。继之,用刀柄推下阴道黏膜,暴露腹膜,用长弯止血钳夹住腹膜,剪开之,再用长弯止血钳轻轻扩大腹膜切口。

9.若为盆腔脓肿,可用长弯止血钳穿破脓肿壁,并扩大之,使脓汁排出。可伸1手指入内探查,如另有脓腔,应在手指指引下再将其穿破,以排出脓汁。自切口放入橡皮管引流,不缝合切口。引流管下端达阴道口,不宜过长或过短。

10.如为输卵管妊娠,则先用手指或卵圆钳夹净血块,继之,将患侧附件夹持、切断,双重缝扎。

用0号肠线间断缝合盆腔腹膜及阴道黏膜切口。放置橡皮管引流时,应留空隙。

11.若为探查子宫附件或盆腔包块的性质,应查清其大小、质地、活动度、与周围组织脏器的关系,必要时取活检做病理检查。

注意事项

1.做后穹隆切口时,千万勿伤及直肠。必要时,将手指伸入直肠作引导。

2.自术后48小时起,每日转动引流管,并保持引流通畅,待引流物基本流尽时,即可拔出引流管。

第六节　异位妊娠手术

异位妊娠的手术包括输卵管妊娠手术、卵巢妊娠手术、子宫残角妊娠手术和腹腔妊娠手术。

【适应证】

1.腹腔内出血导致休克者,不能等待休克好转,应急行开腹探查术。

2.输卵管间质部妊娠。

3.子宫残角妊娠。

4.腹腔妊娠。

5.异位妊娠经保守治疗,尿妊娠试验持续阳性,孕卵所在之处包块有增大趋势。考虑保守治疗无效,孕卵继续存活发育。

6.异位妊娠形成盆腔陈旧性包块。

7.输卵管妊娠未破裂,未流产,患者要求行绝育术。

【麻醉】

1.内出血,且休克时,可选择局麻、氯胺酮分离麻醉。

2.无休克时可选用连续硬膜外麻醉。

一、输卵管妊娠手术

输卵管妊娠手术方法取决于孕卵所在的部位及输卵管是否破裂。

(一)腹腔镜检术

对可疑输卵管妊娠病例,可采取腹腔镜若输卵管妊娠孕卵所致的包块直径小于

1cm,且无破裂和出血,可在腹腔镜下,将 MTX40mg,直接注射于孕卵部位,从而致孕卵死亡,终止妊娠。

(二)输卵管切开术

适用于尚需保留生育能力的下述情况。

1.输卵管妊娠所致的包块不大,未破裂。

2.输卵管妊娠破裂口小。

3.输卵管妊娠流产。

【手术步骤】

1.纵向切口输卵管孕卵着床部位,长度可达孕卵两端(图7-6-1)。

2.取净胚胎及血块,结扎出血点。

3.管壁切口用000号肠线间断缝合(图7-6-2)。

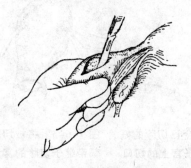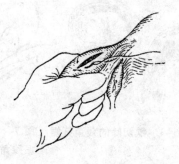

图 7-6-1　切开输卵管孕卵着床部位　　　　图 7-6-2　缝合输卵管壁切口

4.为防止缝合处输卵管狭窄,可放置输卵管导管。

(三)输卵管切除术

若输卵管妊娠破裂口较大,可行输卵管部分或全部切除术。需保留生育功能者,尽量保留输卵管伞端。妊娠侧输卵管与卵巢有较严重的炎症粘连,且卵巢肉眼观不正常,而对侧卵巢正常者,可行患侧输卵管、卵巢切除术。

(四)患侧附件及宫角楔形切除术

输卵管间质部妊娠,若病灶小,破口不大,可行患侧附件及宫角楔形切除。子宫角部切口缝合两层:第一层,用1号肠线,按8字形间断缝合肌层;第二层,用1号肠线,褥式连缝浆肌层。

输卵管间质部妊娠,若病灶大,破口大,可行子宫次全切除术。

二、卵巢妊娠手术

卵巢妊娠,选择行患侧输卵管卵巢切除术。

三、子宫残角妊娠手术

子宫残角妊娠的特点为在膨大子宫残角外侧附着正常的输卵管、卵巢与圆韧带

（图7-6-3）。

选择切除妊娠残角及其附件的术式。

【手术步骤】

1. 常规开腹　查清解剖,提出残角,用卵圆钳夹住残角破口,以止血。认真清除盆腔内积血及血块。

2. 钳夹、切断、缝扎残角侧的骨盆漏斗韧带。

3. 剪开妊娠侧阔韧带前后叶。

4. 将残角及其附着部做楔形切除,用1号肠线缝合两层:8字间断;褥式连缝(图7-6-4)。

5. 将切断的圆韧带缝于切除的宫角部(图7-6-5)。

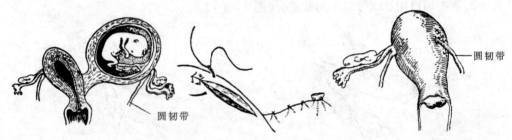

图7-6-3　欲切除的残角妊娠　　图7-6-4　缝合已切除的妊娠残角遗留在子宫上的切口　　图7-6-5　将被切断的圆韧带缝于切除的宫角部

6. 常规关闭腹壁各层。

【注意事项】

1. 异位妊娠施术切开腹膜后,边吸血,边探查盆腔。先摸到子宫,然后顺宫体触摸妊娠侧输卵管,一旦发现破裂出血的输卵管,立即用手捏住输卵管膨大出血处,迅速止血。

2. 认真清洗盆腔内积血,尤其注意清除子宫直肠陷凹及两侧髂窝部积血。放入防粘连的药物,如防粘连油。

3. 术中探查盆腔,若对侧输卵管正常,患者如果无生育要求,在征得患者及家属同意后,术时同时行绝育术。

4. 陈旧性输卵管妊娠者,盆腔内陈旧性积血包块往往与肠管和大网形成严重粘连,应小心仔细剥离,以免误伤。然后,根据输卵管与卵巢的病变程度,决定行输卵管或输卵管、卵巢切除术。

5. 在可能的条件下,尽量保留卵巢。有生育要求者,应尽量保留输卵管伞端。

四、腹腔妊娠手术

腹腔妊娠大多继发于输卵管妊娠流产或破裂。

腹腔妊娠于术前必须明确诊断。

【诊断依据】

1.病史　早孕期阴道出血,急性腹痛史。

2.腹部触诊　子宫轮廓不清,胎儿肢体表浅。

3.阴道检查　穹隆部可触及胎头或胎儿肢体。子宫被推向一侧。

4.探针探测宫腔内无胎儿,子宫腔大小与孕月不符。

5.X线腹片　无子宫轮廓,胎儿肢体骨骼显示松散。偶有死胎钙化成为石胎。

6.B超检查　胎儿在子宫腔外。

7.子宫碘油造影　证实胎儿在子宫外腹腔内。

【麻醉】

采用连续硬膜外麻醉。

【手术步骤】

1.常规开腹。

2.开腹取胎　如有粘连,应仔细剥离后尽量保存羊膜囊的完整。可将剥出的胎囊划破,吸净羊水,取出胎儿。靠近胎盘处夹住脐带、剪断,并用2号肠线结扎。

3.处理胎盘　根据胎盘的大小、附着部位及胎儿死亡时间长短,决定胎盘是否剥取。

若胎儿死亡已久,胎盘血管栓塞,胎盘机化,且胎盘附着于大网膜、宫壁、阔韧带等处易于剥离,且较易止血的部位,可将胎盘剥下。

若胎盘附着于肠管、盆腔大血管、肝、脾等重要脏器,不可强行剥离,以免引起致命的出血及器官损伤。可将胎盘留下,将游离的羊膜尽量剪出,不放置引流,待其自然吸收。

注意事项

1.操作应仔细、小心,谨防误伤肠管、大血管及周围脏器。

2.认真防治感染。

第七节　子宫附件手术

一、卵巢囊肿剜出术

【适应证】

1.卵巢非赘生性囊肿　滤泡囊肿、黄体囊肿、出血性囊肿等。

2.卵巢良性囊性肿物。

【麻醉】

采用腰麻或硬膜外麻醉。

【手术步骤】

1. 下腹正中或正中旁行纵切口。

2. 探查腹腔,辨清解剖。若有粘连,应先分离。

3. 在被肿瘤伸展的卵巢包膜接近卵巢正常组织的根部无血管部位切开包膜,而不切开瘤壁。

4. 用尖弯止血钳逐渐分离包膜与瘤壁,最终将其完全剥出(图7-7-1)。

5. 将剜出的卵巢肿瘤剖视,检查是否为良性,必要时做冰冻切片病理检查。

6. 证实剜出卵巢囊肿为良性后,将剩余的卵巢及其包膜修整后,用000~00号肠线缝合切口,勿留空腔(图7-7-2)。

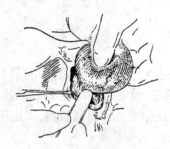 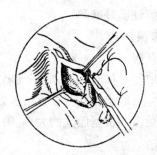

图7-7-1 卵巢囊肿剥出术　　　　图7-7-2 卵巢囊肿剥出术

【注意事项】

1. 卵巢囊肿怀疑为恶性者,不能采取从卵巢剜出术。

2. 50岁以上患者。施术时可将双侧卵巢一并切除。

3. 较小的卵巢囊肿,可用鼠齿钳夹住小囊肿及欲切的卵巢部分,将囊肿及附带的部分卵巢组织楔形切除,然后缝合卵巢切口。

二、阔韧带囊肿剥除术

【适应证】

1. 阔韧带囊肿。

2. 真阔韧带囊肿,囊肿表面附有输卵管与卵巢。

3. 卵巢囊肿向阔韧带内生长;或输卵管积水与卵巢沟通,形成输卵管卵巢囊肿与阔韧带腹膜粘连,并形成假阔韧带囊肿。

【麻醉】

采用连续硬膜外麻醉。

【手术步骤】

1. 常规开腹,证实为阔韧带囊肿。

2. 真阔韧带囊肿。打开阔韧带,剥出囊肿。具体操作如下:

(1)打开阔韧带囊肿外腹膜　在输卵管下方囊肿较突出部位,切开阔韧带腹膜,切勿切破囊壁。

（2）剥出囊肿　用弯尖止血钳分离阔韧带腹膜与囊壁间隙,至完整将囊肿剥出（图7-7-3）。

（3）闭合阔韧带空腔（图7-7-4）　阔韧带腹膜切口用1号细丝线或00号肠线连缝闭合。缝合时切勿伤及输尿管,直肠及髂内动、静脉和子宫动、静脉。

3.阔韧带囊肿位于卵巢血管与子宫动、静脉之间,如果囊肿表面覆盖卵巢动、静脉与输卵管,则可切除附件,具体操作如下:

（1）处理骨盆漏斗韧带血管（图7-7-5）　打开骨盆漏斗韧带腹膜,用血管钳游离出漏斗韧带内动、静脉,切断,缝扎。

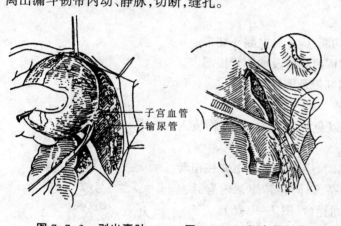

子宫血管
输尿管

图7-7-3　剥出囊肿　　　图7-7-4　闭合阔韧带空腔　　　图7-7-5　切断、缝札骨
盆漏斗韧带内动、静脉

（2）暴露输尿管,在直视输尿管走行下施术,以避免误伤之。

（3）剥离囊肿　近输卵管处剪开阔韧带腹膜,分离囊肿与阔韧带腹膜间隙,将囊肿剥出。

（4）切除阔韧带囊肿与附件　钳夹、切断、缝扎输卵管峡部及卵巢固有韧带,取出囊肿及附件。

（5）闭合阔韧带腹膜切口用4号丝线或00号肠线连续闭合阔韧带腹膜切口。
输卵管卵巢固有韧带残端可用圆韧带覆盖。

【注意事项】

1.分离囊肿时,必须贴囊壁,由易至难,由前向后,用弯尖止血钳,在直视下,剥离囊肿。遇到阻力时,应再找薄弱处分离。

2.时时注意输尿管,牢记勿伤之。

3.剥离囊肿,注意切勿将其穿破,否则囊内物外溢,囊壁塌陷,使剥离困难。

4.剥离囊肿的内侧及基底部时,注意勿伤及血管丛。如有出血,应用热盐水纱布压迫止血,必要时结扎止血。

三、附件切除术

【适应证】

1. 输卵管卵巢囊肿。

2. 粘连严重的输卵管妊娠。

3. 蒂扭转的卵巢良性肿瘤。

4. 子宫病变或合并附件疾患,切除子宫同时行一侧或双侧附件切除术。

【麻醉】

采用腰麻或硬膜外麻醉。

【手术步骤】

1. 近卵巢囊肿侧钳夹、切断、缝扎骨盆漏斗韧带。

2. 钳夹、切断、缝扎卵巢固有韧带及输卵管根部。

3. 将卵巢囊肿蒂根用圆韧带及阔韧带包埋。

【注意事项】

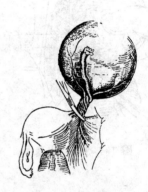

1. 尽量保持囊肿完整,以免囊肿破裂,内容物流入腹腔,引起肿瘤种植。

2. 卵巢囊肿蒂扭转施术时,应先用止血钳夹住扭转瘤蒂根部,再转回扭转的瘤蒂,以防扭转瘤蒂内静脉血栓脱落,引起重要脏器栓塞而毙命(图7-7-6)。

3. 瘤蒂结扎必须牢固,谨防结扎血管滑脱而出血,若瘤蒂断端血管结扎不牢,则可导致严重的腹腔内出血会危及生命。

图7-7-6 用止血钳夹住扭转瘤蒂根部

4. 切下的卵巢肿瘤,应立即剖视,以判断其良恶性。若疑为恶性时,应做冰冻切片病检,确诊后,决定手术范围。

第八节 子宫手术

一、子宫肌瘤剔除术

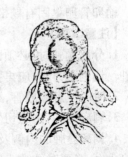

【手术步骤】

1. 止血带束缚子宫血管

为减少子宫肌瘤剔除术中出血量,用灭菌胶管或橡皮尿管,围绕宫颈峡部,相当子宫动脉水平,拉紧后用血管钳夹住(图7-8-1)。

2. 牵引 在宫底用10号粗丝线按"8"字形缝合,

图7-8-1 环绕子宫峡部放置止血带

留线牵引。

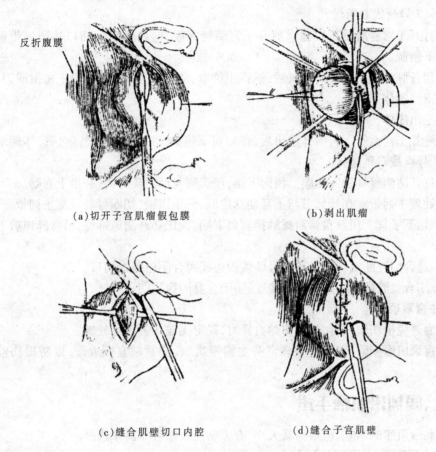

反折腹膜

(a)切开子宫肌瘤假包膜　　　　(b)剥出肌瘤

(c)缝合肌壁切口内腔　　　　(d)缝合子宫肌壁

图7-8-2　子宫肌瘤剔除术

3.剥出肌瘤　划开子宫肌瘤假包膜,再用手指、弯止血钳从假包膜做钝、锐性分离,剥出肌瘤[图7-8-2(a)、(b)]。

4.止血　剔出肌瘤后,仔细缝扎假包膜内的出血点。

5.缝合肌壁切口　修剪子宫肌壁切口,用1号肠线间断缝合,闭合切口,勿留无效腔[图7-8-2(c)、(d)]。

6.用0号肠线连续包埋浆肌层。

二、子宫颈肌瘤子宫切除术

【手术步骤】

1.缝扎双侧圆韧带　用10号丝线、钳夹、切断、缝扎双侧圆韧带。

2.处理卵巢血管　在欲切除卵巢及输卵管侧,钳夹、切断、缝扎该侧卵巢血管,体侧端用10号、7号丝线双重缝扎。

3. 处理附件　若欲保留某侧附件,钳夹、切断该侧输卵管根部及卵巢韧带,体侧端用 10 号、7 号丝线双重缝扎。

4. 打开子宫膀胱反折腹膜　剪开子宫膀胱腹膜,向两侧扩大切口达圆韧带剪断处。推下膀胱。

5. 切开肿瘤包壁　推开膀胱后,暴露出肿瘤,将瘤壁切开,用长弯止血钳或刀柄,或用手指将瘤体剥出。

6. 挖出瘤体。

7. 缝扎子宫血管　将瘤体挖出后,在直视下钳夹、切断、缝扎子宫血管,体侧端用 10 号、7 号丝线双重缝扎。

8. 打开两侧骶韧带间腹膜　稍向下推,使腹膜与后穹隆分离,并推下直肠。

9. 处理主韧带　在骶韧带与子宫动脉内侧,分步钳夹,切断缝扎双侧主韧带。

10. 切下子宫　用双食指对拢触摸宫颈下端,确定切开阴道部位,沿穹隆顶剪下子宫。

11. 缝合阴道断端切口　用 1 号肠线锁边或闭合阴道断端切口。

12. 闭合盆腔腹膜　用 0 号肠线连缝,闭合盆腔腹膜切口。

【注意事项】

1. 为避免损伤输尿管,处理卵巢血管时,确定无输尿管方可处理。

2. 宫颈肌瘤剔除后,方可处理宫旁主韧带组织,应紧贴宫颈处理,以防损伤输尿管。

三、阔韧带肌瘤手术

阔韧带肌瘤的术式,应根据其大小、有无粘连及患者年龄来选择。

(一)阔韧带肌瘤剔除术

【适应证】

瘤体较小,子宫及双附件无异常,患者较年轻,或要求保留生育功能。

(二)阔韧带肌瘤子宫切除术

【适应证】

1. 瘤体较大。

2. 合并子宫体病变。

3. 患者年龄较大,尤其无生育要求者。

【手术步骤】

1. 探查腹腔　开腹后,查明阔韧带内肿瘤与乙状结肠、直肠的关系,了解膀胱位置,根据圆韧带与输卵管附着点,确定子宫变形情况(图 7 - 8 - 3)。

2. 缝扎非肿瘤侧骨盆漏斗韧带　欲切除该侧附件时,向肿瘤侧牵拉子宫,钳夹、切断、双重缝扎(用 10 号、7 号丝线各缝一次)该侧骨盆漏斗韧带(图 7 - 8 - 4)。

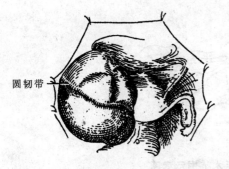

圆韧带

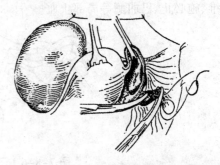

图 7-8-3　阔韧带内肌瘤施术前要辨清解剖　　图 7-8-4　钳夹非肿瘤侧骨盆漏斗韧带

3. 处理非肿瘤侧圆韧带　钳夹、切断,用 10 号丝线缝扎。

4. 处理肿瘤侧圆韧带　钳夹、切断,用 10 号丝线缝扎。

5. 打开子宫膀胱腹膜反折　将子宫膀胱腹膜反折切口向两侧延至圆韧带切口处(图 7-8-5)。

6. 处理肿瘤侧骨盆漏斗韧带　在子宫膀胱腹膜反折切口近骨盆漏斗韧带处。用长弯止血钳在卵巢血管下面分离血管,确实未涉及输尿管时,钳夹、切断、双重丝线缝扎(用 10 号、7 号丝线)此血管。

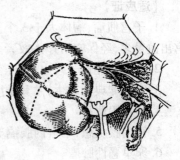

7. 游离肿瘤　如有可能可将肿瘤全部剥出。剥出过程中,如遇有与肿瘤相连的血管,可随即钳夹、切断、缝扎之。肿瘤剥出后,可按常规子宫切除术进行。

图 7-8-5　打开子宫膀胱腹膜

若肿瘤剥出困难,可将肿瘤大部分剥离,仅留肿瘤基底附着部,然后按下述步骤进行。

8. 处理非肿瘤侧子宫血管及骶韧带　将子宫向肿瘤侧牵拉,钳夹、切断、缝扎非肿瘤侧子宫血管(用 10 号、8 号丝线双重缝扎)及骶韧带(用 10 号丝线单次缝扎)。

9. 切开阴道穹隆部　自非肿瘤侧向肿瘤侧切开。

10. 缝扎肿瘤侧子宫血管　肿瘤侧阴道壁切开时,可露出该侧子宫血管,触摸确定无输尿管存于其内后,钳夹、切断、缝扎(用 10 号、8 号丝线双重缝扎)之。

11. 取下子宫及肿瘤。

12. 缝合阴道断端　用 1 号肠线锁边缝合。

13. 闭合肿瘤阔韧带空隙及后腹膜。

【注意事项】

1. 切开肿瘤包壁时应深浅适度,以 1～2mm 为宜,以使肿瘤剥出顺利。

2. 术中应避免损伤输尿管,钳夹骨盆漏斗韧带及子宫血管时,应触摸其中有无索状物,证实未包含输尿管后方可进一步处理。

3. 钝性剥离动作应轻,锐性剥离应在直视下进行,谨防损伤膀胱、直肠及输尿管。

4. 认真止血,因渗血不易结扎或缝扎时,可用热盐水纱布压迫止血,或用止血纤维、施必止、巴曲酶等局部止血。

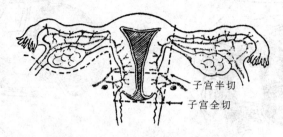

子宫半切

子宫全切

图 7-8-6　子宫切除手术范围示意图

四、子宫全切术

【适应证】

1. 子宫肌瘤,瘤体大于 3 个月妊娠子宫者。或虽小于 3 个月妊娠子宫大小,但子宫出血量多,经保守治疗无效者。

2. 严重功能性子宫出血,经药物治疗无效者。

3. 宫颈非典型增生,尤其重度增生,不利随访者。

4. 子宫腺肌病。

5. 宫内膜疾患,子宫内膜癌等。

6. 卵巢恶性肿瘤。

7. 双侧附件病变,需全切除者。

8. 葡萄胎,患者年龄大,有子女,尤其有恶变倾向,或无条件随访者。

9. 难以治愈的盆腔静脉淤血症。

10. 无法修补的子宫损伤。

11. 子宫颈原位癌,或原位癌波及腺体,患者年龄较大。

【手术步骤】

1. 切开腹壁　行下腹正中或中线旁纵切口。

2. 探查腹腔　探查子宫、附件、大网及肝、脾、肾、胃、肠等脏器,如有粘连,应分离,恢复原解剖关系。安放腹部拉钩,排垫肠管。

3. 牵拉子宫,见图 7-8-7。

4. 处理圆韧带　钳夹、切断、缝扎圆韧带(图 7-8-8)。

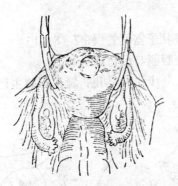

图 7-8-7　提起子宫

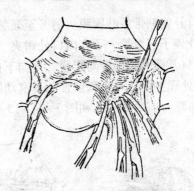

图 7-8-8　钳夹剪断圆韧带

5. 处理附件

（1）切除附件　钳夹、切断、缝扎该侧骨盆漏斗韧带（图7-8-9）。

（2）保留附件　钳夹、切断、缝扎该侧输卵管峡部及卵巢固有韧带（图7-8-10）。

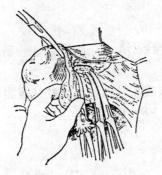

图 7-8-9　切除附件

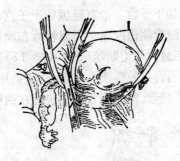

图 7-8-10　保留附件

6. 打开膀胱子宫腹膜反折（图7-8-11）。

7. 分离推下膀胱（图7-8-12）。

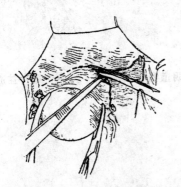

图 7-8-11　剪开膀胱子宫反折腹膜

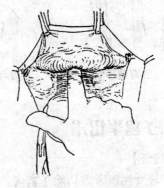

图 7-8-12　下推膀胱

8. 打开阔韧带后叶腹膜　剪开至骶韧带附近。

9. 处理子宫血管　子宫内口处钳夹、切断、缝扎子宫血管(图7-8-13)。

10. 打开两侧骶韧带间腹膜　稍向下推离,使腹膜与后穹隆分离。

11. 处理主韧带　在骶韧带与子宫动脉内侧,分步钳夹、切断、缝扎双侧主韧带,达阴道侧穹隆(图7-8-14和图7-8-15)。

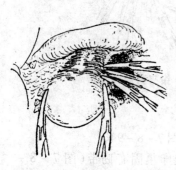
图7-8-13　处理子宫血管

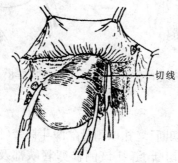
图7-8-14　处理子宫主韧带

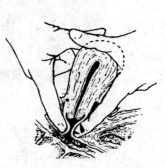
图7-8-15　触摸宫颈

12. 切下子宫　沿穹隆顶剪下子宫(图7-8-16)。

13. 缝合阴道断端　用酒精纱布涂擦阴道边缘后,填入阴道内,用1号肠线连续锁边或间断缝合阴道断端(图7-8-17)。

14. 闭合盆腔腹膜　认真止血后,用0号肠线或4号丝线连缝盆腔腹膜切缘。将骨盆漏斗韧带、圆韧带各残端包埋在腹膜外(图7-8-18)。

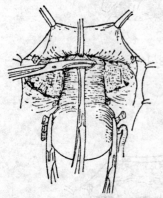
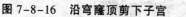
图7-8-16　沿穹隆顶剪下子宫

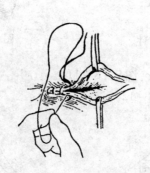
图7-8-17　缝合阴道断端

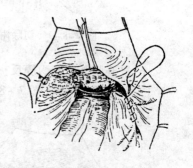
图7-8-18　缝合盆腔腹膜

五、子宫半切术

【适应证】

1. 年轻女性患者需切除子宫者。

2.宫颈光滑,排除宫颈与颈管疾患。

3.非恶性疾患。

4.卵巢癌、宫内膜癌、绒癌等切宫,且粘连严重,完成子宫全切术困难时,可选择子宫半切术。

【手术步骤】

1.切开腹壁。

2.探查腹腔。

3.排垫肠管。

4.提牵子宫。

5.处理圆韧带 钳夹、切断、缝扎圆韧带断端(用10号丝线),保留缝扎线。

6.处理骨盆漏斗韧带 钳夹、切断、缝扎切除附件侧骨盆漏斗韧带,用10号、7号丝线双重缝扎体侧端骨盆漏斗韧带。

7.处理附件 在保留附件侧,钳夹、切断输卵管根部、卵巢固有韧带,用10号、7号丝线双重缝扎。

8.剪开阔韧带腹膜。

9.打开子宫膀胱腹膜反折。

10.分离膀胱将膀胱稍推离宫颈。

11.处理子宫动脉 子宫内口稍下方、双重钳夹、切断子宫血管,用10号、7号丝线双重缝扎。

12.切下子宫楔形切下子宫,保留宫颈(图7-8-19)。

13.缝合宫颈 宫颈残端用2号肠线,大弯角针8字缝合。

14.闭合盆腔后腹膜 用4号丝线或0号肠线连续缝合切开的阔韧带前后叶腹膜,包埋宫颈残端。

15.闭合腹壁各层 清点器械后,常规闭合腹壁各层。

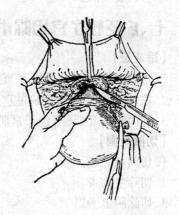

图7-8-19 沿子宫峡部切除子宫

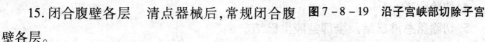

六、次广泛子宫切除术

次广泛子宫切除术主要施用于妇科恶性肿瘤。由于肿瘤的类型、期别不同,其切除的重点也各异。

1.宫颈癌 宫颈原位癌(癌限于上皮层内,基底膜完好)和宫颈癌 I_a 期(早期间质侵蚀,肉眼不能识别)。其切除的重点与特点如下:

(1)骶韧带为切除的重点。

(2)主韧带为切除的重点。

(3)阴道切除 2cm 左右。

(4)不切淋巴结。

(5)年轻妇女可酌情保留卵巢。

2.宫内膜癌Ⅰ期(癌局限子宫内膜,未侵犯子宫肌层)。其切除的重点与特点如下:

(1)双卵巢为切除重点。

(2)尽可能宽地切除阔韧带与圆韧带。

(3)切除盆腔及腹主动脉旁淋巴结,尤其癌细胞分化不良者。

(4)切除骶韧带。

(5)切除主韧带。

(6)阴道切除 1~2cm 即可。

3.绒毛膜上皮癌及恶性葡萄胎,其切除的重点与特点如下:

(1)重点切除子宫周围静脉丛。

(2)若波及卵巢(卵巢血管扩张,血管内可能有瘤栓),应高位切除该侧血管。

(3)打开阔韧带,游离输尿管,切除其间全部血管丛。

(4)不切除淋巴。

七、广泛性子宫切除术

【适应证】

1.宫颈癌Ⅰ$_b$期(宫颈癌块直径 <1cm)。

2.宫颈癌Ⅱ$_a$期(癌侵超过宫颈,未达阴道下 1/3,无宫旁侵蚀)。

3.宫内膜癌Ⅱ期(癌侵子宫肌层,未达子宫浆膜,子宫外无侵蚀)。

【切除范围】

1.切除骶韧带。

2.切除主韧带。

3.切除阴道旁组织。

4.切除阴道 >3cm。

5.切除髂总淋巴结及全部盆腔淋巴结。

6.对年轻患者,经慎重考虑后,可适当保留卵巢,以提高其生活质量。

第九节 子宫内膜异位症手术

一、保守手术

【适应证】

1.年轻患者(未婚或已婚)。

2.无子女者。

3.迫切希望保留生育功能者。

【手术步骤】

1.开腹 麻醉后常规开腹。

2.牵拉子宫 双粗丝线按 8 字缝合宫底一针(远离宫角),以牵拉子宫。

3.分离粘连 直视下用剪子锐性分离粘连。

大的卵巢巧克力囊肿分离粘连困难时,可先吸净囊内液,然后分离粘连。

4.切除卵巢巧克力囊肿,施卵巢再造术 保留卵巢组织的多少,取决于卵巢门处正常卵巢组织的多少。用刀子划痕,沿痕用剪子分离出正常的卵巢皮组织,用 00 号肠线,间断缝合卵巢实质,即卵巢再造。

局限性卵巢巧克力囊肿,可楔形切除异位病灶,用 00 号肠线,间断缝合,修补卵巢。

5.骶前神经切除术 可缓解性交痛。

(1)打开后腹膜 将乙状结肠拉向左侧,在骶岬下方 2cm 处,打开后腹膜,切口长约 5cm,两后腹膜切缘用单粗丝线各缝合一针,供牵拉,以扩大术野。

(2)分离骶前神经与周围疏松组织 用长弯止血钳分离后腹膜切口内的疏松组织,其分离界限如下:

右侧:以右侧输尿管为界;

左侧:以左髂总静脉为界;

后方:达骶骨前表面。

(3)切除骶前神经 将分离出的疏松组织连同其内的骶前神经,钳夹、切除约 1cm 长,用单粗丝线缝扎两切端。

(4)闭合后腹膜 用细丝线间断或连缝闭合后腹膜切口。

6.切除直肠病灶

(1)分离粘连 用剪子剪开子宫直肠陷凹的粘连。

(2)游离输尿管:①切断右侧圆韧带。②剪开膀胱腹膜,反折。③提牵骨盆漏斗韧带:在卵巢悬韧带下方将阔韧带后叶打洞,用橡皮管通过此洞,提牵骨盆漏斗韧带。④用长弯小头组织剪剪开输尿管周围组织,分离出骶韧带旁的输尿管。注意勿剪开输尿管鞘,以防损伤其供血血管。

(3)切除直肠病灶 双侧输尿管游离后。再切除直肠前壁病灶,尽量不切穿肠腔,切下约 5cm × 5cm 大网膜,覆盖子宫直肠陷凹创面,用粗丝线间断缝合网膜边缘与直肠窝。

(4)恢复原解剖关系 用单粗丝线缝合切断的圆韧带及阔韧带,解剖关系复位。

7.切除阑尾

(1)钳夹、切断、缝扎阑尾系膜血管。

(2)在阑尾根部用长弯止血钳夹挫,在夹痕处用粗丝线结扎,在结扎线上方0.5cm

处用止血钳夹持,沿止血钳夹持处上方切下阑尾,残端用碘酒、酒精、盐水球涂抹后,放开止血钳。

(3)阑尾残端用细丝线荷包缝合包埋。

8.腹直肌前圆韧带悬吊

(1)用刀缘划切、分离腹直肌外缘,再用食指将腹直肌游离。

(2)用长弯止血钳在腹直肌外缘潜入圆韧带附着处,将圆韧带夹出,然后用双粗丝线贯穿双侧圆韧带缝合。

9.常规闭腹:逐层关闭腹膜及腹壁各层。

10.腹腔置防粘连药液 将6%右旋糖酐(7万分子)250mL、异丙嗪25mg、地塞米松10mg经尿管注入腹腔,预防术后腹膜粘连。

二、半根治术

这是一种保留卵巢功能的手术。

【适应证】

患者年龄在40岁以下,病变较广泛,不适宜保守手术,需保留卵巢功能者。

【手术步骤】

1.麻醉后,常规开腹。

2.分离粘连。

3.卵巢病灶切除 用剪子剔除卵巢病灶。

4.卵巢再造术 用00号肠线间断或连续缝合剩余的正常卵巢组织,再造卵巢。

5.切除子宫,保留一侧卵巢。

(1)钳夹、切断、缝扎圆韧带。

(2)打开阔韧带后叶,锐性分离游离输尿管(不用钝性粗暴分离手法)。

(3)钳夹、切断、缝扎输尿管上方的子宫动脉。

(4)钳夹、切断、缝扎某侧有病变附件的骨盆漏斗韧带血管。保留无病变的卵巢或卵巢再造术的卵巢。

(5)打开膀胱宫颈韧带前叶,使输尿管移开。

(6)钳夹、切断、缝扎双侧骶韧带。

(7)钳夹、切断、缝扎阴道旁组织。

(8)沿穹隆顶剪下子宫,阴道内填入酒精纱布一块。

(9)阴道内可放置"T"型橡皮引流管一根。

(10)用1号肠线锁边,缝合阴道断端。

6.切除肠壁病灶 用组织剪或刀锐性切除肠壁病灶。用细丝线间断缝合闭合肠壁病灶切除处的创面。

【注意事项】

1.术中操作应轻巧,谨防误伤输尿管、膀胱、肠管等脏器。

2. 为防止术后子宫内膜异位症复发,术后口服下述药物的一种:

(1)内美通　自月经来潮第 1 天起,每周服 2 次内美通,每次 2.5mg,连服 3 个月。

(2)丹那唑　200mg,每日 3 次,连服 3 个月。

三、根治术

【适应证】

1. 患者年龄 >40 岁。

2. 病变严重、波及生殖道外系统(泌尿系统或消化道受波及者等)。

3. 保守手术后复发,不宜继续保守治疗者。

【手术步骤】

1. 麻醉后常规开腹。

2. 手术切除范围:全子宫;双附件(切除方法同半根治术);肉眼可见的病灶。直肠壁子宫内膜异位病灶严重者,可按下述方式施术。

(1)打开直肠旁腹膜,沿骶骨直肠间隙游离直肠。

(2)钳夹、切断、缝扎直肠上动脉。

(3)在欲切除肠管下方垫纱布垫,两端放置肠钳,在肠钳内侧 0.5cm 处,整齐切开肠腔,用碘酒、酒精反复擦直肠腔,用酒精纱布包裹肠断端。注意,乙状结肠肠钳不应打开,以防污染腹腔。

(4)在乙状结肠端,用刀将肠黏膜层剥离,剥离时勿伤及肌层。

(5)剪除已游离的肠黏膜层(长约 5cm),将浆肌层外翻。

(6)用细丝线间断缝合乙状结肠黏膜、肌层与直肠断端的全层,松开肠钳,检查有无出血。

(7)将乙状结肠浆肌层拉向吻合口下方 5cm,用细丝线缝合 12 针。

(8)用细丝线间断缝合,闭合吻合口。

(9)腹腔用温盐水冲洗后(或用甲硝唑液冲洗),放置庆大霉素 16 万 U。

(10)腹腔放置橡皮管引流。

第十节　生殖道畸形矫治术

一、处女膜切开术

【适应证】

无孔处女膜,即处女膜闭锁引起的阴道、子宫、输卵管积血。临床以周期性腹痛为特点,检查时可见阴道口膨隆,呈紫蓝色。B 型超声波检查可见典型的宫腔、输卵管、阴道,甚至盆腔积血征象。

【麻醉】

采用局麻。

【手术步骤】

1. 阴道口突出部位行"X"形切开,使潴留的经血流出(图7-10-1)。

2. 将处女膜切缘稍加修剪,形成近似圆形阴道口。注意切勿剪掉过多的处女膜组织。

3. 用0号肠线间断缝合切口边缘。如切缘无出血也可不缝合(图7-10-2)。

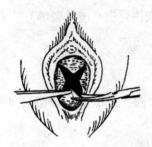
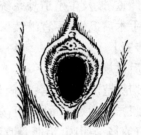

图7-10-1 "X"形切开处女膜   图7-10-2 缝合处女膜残痕

【注意事项】

1. 若处女膜闭锁部位较高,且隔厚,可用金属导尿管插入尿道及膀胱,并伸食指入肛门作指示,以引导正确切开闭锁处,可避免误伤尿道、膀胱及直肠。

2. 术中不得揉压小腹及宫体。不做双合诊检查,以减少经血的逆流及子宫内膜异位症的发生。

3. 术后即可坐起、站立或下床活动,以利积血排出。

4. 保持外阴清洁,每日清洗外阴,阴部置无菌垫。

5. 术后半月禁坐浴及阴道灌洗。

6. 术后一个月复查。

7. 未婚者开具处女膜切开术证明1份。

二、阴道成形术

【适应证】

1. 先天无阴道。

2. 后天阴道粘连闭锁。

【麻醉】

采用鞍麻。

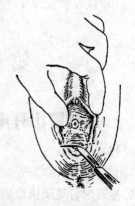

【手术步骤】

(一)皮片阴道成形术

1. 制备皮片 在术前经过充分清洗的一侧大腿内侧 图7-10-3 造人工阴道空隙

面用酒精、乙醚消毒(忌用碘酒),用切皮机取下一块厚0.05～0.10cm、长约20cm、宽约10cm 的皮片,放于生理盐水(100mL 生理盐水内可加 20 万 U 青霉素)内备用。

大腿供皮区创面用无菌油纱布覆盖,外包扎干纱布。

2.患者取膀胱截石位,常规消毒外阴,铺无菌巾。

3.造人工阴道腔隙(图 7 - 10 - 3、图 7 - 10 - 4) 在尿道口与肛门间略凹陷处,即相当于阴道口处切一个长 4～5cm 的横切口,用两个食指钝性分离,水平方向剥离,超过尿道后向后上方剥离,深度以近子宫直肠陷凹为宜,但勿打通腹膜。剥离出的腔隙深约 10cm,宽 3 指。暂时用盐水纱布充填腔隙。

4.皮片覆盖腔壁 将准备好的皮片覆盖于撑开的金属阴道窥器上,两侧缘用黑细丝线间断缝合,线结打在与窥器接触的皮片面处,使其呈筒状,四周用刀尖刺成多个小孔(图 7 - 10 - 5)。

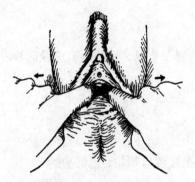

图 7-10-4　两食指钝性分离
以形成人工阴道腔隙

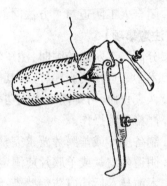

图 7-10-5　将皮覆盖并缝
合在金属阴道窥器上

将皮筒连同窥器一并放置于新造成的腔隙内,使皮片创面与腔隙创面相邻贴,用浸有庆大霉素的纱布条从顶端开始充填,直至均匀地填满皮筒,撤出窥器(图 7 - 10 - 6)。

5.缝合阴道口将皮筒外缘与阴道口的创缘用黑细丝线间断缝合(图 7 - 10 - 7)。

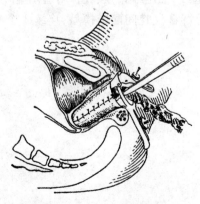

图 7-10-6　皮片覆盖腔壁

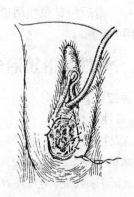

图 7-10-7　缝合阴道口

6.封闭人工阴道口　用中粗丝线间断缝合两侧小阴唇,以封闭阴道口。
放置橡皮导尿管,外阴部以纱布与丁字带固定。

(二)羊膜阴道成形术

1.制备羊膜片　取正常分娩的新鲜胎膜约 20cm×30cm,用生理盐水冲净血液,撕净绒毛膜,把羊膜置于抗生素溶液中(100mL 生理盐水加入青霉素 20 万 U 和链霉素 1g,或加先锋Ⅵ号 2g),放置 2 小时后即可使用。

2.造人工阴道腔隙　方法同前术。

3.羊膜片覆盖腔隙　将略张开的金属窥器外套以阴茎套,把备好的羊膜覆盖于包裹阴茎套外,两侧多余的羊膜交叉重叠,不缝合,放入成形的腔隙内。用浸庆大霉素的纱布条充填羊膜筒,然后取出窥器。

4.缝合阴道口　将羊膜筒外缘与阴道口的创缘,用黑丝线间断缝合。

5.闭合人工阴道口　方法同前述。

【注意事项】

1.分离人工阴道腔隙时,注意勿伤及尿道、膀胱及直肠,一旦损伤,应及时修补。

2.术中一旦损伤腹膜,应将其修补。

3.认真止血,可提高手术成功率。

4.严格无菌操作。

5.制备皮片或羊膜片要求完整成片,厚度适中。

6.阴道内皮片或羊膜片应固定牢,填入的纱条放置应均匀,压力适度。

7.术前与术后均应防治感染,给抗生素口服。

8.保持阴部清洁,每日用新苯扎氯铵棉球擦洗外阴 2 次。

9.术后进食无油渣半流饮食 5 天。

10.术后服 10% 阿片酊 10mL 或复方樟脑酊 4mL,每日 3 次,连服 4 天。

11.术后第 5 天晚服缓泻剂液状石蜡 30mL,以利排便。

12.保留导尿管 7 天。

13.术后 7~10 天"开封",拆除阴道口缝线,抽出纱布条、放置阴道模型。

14.开封后每日更换阴道模型,3 个月后每日仅晚间配带模型,连续 3 个月,于术后半年可结婚。

三、两性畸形矫治术

【适应证】

1.真性两性畸形。

2.假性两性畸形。

【术前准备】

1.详问家族史、个人发育史。

2.测尿 17-羟类固醇、17-酮类固醇,以排除肾上腺皮质增生所致的假两性畸形。

3. 做性染色质与染色体检查,以鉴别男或女性别。

4. 腹膜后充气造影,以排除肾上腺皮质增生。

5. 详查第二性征。

6. 查清外生殖器,排除腹股沟、"大阴唇"内有隐睾。

7. B超检查弄清子宫、输卵管、卵巢及肾发育状况。

8. 了解患者社会性别,及成为男性或女性的个人愿望。

【麻醉】

采用腰麻或连续硬膜外麻醉。

【手术步骤】

1. 腹正中行纵切口,逐层常规开腹。

2. 探查腹腔　明确内生殖器发育情况,正确辨认卵巢及睾丸组织:卵巢组织质较韧,呈白色,表面略不平;睾丸质较软,多为灰褐色,表面较光滑,从表面夹取极少量组织可拉成细丝样的曲细精管。必要时借助冰冻切片鉴别。

3. 使患者成为女性时,必须切除睾丸组织,因睾丸组织的存在会影响卵巢的正常发育。且未降至阴囊而滞留于腹腔的睾丸有恶变的可能。

4. 切除肥大的阴蒂　首先应确定尿道口及阴道口位置,以防误伤。

5. 术者左手食、中指及拇指捏住并提起阴蒂。在阴蒂根部,围绕阴蒂行梭形切口,切除阴蒂海绵体直至筋膜层。

6. 认真止血后,用细丝线间断缝合筋膜,再用细丝线间断缝合皮肤切口。

7. 若两侧阴唇有粘连,应行切开术。

8. 若先天无阴道,可同时行阴道成形术。

【注意事项】

1. 术后会阴加压包扎。

2. 保留尿管长期开放至会阴拆线。

3. 术后6天拆线。

4. 卵巢发育欠佳者,术后肌肉注射促性腺激素5000～10000U,每周2次,至卵巢功能好转。

5. 无性腺者,作为术后替代疗法可口服雌激素至第二性征发育。

四、处女膜修补术

【适应证】

1. 处女膜被人为破损或被器械或硬物误伤破裂者。

2. 要求修复处女膜破裂者。

【禁忌证】

1. 外阴炎、阴道炎、宫颈炎、盆腔炎等生殖道炎症严重,尤其急性炎症未被控制者。

2. 子宫出血者。

3. 月经期者。

4. 生殖道恶性肿瘤者。

5. 体内某器官系统存在重度感染病灶,或发烧者。

6. 重要脏器心、脑、肺、肾、肝脏功能严重失调未被纠正前。

【手术步骤】

(一)体位

受术者取膀胱截石位。

(二)术野清毒

用0.1%碘伏消毒外阴、阴道及宫颈。

(三)麻醉

1. 局麻 用1%利多卡因在处女膜破损周围行局部浸润麻(图7-10-8)。

2. 会阴神经阻滞麻 处女膜破损严重,尤其阴道口极度狭窄者,可采用会阴神经阻滞麻+局麻,以利阴道口松弛便于手术操作(图7-10-9)。

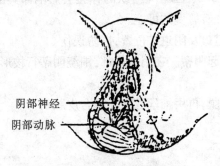
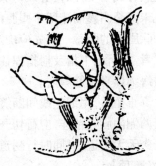

阴部神经

阴部动脉

图7-10-8　皮下浸润　　　　图7-10-9　阴部神经阻滞

3. 骶管麻 处女膜修补难度大的手术可采用骶管麻。

(四)修补处女膜破损处

1. 单纯对合修补

(1)修剪处女膜破损边缘(图7-7-10)。

用眼科小剪刀将处女膜破裂处的边缘剪去1mm,形成新创面。

(2)用小圆针,4-0肠线间断对齐缝合(图7-10-11)。

2. 重叠加固缝合修补 处女膜较薄,且较松弛,可选用此法进行修补。

(1)处女膜破裂处相邻的两页a与b,在a页外表面用刀轻轻刮掉0.1mm的表层组织,宽约3mm,在b页的内表面同法刮掉0.1mm的表层组织,宽约3mm(图7-10-12)。

(2)将b页的内表面,覆盖在a页的外表面上,两页重叠3mm,重叠部位用4-0肠线间断将两层缝在一起(图7-10-13)。

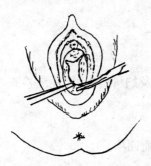

图 7-10-10 缝剪处女膜破损边缘

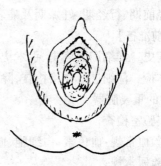

图 7-10-11 处女膜单纯对合修补术后

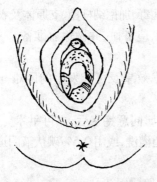

图 7-10-12 刮掉 a 页外表面，
b 页内表面组织

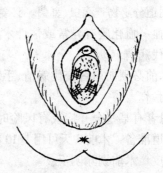

图 7-10-13 a 与 b 两页重叠后，
用 4-0 肠线间断缝合

【注意事项】

1. 术后应保持会阴局部清洁、干燥,每日更换洁净纯棉内裤。

2. 每次排尿后禁止用手纸擦阴道口。

3. 术后 7 日内禁止洗外阴。每日应到医院由医务人员用无菌生理盐水冲洗阴道口。必要时喷洒庆大霉素液防止感染。

4. 术后 2 周内避免激烈运动,尤其应避免跑跳等影响处女膜伤口愈合的动作。

五、阴道缩窄术

【适应证】

1. 阴道内腔松弛者。

2. 无禁忌证者。

3. 夫妻双方均要求行阴道缩窄术者。

【禁忌证】

1. 各种类型的外阴、阴道炎或溃疡者。

2. 急性盆腔炎或慢性盆腔炎急性发作者。

3. 生殖器有恶性病变者。

4. 合并严重的重要脏器疾病,不能承担麻醉与手术者。

5. 经前期、行经期、妊娠期及哺乳期不宜施术。

【术前准备】

1. 病史　详细询问病史、手术史、麻药过敏史。

2. 体检　仔细进行体格检查,除一般体格检查及妇科检查外,还应检查与手术及麻醉相关的重要脏器。

3. 实验室检查

(1)验血常规:血色素、白细胞、血小板计数、凝血四项。

(2)验尿常规。

(3)做肝功及甲、乙、丙、戊、庚肝检测。

(4)阴道分泌物查滴虫、真菌。必要时查淋菌、病毒、加德纳杆菌、支原体及衣原体。

4. 备血　血化验有异常或估计术中出血多时,应备血,并做输血准备。

5. 交代病情

(1)术前必须向患者交代病情、手术性质、手术效果及可能发生的困难与后果,同意后方能手术。

(2)患者有某些合并症或有风险时,应征得家属同意签字后,方可手术。

6. 阴道准备　术前3天可用1/10 000碘液阴道灌洗,或用0.5%碘伏液阴道擦洗。

7. 备皮　术前剔除阴毛。

8. 麻醉前用药　根据病情与需要适当给予麻醉前用药。

9. 净肠　术前排空直肠。必要时用开塞露射肛排出直肠内蓄便。

10. 排空膀胱　去手术室前自行排尿以排空膀胱。

【手术必备条件】

1. 无禁忌证。

2. 月经干净3~7天。

3. 3天内无房事。

4. 术前准备已齐。

5. 家属及患者双方已签字,均对阴道缩窄术后可能出现的异常理解。

【麻醉】

1. 利多卡因局部浸润麻。

2. 双侧会阴神经阻滞麻配合利多卡因局部浸润麻。

3. 丙泊酚静脉全麻。

4. 骶麻。

【手术步骤】

(一)体位

受术者取膀胱截石位。

(二)消毒

常规消毒外阴、阴道。

（三）铺巾

铺无菌巾。

（四）导尿

排空膀胱。

（五）暴露术野

将两侧小阴唇用缝线暂时缝在外阴两侧皮肤上，以利充分暴露阴道内腔。

（六）切开阴道后壁

将鼠齿钳分别夹着两侧小阴唇内下（约在前庭大腺管开口之下方），将两钳向中线并拢，以两指伸入阴道，感到松紧适宜为度。继之，进行阴道后壁黏膜划界（图7-10-14）。

（七）横行切开阴道与会阴处

将鼠齿钳向两侧拉开，以剪或刀切开会阴皮肤与阴道后壁黏膜交界线（图7-10-15，图7-10-16和图7-10-17）。

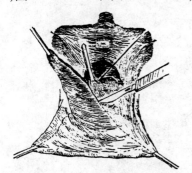

图7-10-14　切开阴道后壁

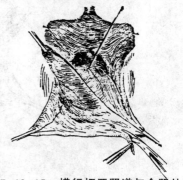

图7-10-15　横行切开阴道与会阴处

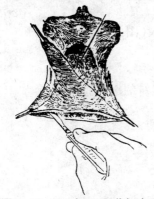

图7-10-16　切开阴道与会阴处

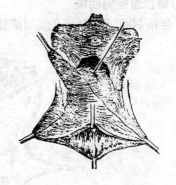

图7-10-17　在阴道与会阴处横切开

（八）分离阴道后壁黏膜

分离阴道后壁黏膜：用两把鼠齿钳分别钳住横切口的上、下缘，作为牵引。在会阴体与阴道壁之间用剪刀稍加分离，随即用弯剪刀，分离阴道后壁与直肠，剪刀应紧贴阴道壁，以避免损伤直肠（图7-10-18和图7-10-19）。

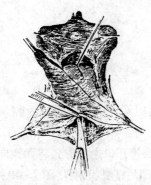 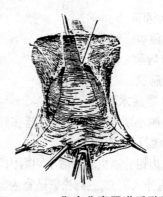

图 7-10-18　分离阴道后壁黏膜　　　图 7-10-19　彻底分离阴道后黏膜

（九）剪下阴道后壁黏膜（图 7 - 10 - 20）

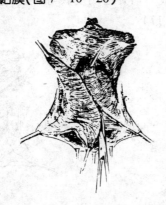

图 7 - 10 - 20　剪下阴道后壁黏膜

（十）缝合直肠前筋膜

用 0 号铬制肠线或 Dexon 线间断缝合直肠前筋膜（图 7 - 10 - 21）。

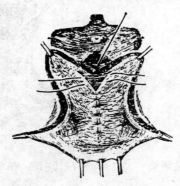

图 7 - 10 - 21　缝合直肠前筋膜

（十一）缝合肛提肌

缝合肛提肌步骤（图 7 - 10 - 22，图 7 - 10 - 23，图 7 - 10 - 24 和图 7 - 10 - 25）。

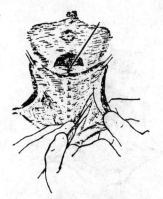

图 7-10-22　游离提肛肌

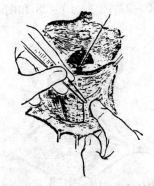

图 7-10-23　用丝线间断缝合
两侧提肛肌和筋膜

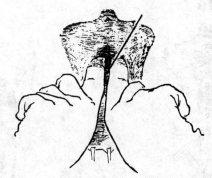

图 7-10-24　相对间断缝合提肛肌内缘,在第一
缝线结扎前,应先测试阴道腔,可容二指为适
宜。缝完后提肌肛肛裂缩小

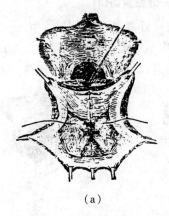

(a)

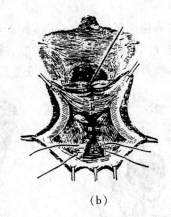

(b)

图 7-10-25　若提肛肌很紧,可切开后分层缝合术

(十二)缝合阴道黏膜切口

用 1-0 肠线或 Dexon 线,自阴道黏膜切口顶端开始间断缝合阴道壁(图 7-10-

26,图 7 – 10 – 27,图 7 – 10 – 28 和图 7 – 10 – 29)。

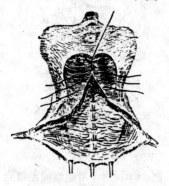

图 7-10-26　从阴道黏膜切口
顶端开始间断缝合

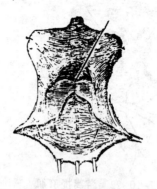

图 7-10-27　缝合阴道黏膜切口

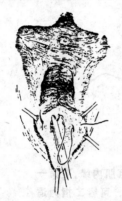

图 7-10-28　缝合阴道黏膜切口

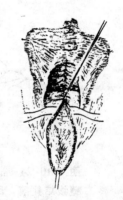

图 7-10-29　继续缝合阴
道黏膜切口

用 0 号铬制肠线或 Dexon 线间断缝合阴道出口处黏膜(图 7 – 10 – 30)。
用丝线间断缝合会阴部的皮肤,或用肠线行皮下埋藏连续缝合(图 7 – 10 – 31)。
手术修补后,阴道口和会阴恢复正常状态,阴道口应能通过二指(图 7 – 10 – 32)。

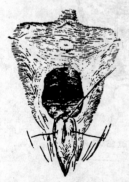

图 7-10-30　综合阴
道出口处黏膜切口

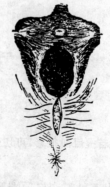

图 7-10-31　用丝线缝
合会阴部皮肤

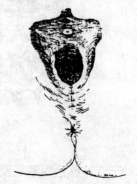

图 7-10-32　修补术后

注意事项

1. 应按解剖层次打开阴道后壁黏膜,避免损伤直肠。

2. 充分止血。

3. 缝合时,禁忌穿透直肠壁,以防术后形成肠瘘。

第十一节　子宫内翻还纳术

一、经阴道徒手复位术

【适应证】

产后及时发现的子宫内翻,宫颈尚未收缩者,可采用经阴道徒手复位术。

【禁忌证】

1. 子宫内翻宫口已收缩者。

2. 慢性子宫内翻者。

【手术步骤】

1. 施行氨氟醚或乙醚吸入全麻。

2. 将内翻的子宫握在手中,分开手指,沿子宫颈周围均匀地施用压力,循产道方向徐徐上举,以使接近子宫颈部分最先还纳。同时,将另一只手置于下腹部协助,置入子宫腔内的手呈握拳式推压宫底,以使内翻子宫逐渐复位。

3. 子宫复位成功后,立即往宫腔内填入浸甲硝唑液的无菌纱条,以防子宫再度内翻。

4. 子宫内翻复位成功后,立即肌肉注射或子宫颈处注射催产素 20U,以促进宫缩。

【注意事项】

1. 若子宫内翻时胎盘尚未剥离,可先将子宫复位,然后徒手剥离胎盘。但若因胎盘附着子宫体,使子宫复位困难。可先将胎盘剥下后,再复位子宫。应注意,剥取胎盘距子宫复位的时间越短越好,间隔时间越短,胎盘剥离面出血越少。

2. 子宫颈口不够松弛者,可于子宫复位前,肌注阿托品 0.5mg 0.1% 肾上腺素 1mL,以协助醚麻,使宫口松弛。

3. 还纳子宫操作应轻巧,以防损伤子宫。

4. 还纳子宫的同时应注意纠正患者一般状态,输液、吸氧、给镇痛剂,例如肌肉注射哌替啶 100mg。

5. 严格无菌操作,手术一开始立即加用抗生素预防感染。

6. 宫腔内填塞的纱条于术后 24 小时撤出,撤出纱条前肌肉注射催产素 20U。

二、经腹子宫内翻复位术

【适应证】

急性子宫内翻,经阴道徒手复位失败者。

【手术步骤】

1. 施行氨氟醚或乙醚吸入全麻。

2. 患者取仰卧位,常规消毒术野皮肤,铺无菌巾。

3. 腹正中切口,长约12cm,逐层切开腹壁各层。

4. 用手指扩张宫体内翻处的狭窄环(图7-11-1)。

5. 复位子宫　用鼠齿钳夹持翻出的子宫壁,先从子宫狭窄环部内侧开始,循序向宫底部移动,最终使子宫完全复原(图7-11-2和图7-11-3)。

6. 子宫还原后,子宫壁多点注入催产素20U,以加强子宫收缩,防止子宫再次翻出。

7. 子宫复位后,若子宫肌壁仍松软,可于术毕经阴道行宫腔纱条填塞术。

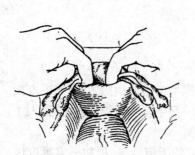

图7-11-1　用手指扩张宫体内翻处的狭窄环

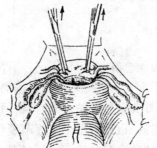

图7-11-2　用鼠齿钳夹持翻出的子宫壁

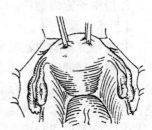

图7-11-3　子宫完全复原

【注意事项】

1. 动作应轻巧。

2. 严格无菌操作,填入宫腔内的纱条应浸甲硝唑液,预防感染。术后24小时撤出宫腔内填塞的纱条。

3. 有子女的经产妇,应劝告其同时行绝育术。

三、经腹子宫后壁切开复位术

【适应证】

经腹用鼠齿钳牵拉宫壁复位子宫失败后,可采用子宫后壁切开复位术。

【手术步骤】

1. 切开子宫狭窄环后缘中点处(图7-11-4)。

2. 术者将手指自切口伸入阴道内上托翻出的宫体,同时,用鼠齿钳向上方牵拉翻出的宫体,以使宫体复位(图7-11-5)。

　　3.子宫切口缝合2层　用1-0号肠线间断缝合肌层全层,然后,褥式连缝浆肌层,包埋第1层缝线(图7-11-6)。

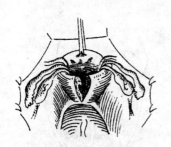
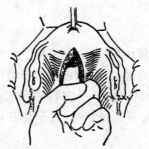
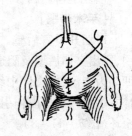

图7-11-4　切开子宫狭窄　　　图7-11-5　用手指上托　　　图7-11-6　缝合子宫
环后缝中点　　　　　　　　　　翻出的宫体　　　　　　　　　切口

【注意事项】

　　1.切开子宫后壁时,注意勿伤及直肠。

　　2.插入阴道内的手指,在将子宫复位,退出阴道后,应重新更换手套。

　　3.缝合子宫切口时,尽量不要穿透子宫内膜。

　　4.子宫韧带如松弛,可缩短缝合。

四、经腹子宫前壁切开复位术

【适应证】

经腹用鼠齿钳牵拉宫壁复位子宫失败后,也可采用经腹子宫前壁切开复位术。

【手术步骤】

　　1.沿两侧圆韧带内侧切开膀胱腹膜反折处,推开膀胱。

　　2.在子宫狭窄环前缘中点处切开子宫前壁(图7-11-7)。

　　3.伸手指入阴道,上托宫体,同时借助鼠齿钳向上牵拉子宫壁,以协助子宫复位。

　　4.子宫切口缝合2层　用1-0号肠线间断缝合肌层全层;褥式连缝浆肌层,包埋第1层缝线。

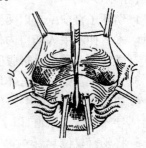

图7-11-7　切开子宫前壁

【注意事项】

　　1.切开子宫前壁时,注意勿伤及膀胱。

　　2.阴道内手指上托宫体,子宫复位后,应更换手套。

　　3.缝合子宫切口时尽量不穿透子宫内膜。

　　4.子宫韧带松弛时,应行缩短缝合。

　　经腹子宫后壁切开与子宫前壁切开复位术两者比较:前法比较简单,但切口在后壁易发生粘连,且再次妊娠时,不易观察子宫破裂征兆。

五、经阴道子宫后壁切开复位术

【适应证】

慢性子宫内翻者。

【手术步骤】

1. 切开子宫后壁 将翻出的子宫体向前上方牵引,露出宫体后壁及阴道后穹隆,及宫底两侧输卵管口凹陷为指示,在宫体中线处纵向切开子宫后壁。术者伸左手指入切口内作引导向下延长切口,直至切开狭窄环(图7-11-8)。

2. 切开阴道后穹隆 沿子宫颈切口横向切开阴道顶部后壁约2~3cm。

3. 将子宫复位。

4. 缝合子宫切口 用1-0号肠线缝2层,间断缝合肌层全层;褥式连缝浆肌层,包埋第1层缝线。

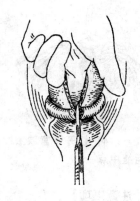

图7-11-8　切开子宫后壁

5. 缝合膀胱,反折腹膜切口 用0号肠线连缝,以包埋子宫切口。

6. 缝合后穹隆切口 用0号肠线连缝后穹隆切口。

【注意事项】

切勿伤及直肠。

六、经阴道子宫前壁切开复位术

【适应证】

慢性子宫内翻者。

【手术步骤】

1. 切开子宫前壁 以两侧输卵管口凹陷为指示,沿子宫前壁正中线纵向切开子宫前壁。术者伸左手入切口内作指引,将切口向宫颈方向延长至膀胱反折腹膜处。

2. 横向切开膀胱反折腹膜 向上推开膀胱,至子宫颈附着部上方。

3. 切开子宫颈 将宫体切口向上延长,切开宫颈。

4. 切开阴道前穹隆 将内翻的宫体向下牵引,再向下推开膀胱,暴露阴道前穹隆。将金属导尿管输入尿道,以了解膀胱界限,在前穹隆行横切口。

5. 将子宫复位。

6. 缝合子宫切口 用1-0号肠线缝合2层:间断缝合肌层全层;褥式连缝浆肌层。

7. 缝合膀胱反折腹膜切口 将子宫还纳入腹腔,用0号肠线连缝膀胱反折切口。

8. 缝合前穹隆切口 用0号肠线间断缝合前穹隆切口。

【注意事项】

切勿伤及膀胱。

七、经阴道次全子宫切除术

【适应证】

1. 子宫内翻久,宫体水肿、肥厚,复位较困难。

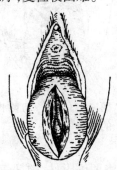

图7-11-9 切开内翻子宫前壁全层

2. 内翻子宫坏死。

3. 内翻子宫伴宫颈病变(非典型增生等),或伴子宫内膜增殖症,或伴子宫肌瘤。

【手术步骤】

1. 切开宫体 于内翻宫体前壁正中线纵向切开全宫壁(图7-11-9)。

2. 切断缝扎子宫附件及韧带 经宫体切口暴露输卵管、卵巢及圆韧带,分别夹持、切断、缝扎,并保留长线端(图7-11-10)。

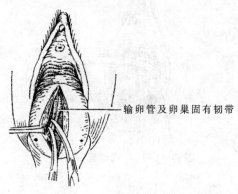

输卵管及卵巢固有韧带

图7-11-10 切断缝扎子宫
附件及韧带

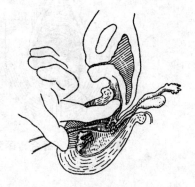

图7-11-11 剪开膀胱反折
腹膜后下推膀胱

3. 剪开膀胱反折腹膜,下推膀胱(图7-11-11)。

4. 在子宫颈两侧贯穿缝合,缝扎子宫动静脉(图7-11-12)。

5. 切除宫体 在宫颈内口处作环行切开,切除内翻的宫体(图7-11-13)。

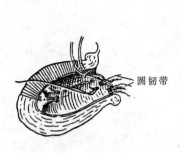

圆韧带

图 7-11-12 缝扎子宫
动静脉

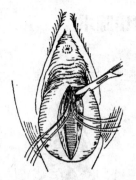

图 7-11-13 切除内翻
的宫体

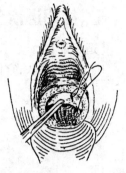

图 7-11-14 缝合膀
胱腹膜切口

6.缝合膀胱反折腹膜切口 将两侧附件、圆韧带断端经子宫断端切口拉出,用 0 号肠线连缝膀胱反折腹膜切口与子宫颈后壁腹膜,使盆腔面光滑(图 7-11-14)。

7.将附件及圆韧带断端固定在宫颈断端上。

8.缝合宫颈残端 用 1 号肠线按 8 字间断缝合宫颈断端,将宫颈残端送回宫颈环内(图 7-11-15)。

若宫颈残端缝合后翻转困难,应在未缝合膀胱反折腹膜切口之前,将膀胱推至阴道前穹隆部,切开阴道穹隆部,切除宫颈,缝合盆腔腹膜及阴道壁(图 7-11-16)。

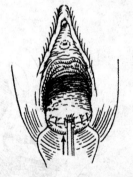

图 7-11-15 缝合宫颈残端

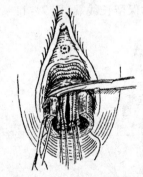

图 7-11-16 切除宫颈

第十二节 子宫动脉结扎术

供应子宫血运的血管是子宫动脉。

子宫动脉由髂内分支,在阔韧带的基底部,距子宫颈侧缘 2cm 处,跨越输尿管,到达子宫侧缘后分为升、降两支。子宫动脉降支,沿子宫侧壁下行,供应宫颈和阴道上部,其终末与阴道动脉相吻合。

子宫动脉升支,沿子宫侧壁上行,其终末与卵巢动脉相吻合。沿途大约分出 15 支弓状动脉。

弓状动脉相对应地分布于子宫前壁与后壁,即前、后弓状动脉。与子宫中线附近两侧的弓状动脉的终末细支相互吻合。

弓状动脉又分出若干放射动脉进入子宫肌层,基底动脉进入宫内膜基底层,其终末支呈螺旋状供应内膜功能层,称为螺旋动脉。

位于子宫两侧的卵巢,由卵巢动脉供应血液。

卵巢动脉是腹主动脉的分支,经骨盆漏斗韧带、卵巢系膜、卵巢门进入卵巢。

卵巢动脉在输卵管系膜中分支,供应输卵管,其终末支与子宫动脉相吻合。因此,若结扎子宫动脉上升支后,子宫不会因缺血坏死,可经吻合支供应子宫的血液。

由于供应子宫血液的 9/10 来自子宫动脉,仅 1/10 来自卵巢、子宫颈及阴道血管,因此,应用可被吸收的肠线结扎双侧子宫动脉上行支及其伴行静脉,可使子宫肌壁局部暂时缺血,而达到止血的目的。

剖宫产术中子宫乏力性出血是常见的并发症。当发生严重的子宫乏力性出血,应用常规的处理(宫缩剂、按摩刺激子宫等)无效时,可考虑行双侧子宫动脉结扎术,以达到止血、保留子宫的目的。

结扎子宫动脉上升支后,毛细血管迅速建立侧支循环。数日后缝扎血管的肠线可脱落,血管可再通,不致影响以后的月经来潮及妊娠分娩。

结扎双侧子宫动脉虽然对治疗子宫乏力性出血有一定效果,但临床妇产科医师掌握此技术并应用于临床实践者极少。

【适应证】

1. 剖宫产术中,胎儿娩出后,发生重度子宫乏力性出血,应用宫缩剂、按摩子宫等刺激宫缩的方法,疗效仍不满意时,可选用结扎双侧子宫动脉的方法止血。

2. 子宫肌瘤患者需保留子宫,仅行子宫肌瘤剔除术时,为减少剔除部位子宫出血,可先行结扎子宫动脉(两侧),然后行肌瘤剔除术。

【禁忌证】

1. 腹腔内粘连较重,尤其子宫动脉与肠管有粘连时. 未将粘连的肠管彻底分离开,恢复子宫动脉清晰的解剖前,不得盲目行子宫动脉结扎术,以防损伤肠管。

2. 由于结扎双侧子宫动脉对中央性前置胎盘引起的子宫出血、胎盘附着于子宫角部出血,或胎盘早剥子宫卒中所致的子宫出血常无效,应首选髂内动脉结扎术,不应选择结扎子宫动脉结扎术而贻误抢救时间。

3. 子宫或卵巢存在恶性病灶,日后需行化疗者,忌行子宫动脉结扎术,以防影响化疗药物达到病灶的剂量。

【手术步骤】

1. 将子宫提出腹腔,向对侧牵拉,以暴露欲缝扎处。

2. 用大弯圆针、1 号肠线在剖宫产子宫下段切口的稍下方,在子宫动、静脉内侧

2cm 处,从前向后贯穿缝合,然后再在子宫动、静脉外侧的阔韧带无血管区,向前穿过,结扎(图 7 - 12 - 1)。

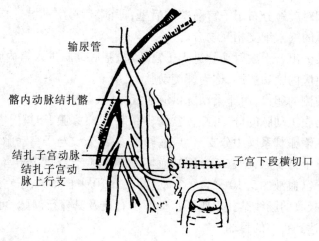

输尿管

髂内动脉结扎髂

结扎子宫动脉
结扎子宫动
脉上行支

子宫下段横切口

图 7 - 12 - 1 子宫出血结扎血管部位

3.行子宫肌瘤剔除术保留子宫时,在剔除肌瘤之前,选择子宫动、静脉的适当位置(避开输尿管)缝扎双侧子宫动脉,待子宫肌瘤剔除术结束后,可随即将此缝线拆除,使子宫血供尽快恢复,以利子宫切口的愈合。

【注意事项】

1.腹腔内有粘连时,应先彻底分离,以避免误缝周围脏器组织。

2.缝扎子宫动脉前,一定要看清局部解剖,用手触摸确无输尿管后,方可缝扎。

3.可能发生的并发症及处理原则

(1)腹痛 结扎双侧子宫动、静脉后,产妇剧烈子宫收缩可出现腹痛。腹痛通常可持续 24 ~ 36 小时,同时恶露少,色暗。可选用镇痛剂治疗。常用的镇痛剂为哌替啶 100mg,肌肉注射。

(2)误缝 一旦误缝肠管或输尿管,应立即拆除缝线,请普外科或泌尿科有经验的医师协助修补破损脏器,避免术后形成肠瘘或输尿管瘘。

第十三节 髂内动脉结扎术

髂内动脉前分支是女性盆腔血液供应的主要来源。结扎这些血管,可控制用其他方法止血无效的子宫出血,保留子宫(图 7 - 13 - 1)。

有文献报道,孕妇结扎双侧髂内动脉者,可妊娠至足月。在这种情况下,女性盆腔脏器主要通过卵巢丰富的侧支循环供应血液。

若干有关结扎双侧髂内动脉止血的报导,其成功率为 25% ~ 75%。子宫乏力性出血和胎盘粘连所致的子宫大出血,施髂内动脉结扎术后,避免子宫切除的成功率是50%。由于子宫破裂,阔韧带裂伤所致的出血,结扎髂内动脉止血的成功率低,此种病例报道不多。有时阔韧带裂伤时,结扎髂内动脉后,可较容易地找到并结扎被撕裂的血管,通常可获得较满意的止血效果。

单侧髂内动脉结扎仅能减少同侧血液供应的48%.其结扎的作用是使结扎部位远端的脉压减少85%,使远端动脉系统血流动力学改变,类似于静脉系统,通过单纯的血块形成来止血。

【适应证】

1.剖宫产术中大出血,例如子宫乏力性大出血、中央性前置胎盘出血、附着于子宫角部的胎盘剥离处出血,或胎盘早剥子宫卒中,应用其他方法止血无效,患者年轻,欲保留生育功能,可行双侧髂内动脉结扎术。

2.难以控制的妇科手术中大出血。

3.滋养叶细胞疾患,其位于宫颈、阴道、外部等部位的转移瘤发生大出血,应用局部及全身化疗、压迫止血等方法无效,出血危及患者生命时,可考虑行双侧髂内动脉结扎术。

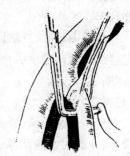

图 7-13-1 结扎髂内动脉

4.欲施行相当困难的妇科手术,例如宫颈癌广泛性子宫切除术;巨大宫颈肌瘤剥出术;腹腔严重粘连、剥离困难的手术;为减少术中出血量,可先结扎髂内动脉。

5.妇科恶性肿瘤,例如绒毛膜上皮癌、子宫颈癌、宫体癌等引起的严重子宫出血,应用其他各种止血方法无效时,可选用髂内动脉结扎术。

【禁忌证】

1.子宫出血多,无保留价值(患者年龄较大,已有子女,或子宫罹患恶性疾患),具备施子宫切除术的条件(非晚期癌瘤、冰冻骨盆),患者能承受手术,可果断切除子宫,不考虑先行结扎髂内动脉而延长手术时间。

2.施术医师缺乏操作经验,不应贸然结扎髂内动脉,以防误伤输尿管及大血管。

【手术步骤】

(一)腹膜内法剖宫产术中出血或妇科手术中,为控制出血多采用此法

1.用盐水纱垫覆盖保护肠管,充分暴露骨盆漏斗韧带,用鼠齿钳提起输卵管与卵巢,剪开骨盆漏斗韧带腹膜层。

2.游离卵巢动、静脉,用 kocher 钳钳夹(双重)、切断,用 7 号丝线双重缝扎。

3.沿卵巢血管平行向内上方剪开腹膜,直至输尿管与髂总动脉交叉处。

4.充分暴露髂内、外动脉分支,用阑尾钳提起髂内动脉,从分叉处下方 1cm 处,用直角钳在髂内动脉两侧分离约 2cm,然后用直角钳贴动脉下方垂直角度分离,使动、静脉间距分开 1~2cm。

5.从髂内动脉下方穿过 2 条 7 号丝线,将髂内动脉结扎 2 道。不剪断髂内动脉。

6. 用 00 号肠线连续缝合,闭合骨盆漏斗韧带腹膜的切口。

(二)腹膜外法

1. 切开腹壁 逐层切开腹壁皮肤、皮下脂肪、腹直肌前筋膜,分离腹直肌。

2. 在腹直肌下面,向外侧剥离,找到膀胱侧窝。

3. 用手触诊,可触及一条斜向外下方条索状、无波动的圆韧带,钳夹、切断、缝扎之。

4. 沿腰大肌向上推开腹膜,可见到搏动的髂总、髂内、髂外动脉及其分叉处,输尿管斜跨其上。

5. 分离髂内动脉,方法同腹膜内法,用 7 号丝线结扎两道。不剪断髂内动脉。

6. 若结扎髂内动脉后止血仍不彻底,可在骨盆漏斗韧带内充分游离卵巢动、静脉,钳夹、切断、缝扎之。

【注意事项】

1. 无论是腹膜内法,还是腹膜外法结扎髂内动脉,均应弄清解剖关系,必须先确认输尿管后,才能对髂内动脉进行结扎。

2. 操作应避免损伤输尿管营养血管,以防术后引起输尿管缺血、坏死,形成输尿管瘘。

3. 结扎圆韧带时,必须排除是髂外动脉后,才能进行结扎。

4. 在结扎髂内动脉前、后,均应触诊股动脉。若结扎髂内动脉后,股动脉搏动无变化,证明未误扎。

5. 手术操作应轻巧,注意切勿伤及髂内动脉下方的静脉。分离髂内动脉时,钳尖应永远贴在动脉壁上,以防伤及髂内静脉。静脉壁薄,易破裂出血。

6. 术中止血必须彻底,不能留无效腔,以防形成腹膜后血肿及血肿继发感染等并发症。

7. 可能发生的并发症及处理原则

(1)静脉破裂出血 髂内动脉下方的静脉壁薄,易破裂出血。一旦受损,应及时止血。少量出血时。可采取压迫止血法。大量出血时,应立即结扎,切断髂内动脉,将其两端分别拉开,充分暴露髂内静脉破裂处,迅速结扎止血,必要时缝扎止血。

(2)腹膜后血肿 小型腹膜后血肿,可采用压迫止血法。给巴曲酶等止血药物控制出血,给抗生素预防感染。出血停止后行物理治疗促进吸收。大型腹膜后血肿,或小型腹膜后血肿经保守治疗无效,有恶化趋势时。应果断手术。清除积血,查找出血点,彻底止血。术后切口部位加压包扎,给抗生素预防感染。

(3)误扎髂外动脉 误扎髂外动脉可导致大腿缺血、坏死的严重并发症,故术前、术后均应认真触摸股动脉搏动。若发现股动脉搏动在术后消失,应立即手术拆除髂外动脉结扎线,以恢复腿部血供。

(4)误伤输尿管 应请泌尿科有经验的医师会诊,及时行损伤修补术,以提高修复成功率,避免产生输尿管瘘。

(5)缺血　结扎髂内动脉后,因有广泛的侧支循环,通常不致发生缺血引起的并发症。极个别病例可出现骨盆中部缺血,会阴皮肤、侧切部位皮肤破溃,缺血后低位运动神经受损,及末梢神经功能减弱。缺血的并发症虽极罕见,但处理极为困难。缺血局部物理治疗,以期改善局部血供。给神经营养药物,以改善神经功能。如经上述处理仍无效时,可试行血管吻合术,以改善缺血部位的血液循环。

第十四节　腹腔镜手术

一、腹腔镜

将腹腔镜插入腹腔内观察病变形态、部位,必要时活检,以协助诊断,或在镜下施术。按腹腔镜的使用目的,将其分为诊断与治疗两种。

【适应证】

1.不孕症

(1)镜下直视观察输卵管形态、梗阻部位及程度和粘连范围。

(2)必要时镜下在输卵管病灶处取活检,明确诊断,指导治疗,推测预后。

(3)镜下若输卵管肿胀、变形、硬化、瘘管、残缺不全、广泛粘连,且同时有粟粒样结节、干酪样坏死、钙化灶、子宫着色等盆腔结核特异性改变时,可诊断为盆腔结核。

(4)镜检直视下酌情多次行输卵管加压通液,以疏通输卵管。

(5)可行腹腔镜激光粘连松解术、输卵管造口术,以治疗不孕症。

(6)查找其他不育原因。

2.盆腔包块　临床基本确定或高度怀疑恶陆肿瘤,拟通过腹腔镜检确诊及初步分期。

3.卵巢囊肿　B超卵巢囊肿单腔、囊壁光滑、直径小于8cm者,最适宜腹腔镜下施术。

4.子宫内膜异位症

(1)确认子宫内膜异位症。

(2)对子宫内膜异位症进行评分、分期。

(3)治疗子宫内膜异位症,腹腔镜下切除异位病灶及子宫内膜囊肿,或在腹腔镜下行根治术,切除子宫。

5.急腹症

(1)各种类型输卵管妊娠镜下施术或注药。

(2)卵巢囊肿扭转。

(3)卵巢良性囊肿破裂。

(4)卵巢黄体破裂。

(5)卵巢巧克力囊肿破裂。

(6)盆腔炎,急性化脓性盆腔炎及脓肿,腹腔镜下切开引流、分离粘连、充分冲洗清理盆腔。

（7）子宫穿孔。

（8）原因不明的腹痛。

6. 内生殖器发育异常　识别与矫治内生殖器畸形。

7. 小切口绝育术。

8. 真性张力性尿失禁　腹腔镜下行尿失禁矫治术。

9. 早期宫颈癌　技术娴熟者可在腹腔镜下行根治术（切除子宫、切除阑尾、清除淋巴）。

10. 早期卵巢癌　腹腔镜下行细胞减灭术。

11. 无法确诊的盆腔疾患。

【禁忌证】

1. 心血管疾患。

2. 肺功能不良。

3. 严重肝脏疾患。

4. 严重消化道疾患。

5. 横膈疝。

6. 结核性腹腔炎。

7. 既往剖腹探查史。

8. 盆腹腔可疑有严重粘连或肠梗阻史。

9. 未给予有效抗生素治疗的盆腹腔炎症。

10. 估计腹腔镜下难以完成的妇科恶性肿瘤手术。

11. 患者处于休克状态。

【术前准备】

1. 排除禁忌证,确定指征。

2. 征得患者及家属同意,在病历上详细记录,并令家属签字。

3. 检测血压、脉搏、呼吸、体温、血尿常规、胸透、心电图、肝功、生化、心功能测定、必要时测肺功能及超声心电图。

4. 饮食　术前 3 日食无油渣半流。

5. 备皮　术前 1 日腹部及腰骶部刮毛备皮、清洁。

6. 清洁肠道　术前 1 日晨 8 时服蓖麻油或液体石蜡 30mL,晚上 20 时清洁洗肠。

7. 清洁阴道　术前 3 日及术日晨用万分之一碘液阴道灌洗,每口一次。

8. 术前用药　术前 1 小时给予止血、镇静、解痉、制泌药物：Vit K3,7.6mg,肌注。Vit C,200mg,肌注。Sod Luminal,0.2g。肌注。

　　Atropine,0.5mg,肌注。

【麻醉】

1. 连续硬膜外麻醉　首选。

2. 全麻　安氟醚吸入或静脉麻醉。

【手术步骤】

1. 体位　取膀胱截石位。

2. 消毒术野皮肤　用碘酒、酒精常规消毒。

3. 铺巾　腹部及外阴铺无菌巾及大单。

4. 阴道检查　查清子宫位置及大小,窥器暴露官颈,置子宫操纵器。

5. 安放尿管　排空膀胱。

6. 切口　脐轮下缘纵切 1cm,将 16 号腹腔注气针头沿切口 45°~60°刺入腹腔内。

7. 人工气腹　调整患者体位呈头低脚高位,并将手术台倾斜 30°~35°,充气时压力为 2~2.7kPa(15~20mmHg),充气 1.5~2L,然后拔出穿刺针。

8. 将带插管的套管穿刺针沿切口插入,先向耻骨联合方向进入 lena,后转向盆腔人口约为 45°~60°角刺入腹内,拔出管芯,连接充气管。

9. 沿套管插入腹腔镜,接上光源,进行腹腔镜检查。由目镜边观察边移动镜头,寻找子宫、输卵管、卵巢、子宫直肠陷凹及盆腔、腹腔内病灶,观察其性状、部位,必要时移动子宫操纵器,暴露子宫及周围病灶。

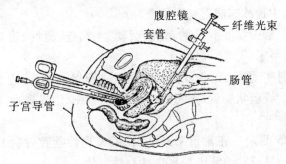

图 7-14-1　妇科腹腔镜检查示意图

10. 镜检时,如需插入探条以协助镜检,可于耻上三指再插入直径 4mm 套管穿刺针,刺入腹腔,拔出管芯,沿套管插入探条,以协助腹腔镜检。

11. 腹腔镜检或镜下施术毕,确认无脏器损伤及出血,放出腹腔气体,拔出带套管的穿刺针(连同腹腔镜)。

12. 缝合切口,覆盖无菌纱布。

【术后处理】

1. 术后返回病房平卧 6 小时。

2. 给抗生素预防感染。

3. 术后,仍可能因腹腔残留气体,患者有腹胀、肩酸不适,通常不严重,不需特殊处理。

【注意事项】

1. 腹腔镜检或镜下施术时,应做好一切开腹准备,一旦出现异常情况,立即开腹。

2. 严格掌握适应证与禁忌证,权衡利弊,谨慎选择施术对象。

3. 术前必须认真检查器械,保证充气、照明、电灼、冲洗等操作均可顺利进行。

4. 选择安全度较高的双极电凝止血,不用单极电凝。

5. 台下设有专人掌管仪器,密切配合台上术者施术。

6. 施术医师应仔细认真,避免并发症的发生。

二、卵巢良性囊肿腹腔镜手术

腹腔镜手术系通过腹腔镜,经若干孔道伸入器械,由摄录系统在荧光屏上监视进行的外科操作,以切除病灶,达到治疗的目的。

(一)手术前准备

术前应明确卵巢良性囊肿的诊断,排除卵巢恶性肿瘤的可能。

1. 个人史 有乳腺癌或结肠癌史,或附件肿块的恶性危险性增加时,应选择开腹手术,不行腹腔镜手术。

2. 家族史 直系亲属中有卵巢癌史,或家族中有乳腺癌、结肠癌、宫内膜癌和卵巢癌者,则罹患卵巢恶性肿瘤的可能性增加,也应选择开腹手术。

3. 年龄 绝经后妇女附件恶性率较高,故腹腔镜下手术时,应特别谨慎小心,施双侧附件切除术,术中送冰冻病理切片检查。

4. 阴道检查 触诊盆腔肿块为单侧、活动、无粘连、囊性、边界清晰,良性可能性大,可行腹腔镜下手术。

5. B 超 鉴别良、恶性,附件双侧实性包块。隔厚 >2mm,边界不规则,或有乳头状突起,或有腹水,或簇状肠管,则恶性可能大;而单侧、边界规则、囊性、单房的卵巢肿瘤则可能为良性。

6. 血清 CA125 测定 正常值 <35kU/L,97% 良性盆腔肿物 CA125 <35kU/L;妇女年龄 >50 岁时,CA125 >35kU/L,80% 为恶性肿物。

术前常规测定 CA125,并应排除卵巢皮样囊肿,急、慢性输卵管炎,子宫内膜异位症,子宫肌腺症,子宫肌瘤,妊娠等所致的 CA125 升高。

术中对卵巢瘤性质再次评估的措施如下。

(1)行腹腔液或腹腔冲洗液细胞病检。

(2)细查盆腔及卵巢肿物大小、形态,必要时行囊肿穿刺术。若穿刺液为黄色清亮、巧克力汁状,或为油脂,通常属良性;如为血性,则可能为恶性。

(3)全面探查膈肌下,肝表面,网膜、胃、肠表面,结肠侧沟。腹膜面等。

(4)经腹、盆腔及生殖器探查,确定为良性囊肿后,开始行腹腔镜手术。

(二)手术操作术中根据盆腔肿物的实际情况,选择不同术式

1. 穿刺抽吸术 绝经前妇女,卵巢囊肿直径 <3cm 的功能性肿瘤,或诱发排卵后持续存在的囊肿,可选择穿刺抽吸术。

2. 开窗术 囊肿与周围严重粘连无法剥除时,可选择开窗术,在囊壁上开窗(2 ~ 5cm),取下囊壁组织送病检。通过窗口烧灼囊内壁。

3. 囊肿剥除术 卵巢生理性囊肿、单纯性囊肿、皮样囊肿、巧克力囊肿可采用囊肿剥除术。

(1)用无损伤抓钳,抓起卵巢固有韧带,用激光切开或电凝器在预定切口部位电

凝后,剪开包膜至囊肿露出。

(2)用活检钳向两侧拉开,分离包膜,暴露囊肿,用大匙钳或抓持钳将囊壁抓住,继续剥离包膜,直至将囊肿完全分离。

(3)抽空囊液后,用"卷发技术"将囊壁完整取出。

(4)囊肿较大时,可先行囊肿穿刺,将囊内液抽吸干净后再行剥离术。

(5)囊壁可通过扩大耻骨上切口取出,或自腹壁切口,或在腹腔镜监视下,切开阴道后穹隆,将其完整取出。

(6)囊肿取出后,应对卵巢组织进行修剪,使其靠拢,并电凝卵巢内壁,充分止血,内翻卵巢边缘,尽量少缝合,以减少粘连。

(7)在烧灼卵巢子宫内膜异位病灶时,应灼烧其他部位异位病灶,然后认真冲洗盆、腹腔,以防组织碎屑遗留于腹腔内。

(8)皮样囊肿液外溢时,应用大量温生理盐水反复冲洗,冲洗时摇动手术床,以使冲洗彻底。

4.输卵管卵巢切除术

(1)首先必须识别与排除输尿管,避免误伤之。

(2)用双极电灼器夹住骨盆漏斗韧带血管,通电,直至被凝组织干燥,用钩形剪将血管横行切断。骨盆漏斗韧带残端再加内套结,以利止血。

(3)粉碎切下的附件,从其中一腹壁切口取出,或切开阴道后穹隆完整取出。

5.卵巢切除术

(1)应用三环套技术时,用大抓钳抓住卵巢,继之,用结扎线环套在卵巢系膜上拉紧结扎(3次)。用钩剪刀在第2与第3结扎线间横行切断卵巢系膜。电凝剪断的残端,以防粘连。

(2)或提起卵巢拉向正中,夹凝卵巢固有韧带后剪断,由正中向侧方分步凝切卵巢系膜血管,直至游离整个卵巢。

(3)切下的卵巢不能经11mm直径套管中取出时,可用切碎器切碎后取出,或扩大腹壁切口完整取出。

6.卵巢冠囊肿切除术

(1)平输卵管行长约2cm切口,切时避免损伤输卵管。切开囊肿外包膜后,完整剥出囊肿。

(2)抽吸囊肿囊液,将抓持器插至囊腔内,夹住囊壁,向一方扭转,将囊壁通过腹壁切口取出。

(3)剥离卵巢创面,用双极电凝止血,腹膜切口不需关闭。

二、腹腔镜子宫切除术

(一)分类

1.腹腔镜子宫切除术(LH)　子宫大小以<10孕周为宜。

2. 腹腔镜辅助的阴道子宫切除术(LAVH)　此术式扩大了阴式子宫切除指征、附件包块、子宫内膜异位症、慢性盆腔炎等,可在腹腔镜下完成盆腔内操作,再经阴道切除子宫。

3. 标准筋膜内 Semm 子宫切除。

4. 宫颈上子宫切除(CISH)。

(二)术前用药

术前应用促性腺激素释放激素激动剂(GnRHa)、RU486、丹那唑等药物,以缩小宫体,利于操作。

(三)腹腔镜手术并发症

1. 感染　给予抗生素可防治感染。

2. 出血

(1)穿刺损伤腹壁静脉出血。

(2)误伤动脉(髂总、髂内动脉等)出血。

(3)骨盆漏斗韧带残端出血。

3. 损伤

(1)误伤肠管。

(2)误伤膀胱。

(3)误伤输尿管。

4. 嵌顿

(1)脐孔处大网膜嵌顿。

(2)穿刺口小肠嵌顿。

5. 气肿

(1)网膜气肿。

(2)皮下气肿　皮下气肿的特点为皮下捻发音,可自行消失。

(四)并发症防治

1. 注意腹腔镜下操作技术需于术前训练。

2. 术中操作应避免损伤血管。

3. 小心避开肠管、膀胱、输尿管。

4. 术中二氧化碳流量通常为 3~5L/min,以避免形成气肿并发症。

5. 形成气腹后再切开脐孔处皮肤,可避免对腹膜后血管及脏器的误伤。

6. 术中腹腔压力以 1.7~2.0kPa 为宜。

7. 术中操作时应密切注视电视荧光屏,一旦发现出血、损伤等意外,应及时止血及修补,必要时请外科、泌尿科医师会诊协同治疗。

8. 术后密切观察病情变化及生命体征——血压、脉搏、呼吸、体温等,必要时行 B 超检查,出现异常及时救治。

第八章　产科手术

第一节　会阴切开缝合术

【种类】

1.正中切开(中切)　自会阴后联合处向肛门方向垂直切开,长 2cm 左右。

2.侧斜切开(侧切)　切口在会阴左侧或右侧。

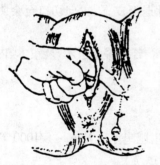

图 8-1-1　阴部神经阻滞

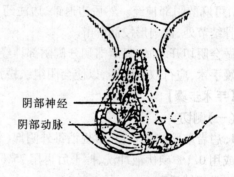

阴部神经

阴部动脉

图 8-1-2　皮下浸润

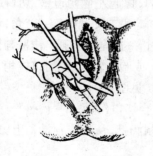

图 8-1-3　会阴侧切

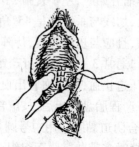

图 8-1-4　术毕,分别缝合阴道黏膜、肌膜及皮肤

【适应证】

1.初产妇会阴组织紧、水肿,或有瘢痕,或胎头过大。

2. 初产妇行阴道助娩手术,例如产钳术、胎头吸引术等。

3. 初产妇胎位不正,例如臀位、复杂先露等。

4. 初产妇早产,为预防早产儿颅内出血。

5. 为缩短第二产程,例如妊高征、心或肺部疾患者。

6. 经产妇会阴组织弹性差,欲行阴道助娩术,例如臀牵引、活胎横位内倒转等。

7. 胎儿宫内窘迫,或胎头滞留于阴道口超过 1 小时,为使胎儿尽快娩出。

【禁忌证】

1. 死胎。

2. 胎儿畸形严重,无存活可能。

【麻醉】

采用阴部神经阻滞麻,加用局部浸润麻。

阻滞左侧阴部神经时,术者将左手食指伸入阴道内,触及该侧坐骨棘,术者右手持针头 10cm 长的 20 号注射器(内装 0.5% 普鲁卡因或利多卡因溶液),在左侧坐骨结节至肛门连线中点稍偏坐骨结节处,先注一皮内小丘,然后在阴道内手指引导下,将针头刺向坐骨棘内下方阴部神经经过处。先回抽,如无回血,局部注射普鲁卡因溶液 10mL,可麻醉阴部神经。然后边退针、边注药,将针退至皮下,再向切口至会阴体方向及坐骨结节处,做扇形浸润麻醉。

做会阴切开术时,只阻滞切开侧阴部神经即可。若行臀牵引术、产钳术、内倒转术等助娩手术,应行双侧阻滞,以使会阴组织松弛。

【手术步骤】

(一)侧切

1. 患者取膀胱截石位,常规消毒外阴部(依次用肥皂水 – 清水 – 1/1000 新苯扎氯铵液或用 0.1% 碘伏液冲洗,擦干后再用 75% 酒精擦洗)。

2. 常规铺无菌巾。

3. 在阵缩开始时,左手食指、中指伸入阴道内,撑起左侧阴道壁,切口起点在阴道口 5 点钟处,切线与垂直线呈 45°角,会阴高度膨隆时应采用 60°～70°角,剪刀刃应紧贴阴道黏膜,且应与皮肤垂直,待阵缩会阴绷紧时,一次全层剪开。皮肤与黏膜切口大小一致,切口通常 3～5cm,如行产钳等助娩手术,或胎儿较大,侧切口应稍大些。剪开后,用纱布压迫止血,有小血管出血,应结扎止血(见图 8 – 1 – 3)。

4. 第三产程胎盘娩出后,按解剖层次逐层缝合切口(见图 8 – 1 – 4)。

(1)缝合阴道黏膜 用中号圆弯针、0 号铬制肠针,从切口顶端稍上方开始,直至处女膜外,缝时多带些黏膜下组织。

(2)缝合肛提肌 用上述针线间断缝合。

(3)缝合皮下脂肪 用 0 号铬制肠线或用 1 号丝线间断缝合。

(4)缝合皮肤 用中号弯角针、1 号丝线间断缝合皮肤。或用 00 号肠线埋藏缝合皮肤。

（二）中切

胎儿不大、耻骨弓不低、会阴体长者,可选用中切,具体步骤如下述:

1. 外阴部准备同侧切。

2. 采用局部浸润麻醉。

3. 沿会阴后联合中线垂直切开,长约 2~3cm,注意勿伤及肛门括约肌。

4. 中切切口的缝合同侧切。但因切口浅,肌肉与皮下组织可并一层缝合。

【注意事项】

1. 需掌握好切开时机,应在估计切开后 5~10 分钟内胎儿可娩出时切开。若切开过早,会出血多,感染概率高;若切开太迟,往往会阴已发生裂伤,则失去了切开的意义。

2. 施困难产钳,可先上产钳试验,估计产钳可能成功时,再切开。

3. 切口的缝合应按解剖对位,缝线松紧应适度,缝线不要拉得过紧,以免组织水肿,缝线嵌入组织;缝线过松,则失去对位与止血功效。

4. 缝合时应彻底止血,清除血块,消灭无效腔。

5. 缝合侧切前可将一块有带子的纱布(尾纱)填入阴道内,暂时阻止流血,使术野清楚。术毕一定要将纱布取出。

6. 侧切缝合完毕后,应常规查阴道,了解是否有空洞;查肛,了解是否有缝线穿透直肠黏膜。如有上述情况,应拆除缝线重新缝合,以免日后形成肠瘘。

7. 会阴切开修补术后,一旦发现有血肿形成,应及时清除,止血,再缝合。

8. 术毕,应如实记录缝合皮肤的针数。术后第 5~6 天拆线。

9. 嘱患者向切口的对侧卧位。左侧切则令其右侧卧,中切者体位可随意,以避免恶露流入切口内,影响愈合。

10. 会阴部应经常保持清洁干燥,最好每日冲洗或用酒精擦洗 2~4 次,尤其在排便后应冲洗干净。

11. 无论是中切或侧切,助产时均应注意保护会阴,使胎头缓慢娩出,以避免会阴Ⅲ度裂伤的发生。

12. 缝合时,切勿将阴道口缝得过窄,以防影响日后夫妻生活。

第二节　剥膜术与破膜术

一、剥膜术

施术者用手指将接近子宫颈口的部分胎膜与子宫壁分离,称之为剥膜术。

剥膜前,通常先扩张宫颈,能反射地引起子宫收缩,故临床上常用此法引产或加速产程进展。

【适应证】

1. 过期妊娠。

2. 母体合并症,例如妊高征,高血压,心、肺功能不良,继续妊娠对母体健康有严重威胁者。

3. 死胎。

4. 无存活能力的畸形胎儿。

【禁忌证】

1. 胎位不正,例如横位、额先露、颏后位。

2. 有剖宫产指征,例如盆头不称、产道梗阻。

3. 宫颈坚硬,无阴道分娩条件。

4. 外阴、阴道炎症。

5. 前置胎盘。

【手术步骤】

1. 孕妇取膀胱截石位,常规消毒外阴、阴道,铺无菌巾。

2. 导尿,已自解小便的不导尿。

3. 轻轻分开阴道口,食指伸入子宫颈管中,沿3、6、9、12各点进行扩张,如宫口扩张大于2cm,可将食指、中指伸入宫颈管内扩张宫颈,然后沿子宫下段轻轻将胎膜与子宫壁呈环状分离1~2周,分离深度应大于4cm,越深效果越好(图8-2-1)。

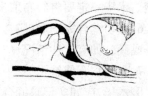

图8-2-1 剥离胎膜术

【注意事项】

1. 剥膜术前、术后听胎心,注意胎心变化。

2. 操作应严格无菌,动作轻柔,若触及海绵样组织,应立即停止手术,以免引起大出血。

3. 若估计剥膜后短时间内不能结束分娩,可适当加用抗生素预防感染。

二、破膜术

破膜术可用于引产与催产。

【适应证】

1. 过期妊娠。

2. 妊娠合并妊高征、高血压、肾脏病等疾患,继续妊娠对母子均不利,需引产。

3. 羊水过多。

4. 胎盘早期剥离或部分前置胎盘。

5. 产程进展缓慢,宫口开大3~4cm时,可破膜加速产程。

6. 宫口开大8~10cm,胎膜迟破者。

【禁忌证】

1.先露浮动或胎位不正,例如横位、额先露、颏后位等。

2.脐带先露或脐带隐性脱垂。

3.有剖宫产指征,例如盆头不称、产道梗阻等。

【手术步骤】

1.准备工作同剥膜术。

2.宫口小于4cm时,可先扩宫口,剥膜,然后施破膜术。

3.术者左手食指和中指通过颈管触及前胎膜囊,右手持有齿钳,在左手指引导下,刺破胎膜(图8-2-2)。

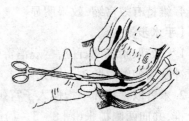

图8-2-2 破膜术

【注意事项】

1.最好在无宫缩时破膜,以使羊水缓慢流出,避免脐带随羊水脱出。

2.羊水过多破膜时,更应使羊水缓慢流出,以防宫腔内压力骤降引起胎盘早期剥离。且在羊水流出过程中,腹部上加沙袋,以避免腹腔内压突降诱发虚脱。

3.破膜前、后听胎心,注意胎心变化。

4.注意无菌操作,动作应轻巧。

5.术后保持阴部清洁,以防感染。

6.破膜后给抗生素,以预防感染。

7.破膜后6小时未临产,应辅加催产素静点。

第三节 宫颈手术

一、宫颈扩张术(徒手)

用手指扩张宫颈的方法,称之为徒手宫颈扩张术。

【适应证】

1.引产,例如胎盘功能不良、过期妊娠需引产。

2.第一产程延长、胎儿宫内窘迫、妊高征者,为缩短第一产程,可施徒手宫颈扩张术。

3.临产过程中,宫颈被压于耻骨联合后,扩张受阻。

【禁忌证】

1.盆头不称。

2.宫颈管尚未消失,宫口未开,宫颈组织硬韧。

3.不具备经阴道分娩条件。

【必备条件】

1. 无明显盆头不称。

2. 引产时宫口应开大,大于 1 手指。

3. 临产后宫颈开大,大于 3cm,对促进产程的进展效果更佳。

4. 维持有效宫缩,效果明显。

【手术步骤】

1. 产妇取膀胱截石位,常规消毒外阴,用甲硝唑液或氯已定液冲洗阴道,冲洗时,注意冲洗头勿触及胎头。铺无菌巾。

2. 术者以食指和中指伸入子宫颈前唇与儿头之间,在子宫收缩时,尽量将子宫颈向上推,并向两侧扩张(图 8 - 3 - 1)。

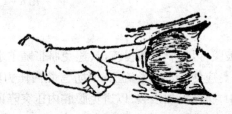

图 8 - 3 - 1　以食指及中指扩张宫颈

3. 当子宫颈扩张、先露下降、手指无法伸入先露与耻骨联合之间的空隙时,即停止操作,待其自然扩张。

【注意事项】

1. 严格无菌操作,术后给抗生素,以预防感染。

2. 操作应轻柔,以免引起宫颈裂伤。

3. 术毕,常规检查宫颈有无撕裂伤。

二、宫颈内口松弛矫治术

修复并建立正常宫颈内口形态和功能的手术,称之为宫颈内口松弛矫治术。

【适应证】

1. 宫颈管腔大,非孕期颈管可通过 7 号或 7 号以上扩张器,无阻力,无疼痛。

2. 子宫造影证实宫颈管呈病理性扩张。

3. 有两次以上中期妊娠自然流产或早产史,并确诊为宫颈管内口松弛所致。

【禁忌证】

1. 妊娠合并外阴炎、阴道炎,未治愈前。

2. 妊娠合并宫颈恶性赘生物。

【必备条件】

1. 无外阴炎、阴道炎。

2. 宫颈无急性炎症。

3. 宫颈无恶性赘生物。

4. 确诊为宫颈内口松弛,排除其他原因所致的晚期流产或早产。

5. 妊娠期宫颈内口矫治术,应在妊娠 14 ~ 18 周施行。

6. 非妊娠期宫颈内口矫治术,应在月经干净 3 ~ 5 天施行。

【麻醉】

采用鞍麻。

【手术步骤】

妊娠期宫颈内口松弛矫治术

（一）宫颈缝合术（图 8 - 3 - 2）

1. 产妇取膀胱截石位,常规消毒外阴、阴道。

2. 导尿。

3. 暴露宫颈　用双叶拉钩拉开阴道,暴露宫颈。

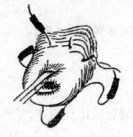

4. 缝合宫颈左侧　用宫颈钳夹宫颈右侧壁,向右牵,用大弯三角针、2 号尼龙线或银线或 10 号丝线,自宫颈前唇中线稍偏左、膀胱附着点稍下处,进行穿透前唇及后唇,两线头用止血钳钳夹。

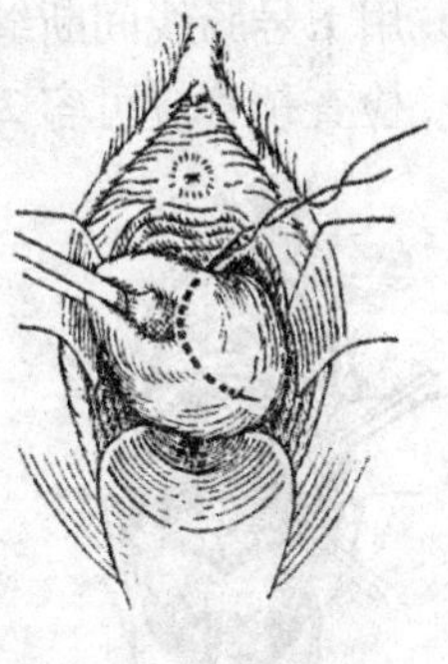

5. 缝合宫颈右侧　用宫颈钳牵拉左侧宫颈壁,向左牵。白宫颈前唇中线稍偏右、膀胱附着点稍下处进针穿

图 8 - 3 - 2　宫颈缝合术

透前唇及后唇,将两小段橡皮管分别套在缝线的两端,然后打结。缝线打结前套上橡皮管,可防止缝线嵌入宫颈组织。

6. 缝合宫颈左侧,用上血钳钳夹的两线尾,同样各套一小段橡皮管后打结。

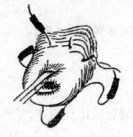

图 8-3-3　宫颈环绕术

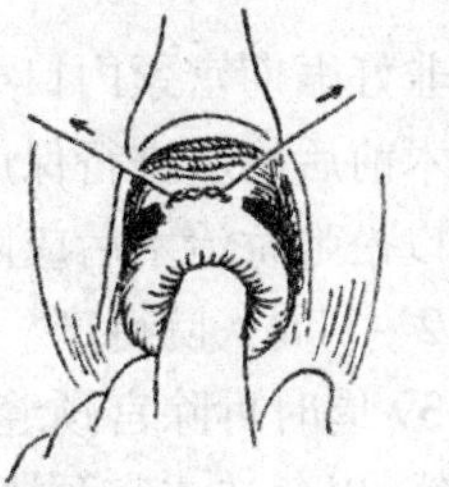

图 8-3-4　缝合后宫颈
可容指尖

（二）宫颈环绕术（图 8 - 3 - 3 和图 8 - 3 - 4）

1. 用宫颈钳向下牵拉宫颈,用大圆针、2 号尼龙线,由宫颈 11 ~ 10 点、膀胱附着稍下处穿入宫颈黏膜肌层。

2. 用宫颈钳将宫颈向上牵引,继续在宫颈 8 ~ 7 点,5 ~ 4 点,2 ~ 1 点,做袋状缝合。每段露出的线段均应套上一小段橡皮管（共套 4 段）,以防缝线嵌入宫颈组织。

3. 在宫颈前唇结扎缝线,结扎松紧度以容指尖为宜。

非妊娠期宫颈内口松弛矫治术。

（三）宫颈内口固缩术

1. 常规消毒外阴、阴道,宫颈用碘酒、酒精消毒。

2. 扩张宫颈　用扩张器依次扩张宫颈至 12 号。

3. 自膀胱附着点稍上方,纵行切开阴道黏膜,下至宫颈外口稍上方,向两侧分离阴道黏膜,暴露出膀胱壁及宫颈壁(图 8 - 3 - 5)。

4. 将膀胱向上推达膀胱腹膜反折处。

5. 宫颈前壁行菱形切除,两侧角近宫颈内口外(图 8 - 3 - 6)。

6. 用 1 号肠线间断缝合宫颈肌层、阴道黏膜(图 8 - 3 - 7)。

7. 检查颈管应可容 2 号扩张器。

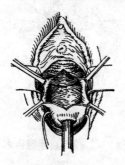 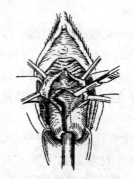 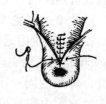

图 8-3-5　切开阴道黏膜　　图 8-3-6　菱形切除宫颈前壁　　图 8-3-7　缝合宫颈肌层及阴道黏膜

【注意事项】

1. 妊娠期与非妊娠期宫颈内口松弛矫治术均应掌握好手术时间。

2. 妊娠期施术前后均应进行保胎治疗 7 天左右。

3. 施宫颈内口松弛矫治术后应随访。

4. 预产期前 2 ~ 1 周入院待产。

5. 妊娠 38 ~ 39 周时拆除宫颈缝线,或子宫颈缝合后出现流产、早产、临产征兆时及时拆除宫颈缝线,以免造成宫颈撕裂伤。

6. 非妊娠期曾行宫颈内口松弛矫治术者。妊娠者,应于妊娠 38 ~ 49 周时行选择性剖宫产术。

7. 施宫颈内口松弛矫治术,术前、术时、术后,均应仔细记录,尤其应详细记录拆除缝线及橡皮管数。

三、宫颈裂伤修补术

修补宫颈裂伤,使其恢复至正常形态及功能的手术,称为宫颈裂伤修补术。

【手术步骤】

1.用双叶拉钩拉开阴道,暴露宫颈裂伤处。

2.用两把卵圆钳夹住宫颈裂口的两侧,稍向下牵引。用0号铬制肠线间断缝合裂开处。缝合的第一针应超过宫颈裂口的顶端,以防有退缩的血管出血。若宫颈裂口部位较高,缝针不易达顶点时,可先间断缝合一针,牵引此针缝线,再补缝上面的裂口。

注意事项

1.阴道手术产(产钳助娩、臀牵引术等)、急产或产后出血,均应立即探查产道,一旦发现裂伤,应及时修补,以防出血和继发感染。

2.修补时注意勿误缝膀胱。

第四节 胎头吸引术

胎头吸引术是根据负压吸引的原理,借助特制的胎头吸引器,形成负压来吸住胎头,进行牵引,助产。

【适应证】

1.产妇有合并症,例如妊高征、高血压、肺结核、心脏病等,需缩短第二产程者。

2.产妇子宫有瘢痕(曾行剖宫产、子宫肌瘤剔除术、子宫畸形矫治术等),需缩短第二产程,以避免子宫瘢痕裂开。

3.子宫收缩乏力,第二产程延长者。

4.持续性枕横位或枕后位。需协助胎头旋转并牵引助产者。

5.产程延长,产妇衰竭,宫口开大8cm以上者。

6.胎儿宫内窘迫,具备自阴道娩出条件者。

7.产前出血,例如胎盘早剥、前置胎盘,通过胎头吸引器持续牵引,可利用胎头压迫止血,并加速分娩。

【禁忌证】

1.盆头不称。

2.某些异常胎位,例如横位、颏面位、额位、臀位。

3.无阴道分娩条件,例如产道梗阻、巨大儿等。

4.子宫脱垂或尿瘘修补术后。

5.子宫颈癌或阴道恶性肿物。

【必备条件】

1.活胎儿。

2.宫口开全或接近开全。

3.头先露,盆头相称。

4. 胎头双顶径已达坐骨棘平面或以下。

5. 胎膜已破。

6. 排空膀胱。

【手术步骤】

1. 孕妇取膀胱截石位,常规消毒外阴。铺无菌巾。

2. 导尿。

3. 阴道检查,确定无盆头不称,具备阴道助娩条件。

4. 胎膜未破时破膜。

5. 初产妇会阴紧或胎头较大者,行侧切。

6. 检查胎头吸引器,应无损坏,无漏气。

7. 术者左手分开阴道,右手持纱布轻轻擦净胎头上的黏液。

8. 持吸引器(图 8 - 4 - 1),用其一边轻轻下压阴道后壁,旋转放入,直抵胎儿头部,注意避开胎头的囟门与缝合,使吸引器紧贴头皮,以防漏气。吸引器的两柄与胎耳位置一致(图 8 - 4 - 2)。

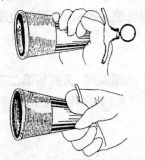

图 8-4-1　胎头吸引器握持法

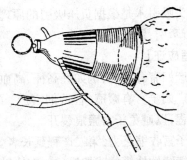

图 8-4-2　放好吸引器

检查阴道壁与宫颈组织确未嵌入吸引器内后。即可开始慢慢抽除空气[用吸引器时压力必须在 46.2kPa(350mmHg)以内],抽气速度一定要缓慢,时间一般不要少于 3 分钟,使胎头在由小至大的负压下,逐渐形成产瘤,以避免损伤胎头微血管,减少胎头血肿形成。

9. 吸引器抽气完毕,旋转胎头,使其矢状缝与骨盆出口前后径一致。如宫口已开全,先行试牵,若无滑脱或漏气,则应配合宫缩及腹压,循产轴方向徐徐牵引,宫缩间歇时暂停牵引。当胎头枕部达耻骨联合下方时,边慢慢牵引,边注意保护会阴。继之,将吸引器向外向上提,使胎头仰伸娩出。待胎头双顶径露出阴道口之后,即可松开吸引器橡皮管,解除负压,取下吸引器,按正常分娩助产娩出胎儿。

【注意事项】

1. 胎位为枕横位者,须转正后再行牵引。如为枕后位,胎头已较低,不易转成枕前位时,可按枕后位分娩机转直接牵引,但应格外注意保护会阴,会阴切开应大些,避免引起会阴Ⅲ度裂伤。

2.牵引方向必须循产轴,按分娩机转进行。牵引力要均匀,不可过大,一般勿超过4kg。牵引过程中禁止左右摇晃,以防漏气滑脱。

3.牵引时若发生滑脱,应查找原因,滑脱两次者,须改用产钳术。

4.牵引手术的时间,一般不宜超过20分钟。

5.连接吸引器牵引柄一端的橡皮管,管壁质量要好,不应过软,否则在达到要求负压强度之前,管会被吸扁。管长要求20cm。管子过长或过软均会影响负压形成。

6.术后对新生儿应加强护理。胎头吸引部位的产瘤较大,但会自行消失。吸引器抽气过快或负压偏高,胎头可形成水泡。这时,对患处每日涂2%甲紫,以预防感染。偶有头皮血肿、颅内出血者,给予止血药物。

7.产程较长,早期破膜,阴道操作次数多者,应及时加用抗生素预防感染。

对胎头吸引器的评价如下所述:

胎头吸引器的优点是轻便,便于携带,操作简单,易于掌握,适用于各级医疗单位。吸引器放置于胎头顶部,不增加儿头周径,不用深入产道深部,对产道损伤较小,产妇痛苦小,感染概率低。其缺点是可诱发胎儿头颅血肿、头皮坏死、颅脑损伤等并发症;当出现子宫收缩乏力、产道阻力较大以及枕后位或巨大儿时,牵引过程中易滑脱,使胎儿娩出时间较长,造成并发症较多。为此,国内有些医院已废弃使用胎头吸引器。

第五节　产钳术

产钳是一种特制的钳子,用作夹持、牵引胎头。使用产钳助产的手术,称为产钳术。

一、产钳术分类

根据施术时胎头位置高低,产钳术分为以下几种(图8-5-1)。

1.高位产钳术　胎头双顶径位于骨盆入口平面,或在入口水平以上。

2.中位产钳术　胎头双顶径已通过骨盆入口,达坐骨棘水平或棘上。中位产钳术又可分为高中位产钳术:胎头双顶径位于棘上;低中位产钳术:胎头双顶径位于棘平。

3.低位产钳术　胎头双顶径已达棘下,胎头充满骶骨凹,未达会阴。

4.出口产钳术　胎头双顶径已达棘下,宫缩时阴道口可见到部分胎头。

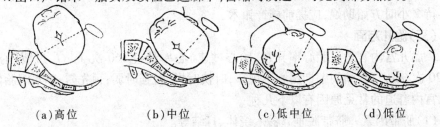

(a)高位　　　(b)中位　　　(c)低中位　　　(d)低位

图8-5-1　产钳术分类

二、产钳术新分类法

新分类法是根据胎头的位置与旋转角度而划分的——"层次分类法"。

1. 出口产钳术　胎头已达盆底,胎头矢状缝在骨盆前后径上,允许胎头旋转≤45°。

2. 低位产钳术　胎头位置在坐骨棘下≥+2cm:①胎头旋转≤45°。②胎头旋转>45°。

3. 中位产钳术　胎头位置在坐骨棘下<+2cm。

【适应证】

（一）母体方面

1. 母体罹疾不能承担第二产程负荷

（1）心脏病,或伴心衰。

（2）急、慢性肺部疾患,肺功能不良。

（3）重症肝、肾疾患,无力完成第二产程。

（4）癫痫、精神病等神经系统疾病。

（5）产妇高烧或衰竭等。

（6）原发性高血压。

（7）重度妊高征、子痫先兆、子痫。

2. 产科方面

（1）既往有剖宫产史或子宫肌瘤剔除史,或其他子宫手术史。

（2）子宫收缩乏力。

（3）第二产程延长。下述诸原因可致第二产程延长:①胎头位置不正,例如枕横位、枕后梗阻等。②轻度盆头不称。胎儿稍大于骨盆。③盆底组织过于坚硬,或软产道瘢痕狭窄。④产妇不会加腹压。

初产妇第二产程超过2小时,为第二产程延长。但若迟至2小时再考虑助产,待助产术毕第二产程已达2个半小时或更长时间。因此应根据产妇、胎儿情况及第二产程延长的原因,综合分析。尤其可借助胎心监护仪监护结果,灵活掌握产钳助产时机。若估计等待2小时仍不能自然经阴道娩出,初产妇第二产程超过1小时,或儿头剥露于会阴半小时无进展,或经产妇第二产程超过半小时,又具备阴道助产条件时,不必硬性等待2小时方始助娩,应提前施产钳术。

（二）胎儿方面

1. 胎儿宫内窘迫　胎心率异常,胎心过速（心率超过160次/min）,过缓（心率少于120次/min）;宫缩间歇期胎心不规律,时快时慢,时强时弱;顶先露;羊水混胎便等。胎儿宫内窘迫的常见原因有以下几种:

（1）脐带因素　脐带脱垂、绕颈、绕体、打结等。

（2）胎胎因素　胎盘功能低下、胎盘早剥。

(3)母体因素　母心血管或肺部疾患,使胎儿一胎盘供血不足。

(4)产程因素　产程延长致使胎头受压时间过久,导致缺氧。

2.后出儿头困难　臀位后出儿头困难,或事先估计臀位后出儿头可能发生困难,可用后出儿头产钳,协助胎头娩出。

3.剖宫产术中出儿头。

4.胎头吸引术失败者。

【禁忌证】

1.不具备施产钳术的条件

(1)宫口未开全。

(2)盆头不称。

(3)胎头未衔接　胎头双顶径尚未通过骨盆入口。

2.不能用产钳娩出的正常活婴

(1)额位。

(2)颏后位。

3.畸胎　脑积水、无脑儿等严重畸形。

4.死胎　胎儿死亡以保护母体为主,必要时可行穿颅术、碎胎术等。

【必备条件】

1.宫口开全。

2.无盆头不称。

3.活胎儿,无明显畸形。

4.胎头已衔接　胎头双顶径已通过骨盆入口,达坐骨棘或棘下。

5.先露必须适合　额先露必须矫正成顶先露,方可施用产钳术。

6.胎膜必须破裂　未破膜者,可先行人工破膜。

7.膀胱必须空虚。

【术前准备】

(一)交代病情

施术前,如有可能,应对受术产妇及其家属耐心地讲明需施产钳术的理由。在对产妇交代病情时,应注意保护性医疗。只让产妇明白需产钳助娩,她应该怎样配合即可。在对家属交代病情时,应讲明产钳术的适应证及术中、术后可能发生的危险,使其理解,配合医生对难产进行处理。并应令其在病历上签字,以避免不必要的纠纷发生。

(二)消毒

1.受术者术野消毒　产妇取膀胱截石位,通常采用 10% 灭菌肥皂水、清水、1/5000新苯扎氯铵或0.1%碘伏液依次消毒阴阜,大、小阴唇,会阴,股骨上 1/3,肛周。用灭菌干棉球擦净术野残留水分,再用75%酒精纱球按上述顺序消毒。

2.术者手消毒　除脐带脱垂等紧急情况外,施术者应按常规刷手,可根据医院具体情况选择刷手方式。

（1）刷手5分钟,酒精泡手5分钟。

（2）用灭菌王刷手3分钟。

（3）用碘伏刷手5分钟。

紧急施产钳术时,可用碘酒、酒精依次擦手后,戴无菌手套施术。

（三）铺无菌巾

外阴消毒后铺无菌巾,注意遮盖肛门。

（四）阴道检查

术者手套外涂润滑油,以利于检查。检查时应注意以下事项:

1.先导尿　儿头位置低者,通常用金属导尿管导尿。导尿时,术者左手食、中二指轻推胎头,然后将导尿管沿尿道方向插入,排空膀胱内尿液。

2.阴道检查　应轻巧、仔细,并了解以下事项:

（1）软产道有无异常。

（2）骨盆大小、形态,是否有盆头不称。

（3）宫口开全否,有无脐带脱垂,有无肿物。

（4）胎膜破裂后,未破膜时,可行人工破膜。

（5）胎头位置高低,根据矢状缝与囟门初步确定胎方位,最后再根据耳背朝向,验证胎方位。必须摸清胎耳,才可施产钳术,以防产钳旋转不当,损伤胎头。

（五）麻醉

成功的麻醉可减轻产妇痛苦,产妇阴部软组织松弛,可减少胎儿娩出的阻力,节省产钳牵引力,并可减轻产钳对胎头的压力。根据情况可选择以下麻醉方法:

1.通常选用双侧阴部神经阻滞麻。

2.子宫缩窄环时选用乙醚吸入全麻。

3.产妇血压高,阴部组织紧,过于恐惧疼痛者,有条件时可采用硬膜外阻滞麻。

（六）会阴切开

1.会阴切开的种类　初产妇通常选择左侧切,若产妇会阴左侧有炎症、肿物、瘢痕者,或经产妇会阴较紧,可行右侧切。一般不选择易导致会阴Ⅲ度裂伤的中切。

2.会阴切开的时机　通常应在安放产钳前,阴道检查确定可行产钳术助娩后,剪开侧切。若不能确定能否经阴道产钳助娩,试拉产钳时,可先不剪侧切,试拉成功后,再剪侧切。

第六节　产钳术操作

由于施产钳术时胎产式、头方位、头位高低不同,具体操作略有差异,但基本原则相同。

一、操作步骤

无论何种产钳术,其操作步骤基本分为五步:即①放置。②扣合。③检查。④牵引。⑤取出。

二、放入产钳的方法

(一)插入法

插入法系术者握住产钳柄部,在胎头与术者另一只手之间轻轻插入产钳。

(二)推入法

推入法系术者借助手指加在钳匙下缘的推力,主要是拇指推力,将钳叶放入。

推入方法的优点是推入力量不会过大。缺点是不易熟练掌握,且推钳叶的拇指不能深入阴道,故在中位产钳,或宫颈尚残余小边时施产钳,或胎头转正后再施产钳等情况下,不宜采取此种手法。因置于阴道内胎头侧的手指对转正后的胎头固定作用差,故不易将产钳安放正确。且由于置入阴道内的手指放入不深,不易将残存宫颈边推开,因此有将宫颈边夹住、撕裂的危险。

(三)滑动法

滑动法系将一叶产钳通过插入法或推入法置入后,再经胎头与骨盆壁之间隙,将其滑动至胎头某侧。枕横产钳多采用滑动法放入。

三、放置产钳的手法

(一)双手上产钳法术者左手持产钳左叶,将其放入后,换右手持右叶产钳放入

(二)单手上产钳法

术者一只手(右手)置于阴道内胎头与盆壁间,起引导、保护作用;另一只手(左手)先后将产钳左叶、右叶放于胎头两侧。

单手上产钳法中,术者手进阴道的次数明显少于双手上产钳法,尤其少于多次上产钳时,受术者痛苦少,继发感染概率低。

单手上产钳法更适于胎头偏斜的病例。置于阴道之手将胎头转正后,仍继续留在阴道内在胎头旁固定胎头,当第一叶产钳放置后,此钳叶与阴道内之手协同固定胎头,可防止胎头再度转位。

单手上产钳法适于宫口尚残余小边、需上产钳的病例。例如宫口残边小于0.5 cm,且薄、松、软,又贴向阴道侧壁,迟迟不再开大,胎儿出现重度窘迫,脐带脱垂,需紧急结束分娩,且具备经阴道产钳助娩条件,此时可采取单手上产钳法放置产钳。术者手可置于宫口内,在术者手与胎头之间放置产钳,可避免夹住宫颈残边,撕裂宫颈。

四、正确放置产钳的标准

以头位产钳术为例,正确放置产钳的标准有以下三点。

1. 两产钳叶匙部分别置于胎头两侧,胎耳与眼眶之间,两匙间最大距离与双顶径间最宽距离相符合,两产钳叶长轴与枕颏径一致。

2. 两叶产钳之上缘对应点与胎头人字缝等距,并与矢状缝等距,后囟门在产钳胫水平上 1～1.5cm,相当于一指宽(图 8 - 6 - 1)。

3. 两产钳叶匙部窗孔在胎头顶缘下刚刚可触及,残余窗孔不超过一指宽,或胎头顶缘平窗孔缘。若胎头变形严重,胎头顶缘可适当超过窗孔缘,以防产钳上得太浅而滑脱。要求产钳匙端安放在颧突、下颌突上面,以便能牢固把持。

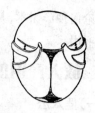

矢状缝与骨盆前后径一致;人字缝与钳叶距离相等,相距小于 2cm

图 8 - 6 - 1　产钳与胎头的关系

第七节　怎样选择合适的产钳

应根据骨盆形态、胎头大小和变形程度、头位高低等来选择产钳匙部大小和头弯深浅与胎头相似的产钳,从而使产钳能正确地放置在胎头两侧,并能循轴牵引。产钳的类型见图 8 - 7 - 1。

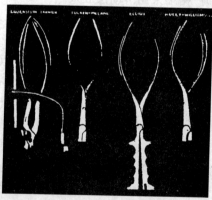

图 8 - 7 - 1　产钳的类型

一、低位产钳的选择

枕前位时应根据骨盆出口形态、胎头大小、耻骨弓高低和宽窄等选择产钳。

1. 耻骨弓正常

(1)儿头大或变形:选择 Simpson 产钳(图 8 - 7 - 2)。

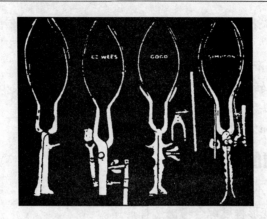

图 8－7－2　Simpson 产钳钳胫分开

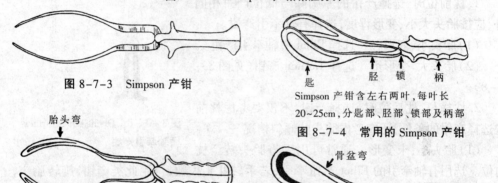

图 8-7-3　Simpson 产钳

匙　　胫　锁　柄

Simpson 产钳含左右两叶,每叶长
20~25cm,分匙部、胫部、锁部及柄部

图 8-7-4　**常用的 Simpson 产钳**

胎头弯

骨盆弯

图 8-7-5　产钳匙部的胎头弯及骨盆弯

(2)儿头小、无变形:选择 Bailey – William Som 产钳。

(3)儿头中等大、轻度变形:选择 Elliot 产钳。

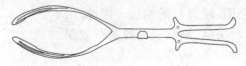

图 8－7－6　Kielland 产钳

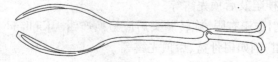

图 8－7－7　Peper 产钳

2.耻骨弓宽,前矢状径短,胎头仰伸较早,应选择盆弯较明显的产钳,例如 Elliot 产钳、William Som 产钳。

3.耻骨弓低,出口前后径短,应选择盆弯深的产钳,以减少对会阴的压力,避免牵拉产钳引起阴道裂伤。

4.耻骨弓窄,后矢状径短,胎头仰伸较迟,应选用盆弯浅的产钳,可减少阴道前壁损伤。

枕横位与枕后位产钳的选择,同枕前位。

最好用手将胎头转成枕前位后再放置产钳。若胎头中等大小或变形,也可选择Kielland产钳旋转胎头。

不主张用Simpson产钳旋转胎头。

二、中位产钳的选择

应根据中骨盆大小、形态,骨盆轴向,骨盆出口形态、径线,胎头大小、变形程度综合考虑选择产钳。

1.枕前位时,选择产钳的原则除与低位产钳相同外,应按胎头大小、变形程度,选择有轴牵引产钳。

(1)胎头小、变形轻 选择Elliot带轴牵引产钳。

(2)胎头大、变形重 选择Tarnien产钳(见图8-7-8)。

2.枕横位、枕后位时,选择产钳,不仅要考虑枕前位选择产钳的条件,还应考虑胎头的倾斜情况。

(1)胎头小、未变形 通常可用手将胎头转至枕前位。选用有轴牵引的Elliot产钳牵引;若手转儿头失败,可用此类产钳,旋转胎头,并牵引之。

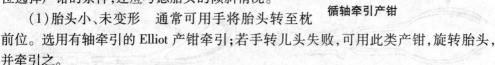

图8-7-8 Obenstein-Tarnier循轴牵引产钳

(2)胎头中等大小、变形选择Kielland产钳(图8-7-6),或Barton产钳(图8-7-9)旋转胎头较佳。

注意:Kielland产钳具有反向的骨盆弯。故若产妇骨盆出口狭窄,耻骨弓低,用Kielland产钳完成牵引,易导致阴道后壁、会阴、耻骨枝的损伤。因此,用Kielland产钳完成旋转胎头后,撤出。另换盆弯较深的有轴牵引产钳。

Kidlland产钳禁用于较严重的扁平骨盆、中骨盆前后径短、头高位枕横梗阻及后顶先露等。

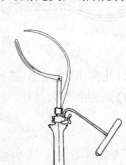

图8-7-9 Barton产钳

Barton产钳,牵引作用有限,旋转胎头后应另换产钳。Kielland产钳禁用的情况,则适用于Barton产钳,例如扁骨盆、后顶先露等。

(3)胎头过大或变形严重,用Kieland产钳易滑脱,因此选用Tarnier产钳或Simpson产钳为宜。

三、高位产钳术

由于高位产钳术已被废弃,故不存在产钳选择问题。

四、颏前位产钳的选择

胎儿颏前位时,可选用一般产钳。颏后位时,必须用 Kielland 产钳将其转为颏前位后才可能经阴道助娩。临床上颏后位基本均选择剖宫产分娩。

五、臀位后出儿头产钳的选择

若臀位后出儿头娩出困难,选用后出儿头产钳,即 Pi‐per 产钳。

六、剖宫产产钳的选择

如果剖宫产术中经子宫切口施用产钳牵出胎头时,可选用无胫的剖宫产短产钳。

第八节 低位产钳术

施低位产钳术时,应根据胎头大小选择 Simpson 产钳或 Elliot 产钳。

以枕前位为例,其具体操作步骤如下:

(一)放置

先将所选定的产钳两叶扣合,摆于会阴前,拟似放置后产钳在阴道内的正确位置。施产钳术不熟练的医师不可忽略此步骤。

1.插入法 施术者右手四指进入阴道左侧,左手以执笔状握住左叶产钳,产钳内凹面向前,将产钳匙端自阴道左后方插入,在术者手掌面与胎头间轻轻插入,直至匙孔全部进入阴道,术者左手将钳柄逐渐向下、向中线,下落于会阴水平或稍下方(图8‐8‐1)。左叶放置妥善后,由助手扶持产钳柄,固定之。

然后,术者左手四指,沿胎头右侧,插入阴道,右手持产钳右叶,仍按上述方法,将右叶产钳放入(图8‐8‐2和图8‐8‐3)。

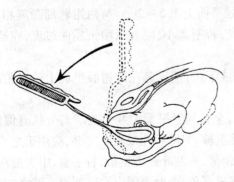

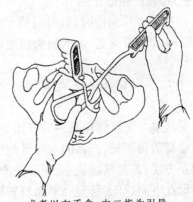

术者以左手食、中二指为引导,
右手以持笔状同法引入右时产钳

图8‐8‐1 放置左叶产钳侧面观　　　　图8‐8‐2 放置左叶产钳侧面观

2.推入法　术者右手食、中二指进入阴道左侧,左手以执笔状握住左叶产钳柄,产钳的匙端从阴道左侧,借助于右手拇指在产钳匙根部下缘推压,使产钳匙部沿胎头左额和阴道内二指间向内滑进。直至匙孔陷没于阴道内。当匙端达胎头颧突、下颌突上,且匙部置于左耳之前时,术者左手逐渐将钳柄向下、向中线下落于会阴水平,术者撤出阴道内手指。

然后,术者左手食、中二指进入阴道右侧,右手持右叶产钳柄,在左叶之上,按前法放置。匙部落于胎头右侧与左叶产钳相对应处。

(二)扣合

两叶产钳扣合的原则是:

1.第二叶"服从"第一叶;

2.禁忌强行扣合;

3.扣合时避免夹住宫颈、脐带、胎儿肢体等组织。

产钳两叶放置妥善后,术者两手握两叶产钳柄部,扣合(图8-8-4)。

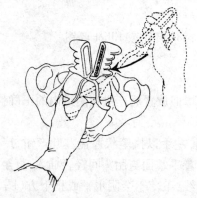

图8-8-3　引入右时产钳后

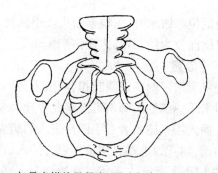

如果产钳放置得当,两叶扣合十分容易

图8-8-4　扣合

(三)检查产钳放正否

1.后囟门　枕前位时,后囟门位于钳胫平面上1.5～2cm,与两钳匙部距离相等,并少于2cm。若距离宽,表示胎头屈曲不良;若距离小,则表示胎头屈曲过度,应矫正后再牵引。

矫正方法:将锁部松开,把钳柄向上抬或下压,使后囟在产钳胫平面上适当距离,再行扣合。

2.矢状缝　矢状缝应在两叶产钳中间,全长与胫平面中线垂直。若矢状缝偏斜,则提示匙部放得不正,产钳的一叶可能放在前额,另叶可能放在乳突部,应纠正之。

纠正方法:若矢状缝偏左,则解开产钳锁部,将左叶锁柄稍抬,右手食、中二指在左叶产钳匙孔下向后压,移至胫平面与矢状缝成直角,由助手固定左叶产钳。继之,左手食、中二指在右叶产钳匙部下缘,将匙部向耳侧推动,使其与左叶产钳相对应,扣合。如仍不理想,应撤出产钳,重新放置。

3. 匙部窗孔　胎头变形不严重时,若产钳放置适当,在胎头顶缘则可触及匙部窗孔边缘。若匙部窗孔留得过大,标志产钳送入得不够深,则应将产钳锁部松开,先将产钳右叶,然后将左叶徐徐向里滑进,直至胎头顶缘处刚刚可触及匙孔,或胎头顶缘与匙部窗孔缘相平行为止。

若胎头变形严重,产瘤大,则不能以匙部窗孔大小作为判断产钳置入深浅是否合适的标志,则应以产钳匙部放置在颧弓与下颌角处为标准。

(四)牵引

先试牵:术者右手掌向下,食、中二指钩住产钳柄部的两侧横突,其余三指握住产钳柄部,同时左手食、中二指尖抵住胎头,行 2～3 次轻轻牵拉。若指尖渐离胎头,则表示产钳从胎头滑下,应检查滑脱原因,重新调整。试牵满意后,才正式牵引。

牵引时应注意以下事项:

1. 应循宫缩起伏间歇牵引,即仿效自然分娩机转,宫缩时徐徐牵拉产钳,间歇时停止牵引,并将两钳柄部稍分开,以减少钳匙部对胎头的压力,同时听胎心。

2. 牵引力不应过大,仅限于用肘关节屈曲时手腕关节及上臂肌之力牵引,不许用全身力或多人之合力牵引。

3. 牵引不可过快、过猛,一般牵引 5～10 分钟,牵拉时切忌左右摇晃,或随意扭动产钳,以免损伤母子。

4. 牵引方向应取循轴牵引。低位产钳牵引方向为水平—向上,即开始时水平牵引,当胎头枕骨结节露出于耻骨弓下,会阴被胎头高度膨胀时,方将产钳柄逐渐上提,完成胎头仰伸,使其前头、颜面自会阴滑出。胎头通过会阴的速度一定要慢、要稳,以防止损伤阴道软组织。

5. 若产妇骨盆出口前后径短,或尾骨前翘,牵拉产钳在骨盆出口遇到阻力时,可将胎头带至斜径上牵引,越过骨盆狭窄处时,再将胎头带到正枕前位牵引,完成胎头仰伸,继之娩出胎头。

(五)取出产钳

为避免对产妇盆底组织造成损伤,待胎头着冠式时,轻巧、缓慢地取出产钳。先撤出产钳右叶,再撤出左叶,与放入产钳顺序相反。

如果撤出产钳右叶有困难,也可先撤出产钳左叶。若撤出两叶产钳均有困难时,则可待胎头完全娩出后撤出产钳,然后,按自然分娩机转娩出胎肩与胎体。

第九节　Kielland 产钳的应用

一、Kielland 产钳的特点

此钳骨盆弯小,胫直长,可在骨盆任一平面上将产钳两叶分别正确地放置于胎头两侧,并可在柄轴上旋转胎头,不致损伤产道。产钳锁部为滑动式,可在胫部任一水平扣合,借以纠正胎头倾势不均。其骨盆弯呈反向,用其旋转枕后位至枕前位后,不需重新放置,可直接牵引。

二、适应证

1. Kielland 产钳适用于中位产钳术。

2. 枕横位,前顶先露。

3. 枕后位。

4. 颜面位。

三、禁忌证

1. 重度扁骨盆。

2. 高位枕横。

3. 后顶先露。

4. 骶骨上段直立,或明显前倾。

5. 男性骨盆漏斗形出口。

四、Kielland 产钳的应用

1. Kielland 产钳的用法与 Simpson 产钳不同。在使用 Kielland 产钳前,必须将其两叶扣合,摆于外阴部,柄部的方向标指向枕骨,拟以在胎头两侧放好后的位置,以避免产钳放置错误。

2. 放置产钳前,应先选出前叶产钳,LOT 位时,右叶为前叶;ROT 位时,左叶为前叶。

3. Kielland 产钳有如下的放置方法。

(1)滑动法 较安全,应用最多。

(2)内翻法。

(3)直接放置法。

4. 以滑动法放置 Kielland 产钳有两种情况。

(1)左枕横位(LOT) 以产钳右叶为前叶,术者左手四指或全手由阴裂右后方进入阴道。右手握右叶产钳,保持钳柄部垂直,匙端沿左手掌面,借助左拇指在匙根部推力前进,同时右手将钳柄逐渐下落,直至匙孔全部进入阴道。阴道内的食、中二指在匙部后缘向前推动,绕前头,滑至耻骨联合后方。胎头右侧,同时右手腕稍向外扭,使匙部前缘向胎头倾压,以减少前进阻力,钳柄随匙部滑动,下落于会阴联合上。

产钳左叶为后叶,术者左手掌心朝上,食、中二指,或四指由会阴后联合处进入阴道后壁与胎头之间,右手持后叶,头弯的凹面向上,在前叶钳的胫部右侧。沿诱导手掌面送入,直接放在胎头左侧,与前叶相对应。若后叶产钳送入遇到抵抗,可将钳稍抬或下落,使匙部滑入。

(2)右枕横位(ROT) ROT 位以滑动法放入 Kielland 产钳操作与 LOT 位相同,仅左右次序调换。左叶为前叶,右手指进入阴道,术者左手持右叶产钳,滑至胎头左侧;后叶为右叶,放于胎头右侧。

5.扣合 Kielland 产钳锁部为滑动式,可在产钳胫部任一水平扣合。若胎头倾势不均,则产钳一柄可高于另一柄。

矫正方法:在柄部距会阴近的模突上向下加压,将距会阴远的横突轻轻向上推动,使两钳柄对齐,儿头倾势不均即可随之矫正。

6.扣合后检查 产钳纵轴应与骨盆前后径一致。矢状缝应与骨盆横径一致,然后决定回转或牵引。

7.根据骨盆形态,考虑旋转平面 通常先在原位进行试转,如因骨盆形态所阻,则将胎头轻轻上推,或牵至骨盆梗阻部位之下,再行旋转。若产妇的骨盆形态允许在任一平面旋转,则可在原位将胎头转为枕前位后再牵引。若骨盆扁,则先将胎头牵至出口再旋转胎头。旋转与牵拉胎头应分步进行,以避免产钳损伤产道组织。

8.旋转胎头的方法 术者以右手的食、中二指握于产钳胫与柄间的一横突上,拇指置于另一横突上,利用腕关节的旋转力及拇指的推压力,使产钳在胫的轴上旋转。LOT 位时,逆时针转90°,使胎头转为正枕前位;ROT 位时,顺时针旋转90°至正枕前位。旋转一般不费力,易成功。

若骨盆形态正常,旋转受阻,会因胎头位置高,屈曲不良,或产钳柄部未在盆轴上导致旋转胎头失败。

旋转受阻时,先将产钳柄带向中线,使产钳胫平面在后囟门内一横指,然后抬举钳柄,或下压钳柄,再试转。如仍不成功,则向下牵拉至盆底后再旋转。

旋转完成后,解开锁部,调整产钳,使矢状缝居于两叶产钳间,后囟门在胫平面上1cm,检查满意后进行牵引。

9.牵拉产钳 右手掌面向上,食、中二指握在横突上牵引。此牵拉法不挤压钳柄部,可避免胎头过度受压,并易在盆轴上进行牵引。若只用一只手牵引力不足,可将另一只手的食、中二指放在前一只手的食、中二指上。注意,最好不用双手竭力牵引。

应循轴牵引。胎头位于中骨盆时,牵引方向稍向后下,直至胎头后囟门露在耻骨弓下,钳柄逐渐抬高到水平。永远不要将钳柄抬至水平之上,以免产钳匙部损伤阴道后壁。当儿头降至盆底时,为完成胎头仰伸,助手在子宫底加推力,以避免胎头回缩。术者松开锁部,将钳柄部压低,至钳胫平面在后囟门下方2~3横指,然后再扣合,将钳柄抬至水平位,同时,轻轻牵引。此种操作重复至胎头完成仰伸。

10.取下产钳 先撤出右叶,后撤左叶。应边撤产钳叶,边协助胎头娩出。若骨盆出口狭窄,撤出产钳有困难,可待胎头娩出后,再撤产钳。撤产钳时,切勿用大力量,以防损伤阴道、会阴组织。

第十节　枕横位产钳术

枕横位的发生多因骨盆为扁骨盆、男型骨盆所致，或原为枕后位或枕横位，因宫缩乏力，不能自然转为枕前位所致。

若胎头顶降至坐棘水平或棘下，为枕横梗阻。通过阴道或肛门检查，可发现胎头矢状缝居于骨盆横径上。在矢状缝的两端，可分别摸到大、小囟门。如果骨盆出口径线无明显狭窄，无盆头不称，而且具有产钳助娩条件，可施产钳术助娩。

为避免母子损伤，施术前应将胎头转为枕前位。

旋转胎头的方法有手转胎头法和器械转胎头法。通常在手转失败后，再用器械旋转胎头。

一、手转胎头法

(一)LOT 位

术者伸手入阴道，掌面朝上，四指达后顶骨之后，拇指跨到前顶骨，指端紧握胎头，先屈曲胎头，然后以逆时针方向旋转 90°，使胎头呈枕前位，同时，左手在腹部推押胎背，使其向中线转动。旋转完成后，在宫底加压，使胎头固定在枕前位。继之，撤出拇指，其余四指仍留在阴道内固定胎头，并诱导产钳左叶送入，方法与前述枕前位产钳相同。需注意，助手固定此叶产钳时，应向产妇左腿稍加力，使产钳匙端在胎儿左颊部加压，以保持胎头呈正枕前位。

右叶产钳应在高于胎头额突处送入阴道适当位置。二叶产钳扣合后，待检查满意，再行牵引。

(二)ROT 位

胎头取 ROT 位时，手转胎头有两种方法。

1. 术者右手进入阴道，掌面朝下，四指达前顶骨之前，拇指跨至后顶骨，指端握住胎头，先屈曲胎头后，将儿头按顺时针方向转至正枕前位，其余步骤同前(图 8－10－1)。

2. 术者左手进入阴道，掌面朝上，旋转胎头后，随即上右叶产钳，起夹板固定作用。然后在右叶产钳的下方上左叶产钳，将两叶交锁，检查满意后，再行牵引。

二、器械旋转胎头法

手转胎头失败后，可用 Kielland 产钳旋转胎头。

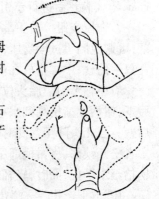

图 8－10－1　手转胎头法

第十一节　颏前位产钳术

颏前位可自然分娩,故不应过早干涉。最好待胎头到达盆底,阴部隆起时,有产钳指征,并具备施产钳条件,方可施产钳术。

颏前位,多因胎头屈曲不良所致,很少为盆头不称。

阴道检查:触不到囟门与缝合,可摸到颧突、嘴呈三角形,易触及眼眶、鼻,或可摸到胎耳。

一、操作方法

(一)放置产钳

1.术者左手持左叶产钳,将产钳左叶送至骨盆左侧、胎儿面部的右侧。继之,右手持右叶产钳,将其送至骨盆右侧、胎儿面的左侧。

2.产钳放置应够深,匙端应固定住后头部,正确地放在枕颏径上。两叶放置妥当后,将产钳柄摆至水平位,扣合后,匙端可固定在后头部位。

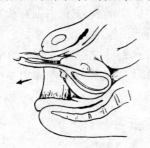

图 8-11-1　颏前位产钳术沿产轴牵引

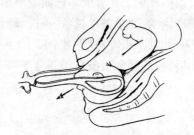

图 8-11-2　待胎头露于耻骨联合下方时,行会阴侧切术

(二)产钳扣合后的检查

胎儿面部中心应在产钳胫的平面,嘴在胫前 1~2cm,头前摸不到匙孔部,产钳置于枕颏径上,扣合后检查满意,方可进行牵引。

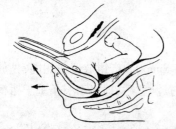

图 8-11-3　当面部露出后,向外上方牵引

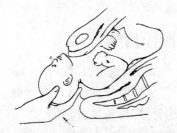

图 8-11-4　胎头下降,助其俯屈,娩出枕部

（三）牵引方向

先将产钳柄部下压，使胎头完全仰伸，然后向外平行或稍向后下、向外牵引，直至下颏自耻骨弓下娩出，再将产钳柄逐渐抬高，胎头屈曲，使胎儿面部、额部、头顶及枕骨顺序娩出。

二、注意事项

1. 牵拉产钳时，切勿过多向后下牵引，以免使胎头过度仰伸，引起会阴严重撕裂伤。

2. 牵拉产钳切勿过早向上牵引，避免下颏退入耻骨联合后方，导致人为的娩出困难。

3. 为避免胎儿喉部及气管损伤，钳柄抬高动作要极缓慢。

4. 额横、额后位，必须转至额前位始能采取产钳助娩，否则应行剖宫产术。

第十二节　中位产钳术

当前国内外妇产科界大多倾向废弃困难的中位产钳术，主张由剖宫产术取代。

中位产钳术，如果条件具备，应选择循轴牵引产钳施术。

Tamier 循轴牵引产钳（图 8 - 12 - 1），其左右产钳叶之胫部各有一牵引条。两叶产钳联锁后，左右两牵引条互相联合于一牵引横棒。左右牵引条与牵引横棒之间有活动关节。

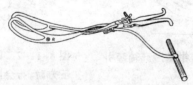

图 8 - 12 - 1　循轴牵引产钳

使用循轴牵引产钳，在循轴牵引过程中，胎头可自动向抵抗力小的方向前进，故牵引省力，组织损伤小。胎头位置低时，使用循轴牵引产钳可协助胎头屈曲，减少对耻骨联合相抵之力。

一、操作方法

（一）产钳放置　枕前位、枕后位产钳放置法与 Simpson 产钳放置法相同，先放左叶，后放右叶，产钳两叶分别置于胎头两侧，扣合，检查满意后，即将牵引条垂于钳柄下方，连接于牵引棒上，以备牵引。

若胎头取枕横位，可采取手转胎头法，将胎头转为 OA 位，再放置产钳。如果手转胎头失败，可采用器械旋转胎头。

中位产钳术,施术时若胎头位置较高,术者需将全手掌送入阴道,查清胎头位置,保护母体产道,引导产钳的放入。产钳的放置较深,有时仅钳柄外露。

(二)产钳的牵引

应循轴牵引,即向下→水平→向上。术者握牵引横棒,先向母体后下方牵引,使胎头下降,逐渐抬高钳柄,改为向外平牵。当胎头达盆底时,即按低位产钳术牵引方向进行。

枕前位,枕骨结节露于耻骨弓下时;枕后位,前额露于耻骨弓下时,应将产钳柄上抬至水平位之上,撤除牵引装置,以避免胎头过度仰伸时产钳匙端将阴道后壁高度扩张、撕裂。

(三)产钳的取出

取出产钳的操作,同低位产钳术。

二、注意事项

1.牵引产钳过程中,必须保持牵引条接近产钳胫部,距产钳锁部不应超过3cm,使牵引力垂直胎头所在平面。

若牵引条与产钳胫部间距过大,可引起阴道、会阴严重裂伤,必须避免。

2.牵引产钳必须与子宫收缩同时进行。两次牵引间歇,术者应将产钳锁部螺旋放松,以减轻对胎头的压力。

3.使用牵引产钳牵引,一般比较省力。若牵引费力,应停止牵引,检查牵拉困难的原因,以排除盆头不称、产钳放置不正等原因。

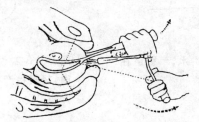

图8-12-2　循轴牵引产钳牵引时,注意
保持牵引条与锁部距离不应超过3cm

第十三节　枕后位产钳术

持续性枕后位多因骨盆形态所致,例如猿型骨盆、男型骨盆,影响胎头转成枕前位。

有人主张将枕后位胎头用手转为枕前位,再放置产钳。但有些医师在发现枕后位时,胎头已高度变形,并下降至盆底。此时,若强行旋转胎头,对母、儿的损伤较大,可按枕后位施产钳术助娩。

一、操作方法

1.产钳放置与枕前位相同,将两叶产钳分别置于胎头两侧。区别点是:左叶产钳放置于胎头右耳之前;右叶产钳放置于胎头左耳之前。两叶产钳扣合之前,产钳柄应向会阴部下落至产钳胫部达后囟门水平。

2.牵引方向为水平—向上—向下,即先平行向前牵引,直至胎头前额露于耻骨弓下,再将产钳柄逐渐上提,使胎头屈曲,枕骨结节越过会阴后,再将产钳柄徐徐下压,使胎头前额与面部娩出。

二、注意事项

1.施枕后位产钳术时,因会阴高度膨胀,易导致严重裂伤,故会阴侧切应大。

2.低位的枕后位产钳术,也宜选用循轴牵引产钳,可节约牵引力,并可避免牵引方向错误。

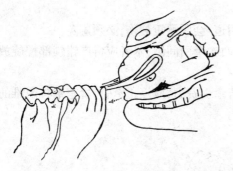

图 8-13-1 枕后位产钳术,牵引至在囟门抵达耻骨弓下方术

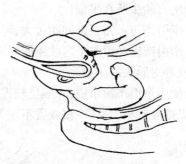

图 8-13-2 大囟门抵达耻骨弓下方时,轻轻抬产钳柄使胎头偏屈,以适应产钳

除胎头已高度变形并下降至盆底或骨盆形态所限,不宜将枕后位胎头旋转为正枕前位外,在可能的情况下,可采取手法试将枕后位转成枕前位,然后借助产钳将其娩出。此种分娩较合乎生理,安全度较高。而枕后位产钳术难度大,牵引费力,易引起母、子损伤,尤其对产妇产道损伤概率高,且较严重。

三、手转胎头法

最常用的安全度相对较高的旋转胎头的方法是手转胎头法。ROP 或 LOP 位,术者均可用右手旋转胎头,即张开拇指与其余四指相对应,好像拿棒球似地握住胎头。

（一）LOP 位手转胎头法

术者右手伸入阴道,掌心朝上,拇指在盆腔左前方,其余四指在盆腔右后方,五指分握在顶骨两侧,将胎头稍向上举,解除梗阻。术者右臂向内旋转,胎头随之逆时针转 135°~180°至 OA 位,同时术者左手在产妇腹部推胎背向中线移动,以助胎头向逆时针旋转。当胎头转至 OA 位时,压迫宫底,使胎头固定在新位置上。胎头转正后,阴道内的右手不撤出阴道,继续固定转正后的胎头,以防止其转回。继之,按 OA 位,将循轴牵引产钳两叶,先左叶,后右叶,分别置于胎头两侧,扣合,检查满意后牵引。

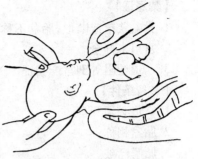

图 8 – 13 – 3　待枕骨结节露出后,使胎头缓慢仰伸

（二）ROP 位手转胎头法

术者右手掌面朝下,拇指在盆腔左后方,其余四指在盆腔右前方,五指分别握于胎头顶骨两侧。如前述方法术者右臂向外方旋转,胎头随之向顺时针方向转 135°~180°至 OA 位,其余手术步骤同 LOP 位。

四、器械旋转胎头法

1. 用 Simpson 产钳旋转胎头。

2. 用 Elliot 产钳旋转胎头。

3. 用 Dellee 产钳旋转胎头。

4. 用 Barton 产钳旋转胎头。

5. 用 Kielland 产钳旋转胎头。

因器械旋转胎头有危险,易损伤母体产道,故目前多废弃。

第十四节　臀位助娩手术

臀位儿自然娩出至脐部,用手法牵引胎体余部娩出,称之为部分臀牵引术。

臀位儿全部用手法牵出者,称之为完全臀牵引术。

臀位后出儿头困难,借助产钳牵出,称之为后出儿头产钳术。

【适应证】

1. 宫口开全,脐带脱垂,或其他原因所致的胎儿宫内窘迫。

2. 产妇合并心脏病、高血压、妊高征、活动性肺结核,第二产程不宜过度用力者。

3. 胎盘早剥、宫口已开全,需立即结束分娩者。

4. 宫缩乏力,或产妇体力衰竭等致产程延长者。

5. 内倒转术成功后,宫口开全者。

【禁忌证】

1. 骨盆狭窄或畸形,胎盆不称。

2. 宫口未开全。

3. 产道梗阻等剖宫产指征。

【必备条件】

1. 宫口必须开全。

2. 胎盆相称。

3. 胎膜已破。

【麻醉】

1. 一般用阴部神经阻滞麻醉(双侧)。

2. 经产妇,或需紧急牵出胎儿时,可不用麻醉。

3. 估计臀位牵出困难,可考虑慎用乙醚吸入性麻醉。

【手术步骤】

1. 行臀牵引术前,准备好后出儿头产钳。

2. 产妇取膀胱截石位,常规消毒外阴,铺无菌巾。

3. 导尿。

4. 做阴道检查,确定宫口已开全,未破膜的可行破膜术,确定胎方位,了解有无脐带脱垂、骨盆各径线,估计胎盆是否相称。

5. 初产妇或经产妇会阴紧者做会阴切开术。

6. 依据臀位的类型,决定牵出下肢及臀部的方式　当足先露或混合先露(完全臀先露)时,可握双足,食指放在两踝中间,慢慢向下牵引,直至大腿娩出。如仅能握一足,可用食、中两指夹住牵出,然后再取另一足。

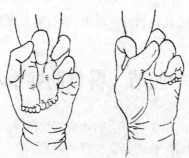

图8-14-1　握持儿足的手法

如为单臀先露,臀部位置不太高,可用一手食指钩住胎前臀的腹股沟,待宫缩时向下牵引;当臀稍下降时,再用另一只手的食指钩住对侧腹股沟,双手同时牵引。如仍觉困难,可伸手入宫腔,沿胎儿大腿向上,用中指压迫腘窝。使膝部屈曲,用其余手指勾住小腿,握住踝部向下牵引。同法取出另一足,或先牵一足,另一腿随之下降。牵足时切忌用手勾大腿,以免导致股骨骨折。

上述无论何种臀位牵足，均应将足跟朝向上方。

7. 娩出胎臀 牵出双侧下肢后，沿产轴方向用力，握持点逐渐上移，由小腿移至股部。当臀部外露时，略转胎儿，使其背转向一侧，大转子间径与骨盆出口前后径一致。前臀降至耻骨联合下缘时，上提双腿，后臀随即娩出。

8. 牵出胎体 胎臀娩出后，用无菌巾包裹，以防冷空气刺激胎体过早呼吸，并防止滑脱。术者双手拇指放在胎儿腰骶部，其余四指握持髋部，边向下牵引，边将胎背部转向上，呈俯卧姿势，使双肩径与骨盆入口横径或斜径一致，以便通过入口。牵引至肩胛下角露于耻骨弓下方时，轻轻将脐带拉出5cm，以免胎儿下降时脐带被牵拉绷紧而有碍血液循环。切勿挤压腹部，以防损伤内脏。

9. 牵出胎肩及上肢 当肩胛下角露出后，将胎背转向一侧，即恢复至原来方向，向下牵引至前腋窝露于耻骨弓下时，握双足上提躯干。使后肩及上肢娩出，然后将胎体放低，使前肩及另一上肢娩出。或先下压前臂肘窝娩出前上肢，然后，前抬胎体，娩出后上肢。

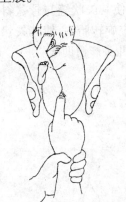

图 8-14-2 用手指勾住前臀腹股沟处向下牵引术

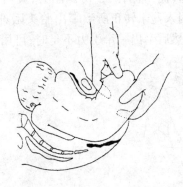

图 8-14-3 双手勾住腹股沟向下牵引

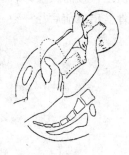

图 8-14-4 压迫腘窝及胫前使小腿下降

若上肢娩出困难，多为儿臂上举，尤其上肢举至枕后者，术者需双手握住胎髋，将胎体稍送回阴道，然后向儿手所指方向旋转180°，使上肢屈曲降至胸前娩出。继之，向相反方向旋转，娩出另一上肢(图 8-14-10)。

10. 牵出胎头 上肢及肩部娩出后，将儿背朝上，呈俯卧姿势，骑伏于术者左前臂上，术者中指伸入胎儿口内舌上，食指和无名指分别放在两侧上颌处。另一只手中指抵住胎儿枕部，食指及无名指分别搭在两侧肩及锁骨部，切记勿置于锁骨上窝，以免损伤臂丛神经。两手协同用力，一面使胎头俯屈，一面循产轴牵引胎头。同时，助手应在产妇下腹部耻骨联合上方压迫胎头，协助胎头俯屈下降，此点极为重要。当枕部出现于耻骨联合下方时，助手注意保护会阴，术者将胎体向上抬起，则胎儿的颏、口、鼻、额及顶部相继自会阴前缘娩出。

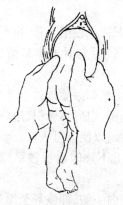

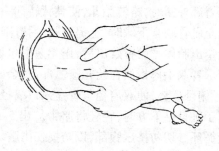

图 8-14-5　使胎儿俯卧,以双肩
径通过骨盆入口术

图 8-14-6　使儿背转向一侧,
恢复原来方向

　　若胎头牵出困难,因胎头的矢状缝与骨盆入口前后径一致,被阻于入口以上时,应稍向上推动胎头,将胎背转向一侧,两手协调用力,旋转45°,使其矢状缝与骨盆斜径或横径一致而入盆。若因入盆未转正所致牵出胎头困难,则应旋转胎头,使其矢状缝与骨盆出口前后径一致,然后牵出。牵引力不足时,可用后出儿头产钳助产。

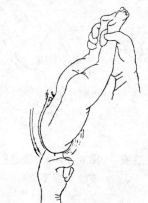

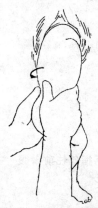

图 8-14-7　上提儿体娩出后肩

图 8-14-8　下牵儿体娩出前肩

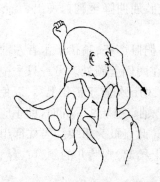

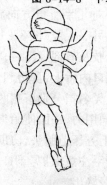

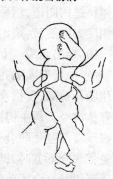

图 8-14-9　下压前臀肘窝娩出上肢

图 8-14-10　向儿手所指方向旋
转胎体、娩出上肢

11. 臀位后出儿头产钳术　助手提起胎体,术者将左叶产钳放入胎头右侧,然后在第一叶产钳上方放右叶产钳于胎头左侧,二叶产钳均在胎儿腹侧插入。产钳放入方法与头位产钳相同。放置正确时扣合良好。先向下牵引,当胎枕部抵耻骨弓下时,则将胎儿及产钳同时上举,胎头即可娩出。

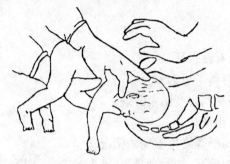

图 8-14-11　娩出胎头

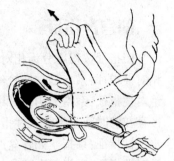

图 8-14-12　后出胎头产钳助产

12. 胎儿娩出后,应仔细检查新生儿及产道有无损伤。

【注意事项】

1. 决定行臀牵引前,必须确定宫口已开全,无胎盆不称,估计能经阴道分娩。

2. 术者伸手入宫腔握取胎足时,切勿将胎手牵出,注意识别胎足与胎手。

3. 如无脐带脱垂、胎儿宫内窘迫等意外情况,应待阴道充分扩张,会阴膨隆,宫口开全后,再剪侧切助娩。

4. 臀位产妇临产后需严密注意胎心变化。尤其破水时更应仔细听胎心,一旦发现脐带脱垂,且宫口已开全,应果断地行臀牵引术,以抢救胎儿。

5. 臀牵引过程中,应按臀位分娩机转进行,不可操之过急,否则会导致胎臂上举,或后出儿头困难。胎头娩出困难,多因产道未被充分扩张而过紧,胎头未循产轴下降,或胎头屈曲不良未以小径线通过盆腔,或牵引力不足所致,应迅速纠正之。

6. 臀牵引胎儿脐部外露时,正值胎头入盆压迫脐带,故应争取在 8 分钟内娩出胎儿。

7. 臀牵引必须按分娩机转进行,术中操作应谨慎小心,绝不可施用暴力。

8. 如术前忽略或入院太迟,在术中始发现胎儿有脑积水等严重畸形,或骨盆狭窄,胎儿娩出发生嵌顿,胎儿已死,应放弃臀牵引术,改行穿颅术。

9. 臀牵引术的并发症较多,故术毕应仔细探查母体产道,以除外宫颈裂伤、子宫破裂。注意保护会阴,防止发生会阴Ⅲ度裂伤。

10. 应严密观察臀牵引娩出的新生儿,并仔细检查是否有颅内出血,臂丛神经损伤,内脏损伤,髋骨脱臼。上、下肢脱臼,肢体骨折等并发症。一旦发现异常,应及时积极处理。

第十五节　剖宫产术

一、剖宫产指征

剖宫产指征按程度分为相对性指征和绝对性指征。

相对性指征：系指剖宫产较经阴道分娩对母子更为安全。

绝对性指征：系指无阴道分娩的可能，必须剖宫产结束分娩。

按存在的时间分为永久性指征和暂时性指征。

永久性指征：系指孕妇骨盆严重狭窄或畸形等终生不变的情况。

暂时性指征：系指仅在某次妊娠时并发的情况，如胎盘早剥、前置胎盘、子痫等。

按来源分为母性、儿性以及母儿性指征。

(一)母性指征

1.病史

(1)多次难产、死产史。

(2)习惯性流产、早产；习惯性足月胎死宫内，或习惯性新生儿死亡(阴道分娩后)。

(3)既往剖宫产史，前次剖宫产指征依然存在，或无试产条件。

(4)经阴道助产手术未能取出的活胎。临床上要求事先正确估计盆头关系，不应出现阴道助产失败后再剖宫产的错误。

2.骨产道

(1)骨盆严重畸形或混杂狭窄　例如，重度骨软化骨盆、均小骨盆兼佝偻扁骨盆、Robert 横狭骨盆、Naegele 偏斜骨盆、髋关节病变骨盆、高位混化骨盆、脊柱脱位性骨盆、驼背性骨盆、骨折性骨盆等。

(2)重度骨盆狭窄。

(3)骨盆轻度狭窄试产失败。

3.软产道

(1)软产道畸形：①高位阴道完全性横隔。②阴道纵隔伴有胎位不正。③双子宫未妊娠子宫阻塞产道。④双子宫未妊娠子宫扭转。⑤其他畸形致使胎儿不能经阴道分娩者。

(2)软产道手术史：①双子宫畸形吻合术后。②子宫肌瘤剔除术后。③子宫脱垂修补术后。④会阴Ⅲ度裂伤修补术后。⑤生殖道瘘修补术后。⑥后天阴道。⑦化学药物烧伤、阴道肿物摘除术后或阴道损伤修补术后形成瘢痕狭窄，胎儿无法经阴道娩出者。

(3)宫颈瘢痕或极严重的水肿影响宫口开大，经治疗无效者。

(4)严重外阴水肿,虽经应急治疗(消毒外阴后在阴唇水肿处行多点穿刺放水,或用50%硫酸镁湿热敷等),但疗效不佳,如胎儿经阴道娩出可能导致外阴重度撕伤者。

(5)极严重的外阴或阴道静脉曲张,为避免经阴道分娩发生曲张静脉破裂出血者。

(6)子宫缩窄环,虽经有效治疗,仍未松解,宫口尚未开全时,已出现胎儿宫内窘迫等危及母子安全的证候,或胎儿珍贵者。

(7)子宫破裂先兆。

(8)肿瘤:①卵巢肿瘤扭转、嵌顿,或阻塞产道,梗阻分娩。②子宫下段或宫颈大肌瘤阻产。③妊娠合并子宫颈癌,为避免阴道分娩引起宫颈裂伤、感染及癌组织扩散。④直肠良、恶性肿瘤阻塞产道。⑤骨盆壁良、恶性肿瘤梗阻分娩。

4.产力

(1)宫缩乏力引起滞产,虽经积极纠正治疗,但仍无效,且母子已出现危险征兆。

(2)Ⅱ度不协调宫缩,尤其宫缩倒置,经治疗无效者。

(3)强直性子宫收缩,胎儿在短时间内不能分娩,且胎儿已出现宫内窘迫,若强行经阴道助产可能伤及母体。

(二)胎儿性指征

1.产妇高龄初产,或其他原因胎儿珍贵。

2.巨大儿,或与骨盆相比胎儿较大,相对不称,尤其是过月儿,胎头大,且颅骨硬,可塑性差,不能很好地适应产道而变形。

3.胎位不正

(1)额先露。

(2)颏后位。

(3)横位。

(4)臀位,尤其第一胎臀位有下述情况者:①胎儿较大,相对胎盆不称。②胎儿体重<2000g,不能耐受经阴道臀位分娩,且估计经剖宫产术娩出后有存活能力者。

(5)胎头倾势不均,无法纠正,尤其呈难以克服的前盆头倾势不均者。

(6)胎儿入盆轴向不对,不循骨盆轴下降,先露部朝向骶岬或朝向耻骨联合,或先露偏离盆口朝向髂窝,虽有良好的宫缩,先露仍无法入盆。

4.胎儿宫内窘迫

(1)胎动异常　胎动极度不安,或胎动明显减弱或消失。

(2)羊水胎便污染　头位儿羊水中混杂胎便,短时间内无法经阴道娩出者。

(3)胎心异常:①胎心持续>160次/min,或<120次/min,或胎心强弱不均,经保守治疗后无缓解。②胎心不规律,时快、时慢。

(4)胎儿心电监护异常:①胎心基线固定。②晚期减缓(多为胎盘功能低下所致)。③变异减缓(常标志有脐带受压)。④不典型的异常变化。

5.胎儿宫内生长迟缓(IUGR)　胎儿较珍贵,不能经受阴道分娩的挫折,且已除外胎儿畸形。

6.脐带脱垂,或脐带先露,或脐绕颈数周,胎心监护出现相应的胎心率异常。

7.双胎双头嵌顿,或第一个胎儿为横位或臀位,估计有发生头臀绞锁或双臀绞锁的可能,或已出现绞锁。

8.妊娠晚期的连体双胎无法经阴道娩出者。

9.经积极努力也未能经阴道取出的畸形儿,或滞留在宫腔的死胎,如不尽快取出将危及母体安全者。

(三)母、儿性指征

胎盘为联结母体与胎儿的纽带。因此,由于胎盘病变而行剖宫产术者归属于母、儿性指征。

1.出血

(1)胎盘早剥,尤其内出血严重者,宫口未开或仅部分开大,短时间内不能经阴道分娩者。

(2)前置胎盘

①中央性前置胎盘。②部分性或边缘性前置胎盘,尤其胎盘位于子宫后壁者,出血多,宫口部分开大,不能在短时间经阴道分娩者。

(3)胎盘边缘血管窦破裂。

(4)胎盘血管前置,为避免经阴道分娩可能引起的大出血。

2.胎盘功能低下

(1)胎心监护显示胎盘功能不良(胎心基线固定或晚期减缓)。

(2)连续测定尿 E_3 值均在正常范围以下,即,孕 32 ~ 36 周,尿 E_3 < 10mg/d;孕 39 ~ 41 周,尿 E_3 < 15mg/d;或尿 E_3 值虽在正常范围,但急剧下降≥50% 。

(3)随尿雌激素/肌酐比值(E/C)≤10。

(4)雌激素/17 酮类固醇比值(E/17ks)≤4。

(5)去氢表雄酮(DHEA)负荷试验 尿中雌激素量 24 小时仍不增加。

(6)孕末期,绒毛膜促性腺激素(HCG)出现高值。

(7)胎盘生乳素(HPL) < 4μg/mL。

(8)耐热性碱性磷酸酶(HSAP)突然增高。

(9)催产素酶(CAP)持续低值。

(10)阿托品试验阴性。

剖宫产术的指征绝大多数属相对性。妇产科临床医师应根据产妇的全身及产科情况、胎儿的成熟度、施术人员及麻醉师的水平、医院现有的抢救母子的设备条件。并参考家属与产妇本人的意愿等综合分析,权衡利害后决定是否施行剖宫产术。绝不可以仅根据某次检查或某一实验室检查异常做出偏激的决定,以致给母体或胎儿带来某些不利。随着医学科学的进展,对剖宫产指征可能会出现新的检测方法。各位妇产科医师应根据自己所在医院的条件。结合产妇的实际情况,做出客观的决定。既不能过度放宽指征,也不能过严苛求,以适度为好,这就要求每位医生尽职尽责地认真地去实践,去体会。

二、剖宫产禁忌证

剖宫产的禁忌证也多属于相对性。

(一)儿性禁忌证

1.死胎　宫内死胎,原则上不应采取剖宫产的方式结束分娩。但并非是绝对禁忌证。

宫内死胎合并下述情况时,应慎重考虑选择剖宫产术结束分娩。

(1)软产道严重畸形,如高位横隔,无法经阴道切开者。

(2)阴道瘢痕狭窄严重者。

(3)严重骨盆狭窄或变形。

(4)宫颈难产,保守治疗无效,无法经宫颈取出死胎者。

(5)胎盘早剥,内出血严重,胎儿已死,宫口未开或仅部分开大,短时间无法经阴道分娩者,为抢救产妇,应行剖宫产术。

(6)中央性前置胎盘或部分性前置胎盘,宫口部分开大或未开大,出血多,短期内不能经阴道娩出者,为保护产妇,也应选择剖宫产术。

2.胎儿畸形　胎儿若为无法纠正的畸形儿,应尽量争取经阴道碎胎取出。

(二)母性禁忌证

1.严重合并症　产妇一般情况极差,或合并严重内、外科疾患,如心力衰竭、肺水肿、糖尿病昏迷、尿毒症、重症肝炎、肺炎、重型气管炎、严重脱水、酸中毒、电解质紊乱等,必须积极改善一般情况后,存在绝对剖宫产指征时,始考虑手术。

2.感染　宫腔已有严重感染,且已具备阴道分娩条件者,应尽量以阴道结束分娩。

第十六节　剖宫产术操作要点

一、开腹

(一)腹壁切口

1.腹壁切口的长度　与手术时间长短、手术操作难易及术后腹壁伤口愈合密切相关。腹壁切口大于14cm,会延长手术时间,增加出血量;腹壁切口小于9cm,出头时可发生"皮梗阻",胎头勉强通过腹壁小切口,可致切口组织挫伤,不利愈合。通常12cm左右的腹壁切口足矣。其有1cm左右的弹性伸展度,故可通过13cm的胎头径。即胎头以径线最大的额、面位经子宫切口娩出时,此腹壁切口也不会阻碍胎头。切口下端距耻骨联合上缘0.5~1cm。

2.腹壁切口的种类选择　纵切口操作比较简单,耗时相对较少,易延长,术野暴露较好,切口出血较少,适用于各种剖宫产术式,尤其适用于需尽快取出胎儿的急症手术;缺点是组织张力稍弱,发生切口疝的概率稍高。Pfannenstiel 横切口操作较复杂,切皮耗时长,出血较多,易损伤膀胱。不适于抢救母子的急症手术;优点是沿皮肤皱纹切开,愈合较好,较美观,不易形成切口疝,皱纹下的皮下脂肪较少,较适合于腹壁脂肪厚的产妇。

(二)切开腹壁

最好一刀完成切口,在完成切口前不能放松固定皮肤的手,不应将切口切成锯齿状,也不应切偏,若一边厚,一边薄,则难于对齐缝合,不利愈合。

切皮时刀子进入组织的角度应正确,切皮开始与终了时,应使刀尖与组织垂直,切至切口中部时,刀柄与组织应保持30°～40°角。避免将切口切成外大里小的碟状。

边切开,边用盐水纱布压迫止血。

分离腹直肌时不能用力过大,谨防损伤腹直肌血管,神经。

向下延长腹膜切口时,切勿伤及膀胱,可从腹膜面透光观察膀胱顶,或用手指触摸增厚的膀胱界限。

剪开腹膜的过程中,要注意观察,腹膜薄而透明,膀胱壁厚,血管丰富,当怀疑到达膀胱壁时,应立即停止剪开腹膜,进一步通过望诊、触诊识别。

二、腹腔探查

探查包括以下内容:

1.了解子宫下段伸展情况,以决定切开子宫的方式。

2.了解子宫与周围脏器的关系,如有粘连,应行必要的粘连分离术。

3.在子宫切口缝合完毕后,常规探查双附件及腹腔脏器。

探查时麻醉应满意,动作应轻柔,一旦发现意外或脏器损伤应及时处理。

三、剪开下段腹膜与下推膀胱

分离下段腹膜的方法有两种。

(一)注液分离法

将0.25%普鲁卡因溶液或生理盐水 20mL,注入下段腹膜下方,使其膨隆,与子宫下段分离,边注液边向两侧推,以逐渐扩大分离范围,然后在下段中央部横行切开下段腹膜。并弧形向左右延长至10cm。其优点是层次清楚,出血少,适合于初学者;缺点是繁琐。

(二)直接分离下段腹膜法

术者与助手同时在近子宫侧用长弯止血钳提起下段腹膜,在两钳间剪开,弧形向两侧延长达10cm 左右。

剪开下段腹膜时要注意两端勿越过圆韧带,避免伤及子宫旁及阔韧带的血管丛。

用长弯止血钳提起下段腹膜下切缘,用手指将膀胱向下推4cm左右,以能较满意地暴露出子宫下段为度。

四、切开子宫

(一)子宫切口选择的原则

在条件允许的前提下,尽量选择子宫下段切口,首先选择优点最多的子宫下段横切口,次选子宫体上下段纵切口.在可能的情况下避免选择宫体部切口,迫不得已时始考虑行随机切口。

(二)子宫下段横切口

若子宫下段伸展佳,可根据胎头位置高低确定下段横切口的位置,最好在枕骨结节或胎耳水平切开子宫,儿头高浮者切口应尽量高些,但以不超过上下段交界处下方2cm左右为宜。因为切口在子宫上下段的交界处时,切口一边厚,一边薄,无法对齐缝合,愈合不佳。若胎头深定,子宫切口应低,但最低距膀胱界不应少于1.5cm,以防伤及膀胱、输尿管。切口应尽量避开血管,子宫弓状动脉怒张时,应在两动脉间选择切口。

在选定切口部位的中段,切开长约3cm的横切口,尽量不切破胎膜,边切边吸净血液,然后扩大子宫切口,直至切口长10cm。

扩大子宫切口的方法有以下三种:

手撕法——术者伸两手指入切口内,适当用力将切口撕成横弧形。此法的优点是沿子宫肌纤维方向撕开,损伤小,出血少,安全度高。

剪开法——术者左手食、中二指伸入子宫切口内作引导,右手持绷带剪子向两侧做弧形延长。此法的优点是切口可剪成较长的弧度,缺点是有剪伤胎体的危险,且出血较多。

切撕结合法——在子宫下段欲行切开处,先用刀按整个切口长度划开肌壁的1/3左右,然后在切口中部切开约3cm长,继之,将手指伸入此小切口内,沿已划开的界限撕开。此法操作简便,省时,安全度相对高。由于撕开切口按事先划好的切痕进行,故不致将切口撕得过大。切口的完成主要靠"撕",造成误伤胎儿及周围组织脏器的概率较小。切撕结合法的切口较单纯手撕法延长的切口有较大的弯弧,利于胎儿娩出。

用刀子切开子宫壁时应使用刀腹,不可用刀尖切割,持刀的手应轻松"漂"着切,绝对不能用力下压,以防切伤胎体。最好不把子宫肌壁全层完全切开,留一薄层肌壁组织,用手指"捅"开,或用钝头弯血管钳将此薄层肌组织分开,这样可避免损伤胎儿。

(三)纵切口

在子宫下段中部纵行切开3cm,尽量不切破胎囊。术者将左手食、中二指伸入切口内作引导,右手持绷带剪子,"先下后上"延长切口,切口下端延长至膀胱与子宫尚未分离部上方约2cm处,以防伤及膀胱。后切开上端可避免上方的血液流下模糊术野,影响操作。

五、娩出胎儿

娩出胎儿是手术的关键步骤。通常先手取胎儿,当手取胎儿失败或估计手法娩出胎儿有困难时,则选用器械牵出胎儿的方式。无论是手取胎儿或用器械牵出胎儿均应操作轻柔,避免盲目与暴力,以防损伤母子。术者多是右手从切口一侧胎头与宫壁的间隙进入宫腔,从胎头侧方绕过头顶到胎头后面。术者的手掌要达到枕额周径平面,利用屈肘上托力将胎头向子宫切口外上方托出。娩出时屈肘不屈腕。若只屈腕而不屈肘,力臂明显较短,不能充分利用肘部娩头的协同力,易使胎头在术者手中反复滑脱。尤其当只屈指而不屈腕、不屈肘时更为严重,可导致人为的出胎头困难。在胎头即将剥露于子宫切口时,术者左手四指应尽量将子宫下段横切口上缘向上拉,以扩大子宫切口,增加胎儿娩出空间,减少胎头娩出的阻力。助手同时在宫底加推力,以协助胎儿的娩出。助手加在宫底的推力要几乎与母体脊柱平行,若助手用力压向脊柱则可导致胎儿骨折或肝脾破裂等损伤。

助手应确切掌握在宫底加推力的开始时间。胎头高浮时,助手先推宫底,术者后进手取胎头,若先取胎头,后推宫底,则可能将胎头推向高处,导致出胎头困难。胎头浅入或半定时,胎耳或枕骨结节位于切口下方,术者取胎头与助手在宫底加推力可同时进行。胎头深定于骨盆腔内时,术者进手将胎头撬起后,助手方可在宫底加推力,否则会加重胎头在骨盆腔内的嵌顿,加重出胎头困难。面先露颏后位胎头呈极度反屈行剖宫产时,切口下为胎头顶,娩出时应适当调正极度反屈的胎头。术者右手食、中二指在胎头枕部轻轻加压,使其俯屈后,再按枕前位将胎头撬出。

臀位剖宫产术应根据其方位,采取相应的娩出方式。单臀先露时,可用双手的食、中二指分别勾住胎儿两鼠蹊部,待臀露于子宫切口外时,用曹氏助娩法娩出胎儿。单臀与全臀位时,均可牵双足或一足按臀牵引式娩出胎儿。骶后位剖宫产时,若将胎儿双足持续向产母下肢方向牵引,则必然使胎体呈仰卧姿势,仰伸的胎头以较大的枕颏径(13.2cm)通过子宫切口,势必导致出胎头困难。故骶后位,当胎儿双足牵出宫腔后,应改为向产妇头端牵引,使胎体俯卧,胎头俯屈,以较小的枕下前囟径通过子宫切口,以利胎儿的娩出。

无论是臀位或横位剖宫产以臀牵引方式娩出胎儿时,绝对禁忌在宫底加推力。以防损伤胎儿;经子宫切口牵出胎头时不能过猛,以防因外界压力骤减,脑血管突然扩张,破裂,出血;牵出胎头也不能过慢,以防胎儿缺氧窒息。

剖宫产术施用产钳出胎头时,应力求将产钳叶置于胎头两侧,不可放于面部,以防导致脑幕撕裂或眼球外伤。产钳两叶必须合拢后始能牵引。如在未合拢的情况下牵引胎头,胎头易滑脱,或撕裂子宫切口。胎头高浮时,使用产钳较易娩出胎头。无论采用何种方式娩出胎头,均应立即清理胎儿口鼻,以防引起吸入性肺炎。

六、娩出胎盘

若胎儿娩出后仍无胎盘剥离征象,可先缝合子宫切口两角部,待胎盘剥离时娩出;

若胎盘迟迟不剥离,或胎盘粘连,或宫腔出血较多应手取胎盘。胎盘取出后,术者应迅速伸手入宫腔查清有无胎盘、胎膜残留,并查清子宫有无畸形。如宫腔内无残留物,可不用纱布常规擦拭,因擦拭宫腔过度用力可擦掉宫内壁血栓,破坏自然凝血机制。若宫腔内有胎盘、胎膜残留,应及时用卵圆钳夹除,或用纱球擦拭干净,必要时用大钝头刮匙刮宫。注意取出盖在宫内口上方的胎膜,以防发生宫腔积血。选择性剖宫产宫口未开时,应在胎盘取出后,用手指经宫腔扩张宫口,然后换手套,缝合子宫切口。

七、缝合子宫切口

用中圆针1号、铬制肠线缝合。缝合的原则是对齐、止血、疏密松紧适度。缝线过密会影响血供;缝线过稀则切口封闭不严,宫内容物,尤其有感染时潴留于切口处,甚至流入腹腔,致使子宫切口、腹腔及腹壁切口感染。先缝合切口两角,继之缝切口全长,在尚余2~3针缝合完子宫切口的第一层时,术者伸食指入宫腔触摸宫腔内面缝合缘,如触之有"洞",应补缝单针或拆开重缝。子宫下段横切口通常缝两层(间断连续,水平褥式连续);宫体部切口切缘厚,第一层先缝合切缘内2/3,第二层缝外2/3。注意在第一层缝线中间进针,不要扎在缝线上,两层应衔接不留空腔,以防影响愈合。缝合方式随意。缝合时尽量不穿透内膜。

八、闭合腹膜反折切口

用中圆针、0号肠线或4号细丝线连缝。缝合前必须查清子宫缝合口及膀胱剥离面有无出血点。认真止血后将腹膜反折切口严密缝合,并使其表面光滑,以防术后腹腔感染与粘连。

九、闭合腹壁切口

闭腹前必须认真清点纱布与器械,无误后方可按层次常规闭腹。笔者近年采用立8字缝合腹壁切口598例,均Ⅰ期愈合。此法缝合的要点是:认真止血后,不缝合皮下脂肪,用8号粗丝线立8字缝合皮肤、皮下脂肪,术后整8天拆线。用此法缝合的腹壁组织软,缝线少,异物刺激小,Ⅰ期愈合率高。

第十七节 剖宫产术中娩出胎儿困难的原因与对策

一、腹壁切口或子宫切口相对小

若腹壁切口或子宫切口相对小,术中经切口取出胎儿时,可发生"腹壁切口梗阻"或"子宫切口梗阻"所致的娩出胎儿困难。遇此情况应立即延长腹壁或子宫切口。延长切口时注意勿伤及母体的肠管、膀胱及子宫大血管,更应避免损伤胎儿。必须在看清楚局部解剖和保护好母体与胎儿的前提下延长子宫切口。

将子宫下段横切口切成大的弯弧状,即加大横切口的弯度,可增加胎儿娩出的空间,在某种程度上可避免由于子宫切口不够大所致的"子宫切口梗阻"。有时,由于胎体过大,行子宫下段横切剖宫产术时,子宫切口长度虽已达最大限度,但仍相对不足,影响术中娩出胎儿。因此,若估计施子宫下段横切口取胎可能有困难,或胎儿虽不大,但子宫下段较窄,无法横行切开时,则应选择子宫上下段纵切术式。

二、子宫切口位置选择不当

子宫切口位置选择不当,不利于术中经子宫切口娩出胎儿。适宜的子宫下段横切口应恰居于胎头枕骨结节或胎耳的上方。子宫切口过高、过低均不利胎头的娩出。胎头高浮时,应尽量将子宫切口切高些;胎头深定时,在可能范围内,应切低些。然而,子宫切口位置高低又受子宫下段伸展的长度限制。若盲目地追求高切口,而将子宫下段的横切口置于肥厚的宫体与薄弱的子宫下段二者的交界处是极端错误的。一边厚、一边薄的子宫切口的两缘,将无法对齐缝合,且影响愈合。深定于盆腔内的胎头,如不考虑客观条件,一味地将切口向低切,就有损伤膀胱的可能。子宫下段横切口距上下段交界处不应小于2cm。

施重复剖宫产术时,前次剖宫产为下段横切,若再次手术仍选择横切术式,第二次的切口选择在第一次切口瘢痕下方时,于切口上缘内的弹性较差的旧瘢痕可影响胎儿娩出。因此,应尽量将第二次的切口置于第一次切口的上方。

三、胎儿因素所致的胎儿娩出困难

1.胎头高浮 胎头浮动于盆口上方,尤其胎头大者,若经子宫下段横切口或纵切口不能顺利娩出时,可采用剖宫产产钳经子宫切口牵出胎头。估计有娩头困难,应在切开子宫肌壁前准备好剖宫产产钳。不应待手娩胎头失败后始去寻找产钳,人为地延长取出胎儿时间,甚至贻误抢救胎儿的时机。

2.胎头深定 胎头深深卡在盆腔内,是最常见的娩出胎儿困难的情况。应采取下述措施。

(1)调整产妇体位 如麻醉允许,应取垂头仰卧位,尽量抬高产妇臀部,使胎体的重力能转向产妇的头端,利于术者从盆腔内将胎头取出。

(2)先拉胎肩 术者从盆腔取头之前,先用右手食、中二指尽量将胎肩上拉,必要时术者左手可握住自己的右手腕向上拉,利用左、右两手的合力协助胎头从盆腔解脱,再用手将胎头经子宫切口托出。这种拉胎肩助胎儿娩出的方式,适合于切口下为胎颈的情况。

(3)经阴道推胎头 经阴道推胎头,协助胎儿娩出时。在切开子宫肌壁前,台下助手即应做好一切准备,带好无菌手套。台上施术者取胎头困难时,台下助手立即协助。经阴道椎胎头时,应注意手法,助手用食、中二指上推胎头顶骨时,应尽量推胎头近额骨端顶骨,使胎头呈俯屈状态,以较小的径线退出骨盆腔。助手上推胎头的手指最好能与术者娩头的手相互配合,即助手手指最好借术者娩头的手背而推动胎头。禁止直接推压囟门与面部,尤其不能推压眼部,以免损伤胎儿。

(4)牵引胎足,以臀牵引式娩出胎儿　如果以强力将紧紧卡于骨盆腔内的胎儿上推,则有引起胎儿脑幕撕裂、颅骨骨折的危险,因此,采取这种方式并非良策。近几年一些医院已不采取经阴道推头的方式,多采用纵切子宫,牵引胎足,以臀牵引方式娩出胎儿。

(5)产钳出头　枕后位深定于骨盆腔内,儿面部居于子宫切口下方时,可施产钳术牵出胎儿。安置剖宫产产钳的方向与胎头高浮时正相反,产钳叶需朝向骨盆腔内,放置在胎头面部两侧。胎头娩出的顺序也不同,下颏、口鼻、额部、顶部、枕部相继经子宫切口娩出,随之胎体娩出。

(6)调整子宫切口　子宫上下段纵切口,经切口娩出深定于盆腔的胎头有困难时,可适当向宫底方向延长切口,牵胎足,以臀牵引方式娩出胎儿。

若术者经验不足,对胎头深定者误施子宫下段横切剖宫产术,且虽经前述应急措施均无法将胎儿娩出时,可在子宫原横切口的基础上行⊥形切开,即在横切口的中点处用剪刀竖直上切3cm左右,牵胎足,以臀牵引方式娩出胎儿。⊥形切口虽能为胎儿娩出提供较宽敞的空间,但由于横竖两切口交叉处不易愈合,故不到万不得已不应轻易采取此种⊥形切口,若术前估计嵌入骨盆深部的胎头经子宫下段横切口剖宫产术娩出胎头有困难时,应选择有延长余地的纵切口,牵胎足,以臀牵引方式娩出胎儿。

3. 双胎双头绞锁　常发生于一头一臀的双胎,当第一个臀位儿胎身经阴道娩出后,其胎头与另一个宫腔内头位儿的胎头相互绞锁。紧急切开子宫后(以采取子宫上下段纵切口为宜),如无法将绞锁部位松动缓解,应牺牲一胎。将已死的胎儿颈部离断,以便救出活胎儿。

4. 臀位剖宫产术中娩出胎儿困难的几种情况

(1)胎儿下肢脱入阴道行子宫下段横切剖宫产术时,切口下势必露出胎儿腹部或腰骶部,娩出胎儿肯定困难。因此,应选择古典式剖宫产术,经子宫切口用手取胎头,然后相继娩出胎体余部,此种方法较为安全,对胎儿损伤的概率较低。

若由于术者估计不足,误施子宫下段横切口,可试行将胎儿肢体拉出骨盆。此操作一定要轻巧,小心谨慎,切忌施暴力。术者伸手入宫腔,沿胎臀往下摸,若发现胎儿肢体卡在骨盆腔内,或两下肢紧紧叉在一起,不可强行上拉肢体,必须先将嵌顿缓解后再往上拉。术者拇指与食、中二指分别握于胎儿股骨的前后,上提股骨时,先使其屈髋、屈膝,然后轻轻将下肢提出骨盆。若发现嵌顿的肢体无法缓解,在迫不得已的情况下,可行⊥形切口娩出胎头。

(2)臀位两臂上举,致使双上肢及胎头经子宫切口牵出困难。此种情况多发生在正骶后位以臀牵引方式向外牵拉胎体时。如发现一臂上举,应先娩出未上举的胎臂,然后娩出上举的胎臂。双臂上举时,应依次轻巧地娩出两上肢。发生胎臂上举嵌顿时,绝对避免强行向外牵拉胎体,以防引起胎儿肢体骨折。此时,应将胎体稍向上推,然后向胎背侧旋转胎体,以利上举的胎臂经胎面滑下。如胎臂仍卡于胎头后方时,术者应伸手入宫腔,将上举的胎臂轻轻经胎面侧方推下后娩出。

5. 忽略性联体双胎儿 常因术前检查未能发现双胎为联体儿所致剖宫产术中娩出胎儿困难。出现此种情况时不可盲目施暴力牵引胎儿,以免损伤母体与胎儿。应将纵切口延长;若误施横切口时,只好迫不得已改为⊥形切开,然后将两胎儿依次或同时牵出。胎儿畸形严重根本无存活希望者可行碎胎术将其取出。

四、子宫因素致胎儿娩出困难

1. 子宫缩窄环 对已存在子宫缩窄环的产妇行子宫下段横切剖宫产术时,紧固在缩窄环上方的胎体娩出将极为困难。宽而厚的缩窄环有时可似软骨样硬韧,须将环切开后方能娩出胎儿。

2. 子宫畸形 对单角子宫、子宫纵隔等子宫畸形者施剖宫产术时,尤其横位或臀位者,牵出胎儿可能发生困难。若术前准确地识别出子宫畸形的种类,可使术中娩出胎儿做到心中有数。

五、医源性胎儿娩出困难

在临床工作中医源性所致的娩出胎儿困难并非少见。

1. 施术者术前对胎儿所取的位置心中无数,缺乏妥善的娩出胎儿的计划,致使术中遇到特殊情况时不知所措。

2. 术者经验不足,选择取出胎儿的方法不当。例如极度高浮的胎头,没有选择剖宫产产钳出胎头,而是反复手取胎头,失败后才选择剖宫产产钳。

3. 娩出胎头的手法缺乏科学性,使手娩胎头本不应出现困难的病例,胎头反复在术者手中滑脱,甚至将原来屈曲良好的胎头变为极度反屈而横卧子宫切口下,以致难于娩出。

4. 手术者与助手配合不协调。例如深定的胎头,术者手娩胎头时,助手在宫底加推力过早;或胎头浮动,术者向外取胎头时,助手在宫底加推力太迟,均不利于剖宫产术中娩出胎儿。

5. 对臀位、横位或头位施行纵切口剖宫产术,以臀牵引术向子宫切口外牵出胎儿时,牵引方向欠妥也可导致胎儿娩出困难。

深定的胎头,将其胎足牵出子宫切口外时,应向外上方牵引,绝对不许向胎儿头端加水平牵引力,因此种牵引力可加重胎头向盆腔的嵌入。

臀位,将胎足牵出子宫切口处时,同样也应避免向头端加水平牵引力,因此种牵引力可使胎头"扎"入宫底,不易牵出,导致人为牵引胎儿困难。应将胎足向斜上方牵引,并尽量将胎儿呈俯卧式牵出,以避免胎头仰伸造成后出头困难。

第十八节　倒转术

利用手法将不利分娩的胎位变为利于分娩的胎位的方法,称为倒转术。

一、外倒转术

这是一种经腹壁用手法转变胎位的手术。

【适应证】

1. 横位或斜位。

2. 妊娠 30～36 周的臀位,经胸膝卧位、艾灸矫治无效者。

【禁忌证】

1. 羊水过多或过少。

2. 双胎胎位异常。

3. 盆头不称。

4. 产前出血。

5. B 超证实有脐绕颈或绕体。

6. 合并心脏病、高血压、妊高征等的臀位,通常不行外倒转术;而横位,则可谨慎进行外倒转术。

7. 既往有剖宫产史、子宫肌瘤剔除史、子宫畸形矫治术史等子宫有瘢痕者。

8. 双子宫、子宫纵隔等子宫畸形。

【必备条件】

1. 活胎、胎心正常,胎心监护无异常反应。

2. 先露未入盆,或已入盆经处理可推出骨盆入口者。

3. 胎膜未破,有适量的羊水。

4. 腹壁与子宫壁无敏感现象。

5. 非多产妇。

6. 软产道及骨产道均正常,无盆头不称。

7. 子宫无瘢痕,无畸形。

8. 孕期无阴道出血史。

9. 无妊高征、高血压等合并症。

10. 术前 B 超确定胎儿发育正常,胎心好,胎位明确;并排除胎盘前置,前壁胎盘及脐带绕颈、绕体等异常。

【手术步骤】

1. 孕妇先排空膀胱,仰卧,抬高臀位,两腿髋、膝关节屈曲,尽量放松腹壁。

2. 检查胎位,听胎心 1 分钟。

3.如先露已入盆,应先将先露部上推,继之,术者两手分别握住胎头与胎臀两极,使胎儿保持俯屈姿势。一手将胎头沿儿腹方向轻轻推动,另一只手将胎臀慢慢推向宫底,使臀位或横位逐渐地纠正为头位。

4.用中等大的毛巾两条,卷成16cm长的卷,分别置于胎头两侧。用33cm宽的布绕腹两周,用别针固定之。包扎的松紧程度,应以坐下时无紧束不适感为宜。

5.术后观察30分钟,再听胎心,如无异常,1周后复查。

6.如一次外倒转未成功,可于3~5日后复查。间隔期间胸膝卧位。

【注意事项】

1.外倒转过程中,应密切注意听胎心。如出现异常,需立即停止操作,等待其恢复正常。若5分钟后胎心仍不恢复正常,应放弃手术,并将胎儿恢复为原位。

2.术中若孕妇自觉腹痛或出现宫缩,应暂停操作。

3.胎先露已入盆,或外倒转有困难时,不应强行施术。

4.术毕告诉孕妇回家后自数胎动,若胎动有异常(活跃或减少),应立即到医院复诊。

二、内倒转术

术者一手伸入宫腔握住胎足,另一只手在腹部协助,将横位、斜位或头位等转变为足先露的手术称为内倒转术。

【适应证】

1.横位或斜位,临产后外倒转失败,又无剖宫产条件者。

2.头位,发生脐带脱垂,先露太高,不能施产钳术急速助娩者。

3.异常头位,例如额位、颏后位,不能经阴道分娩,又无剖宫产条件者。

4.双胎,第二胎儿为横位或宫内窘迫急需娩出者,或第一胎儿已娩出30分钟以上,而第二胎儿头位,高浮,不宜采用其他方法助产者。

5.部分性前置胎盘,经产妇,宫口已开大,阴道出血较多,又无剖宫产条件时,可考虑人工破膜后牵出一足,用先露部压迫止血。

【禁忌证】

1.子宫有瘢痕,例如剖宫产史、子宫肌瘤剔除史、子宫畸形曾行矫治术等。

2.盆头不称。

3.子宫先兆破裂。

4.胎膜破裂已久,羊水洗净,子宫紧裹胎体。

5.子宫缩窄环。

6.子宫畸形,例如双子宫、子宫纵隔等子宫发育不良,宫腔狭窄者。

7.多胎妊娠,例如双胎的第一个胎儿,三胎的第一、第二个胎儿,胎位不正时不能采取内倒转术。

【必备条件】

1.无盆头不称,估计能经阴道娩出者。

2. 宫口已开全或近全,或能容一手通过,子宫壁较松弛者。

3. 胎膜未破,或破膜不久,尚有适量羊水者。

4. 无子宫破裂先兆征兆。

5. 活胎儿,或施行毁胎术有困难的横位死胎。

【麻醉】

麻醉要求子宫肌壁完全松弛,通常用乙醚吸入麻醉达三期Ⅱ(角膜反射消失)。

双胎第二胎儿,或多胎最后一个胎儿行内倒转术时,一般不需麻醉。

【手术步骤】

1. 产妇取膀胱截石位,常规消毒外阴,胎儿上肢脱出阴道口外者也一同消毒,铺无菌巾。

2. 导尿。

3. 做阴道检查,复核诊断,确定是否具备手术条件。

4. 胎膜未破者,人工破膜。

5. 初产妇或经产妇会阴紧,应行会阴切开术。

6. 术者伸一手入宫腔,寻找胎足。儿背在母体前方者,应牵胎儿下足;儿背在母体后方者,则牵胎儿上足,使内倒转时儿背保持在母体前方。

7. 术者一手握住胎足,缓慢轻柔地向下牵拉。另一只手在腹壁协助,慢慢将胎头回转,使胎轴与子宫纵轴一致。在牵拉过程中若另一足亦下降,则可一并握住牵拉,并应注意始终保持足跟朝上。

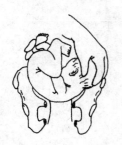
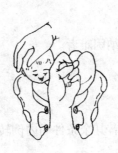
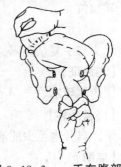

图 8-18-1　胎背向前时下牵下足　　　图 8-18-2　脸背向后时下牵上足　　　图 8-18-3　一手在腹部配合上推胎头

8. 当胎膝部露出母体阴道口外时,内倒转即完成。此时宫口若开全,应立即行臀牵引术助娩;宫口未开全时应勤听胎心,待宫口开全后自然娩出或行臀牵引术。

9. 术毕,常规探查产道,了解是否有宫壁、宫颈、阴道裂伤。如有,应立即行修补术。

【注意事项】

1. 内倒转术要求足够深度的麻醉,若麻醉不深,不能操作,否则易诱发子宫痉挛性收缩。

2. 在寻觅胎足时,应仔细与手区别,千万勿将胎手误当胎足牵引,以防导致医源性的手术困难。

3. 倒转后,应听胎心,如出现胎心异常,且宫口已开全,须立即行臀牵引术娩出胎儿。

4. 操作必须轻柔,以防引起母体子宫破裂,胎儿肢体骨折、脱臼等母子损伤。

5. 胎盘娩出后,常规探查宫腔、宫颈及阴道。如有损伤,应及时修补。

6. 术后给抗生素预防感染。

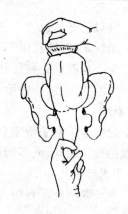

图 8 - 18 - 4　两手同时动作使成臀先露

三、双极倒转术

头位胎儿转成臀位的手术,称之为双极倒转术。实际上双极倒转术包括在内倒转术内。

【适应证】

有下述情况,又无剖宫产条件时行双极内倒转术。

1. 头位合并脐带脱垂,宫口开得不大,头位置高,可将足牵至下方,以防脐带再度脱垂,并减轻脐带受压。

2. 部分性前置胎盘,阴道出血量多,可施此术牵一足,以胎臀压迫胎盘剥离面,从而止血。

3. 额位。

4. 颏后位。

5. 头与手复杂先露,胎手回纳困难者。

【禁忌证】

同内倒转术。

【必备条件】

子宫口开大至少能通过 2 指,其余条件同内倒转术。

【麻醉】

同内倒转术。

【手术步骤】

1. 产妇取膀胱截石位,常规消毒外阴,铺无菌巾。

2. 导尿。

3. 做阴道检查,明确胎先露,了解骨盆大小,明确是否具备手术条件。

4. 术者以与胎足所在母体相反侧之手,伸入阴道内,如胎足在母体右侧,则术者伸左手用食、中二指伸入子宫颈内。胎膜未破者,应先破膜。宫腔内手指将儿头推向侧上方,同时外手握胎臀,推向下方,促使胎足下降接近内手,内手从胎身侧方找到胎足,并将一足夹于二指之间,徐徐向子宫颈外牵引直至胎膝露于外阴,此时外手把握胎头,向子宫底部上推,以助倒转的完成。

5.术毕,分娩结束后,必须探查宫腔、子宫颈、阴道,以除外软产道损伤。

【注意事项】

同内倒转术。

第十九节 毁胎术

这是一种将死胎或畸形胎儿的体积缩小,以减少分娩困难的手术。

毁胎术包括穿颅术、断头术、头臂斜形切断术、锁骨切断术、内脏剜出术等。

一、穿颅术

用器械穿破胎儿头颅,搅碎并排出脑组织,缩小头围,以利胎儿娩出的手术,称之为穿颅术。

【适应证】

1.死胎头位,自然分娩可能损伤产妇;死胎需立即结束分娩;或死胎阴道自然分娩有困难。

2.胎儿被确诊为脑积水者。

3.臀位后出儿头困难,胎儿已死者。

【禁忌证】

1.活胎。

2.正常发育的胎儿。

3.母体骨盆极度狭窄或变形,胎儿缩小后也无法经阴道娩出者。

【必备条件】

1.宫口开全或近开全。

2.骨盆真结合径大于5.5cm,估计缩小胎头后能自阴道娩出者。

【麻醉】

通常不需麻醉,只有初产妇会阴紧者需局部麻醉,个别操作困难者需全麻。

【手术步骤】

1.产妇取膀胱截石位,常规消毒外阴,铺无菌巾。

2.导尿。

3.做阴道检查,了解宫口大小、胎膜是否破裂、胎方位和胎头位置高低、骨盆大小等。

4.助手在产妇下腹部压紧,固定胎头。另一助手用阔叶拉钩拉开阴道,看到胎头,用头皮钳或宫颈钳夹住胎儿头皮,向下牵拉,进一步固定胎头。

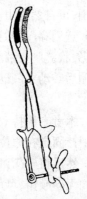

图8-19-1 碎颅钳

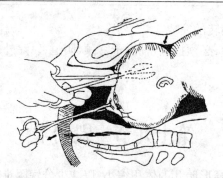

图 8-19-2　固定胎头后经颅缝穿刺

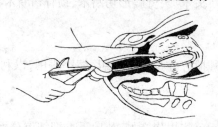

图 8-19-3　用碎颅钳夹持胎头,循产轴牵出

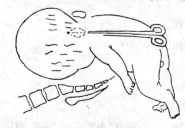

图 8-19-4　臀位后出胎头时经枕骨大孔穿刺

5.术者左手摸清囟门或颅缝,右手持长剪刀,在左手保护及指引下,剪破囟门处头皮。继之,取人工流产用的负压吸引器吸管,从囟门破口处插入颅腔,吸出脑髓,以缩小头围,可自然娩出。此种方法既简便又安全。

6.选用穿颅器时,术者右手持闭合的穿颅器,在左手保护及指引下,经前囟或后囟,或矢状缝刺入颅腔内。面先露时则刺入眼眶部或额缝,臀位时穿刺枕骨大孔或上腭。随后转动穿颅器,做开闭动作以捣碎脑髓,使脑髓流出。然后闭合穿颅器,取出之。

7.术者右手持双叶碎颅钳的内叶,在左手保护及指引下,通过颅孔,进入颅腔,由助手把持固定在原位。继之,右手持碎颅钳的外叶,在左手保护及指引下,置于颅外的面部。然后将碎颅钳扣合,旋紧。

如无碎颅钳,可用两把宫颈钳,一把夹于颅内与枕部,另一把夹于颅内与面部。

8.循产轴方向慢慢牵引碎颅钳柄部,牵引时注意保持胎头俯屈姿势,并防止颅骨碎片损伤阴道壁。同时,助手注意保护母体会阴。

9.胎儿脑积水者,可用长针头刺入囟门,用吸引器将水抽出后,胎体缩小可自然娩出。

【注意事项】

1.施术前必须确诊为死胎或畸胎,有 B 超或 X 线片证实。如条件不允许做 B 超或 X 线片,死胎必须由三位以上的妇产科医师仔细听诊后确诊。

2.用穿颅器时,助手必须在耻骨联合处协助固定胎头。

3.在直视下剪开头皮。

4.穿颅时,着力点应恰当,用力应稳,必须在手指引与保护下穿入,以防穿颅器滑脱,损伤产道。

5.碎颅钳应夹在颅底及面部,切勿将宫颈或阴道组织夹入两叶之间。

6.术后仔细检查产道,以除外阴道、宫颈及子宫损伤。

7.术毕,常规给抗生素预防感染。

二、断头术

将横位已死胎儿的头部与躯干断离,逐一娩出,可解决梗阻性难产。自颈部横断者,称断头术。

【适应证】

1.忽略性横位,胎儿已死。

2.双头畸胎。

3.双胎双头绞锁,第一胎儿已死。

【禁忌证】

1.活胎。

2.发育正常的胎儿。

【必备条件】

1.宫口开全或近开全,胎肩进入盆腔,胎颈接近宫口,经阴道能触及胎儿颈部。

2.无子宫先兆破裂征兆。

3.骨盆无极度狭窄,估计经阴道能取出胎儿。

【麻醉】

用乙醚吸入麻醉。麻醉前皮下注射阿托品 0.5mg 脉快者注射东莨菪碱 10mg,以制泌解痉。

【手术步骤】

1.检查线锯或断头钩。线锯两端最好套塑料管。如无线锯,可用钢丝制成的节育环 2 只,拉直后中部 1/3 处的绞辫成锯齿状,可当锯用。

2.产妇取膀胱截石位,常规消毒外阴,铺无菌巾。

3.导尿。

4.做阴道检查,确定宫口开大程度、胎头位置,并摸到胎颈,确定有断头术的指征。

5. 开始给乙醚吸入麻醉。

6. 助手向胎头反方向紧拉胎手,使胎颈下降并拉长,胎头、颈、臂成一直线。

7. 选用断头钩时,术者右手持断头钩柄,左手中指扶着钩尖将弯钩横放入阴道,沿着脱出的手臂上行,助手则持续将脱出的胎手向外牵,以便使术者能顺利地将弯钩送入。弯钩由胎颈前方套在胎颈上。术者左手仍扶着弯钩尖,右手握紧柄,上下做拉锯式动作,将胎颈切断,待脊椎截断后,用剪刀将未切断的皮剪开。

8. 如使用线锯。术者一只手的食、中二指夹住线锯一端。经胎儿后面达胎颈上缘,弯曲此二指使线锯绕过胎颈,术者伸另一只手在胎颈前面将线锯端拉出阴道口外,线锯两端套上塑料管,挂上锯柄。

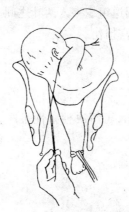
图 8-19-5　线锯两端套以橡皮管

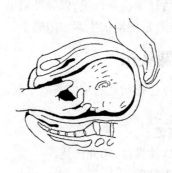
图 8-19-6　娩出胎头

助手用两把阴道拉钩分别拉开阴道前后壁,以保护之。术者双手持锯柄,将线锯交叉。交叉点应在阴道口外。取与颈椎垂直的方向拉动线锯。待胎儿颈部截断,线锯自行脱出。

9. 当用断头钩或线锯将胎颈截断后,术者左手盖住颈椎断端以免损伤母体,右手牵引已脱出的手臂,即可娩出胎体。

10. 术者伸一只手再入宫腔,拇指抵住颈椎断端,食指伸入胎嘴,勾住下颌骨。另一只手在下腹部压迫胎头,以协助胎头娩出。牵出胎头时应循骨盆径线,动作应迅速,以防子宫收缩,影响胎头娩出。

【注意事项】

1. 胎儿娩出后,应常规探查宫腔、宫颈及阴道,以除外裂伤。

2. 术毕,及时肌注或静点宫缩剂,通常给催产素20U。

3. 乙醚吸入麻醉者可行徒手剥离胎盘术。

4. 术后常规给抗生素预防感染。

三、头臂斜形切断术

头臂斜形切断术包括头臂斜断、牵出胎头、牵出胎体三个主要步骤。

适应证、禁忌证、麻醉同断头术。

手术步骤基本同断头术,所不同者是线锯置于颈根至对侧腋窝部,线锯放置后助手将脱出的上肢向胎头侧牵拉;故离断线位于颈根至对侧腋窝处。

头臂斜断后,先牵拉脱出的手臂,胎头也随之娩出。继之,伸一只手入宫腔,握住与残留胎体相连的上肢牵出儿体。牵拉时,注意用另一只手盖住儿颈断端,以免断骨损伤产道。

注意事项,同断头术。

四、锁骨切断术

锁骨切断术系通过切断胎儿锁骨,以缩短胎儿双肩径,利于胎肩娩出。

【适应证】

1. 死胎,尤其肩难产的死胎。

2. 严重畸形儿。

【禁忌证】

1. 活胎。

2. 正常发育的胎儿。

3. 母体骨盆极度狭窄或变形,切断锁骨也无法经阴道娩出胎体者。

【必备条件】

1. 宫口开全,或近开全。

2. 骨盆真结合径大于5.5cm,估计缩小胎肩后能经阴道娩出者。

【麻醉】

通常不需麻醉。

【手术步骤】

1. 术前准备同断头术。

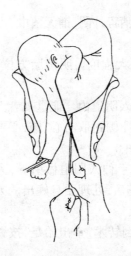

图8-19-7　自颈根至对侧腋窝锯断

2. 术者右手持剪刀,在左手食、中二指的保护及指引下,剪断胎儿双侧锁骨,即可牵出胎肩。

【注意事项】

1. 锁骨切断前必须确定胎儿已死,或为无存活可能的严重畸形胎儿。

2. 切断锁骨时,切勿伤及母体组织;娩出胎肩时,注意避免锁骨断端扎伤母产道。

五、除脏术

除脏术系将胎儿胸腔或腹腔脏器剜出,缩小胎儿体积,以利分娩。

【适应证】

1. 忽略性横位,胎儿已死,羊水流尽,宫缩甚紧,胎头位置较高,胸、腹部挤入阴道内,行断头术困难者。

2. 胎儿胸、腹部过大,有畸形或肿瘤阻碍分娩进行者。

3. 某些无存活可能的连体畸胎。

【禁忌证】

1. 活胎。

2. 发育正常有存活能力的胎儿。

【必备条件】

1. 宫口开全或近开全,胎儿胸部或腹部置于子宫口上。

2. 无子宫先兆破裂征兆。

3. 骨盆无极度狭窄或变形,估计胎儿可经阴道取出。

【麻醉】

忽略性横位施除脏术时,通常需氨氟醚或乙醚吸入全麻。麻醉前皮下注射阿托品0.5mg;产妇脉快者则注射东莨菪碱10mg,以制泌解痉。

【手术步骤】

1. 产妇取膀胱截石位,常规消毒外阴,铺无菌巾。

2. 导尿。

3. 做阴道检查,确定宫口开大程度。明确胎方位,肯定有经阴道助娩条件时施术。

4. 若忽略性横位,胎胸被挤入阴道内。能直视者。则应在直视下沿肋间隙剪开胸腔,用卵圆钳取出心、肺,必要时剪开横膈达腹腔,夹出腹内脏器(图8-19-8)。

如胸腔位置较高,可用一只手伸入阴道做引导,另一只手持剪刀操作。胎儿胸腹腔塌陷后,处理胎身娩出的方法有以下几种:

(1)术者伸手入宫腔,行内倒转术,牵出胎足,按臀牵引方式牵出胎儿。

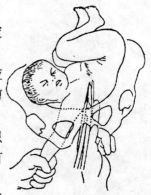

图8-19-8 除脏术

（2）若脱出于外阴的手经牵拉不能内回转时,可将此手上臂中段皮肤、肌肉切开,并将肌肉向肩上推,继之,从肩关节扭断,必要时用剪刀切断,使骨断端有上臂肌肉遮掩,不致损伤母体软产道。在脱垂手失去牵拉情况下行内倒转术。牵出胎足,娩出胎儿。

（3）切断胎儿脊柱,将胎体两段分别取出。

【注意事项】

1.分娩结束后,常规探查宫腔、宫颈及阴道。如果发现裂伤,需及时修补。

2.术毕,及时肌注或静点催产素20U,预防产后子宫出血。

3.全麻者,可行徒手剥离胎盘术。

4.给抗生素预防感染。

六、脊柱切断术

切断胎儿脊柱,使胎儿分成两部分,各自经阴道娩出的手术,称之为脊柱切断术。

【适应证】

忽略性横位,胎儿已死,无肢体脱出,以腰椎为先露部。

【禁忌证】

同断头术。

【必备条件】

1.宫口开全或近开全,胎儿脊柱进入盆腔为先露部,无胎手脱出。

2.无子宫破裂先兆征兆。

3.骨盆无极度狭窄及变形,经阴道可取出离断的胎体。

【麻醉】

氨氟醚或乙醚吸入全麻。

麻醉前皮下注射阿托品0.5mg;脉快者注射东莨菪碱10mg,以制泌解痉。

【手术步骤】

1.产妇取膀胱截石位,常规消毒外阴,铺无菌巾。

2.导尿。

3.查阴道、宫口、骨盆,证实为腰椎先露,估计可行脊柱切断术。

4.用线锯绕过胎儿折叠的躯干,横断之,分别取出离断后的两部分胎体。

第二十节　徒手剥离胎盘术

术者用手剥离,取出滞留子宫腔内的胎盘的手术,称之为徒手剥离胎盘术,又称人工剥离胎盘术。

【适应证】

1.第三产程超过30分钟,经一般处理,胎盘仍未排出者。

2. 胎儿娩出后,胎盘尚未娩出,阴道活动性出血超过200mL。

3. 前置胎盘或胎盘早剥,胎儿娩出后仍有阴道出血者。

4. 某些难产手术,例如横位内倒转术、毁胎术毕,需探查宫腔,有必要立即娩出胎盘者。

5. 乙醚麻醉后。

【禁忌证】

植入性胎盘者,切勿强行剥离。

【麻醉】

1. 一般不需麻醉,可适量给予镇静剂。

2. 宫口部分关闭,术者无法伸手入宫腔者,给乙醚吸入麻醉。

【手术步骤】

1. 用0.5%碘伏再次涂擦消毒外阴,铺无菌巾。

2. 导尿。

3. 术者刷手、穿手术衣,戴无菌手套。

4. 术者伸一只手入宫腔,循脐带找到胎盘,如胎盘为已剥离被宫颈嵌顿者,可将胎盘取出。

5. 如胎盘尚未剥离,术者以掌面的尺侧缘或并拢的五指,手背紧贴宫壁,从胎盘的边缘,如裁纸状,慢慢地将胎盘自宫壁分离,同时左手在腹部扶住子宫底,并稍向下推,以利宫腔内手的操作(图8-20-1)。

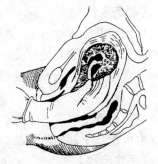

6. 待胎盘全部剥离后,将胎盘全部握住,另一只手拉住脐带,待宫缩时取出胎盘。

7. 立即检查胎盘、胎膜是否完整。如有缺损,应重新伸手入宫腔。取出残留的胎盘、胎膜。

8. 如宫腔内有细碎的胎盘、胎膜残留,手取不净时,可用大钝头刮匙刮宫。

图8-20-1　人工剥离胎盘术

9. 术毕探查宫壁、宫颈、阴道有无裂伤,如有,应及时修补。

【注意事项】

1. 若胎盘与宫壁间无明显界限,应想到植入性胎盘的可能,不能强行用暴力撕拉胎盘,以免导致子宫损伤或子宫内翻等意外。

2. 术后给宫缩剂,肌注或静点催产素20U,或经腹壁直接向子宫肌壁内注射麦角新碱0.2mg。

3. 给抗生素预防感染。

第二十一节 宫腔纱条填塞术

【适应证】

由于子宫收缩乏力所致的产后出血,经采用宫缩剂及其他方法积极治疗无效时,可试用宫腔纱条填塞术止血。

【禁忌证】

1.子宫肌壁有薄弱处或裂伤,或畸形子宫,如单角子宫、纵隔子宫等。

2.子宫有瘢痕,例如有剖宫产史、肌瘤剔除史、双子宫吻合史等。

3.生殖器官有严重炎症。

【必备条件】

1.经阴道分娩后子宫出血需行宫腔纱布填塞术时,宫口应尚未闭合,且可允许术者手通过。

2.剖宫产术中子宫收缩乏力,出血,经其他方法积极抢救无效时欲行宫腔纱条填塞术止血时,可经子宫切口处,填入纱条,即未缝合子宫切口前,可试行宫腔纱条填塞术。

【麻醉】

不需特殊麻醉。

【手术步骤】

1.经宫颈口填塞纱条时,产妇取膀胱截石位;剖宫产术经子宫切口填塞纱布时,产妇取仰卧位。

2.经宫颈口填塞纱条时,应再次用0.5%碘伏消毒外阴、阴道及宫颈,铺无菌巾。

3.用双叶拉钩暴露宫颈,用卵圆钳夹住宫颈前、后唇,并由助手扶持。

4.术者左手在腹部下推子宫底,右手持无菌纱条(浸过甲硝唑液或庆大霉素药液),以食、中二指夹纱条送入宫腔。从宫底部起,自左向右,自上而下依次填塞宫腔。当子宫上段填满后,外手固定子宫,内手对填塞的纱条平均用力挤压,使纱条紧压在一起。阴道亦用同法塞紧,外阴用无菌纱布保护,加敷丁字带。

5.用器械填塞纱条时,助手从腹壁固定子宫底,术者左手伸入宫腔作引导,右手持海绵钳或妇科填塞钳夹纱条送入宫腔,先填宫底,填塞方法及顺序同用手填塞法。

6.在剖宫产术时,经子宫切口填塞纱条,填塞纱条的尾端需经宫颈口送入阴道,然后常规闭合子宫切口。

【注意事项】

1.宫腔填塞应依次进行,而且要坚实。若宫底处有空隙,则不能止血,上部出血,下部有纱条阻塞血不能外流,可导致对出血的误诊,以致延误治疗。

2.尽量采用徒手宫腔纱条填塞法,若使用器械填塞时,用力不可过猛,以防损伤宫壁。

3. 宫腔纱条填塞应动作轻柔,严格执行无菌操作。

4. 宫腔纱条填塞后静滴催产素(10% 葡萄糖 200mL 加催产素 20U),无高血压、心脏病及对麦角新碱过敏史者,可肌注麦角新碱 0.2 ~ 0.4mg,以加强宫缩止血。

5. 填塞术后仍应注意观察产妇血压、脉搏、宫底高度及填塞纱条尾端是否被血染红,以了解子宫出血是否有效被控制。

6. 术毕,立即给有效抗生素预防感染。

7. 术后,24 小时内取出宫腔内填塞的纱条。取纱条前,应肌注催产素 20U。

8. 剖宫产术中经子宫切口填塞纱条,其方法与注意事项同经宫颈口宫腔填塞纱条。唯一值得强调的是,当经子宫切口填入纱条后,闭合子宫切口时,切勿误缝纱条。

第九章　腹腔镜手术

第一节　腹腔镜卵巢微创手术种类

一、腹腔镜卵巢手术——腹腔粘连松解术

腹腔镜手术系通过腔镜,经若干孔道伸入器械,由摄录系统在荧光屏上监视进行的外科操作,以切除病灶,达到治疗的目的。

【适应证】

1. 粘连造成肠或附件绞窄者。

2. 粘连引起持续性盆腔疼痛而应用其他疗法无效者。

3. 粘连导致不孕且应用其他疗法无效者。

4. 影响手术正常进行的粘连。

【禁忌证】

1. 无症状粘连。

2. 不影响手术正常进行的粘连。

【手术步骤】

根据粘连的厚度和广泛性,可用手术剪剪除粘连(图9－1－1,图9－1－2,图9－1－3,图9－1－4 和图9－1－5)。

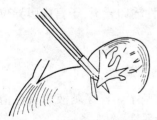 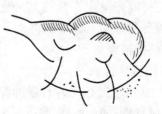 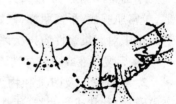

图 9-1-1　腹腔镜下用剪刀松解粘连　　图 9-1-2　剪断无血管的粘连带　　图 9-1-3　剪断无血管的粘连带

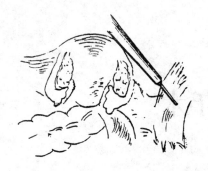

图 9-1-4 腹腔镜下用电刀松解粘连

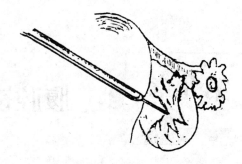

图 9-1-5 腹腔镜下用电刀松解粘连

二、腹腔镜卵巢良性囊肿手术

【术前准备】

术前应明确卵巢良性囊肿的诊断,排除卵巢恶性肿瘤的可能。

1. 个人史 有乳腺癌或结肠癌史者使附件肿块的恶性危险性增加时,应选择开腹手术,不行腹腔镜手术。

2. 家族史 直系亲属中有卵巢癌史或家族中有乳腺癌、结肠癌、宫内膜癌和卵巢癌者,则罹患卵巢恶性肿瘤的可能性增加,也应选择开腹手术。

3. 年龄 绝经后妇女附件恶性率较高,故腹腔镜下手术时,应特别谨慎小心,施双侧附件切除术,术中送冰冻病理切片做病理学检查。

4. 阴道检查 触诊盆腔肿块为单侧、活动、无粘连、囊性、边界清晰,良性可能性大,可行腹腔镜下手术。

5. B超 鉴别良、恶性,附件双侧实性包块。隔厚 > 2mm,边界不规则或有乳头状突起,或有腹水,或簇状肠管,则恶性可能性大;而单侧,边界规则、囊性、单房的卵巢肿瘤则可能为良性,可行腹腔镜下手术。

6. 血清 CA125 测定 正常值 < 35kU/L,97% 良性盆腔肿物 CA125 < 35kU/L;妇女年龄 > 50 岁时,CA125 > 35kU/L,80% 为恶性肿物。

术前常规测定 CA125,并应排除卵巢皮样囊肿,急、慢性输卵管炎,子宫内膜异位症,子宫肌腺症,子宫肌瘤,妊娠等所致的 CA125 升高。

术中对卵巢瘤性质再次评估的措施如下:

1. 行腹腔液或腹腔冲洗液细胞病检。

2. 细查盆腔及卵巢肿物大小、形态,必要时行囊肿穿刺术。若穿刺液为黄色清亮、巧克力汁状或为油脂,通常属良性;如为血性,则可能为恶性。

3. 全面探查膈肌下,肝表面,网膜,胃、肠表面,结肠侧沟,腹膜面等。

4. 经腹、盆腔及生殖器探查,确定为良性囊肿后,开始行腹腔镜手术。

5. 做手术。术中根据盆腔肿物的实际情况,选择不同术式。

三、腹腔镜卵巢活检术

【适应证】

1. 临床上不能确定性质的卵巢疾患。

2. 闭经。

【手术步骤】

用带钩的活检钳夹取卵巢组织,必须含有卵巢皮质和间质组织。将取出组织送病理学检查。如有出血,可用局部电凝法止血(图9-1-6)。

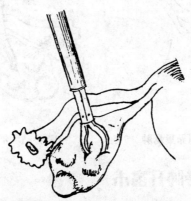

图9-1-6 活检钳夹取卵巢组织

四、腹腔镜卵巢囊肿穿刺抽吸术

【适应证】

1. 良性卵巢囊肿。

2. 壁薄发亮的蓝色囊肿。

3. 绝经前妇女,卵巢囊肿直径<3cm 的功能性肿瘤。

4. 诱发排卵后持续存在的囊肿。

【禁忌证】

1. 恶性卵巢囊肿。

2. 畸胎瘤(卵巢皮样囊肿)。

3. 可能引起腹腔种植的卵巢瘤,如黏液性卵巢瘤等。

【手术步骤】

(一)固定卵巢瘤

最好用子宫内或经腹部的一个探针将它压向前侧方顶住骨盆壁使之稳定,以利于进行卵巢囊肿穿刺。

(二)穿刺卵巢囊肿

腹腔镜下穿刺针经腹腔镜的手术通道或第2个套针进入穿刺卵巢囊肿(图9-1-7)。

将囊内容物引流出来,将收集的引流物做细胞学检查,用活体组织钳取出囊壁组织样本做组织学检查。然后用双极电凝固或热凝固法处理伤口边缘,认真止血,这样有助于防止粘连形成和囊内容物再聚集。腹腔镜下采取卵巢囊肿活体组织(图9-1-8)。

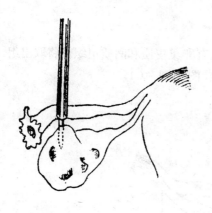

图9-1-7　穿刺卵巢囊肿

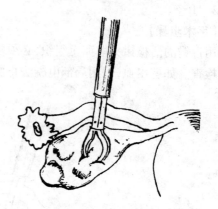

图9-1-8　组织钳取囊壁

五、腹腔镜卵巢囊肿开窗术

【适应证】

良性卵巢囊肿与周围严重粘连无法剥除者。

【禁忌证】

1. 卵巢恶性肿瘤。

2. 卵巢黏液性囊肿。

3. 卵巢畸胎瘤。

【手术步骤】

在囊壁上开窗2~5cm,取下囊壁组织送病检。通过窗口烧灼囊内壁(图9-1-9)。

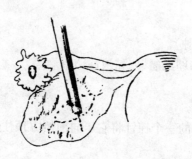

图9-1-9　通过窗口烧灼囊内壁

六、腹腔镜卵巢囊肿剥除术

【适应证】

1. 卵巢生理性囊肿。

2. 单纯性囊肿。

3. 皮样囊肿。

4. 巧克力囊肿。

【禁忌证】

卵巢恶性瘤。

【手术步骤】

（一）电凝切口部

用无损伤抓钳,抓起卵巢固有韧带,用激光切开或用电凝器在预定切口部位电凝（图 9 – 1 –10）。

（二）剪开卵巢囊肿包膜

用钩剪剪开卵巢囊肿包膜长约 5 ~7cm,剪开包膜至囊肿露出（图 9 – 1 –11）。

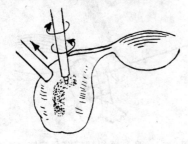

图 9–1–10　电凝切口部

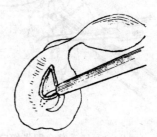

图 9–1–11　切开卵巢囊肿包膜

（三）剥离卵巢囊肿

用活检钳向两侧拉开,分离包膜,暴露囊肿,用大匙钳或抓持钳将囊壁抓住,继续剥离包膜,直至将囊肿完全分离。囊肿较大时,可先行囊肿穿刺,将囊内液抽吸干净后再行剥离术（图 9 – 1 –12）。

（四）抽空囊液（图 9 – 1 –13）

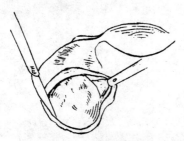

图 9–1–12　剥离卵巢囊肿

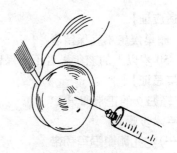

图 9–1–13　抽空囊液

(五)取出囊壁

抽空囊液后,用"卷发技术"将囊壁完整取出。即用活检钳夹住囊壁,以其为轴旋转,犹如卷发器,将囊壁边撕裂,边卷在活检钳上,将囊壁剥尽取出;或通过扩大耻骨上切口取出;或自腹壁切口取出;或在腹腔镜监视下,切开阴道后穹隆,将其完整取出(图9-1-14)。

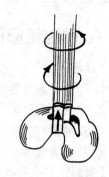

图9-1-14 取出囊壁

(六)冲洗盆腔

卵巢囊肿剥出囊壁切除后,用温盐水充分冲洗盆腔,以使视野清晰,并检查卵巢剥离创面。

(七)缝合卵巢切口

囊肿取出后,应对卵巢组织进行修剪,使其靠拢,并电凝卵巢内壁,充分止血,内翻卵巢边缘,采用内缝技术闭合卵巢切口,应用5mm持针器与3mm持针器相互配合间断缝合卵巢切口(图9-1-15和图9-1-16)。

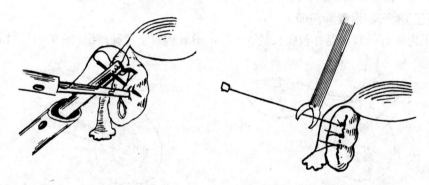

图9-1-15 缝合卵巢切口　　　　图9-1-16 卵巢切口缝合完毕

【注意事项】

1. 尽量少缝合,以减少粘连。

2. 皮样囊肿液外溢时,应用大量温生理盐水反复冲洗,冲洗时摇动手术床,以便冲洗彻底。

七、腹腔镜卵巢切除术

【适应证】

1. 卵巢疾患不宜保留者。

2. 50岁以上的老年患者不需保留卵巢者。

【禁忌证】

年轻妇女的正常卵巢。

【手术步骤】

(一)结扎卵巢固有韧带

拟做某侧卵巢切除术时,经该侧耻上穿刺的套管鞘置入内套圈,大抓钳穿过套圈抓住卵巢。经对侧耻上穿刺的套管鞘置入无损伤抓钳以辅助套圈的位置。用力牵住抓住卵巢的大抓钳,将内套圈推至卵巢固有韧带,输卵管系膜的最外侧,内套圈打结(滑结)。依次共打3个结(图9-1-17)。

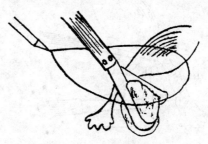

图9-6-17　套扎卵巢固有韧带

(二)切下卵巢

用钩剪刀在第2与第3结扎线间横行切断卵巢固有韧带(图9-1-18)。

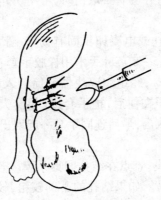

图9-1-18　切下卵巢

用生理盐水充分冲洗盆腔后,将卵巢切除后留下的残端,用点状内凝器做浅表内凝止血(图9-1-19)。

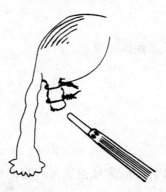

图9-1-19　点凝卵巢残端

或提起卵巢拉向正中,电凝卵巢固有韧带后剪断,向正中向侧方分步凝切卵巢系膜血管,直至游离整个卵巢(图 9 - 1 - 20)。

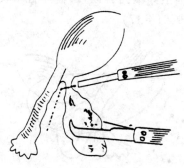

图 9 - 1 - 20　电凝卵巢固有韧带

(三)取出卵巢

切下的卵巢不能经 11mm 直径套管中取出时,可用切碎器切碎后取出或扩大腹壁切口完整取出。

也可用"三套圈结扎"法结扎或电凝卵巢固有韧带、骨盆漏斗韧带及输卵管系膜后,剪下卵巢。把已准备好的 7.5 ~ 8 英寸手术用橡胶手套卷成圆柱状(掌指关节处已用粗丝线扎紧,并剪去指套部分),经组织碎块器套筒置入盆腔。把剪下的卵巢装入手套内,闭合手套边,用一把钳子夹住后,把手套边(手套大部分仍在腹腔内)拉出腹壁外。在手套内剪碎肿块分次取出,最后连同手套一起取出腹腔。

【注意事项】

用"三套圈结扎"法切除卵巢,难点在结扎卵巢系膜。若没有输卵管切除禁忌证,附件切除比单纯卵巢切除更容易。如果结扎的蒂部较粗、较短时,应把骨盆漏斗韧带单独缝扎(或电凝)后切断,以防残端套扎滑脱出血。

八、腹腔镜输卵管卵巢切除术

【适应证】

1. 患卵巢疾患不易保留者。

2. 50 岁以上的老年患者不需保留卵巢者。

【禁忌证】

1. 良性卵巢瘤。

2. 年轻妇女的正常卵巢。

【手术步骤】

(一)结扎附件

在拟切除附件的一侧导入内套圈,大抓钳穿过内套圈夹住拟切除的输卵管与卵巢,拉向对侧盆腔(图 9 - 1 - 21)。

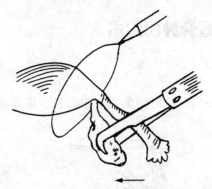

图 9 - 1 - 21 套扎附件

(二)切断附件

三套圈打完后,大抓钳尽量拉紧卵巢,钩剪横行切断附件(图 9 - 1 - 22)。

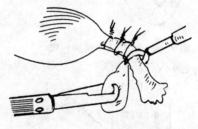

图 9 - 1 - 22 切断附件

(三)取出附件

将输卵管卵巢分离,经 11mm 套管取出输卵管,卵巢切成碎块后取出;或用"橡皮手套取出法"取出切下的附件(图 9 - 1 - 23)。

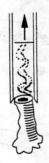

图 9 - 1 - 23 取出附件

【注意事项】

1. 粉碎切下的附件,可从其中一腹壁切口取出或切开阴道后穹隆完整取出。

2. 手术首先必须识别与排除输尿管,避免误伤之。

3. 施行卵巢切除及附件切除术时,小于 7cm 直径的肿块,尽量应用"橡皮手套取出法"无"污染"地取出腹腔。

九、腹腔镜卵巢冠囊肿切除术

【手术步骤】

（一）切开囊肿包膜

在囊肿上行长约2cm切口,切时避免损伤输卵管。切开囊肿外包膜后,剥离囊肿（图9-1-24）。

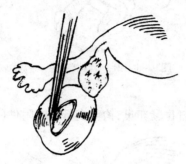

图9-1-24 切开囊肿包膜

（二）剥离囊肿（图9-1-25）

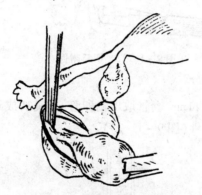

图9-1-25 将囊肿完整剥出

（三）抽吸囊液（图9-1-26）

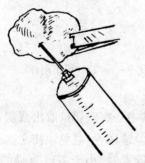

图9-1-26 抽吸囊液

(四)取出囊壁

抽吸囊肿液后,将抓持器插至囊腔内,夹住囊壁,向一方扭转,将囊壁通过腹壁切口取出。剥离创面,用双极电凝止血,腹膜切口不需关闭(图9-1-27)。

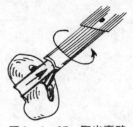

图9-1-27　取出囊壁

第二节　腹腔镜输卵管手术种类

一、腹腔镜输卵管造口术

【适应证】

1. 输卵管伞端异位妊娠。

2. 输卵管炎症性伞端粘连闭锁。

【禁忌证】

无保留价值的输卵管病变。

【手术步骤】

(一)暴露患侧输卵管

尽量吸出盆腔内血液或取出凝血块,暴露患侧输卵管。

(二)"内凝"输卵管

于输卵管妊娠部位、输卵管系膜对侧,取与输卵管纵轴平行方向,充分"内凝"一约长2~3cm、宽0.4cm的"内凝带",深达输卵管腔(图9-2-1)。

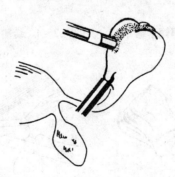

图9-2-1　内凝输卵管

(三)剪开输卵管

用微型剪剪开输卵管腔,娩出孕物(大都可因输卵管收缩自行娩出)。再用生理盐水仔细冲洗掉可能存在于输卵管腔内的绒毛,确实止血(图9-2-2)。

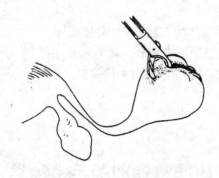

图9-2-2 剪开输卵管

(四)缝合输卵管

剪开闭锁处后,将伞端内膜向输卵管近端方向翻上,如卷袖口状(图9-2-3)。

将输卵管伞端内膜缝在输卵管浆膜面上(图9-2-4)。

缝数针将其固定在输卵管浆膜上(图9-2-5)。

完成输卵管伞端造口术。随即经举宫器注入亚甲蓝溶液,进一步证实其通畅性(图9-2-6)。

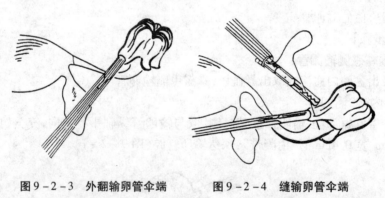

图9-2-3 外翻输卵管伞端　　　图9-2-4 缝输卵管伞端

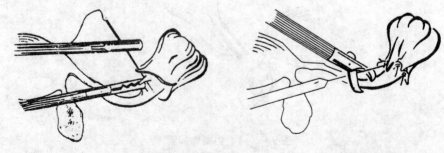

图9-2-5 将输卵管伞端固定在输卵管浆膜上　　图9-2-6 已完成输卵管伞端造口

【注意事项】

1. 施术时,可先在输卵管系膜内分数点注入5%垂体后叶加压素共约10mL,以减少切口处出血。

2. 行输卵管峡部闭锁造口术时,切开输卵管峡部后,管壁切口可不缝合,待 Ⅱ 期愈合。

3. 也可用 Nd、YAG 或 CO_2 等激光方法直接切开输卵管腔或用单极高频电流电凝切开输卵管腔。其余手术步骤同上。

4. 必要时,术毕可放置腹腔引流管 24 ~ 48 小时。

二、腹腔镜输卵管切开缝合术

【适应证】

1. 输卵管壶腹部或近壶腹部输卵管妊娠未破裂者。

2. 输卵管壶腹部或近壶腹部妊娠破裂口小,内出血少,生命体征平稳者。

【禁忌证】

1. 输卵管妊娠破裂严重,无法修补者,尤其患者已处于严重失血休克者。

2. 输卵管间质部妊娠因病灶较大,血供较丰富,手术时不易止血,不适用此术式。

3. 输卵管峡部妊娠,此术式术后也常易形成狭窄或堵塞,应慎选此术。

【手术步骤】

(一)内凝输卵管妊娠部位

在输卵管妊娠部位的系膜对侧,用点状内凝器内凝 5mm 宽、4cm 长的内凝带(图 9 - 2 - 7)。

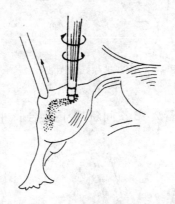

图 9 - 2 - 7 内凝输卵管妊娠部位

(二)剪开输卵管

在内凝带区域内,纵行剪开输卵管壁(图 9 - 2 - 8)。

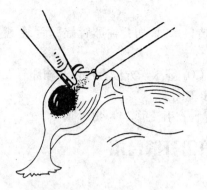

图 9 - 2 - 8   剪开输卵管

(三)排除妊娠胎物

输卵管切开后,输卵管壁收缩即可显露妊娠胎物,用活检钳取净妊娠胎物后,充分冲洗腹腔(图 9 - 2 - 9)。

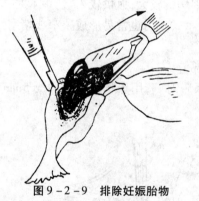

图 9 - 2 - 9   排除妊娠胎物

(四)缝合输卵管壁切口

可用"PDS",3 号带针缝线行 2~3 次间断"腔内缝合腔外打结",如盆腔内用双钳打结一样(图 9 - 2 - 10)。

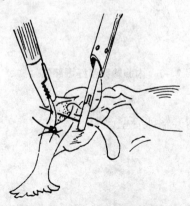

图 9 - 2 - 10   缝合输卵管壁切口

【注意事项】

1. 认真止血。

2. 充分冲洗腹腔,以防术后发生粘连。

3. 术毕腹腔内放置防粘连油以防止发生粘连。

4. 术后均需密切随访血常规、尿 HCG 变化及 B 型超声检查,以防发生持续性异位妊娠或再出血。

三、腹腔镜输卵管切除术

【适应证】

1. 输卵管妊娠输卵管病损严重者。

2. 输卵管积水无保留价值者。

3. 不需保留输卵管的老年受术者。

4. 输卵管病变严重不能保留者。

【禁忌证】

年轻需保留生育能力的输卵管病变有治愈希望者。

【手术步骤】

切除输卵管可采取下述三种术式之一。

(一)三套圈输卵管结扎切除术

1. 内套圈套扎输卵管及其系膜　在输卵管病灶近端,尽量靠近输卵管近宫角处,用套圈(Roeder-loops)套扎输卵管及其系膜(图 9 - 2 - 11)。共套扎输卵管 3 次(图 9 - 2 - 12)。

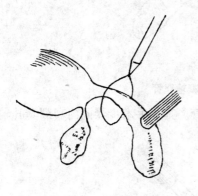
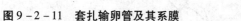
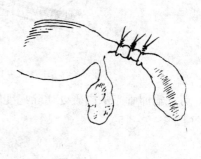

图 9 - 2 - 11　套扎输卵管及其系膜　　　　图 9 - 2 - 12　套扎输卵管 3 次

2. 剪下输卵管　在套扎远端剪下病灶,残端保留 1cm 左右。切下之病变输卵管可经 1cm 直径的组织碎块器取出(图 9 - 2 - 13)。

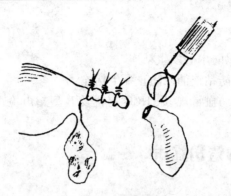

图 9 - 2 - 13　剪下输卵管

3. 注意事项

（1）必要时可改用"腔内缝合腔外打结"缝扎 1 次，再加用套圈套扎 2 次。

（2）手术结束前吸净游离血液，稍大的血块可用"匙状钳"（spoon forceps）分次取出。

（3）最后用 200 ~ 300mL 温生理盐水冲洗盆腔并吸出。

（4）术毕常规放置腹腔引流管 12 ~ 24 小时，以便及时发现可能发生因残端线结滑脱而引起的内出血。

（二）"热效应内凝固"输卵管切除术

1. 内凝输卵管　用鳄鱼嘴钳，预热温度在 120℃ ~ 140℃，于输卵管近宫角处及输卵管系膜经充分内凝（图 9 - 2 - 14）。

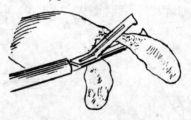

图 9 - 2 - 14　内凝输卵管

2. 剪下输卵管　从内凝处切除病变输卵管。其余手术步骤同内套圈套扎输卵管切除术（图 9 - 2 - 15）。

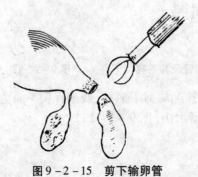

图 9 - 2 - 15　剪下输卵管

（三）高频电流电凝固输卵管切除术

1. 电凝输卵管　用双极电凝或单极电凝输卵管（图9－2－16）。

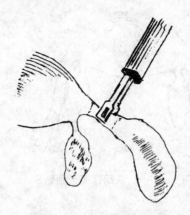

图9－2－16　电凝输卵管

2. 切下输卵管　从输卵管电凝部位剪下输卵管，其余步骤同三套圈输卵管结扎切除术（图9－2－17）。

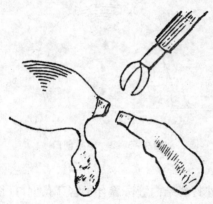

图9－2－17　剪下输卵管

第三节　腹腔镜子宫手术种类

一、腹腔镜子宫穿孔修补术

【适应证】

刮匙等器械导致子宫穿孔者。

【手术步骤】

以刮匙子宫穿孔为例。

(一)退出刮匙

从阴道将刮匙退出(图9-3-1)。

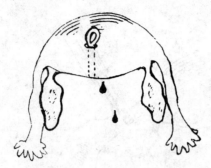

图9-3-1　从阴道退出刮匙

(二)电凝创口

用点状内凝器凝固子宫穿孔部位(图9-3-2)。

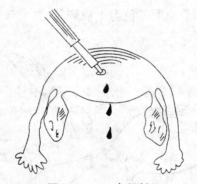

图9-3-2　电凝创口

(三)缝合创口

妥善止血后,用腔外打滑结内缝法缝合子宫穿孔创口(图9-3-3)。

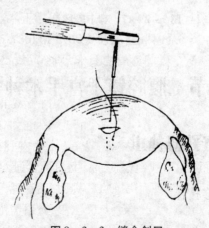

图9-3-3　缝合创口

(四)冲洗盆腔

子宫穿孔创口缝合完毕,认真冲洗盆腔,术毕(图9-3-4)。

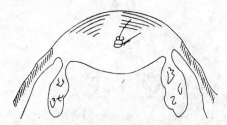

图9-3-4 子宫穿孔创口已缝好

二、腹腔镜宫内节育器子宫穿孔修补术

【适应证】

宫内节育器子宫穿孔者。

【手术步骤】

(一)电凝创口

用点状内凝器(加热至120℃)凝固宫内节育器的周围,深达3mm,内凝后组织变白(图9-3-5)。

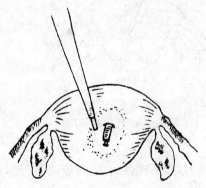

图9-3-5 电凝创口周围

(二)取出宫内节育器

.用活检钳抓住宫内节育器一臂,将其从子宫肌层中抽出(图9-3-6)。

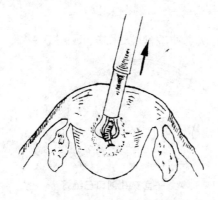

图9-3-6 取出宫内节育器

(三)电凝创口

用点状内凝器凝固子宫穿孔肌层通道,以止血及灭菌(图9-3-7)。

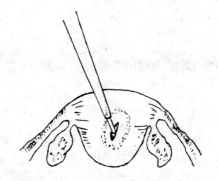

图9-3-7 电凝创口

(四)冲洗盆腔

术毕冲洗盆腔,如子宫创口无活动性出血,可不必再行缝合。

三、腹腔镜子宫浆膜下肌瘤摘除术

【适应证】

小而有蒂的子宫浆膜下肌瘤者。

【禁忌证】

子宫多发性肌瘤,且无保留子宫的必要,应选择子宫切除术。

【手术步骤】

(一)注射催产素

在子宫浆膜下肌瘤蒂根部周围注入催产素稀释液,注入2圈,每圈注入5mL(图9-3-8)。

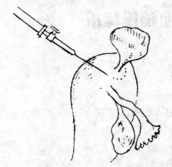

图9-3-8 注射催产素

(二)扭下肌瘤

用肌瘤夹持器夹持子宫浆膜下肌瘤,抓紧,提起,向一个方向转动蒂部,直到将瘤蒂扭下(图9-3-9)。

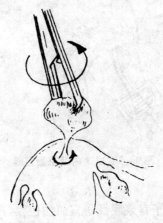

图9-3-9 扭下肌瘤

(三)取出肌瘤

用粉碎钳将取下的浆膜下子宫肌瘤粉碎,经腹腔镜取出(图9-3-10)。

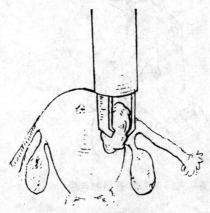

图9-3-10 取出肌瘤

四、腹腔镜子宫壁间肌瘤摘除术

【适应证】

较表浅单发子宫壁间肌瘤者。

【禁忌证】

子宫多发性肌瘤,且无保留子宫之必要者。

【手术步骤】

(一)内凝肌瘤包膜

内凝肌瘤包膜,内凝部位变白(图9-3-11)。

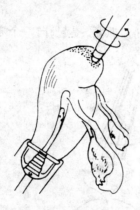

图9-3-11 内凝肌瘤包膜

(二)剪开肌瘤包膜

用钩剪剪开已内凝的子宫浆膜及子宫肌瘤包膜(图9-3-12)。

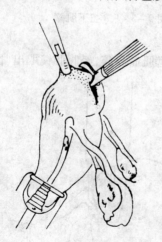

图9-3-12 剪开肌瘤包膜

(三)剥出肌瘤

剥开子宫肌瘤包膜后,用大抓钳夹持子宫肌瘤,将肌瘤剜出器加温至120℃,从包膜内剥出肌瘤(图9－3－13)。

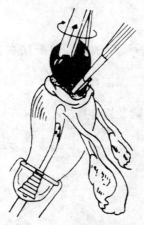

图9－3－13　剥出肌瘤

(四)缝合子宫切口

肌瘤剥出后的创面用点状内凝器或肌瘤剜出器内凝止血,用温生理盐水冲洗盆腔,以证实创面无出血。子宫肌瘤剥出后的创面内缝合闭合之。用3mm持针器夹住带有羊肠线的直针穿入创面,用5mm持针器接住,在腔外打滑结(图9－3－14)。

缝合完毕,保持表面光滑,查无出血,完成手术(图9－3－15)。

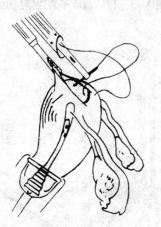
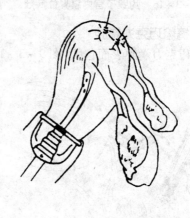

图9－3－14　缝合子宫切口　　　图9－3－15　子宫切口缝合完毕

五、腹腔镜子宫内膜异位症手术

【适应证】

年轻的子宫内膜异位症患者,要求保留生育机能者。

【禁忌证】

1. 年老的子宫内膜异位症患者。

2. 复发的严重的子宫内膜异位症以采取腹式子宫内膜异位症根治术为宜。

【手术步骤】

(一)电凝子宫内膜异位病灶

散在的浅表的子宫内膜异位病灶,用激光或电凝法在镜下给予灼毁(图9-3-16)。

(二)切除病灶

大的子宫内膜异位病灶给予摘除及缝合(图9-3-17)。

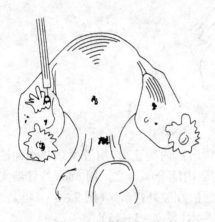 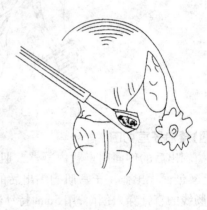

图9-3-16　灼毁子宫内膜异位病灶　　　图9-3-17　摘除子宫内膜异位病灶

(三)摘除巧克力囊肿

内凝巧克力囊肿表面包膜(图9-3-18)。剥除巧克力囊肿(图9-3-19)。

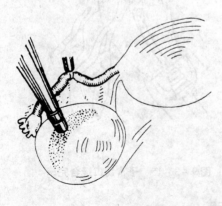 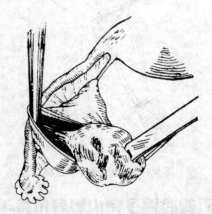
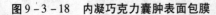

图9-3-18　内凝巧克力囊肿表面包膜　　　图9-3-19　剥除巧克力囊肿

将巧克力内囊剥除后,将剩余的健康的且血供良好的卵巢组织缝合,形成一新的卵巢(图9-3-20)。卵巢成形术毕(图9-3-21)。

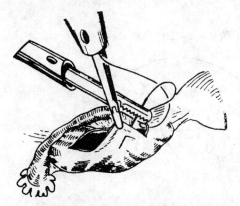

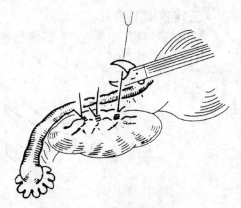

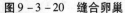

图 9 – 3 – 20 缝合卵巢　　　　　　　图 9 – 3 – 21 卵巢成形术毕

(四)切除附件

病损严重的附件可按内套圈法结扎附件根部,以备切除之(图 9 – 3 – 22)。切除附件内套圈共 3 次(图 9 – 3 – 23)。剪下附件(图 9 – 3 – 24)。电凝附件子宫侧残端,以加强止血(图 9 – 3 – 25)。

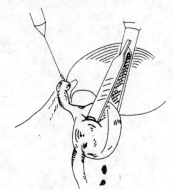

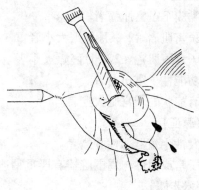

图 9 – 3 – 22 套扎附件根部　　　　　图 9 – 3 – 23 切除附件内套扎 3 次

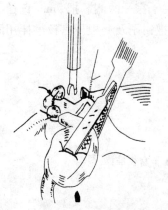

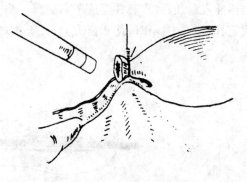

图 9 – 3 – 24 剪下附件　　　　　　　图 9 – 3 – 25 电凝附件残端

（五）缩短圆韧带

将圆韧带缩短，可避免子宫后倾粘连（图 9－3－26）。

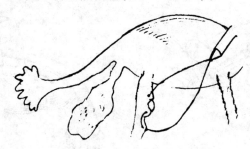

图 9－3－26　缩短圆韧带

六、腹腔镜子宫切除术

腹腔镜子宫切除术系指标准腹腔镜子宫颈筋膜内 SEEM 子宫切除术。

【适应证】

1. 黏膜下子宫肌瘤者。
2. 子宫肌瘤≤2 个月妊娠大小者。
3. 子宫腺肌症≤2 个月妊娠大小者。
4. 功能性子宫出血者。
5. 有症状的子宫肥大症者。

【禁忌证】

1. 女性生殖器恶性肿瘤者。
2. 子宫或附件与周围脏器有严重粘连者。

【手术步骤】

（一）使子宫成中位

常规消毒外阴、阴道后，用两把单齿钳分别钳夹子宫颈两侧。把 5mm 直径子宫校准棒插入宫颈管、宫腔并穿透子宫底部。将上述两把钳子及一根子宫校准棒用固定器固定，以便术中操作保持子宫方向（图 9－3－27）。

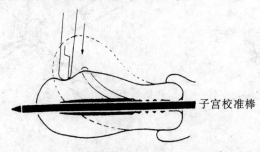

子宫校准棒

图 9－3－27　插入子宫校准棒

(二)处理双侧附件和圆韧带(保留或切除附件)

带线缝针从阔韧带后叶子宫旁无血管区穿入,从阔韧带前叶穿出,内套圈结扎两次,在两次结扎线间切断(图9－3－28)。

在圆韧带、输卵管及卵巢固有韧带已切断结扎的残端上,再加内套圈结扎线一道,以加固止血(图9－3－29)。在子宫角残端再缝扎一道(图9－3－30)。

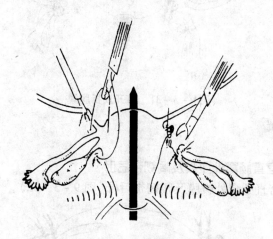

图9－3－28　套扎附件

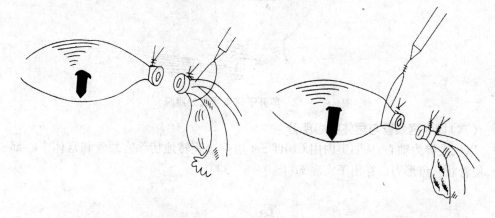

图9－3－29　剪下附件　　　　　　图9－3－30　在宫角残端再缝扎一道

(三)剪开反折腹膜

在阔韧带前后叶间与膀胱腹膜反折处注入生理盐水,盐水内可加垂体后叶加压素,以减少局部出血及行水压分离。借助水压分离,剪开反折腹膜阔韧带前叶(图9－3－31)。

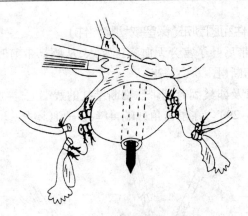

图 9 - 3 - 31　剪开反折腹膜

(四)推下膀胱

稍推下膀胱。

(五)剪开子宫直肠窝处腹膜及阔韧带后叶

横行剪开子宫直肠窝处腹膜及阔韧带后叶(图 9 - 3 - 32)。

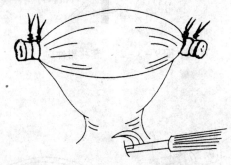

图 9 - 3 - 32　剪开子宫直肠窝处腹膜

(六)切除宫颈管与宫体中心部分

以校准棒为轴心,从阴道内用 CURT Set 边推边旋转地切除宫颈管和宫体中心部分,使管状锯齿形刀口穿出子宫底部(图 9 - 3 - 33)。

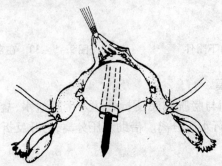

图 9 - 3 - 33　切除宫颈管与宫体中心部分

(七)穿缝膀胱反折腹膜

用肠线穿缝膀胱反折腹膜(图9-3-34)。

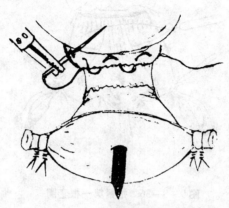

图9-3-34 穿缝膀胱反折胶膜

(八)放置套圈

在宫体与宫颈间放置套圈,置于子宫峡部以下(图9-3-35)。

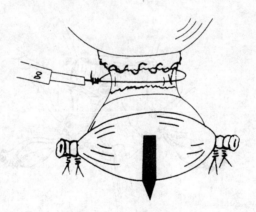

图9-3-35 放套圈

将缝膀胱反折腹膜的肠线向前腹壁两侧牵引(可把线两端穿出腹腔外面),放入第1根 Roeder 套圈,稍收紧,置于子宫峡部以下。退出 CURT Set,立即抽紧第1根套圈,以防可能发生气栓(图9-3-36)。

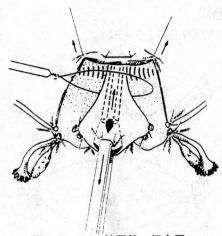

图 9 - 3 - 36　抽紧第一根套圈

(九)切下宫体

置入第 2、3 根套圈并扎紧后,于结扎线之上切或剪下宫体。宫体暂放入腹腔内(图 9 - 3 - 37)。

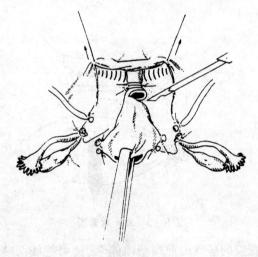

图 9 - 3 - 37　切下宫体

(十)固定附件残端

将附件残端固定于宫颈两侧筋膜(图 9 - 3 - 38)。

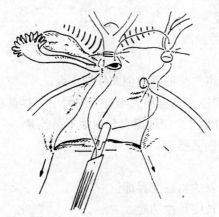

图 9 - 3 - 38　固定附件残端

(十一)残端腹膜化

将膀胱反折腹膜,缝合于残端宫颈后下方的筋膜,使残端腹膜化(图 9 - 3 - 39)。

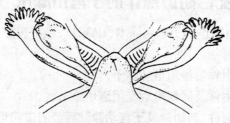

图 9 - 3 - 39　残端腹膜化

(十二)取出宫体

切下之宫体用直径 15 ~ 20mm 管状锯齿形刀口、大组织碎块器取出(图 9 - 3 - 40)。切下的宫体中心部分组织(图 9 - 3 - 41)。切下的宫颈(图 9 - 3 - 42)。

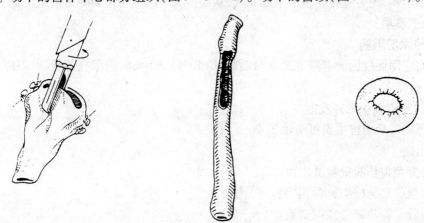

图 9 - 3 - 40　取出宫体　　图 9 - 3 - 41　取出宫体中心组织　　图 9 - 3 - 42　切下的宫颈

(十三)冲洗盆、腹腔

术后需认真冲洗盆腔及腹腔。

【注意事项】

1. 手术结束前必须将宫颈筋膜内创面仔细止血。

2. 选用 CURT 时,需注意其直径大小与宫颈大小应尽量相匹配,以免切除组织过多引起损伤,或出血或切除过少使残留宫颈残端不易扎紧。

3. 术后需积极预防创面感染。

【术式优点】

1. 切除子宫颈癌好发的鳞柱交界部位。

2. 保留了阴道原有长度和性功能。

3. 残存宫颈组织与筋膜易于套扎、扎紧,不易损伤筋膜外输尿管或子宫血管。

4. 残存宫颈组织愈合快。

七、腹腔镜下配合阴道操作的子宫切除术

腹腔镜下配合阴道操作的子宫切除术(LAVH),系由腹腔镜手术和阴道手术以不同的方式组合而成。

1. 腹腔镜下处理附件后经阴道切除子宫。

2. 腹腔镜下处理附件及圆韧带后经阴道切除子宫。

3. 腹腔镜下处理附件、圆韧带及子宫动静脉后经阴道切除子宫。

4. 腹腔镜下处理附件、圆韧带、子宫动静脉、宫骶韧带及切开阴道前、后穹隆后,经阴道或腹部夹切主韧带并从阴道取出子宫。

LAVH 兼有剖腹及经阴道手术的优点,可以把子宫切除或估计经阴道操作困难的部分手术步骤,先通过腹腔镜手术来完成,从而扩大了阴道子宫切除术的适应证。

【注意事项】

(一)术前用药

术前应用促性腺激素释放激素激动剂(GnRHa)、RU486、丹那唑等药物,以缩小宫体,利于操作。

(二)腹腔镜手术并发症

1. 感染 给予抗生素可防治感染。

2. 出血

(1)穿刺损伤腹壁静脉出血。

(2)误伤动脉(髂总、髂内动脉等)出血。

(3)骨盆漏斗韧带残端出血。

3. 损伤

(1)误伤肠管。

(2)误伤膀胱。

（3）误伤输尿管。

4.嵌顿

（1）脐孔处大网膜嵌顿。

（2）穿刺口小肠嵌顿。

5.气肿

（1）网膜气肿。

（2）皮下气肿 皮下气肿的特点为皮下捻发音,可自行消失。

（三）并发症防治

1.注意腹腔镜下操作技术需于术前训练。

2.术中操作应避免损伤血管。

3.小心避开肠管、膀胱、输尿管。

4.术中二氧化碳流量通常为 3～5L/min,以避免形成气肿并发症。

5.形成气腹后再切开脐孔处皮肤,可避免对腹膜后血管及脏器的误伤。

6.术中腹腔压力以 1.7～2.0kPa 为宜。

7.术中操作时应密切注视电视荧光屏,一旦发现出血、损伤等意外,应及时止血及修补,必要时请外科、泌尿科医师会诊协同治疗。

8.术后密切观察病情变化及生命体征——血压、脉搏、呼吸、体温等,必要时行 B 超检查,出现异常及时救治。

八、腹腔镜子宫内膜全切除术

【适应证】

子宫良性出血性疾病者。

【禁忌证】

子宫恶性肿瘤者。

【手术步骤】

（一）切除子宫内膜及子宫颈管内膜

应用前述的 CURT 工具,可切除约80%的子宫内膜及全部子宫颈管内膜,包括子宫移行带（图9－3－43）。

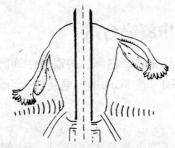

图9－3－43 切除子宫内膜及宫颈管内膜

（二）内凝宫内膜

剩下的子宫内膜,可用120℃的内凝头内凝破坏(图9-3-44)。

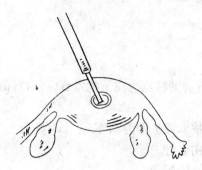

图9-3-44　内凝宫内膜

（三）缝合子宫穿孔

子宫体底部的柱状穿孔,可行腹腔镜下"腔内缝合"(图9-3-45)。

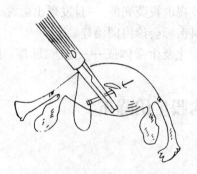

图9-3-45　缝合子宫穿孔

第四节　腹腔镜绝育术

一、腹腔镜输卵管电凝绝育术

通过高频电流所产生的热能破坏输卵管的通畅性,可分为单极法与双极法两种。双极电凝处组织炭化范围可达3cm,单极电凝可达5cm或5cm以上。

【手术步骤】

（一）电凝输卵管

采用双极电凝术进行输卵管电绝育术,在输卵管峡部上下共灼3处,相距0.5cm (图9-4-1)。

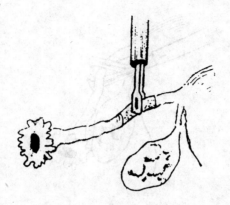

图 9 - 4 - 1　电凝输卵管

（二）切断输卵管

切断输卵管（图 9 - 4 - 2）。

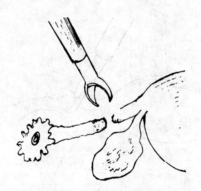

图 9 - 4 - 2　切断输卵管

【注意事项】

1. 通电时将输卵管提高，以免伤及周围组织。

2. 用双极高频电凝输卵管，受凝区发白，受凝区应超过抓持钳钳夹的范围。

3. 用单极高频电凝输卵管时，每侧输卵管电凝 20 秒钟即可（受凝区发白，中间散在发黑的组织）。

二、腹腔镜输卵管内凝绝育术

低电压热效应内凝固技术，即"内凝"，温度控制在 $100℃ \sim 140℃$ 使组织蛋白内凝固，组织破坏可深达 3mm，术后不会引起输卵管与周围粘连。

【手术步骤】

（一）内凝输卵管

用鳄鱼嘴钳在输卵管距子宫角 3cm 左右处行内凝输卵管，内凝 2 次（图 9 - 4 - 3）。

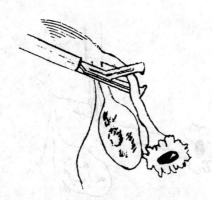

图 9-4-3 内凝输卵管

(二)切断输卵管

用钩剪切断输卵管已凝固部位(图 9-4-4)。

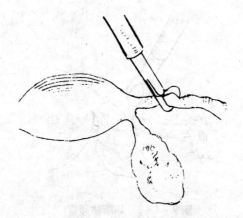

图 9-3-4 切断输卵管

输卵管全层已被切断(图 9-4-5)。

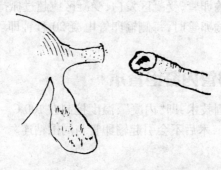

图 9-4-5 已切断输卵管

三、腹腔镜输卵管银夹绝育术

【手术步骤】

(一)提起输卵管

安放输卵管夹前,应先用无损伤钳拉紧输卵管,以防输卵管肌层收缩,绝育夹滑脱(图9-4-6)。

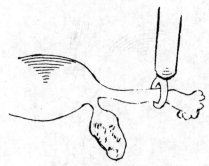

图9-4-6 提起输卵管

(二)安放绝育夹

输卵管夹需夹住输卵管全层,并固定于输卵管系膜,继之,关闭上夹器的颌部(图9-4-7)。

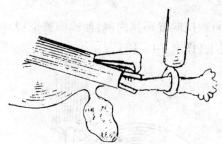

图9-4-7 放置绝育夹

绝育夹已放置完毕(图9-4-8)。

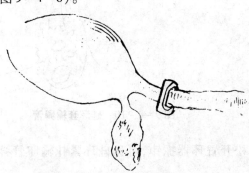

图9-4-8 绝育夹安放毕

四、腹腔镜输卵管硅环绝育术

【手术步骤】

(一)提起输卵管

将环放置器(直径11mm)的抓钳在输卵管靠近子宫角约2~3cm处抓住,并提起(图9-4-9)。

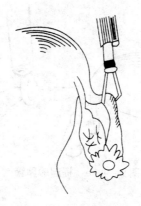

图9-4-9 提起输卵管

(二)硅环套输卵管

环放置器抓钳将输卵管拉向置环器内侧,使输卵管形成袢置环器外筒以活塞样外推,硅环即被套在输卵管上(图9-4-10)。

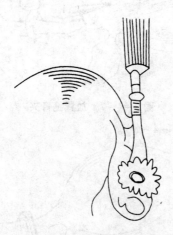

图9-4-10 硅环套输卵管

套环完成后,松开置环器抓钳,可见硅环紧扎输卵管袢已缺血变白(图9-4-11)。

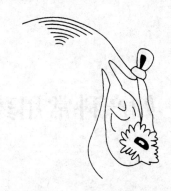

图 9 - 4 - 11 硅环放置毕

五、腹腔镜结扎输卵管绝育术

【手术步骤】

(一)结扎输卵管

将内套圈放入盆腔,用无损伤活检钳将输卵管拉入套圈内,离宫体 2cm 处,将输卵管折成袢,在其底部打滑结关闭内套圈,结扎输卵管(图 9 - 4 - 12)。

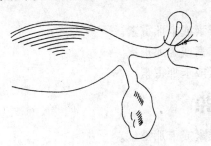

图 9 - 4 - 12 结扎输卵管

(二)切断输卵管

用钩剪横行切断输卵管,检验输卵管断面确认无出血,术毕(图 9 - 4 - 13)。

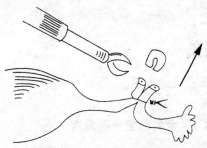

图 9 - 4 - 13 切断输卵管

第十章　妇产科常用药物

第一节　抗生素有协同作用的联合应用

给药原则:选择抗生素,应根据药物敏感度测定结果选用敏感抗生素。

一、金黄色葡萄球菌

1.青霉素 + 链霉素。
2.红霉素 + 氯霉素。
3.氨苄西林 + 庆大霉素或卡那霉素。
4.先锋霉素 + 庆大霉素或卡那霉素。
5.氯霉素 + 庆大霉素或卡那霉素。

二、大肠杆菌感染

1.氨苄西林 + 庆大霉素或卡那霉素。
2.先锋霉素 + 庆大霉素或卡那霉素。
3.羧苄西林 + 庆大霉素、卡那霉素或链霉素。
4.卡那霉素 + 氯霉素。
5.庆大霉素 + 氯霉素。
6.多黏菌素 + 氯霉素。

三、变形杆菌感染

1.卡那霉素 + 庆大霉素或链霉素。
2.卡那霉素 + 氯霉素。
3.羧苄西林 + 庆大霉素、卡那霉素或链霉素。

四、绿脓杆菌感染

1.多黏菌素 + 羧苄西林。

2. 庆大霉素＋羧苄西林或多黏菌素。

3. 庆大霉素＋氨苄西林。

第二节　宫缩剂与引产药

表 10 - 2 - 1　常用宫缩剂与引产药

药 品 名 称	作 用 及 用 途	用法、剂量	副作用及毒性	配伍禁忌及注意点
催产素 Oxytocinum （Pitocin）	对子宫有收缩作用。小剂量可增强子宫的节律性收缩,大剂量能引起强直性收缩,使子宫肌层内的血管受压迫而起止血作用。用于流产及产前子宫收缩无力、产后出血及子宫复旧不全等	10 ~ 20U/次,肌注、皮下或静注、静滴		1. 足月妊娠的引产或催产时需静滴用药,1 ~ 2U/次,以 5% 葡萄糖液 200mL 稀释后,控制速度缓缓滴入,开始时 8 ~ 10 滴/min,以后视子宫收缩情况而增减,最快不超过 40 ~ 60 滴/min 2. 有盆头不称、剖宫产史及胎位异常者忌用
硫酸司巴丁 （司巴丁） Sparteinum （Sparteine Sulfate）	抗心律药,用于室性心动过速,亦可加强子宫收缩,常用于催产	100mg/次,每隔 2 ~ 4 小时 1 次,不超过 4 次,肌注		如有强直性子宫收缩而宫口不开时,应立即注射阿托品 0.25 ~ 0.5mg
麦角新碱 Ergonovinum （Ergometrine）	对子宫平滑肌有直接作用,引起子宫的强直性收缩,压迫血管以制止出血。用于产后子宫收缩不良,产后出血及月经过多	0.2 ~ 0.5mg/次,口服 0.2 ~ 0.4mg/次,必要时半小时后要重复一次,肌注		1. 孕妇忌用,动脉硬化、高血压、冠心病患者及对麦角过敏者忌用 2. 静滴给药,可以葡萄糖稀释后注射
益母草流浸膏	使子宫平滑肌兴奋,收缩力、张力与频率均有增加,但较麦角新碱弱,用于产后子宫复旧不全、流产后及月经过多	30g,2 次/d,口服		
脑垂体后叶注射液　Pituitrinum （Hypophysine）	内含催产素和加压素（抗利尿素）,主要用于产后出血、子宫复旧及难免流产等,亦可用于肺部大咯血及尿崩症	5 ~ 10U/次,肌注或皮下注射	偶有面色苍白、出汗、心悸、胸闷等。过敏反应者应立即停药	1. 冠心病、动脉硬化、高血压、妊高征及心脏病患者忌用 2. 不做静脉注射

药品名称	作用及用途	用法、剂量	副作用及毒性	配伍禁忌及注意点
卡孕栓	收缩子宫,用于药流、流产后或产后子宫收缩乏力、出血	1mg/次,置于后穹隆或直肠		高血压、心脏病患者忌用
前列腺素 Prostaglandium (PG)	PGE$_2$,具有兴奋子宫平滑肌,并使黄体萎缩的抗生育作用,用作引产药物(中期及足月妊娠的引产)。与催产素合用有协同作用,月经过期或早孕者可导致行经	用生理盐水稀释至 200mg/mL,宫腔内、羊膜囊外给药;200mg/次,1~2 小时 1 次。静滴:5μg/min(依宫缩强度而随时增减)	呕吐,腹泻,腹痛	引产时应注意宫缩强度,随时调节用药速度,以防子宫破裂
依沙吖啶(雷弗奴尔)Rivanolum	一般在 1~3 天内可引起宫缩,排出胎儿	50~100mg 依沙吖啶可有低热,外做宫腔灌注或羊膜腔注药(用灭菌注射用水稀释后)	可有低热,外用消毒的依沙吖啶切不可用于宫腔注射,否则能引起中毒	依沙吖啶在体内由肾脏排出,故肾功能异常者慎用(禁忌用生理盐水稀释,以防引起沉淀)
米索前列醇(简称米索)	作用同 PG	①早孕药流:与米非司酮配伍,米非司酮25mg2 次/d,空腹服 3 天,第 4 天空腹服米索600μg ②足月引产:米索100μg 一次放置于阴道后穹隆 ③死胎引产:米索100μg 阴道后穹隆放置 1 次/12 小时,最多放置 4 次	恶心、腹泻、畏寒、头痛,药物过量时高热、心速,血压下降,子宫强直收缩,胎死宫内,孕早期服用可致畸	禁忌(早孕药流):肝肾功能不良,闭经后出血史,有出血性疾患,年龄 40 岁以上,宫内节育器合并妊娠,可疑宫外孕,哺乳期妊娠、呕吐严重,药物过敏史,内分泌疾患。生殖道畸形者慎用

第三节 性激素药物及主要治疗方案

一、人工周期法

在卵巢生理功能不足时,可用雌激素及孕激素做人工周期。一般于月经第 6 天开始服药,每晚 1 次,连服 20 天。

(一)单用雌激素

1. 青春期功血、子宫发育不良、痛经或雌激素水平过低者,口服乙芪酚每日 1~

3mg。

2. 功血、闭经者,给小剂量乙芪酚,每日 0.25 ~ 0.5mg,兴奋垂体分泌促性腺激素可以促进排卵。

(二)单用孕激素

利用孕激素抑制排卵及改变子宫内膜,使内膜萎缩,用于子宫内膜异位症、功血。可选用下述药之一,根据情况决定用药时限。

1. 甲羟孕酮 4mg,每日 2 次。

2. 炔诺酮(妇康片)4mg,每日 1 次。

3. 甲地孕酮(妇宁片)4mg,每晚 1 次。

(三)雌孕激素序贯应用

乙芪酚 1mg,每晚 1 次,连服 20 天,于服药最后 5 ~ 7 天加用黄体酮 10mg,肌肉注射,连续 5 天;或服药 21 天后服甲羟孕酮 6mg,每日 2 次,服用 3 天。常用于闭经后青春期功能性子宫出血。

(四)雌孕激素合并应用

乙芪酚 0.5mg 与甲羟孕酮 4mg 口服,用于功血治疗。

(五)雄激素周期用药法

1. 甲睾酮 5 ~ 10mg,每日 2 次,连用 20 天,1 个月用量以 300mg 为限。

2. 丙酸睾酮 25mg 肌注,于月经干净后,每周 2 次。用于更年期出血、月经过多、子宫肌瘤。

二、经前疗法

(一)补充体内孕激素不足

1. 月经前 10 天,每日肌肉注射黄体酮 10mg,共 5 次。

2. 口服孕激素,例如甲羟孕酮 4mg,于月经前 2 周起每日 1 ~ 2 次,共 10 次,用于黄体发育不健全或黄体萎缩不全的功能性出血。

(二)孕雄激素合并法

黄体酮 10mg、丙酸睾酮 25mg 肌肉注射,每日 1 次,共 5 次。于月经前 7 ~ 8 天开始用药,用于功血,可减少出血量。

(三)雄激素

甲睾酮 5mg。每日 2 次。用于月经前 10 ~ 14 天,连服 10 天;或丙酸睾酮 25mg,于月经前 10 ~ 14 天开始注射,每周 2 次。适用于月经量较多的痛经患者,或用于月经前期紧张症。

三、诱导出血

(一)黄体酮类药物试验

黄体酮 10 ~ 20mg 肌肉注射,共 3 ~ 5 次;或口服甲羟孕酮 10mg 或甲地孕酮 4mg,

每晚 1 次,共 3 ~ 5 天。用于卵巢功能低落。

(二)雌激素试验

乙芪酚 0.5 ~ 1mg 连服 20 天,停药 3 ~ 5 天可出血。如无出血,表示子宫内膜对雌激素不起反应,子宫内膜受损。

(三)地塞米松试验

口服地塞米松 0.75mg,每 8 小时 1 次,连用 2 ~ 3 天,服药最后 1 ~ 2 日内收集 24 小时尿,则 17 - 羟皮质类固醇,与未服药前进行对照比较,较服药前降低 50% 以上,为正常。用于鉴别闭经原因是否由于肾上腺皮质增生肿瘤所致。

四、大剂量激素类药物疗法

(一)止血

达到流血停止或明显减少后,应继续用药,每 3 天减量 1 次,每次减药量不超过原用量的 1/3,达到维持量后,做周期疗法。

1. 雌激素

(1)乙芪酚 2 ~ 5mg,口服,每日 2 ~ 3 次;

(2)苯甲酸雌二醇 4 ~ 6mg,肌肉注射,每日 2 ~ 3 次,止血后维持量 1mg,每晚 1 次,连续 20 天;

(3)苯甲酸雌二醇 2 ~ 6mg。肌肉注射,每 4 ~ 6 小时 1 次,止血后维持量 2mg,肌肉注射,每周 2 次。

2. 孕激素　黄体酮 10 ~ 20mg,肌肉注射,每日 1 次,共 3 天,维持量改口服孕激素。

3. 雄激素　丙酸睾酮 25 ~ 50mg,肌肉注射,每日 1 次,连用 3 ~ 5 天,维持量 25mg,每周 2 次,每月以不超过 300mg 为宜。

(二)抑制泌乳

1. 苯甲酸雌二醇 4mg,肌肉注射,每日 2 次,共 3 天。

2. 乙芪酚 6mg,口服,每日 1 次,共 3 天。

(三)避孕•

避孕针 1 号,每月注射 1 次;或口服避孕药 Ⅰ 号、Ⅱ 号或探亲避孕药。

(四)假孕疗法

见子宫内膜异位症。

(五)保胎

绒毛膜促性腺激素(HCG)1000 单位,每周 2 次,肌注,用以治疗黄体不健全和习惯性流产。

(六)促排卵

氯芪酚胺(克罗米酚)可促使排卵,其作用是阻滞雌激素对下丘脑的抑制,使垂体在短时间内大量分泌促性腺激素促进排卵。

用法:先用黄体酮引起撤退性出血,出血第 5 天开始,每日口服氯芪酚胺 50mg,共

5 天,连续 3~6 周期。若仍不能诱发排卵,可视为垂体缺乏 LH 反应,应加用绒毛膜促性腺激素,于氯芪酚胺疗程结束后开始用 HCG1000~2000U,每日 1 次,共 3 天。加用 HCG 3~4 周期仍无排卵者,需做进一步检查。

(七)肾上腺皮质激素用法

1. 多毛症等男性化体征、闭经患者,可根据情况选用皮质激素治疗。

2. 盆腔炎患者,见盆腔炎治疗常规。

(八)甲状腺制剂应用

适用于肥胖代谢功能低落的月经不调患者,每日口服 1~3 次,每次 30mg。

(九)服用雌激素的副反应

1. 消化道反应 恶心、呕吐为常见副作用,与给药方式与剂量有一定关系,口服制剂比肌肉注射更易发生。症状一般出现在服药初期,1~2 周后能逐步减轻,甚至消失。

2. 对水、盐代谢的影响 雌激素有轻度水、盐的滞留作用,因此在治疗过程中引起水肿者并不少见。如用大剂量,对于心力衰竭、肾脏疾患的患者,可能会导致严重水肿,应避免使用。

3. 致癌作用 服用含雌激素的避孕药,并无明显致癌因素,若已有子宫内膜癌或乳腺癌,雌激素则能加速其生长。

妇女曾在妊娠早期使用雌激素安胎,所生女儿在青春期可罹患原发性阴道或宫颈腺癌,因此孕妇应忌服雌激素。

表 10-3-1 常用雌激素的临床应用

药名	适 应 证	剂量与用法	作用机制
己烯雌酚(乙芪酚)	青春期无排卵功血,多用于萎缩型宫内膜	3mg,3 次/d,口服,血止或显著减少后,每 3 天减量 1 次,减量不超过原量的 1/3,直至维持量 1mg,1/d,从止血起续服 15~20 日	促使子宫内膜短期内修复创面,用以止血。维持一个阶段后停药,服药期间无出血,停药后出现撤药性出血
	闭经	0.5~1mg,1 次/d,口服。连服 20 日	促使子宫内膜增生,停药后发生撤药性出血
	原发性痛经	1mg,1 次/d,口服,连服 20 日	抑制丘脑下部及脑垂体,抑制排卵,减少子宫内膜前列腺素 $F_{2\alpha}$ 的分泌
	人工周期		人工周期供应雌激素,调节丘脑下部-脑垂体-卵巢轴功能
	闭经、子宫发育欠佳(由于脑垂体及卵巢功能不足)	0.125~0.25mg,1 次/d,口服,连服 20~21 日	刺激促性腺激素分泌,促进卵巢功能
	更年期综合征		补充雌激素不足
	老年性阴道炎	0.125~0.25mg,1 次/d,口服,连续 10~20 日 0.25~0.5mg,1 次/d,塞入阴道,连用 7 日	阴道上皮增生,酸度增加,不利于致病细菌生长
	产后回奶	3mg,3 次/d,连服 3 天	抑制乳腺分泌

药名	适应证	剂量与用法	作用机制
炔雌醇	同己烯雌酚	按己烯雌酚剂量的 1/10 服用	同己烯雌酚
	服短效避孕药点滴出血时	0.005~0.025mg,1 次/d,自出血时起,服至周期末	促使内膜增生,修补内膜创面
苯甲酸雌二醇	口服己烯雌酚或炔雌醇有反应者,或用于紧急止血	按己烯雌酚剂量的 1/2~1/3 肌注	不经肠道吸收
雌三醇	更年期综合征	1mg,1 次/d,口服,连服 15~22 日	补充雌激素的不足
	老年性阴道炎		阴道上皮增生,酸度增加,不利于病细菌生长
	老年性阴道炎	5mg,1 次/d,塞入阴道,每晚 1 次,共 10 天	使阴道上皮增生,酸度增加,不利于致病细菌生长

表 10-3-2　常用孕激素的临床应用

药名	适应证	剂量及用法	作用机制
黄体酮	先兆流产,习惯性流产	10~20g,1~2 次/d,肌注	抑制子宫收缩,促使子宫内膜分泌,利于胚胎成长
	Ⅰ度闭经	10~20mg,1 次/d,肌注,连用 3~5 日	使增生期内膜转化为分泌期,停药后撤药性出血
	黄体功能不全导致的少量阴道出血		纠正黄体功能不足,用药后血止,停药后撤药性出血,使内膜正常剥脱
	黄体萎缩不全,子宫内膜不规则剥脱	10~20mg,1 次/d,自下次月经来潮前 8 天起肌注。共 5 日	补充孕激素,调节丘脑下部-脑垂体-卵巢轴功能
	人工周期	己烯雌酚周期疗法的最后 5 日,给予 10~20mg,1 次/d,肌注,连用 5 日	为人工周期中的孕激素,调整丘脑下部-脑垂体-卵巢轴功能
甲羟孕酮	Ⅰ度闭经	8~12mg,1 次/d,连服 5~10 日	同黄体酮
	黄体萎缩不全,子宫内膜不规则剥脱	8~12mg,从月经周期第 16~21 天起连服 2~10 天	同黄体酮
	原发性痛经		抑制排卵,减少子宫内膜前列腺素 $F_{2\alpha}$ 的分泌
	子宫内膜异位症	4~mg,加己烯雌酚 0.25~0.5mg 或炔雌醇 0.025mg,1 次/d,从月经第 5~6 天起连服 22~22 日	子宫内膜未充分增生即转变为分泌状态,进而萎缩退化
	月经过多		子宫内膜未充分增生,即转入分泌状态,内膜变薄撤药性出血,经量减少

续表

药名	适应证	剂量及用法	作用机制
甲羟孕酮	无排卵型功血	8～12mg,每4～6小时1次,血止或血量减少后,改为每8小时1次,以后每3日减量1次,每次减量不超过原量1/3,直至维持量2.5～5mg,1次/d,从止血起连服15～20日	使增生期或增生过长子宫内膜,转化为分泌期而止血,停药后撤药性出血,迅速剥脱
	假孕疗法,治疗子宫内膜异位症	4mg,3次/d,连服1周,继以8mg,2次/d,连服1周,再继以10mg,2次/d,连服3～6月	子宫内膜转变为分泌期,并出现类似蜕膜样变化,进而萎缩退化,逐步增加剂量,防止突破性出血
甲地孕酮(妇宁片)	Ⅰ度闭经	4～6mg,1次/d,连服5～10日	同黄体酮
	原发性痛经,子宫内膜异位症,月经过多	4mg加己烯雌酚0.25～0.5mg,1次/d,从月经第5～6天起连服20～22日	同黄体酮
	无排卵型功血	8mg,每4～6小时1次,血止或流血减少后改为8小时1次,以后每3日减量1次,每次减量不超过原量1/3,直至维持量2.5～5mg,1次/d,从止血起续服15～20日	同黄体酮
炔诺酮(妇康片)	黄体萎缩不全	2.5～5mg,1次/d,连服5～10日(自月经周期第16～21日起)	同黄体酮
	原发性痛经		抑制排卵,减少子宫内膜前列腺素 $F_{2\alpha}$ 的分泌
	子宫内膜异位症	2.5～5mg加己烯雌酚0.25～0.5mg(或炔雌醇0.025mg),1次/d,从月经第5天开始连服20～22日	子宫内膜未充分增生即转变为分泌状态,进而萎缩退化
	月经过多		子宫内膜未充分增生即转入分泌状态,内膜薄,撤药性出血量少
	假孕疗法,治疗子宫内膜异位症	5mg,1次/d,连续服用1周,继以10mg,1次/d,连服2周,再继以10mg,2次/d,连服3～6月	子宫内膜转变为分泌期并出现似蜕膜样变化,进而萎缩退化,逐步增加剂量,防止突破性出血
	无排卵功血	5～7.5mg,每4～6小时1次,血止或血减少后,每8小时1次;以后每3日减量1次,每次减量不超过原量1/3,直至维持量2.5～5mg,1次/d。从止血起续服15～20日	使增生期及增生过长子宫内膜转化为分泌期而止血,停药后撤退性出血,迅速剥脱。炔诺酮有雌及雄激素作用,止血作用较完善,撤血量少
乙酸孕酮	子宫内膜癌	500～1500mg肌注,每周2次	内膜癌细胞分泌衰竭,退化
复方黄体酮	Ⅱ度闭经,月经淋漓不净	1mL,1次/d,肌注,连用3～5日	有雌、孕激素作用

表 10-3-3 常用雄激素的临床应用

药名	适应证	剂量及用法	作用机制
丙酸睾酮	更年期功血,子宫肌瘤	25mg 肌注,每 7 日 1 次;经期 1 次/d,连用 3 日	子宫平滑肌收缩,减少出血量,有对抗雌激素作用
	子宫内膜异位症		抑制促性腺激素的分泌,使异位的子宫内膜萎缩
	功血	25mg 加黄体酮 20mg,肌注,1 次/d,共 5 日,经前 8 天开始	黄体酮用作药物性刮宫,使异位的子宫内膜萎缩
甲基睾丸素	更年期功血,子宫肥大,子宫肌瘤,子宫内膜异位症	5~10mg,1 次/d,舌下含化,月经周期第 6 天起,共 20 日	同丙酸睾酮
	功血	5~20mg,舌下含化,加炔诺酮 2.5mg,口服,1 次/d,月经周期第 16 天起共 10 日	同丙酸睾酮加黄体酮
	更年期综合征	5~10mg,舌下含化,加己烯雌酚 0.25mg,1 次/d,月经周期第 6 天起至 20 日	雌激素补充卵巢分泌不足,雄激素对抗雌激素对子宫内膜作用
三合激素	更年期功血	1mL,1 次/d,肌注,共 3 日,于经前 8 天开始	黄体酮用作药物性刮宫,雌二醇修补子宫内膜,睾酮减少撤药性出血量
	功血少量出血不止	1mL,1 次/d,肌注,共 3 日	作用同上

第四节　孕期用药指南

孕妇用药需慎重,应注意以下事项:

1. 只有药物对母亲的益处多于对胎儿的危险时,考虑在孕期用药。若有可能,在怀孕的前 3 个月内应避免用任何药。

2. 孕期药物代谢比非孕期明显减慢。

3. 某些药物对胎儿的影响比对母亲重,如氯霉素(由于胎儿缺乏葡萄糖醛酸转移酶,故可出现灰婴综合征)。

4. 药物对胎儿的作用可能与预期发生的母亲身上的药理作用不同,例如反应停曾作为孕期催眠止吐泻,但可引起胎儿短肢体畸形(海豹儿)。

5. 某些药物如己烯雌酚,可能对胎儿有迟发的不良影响,女性胎儿至青春期可罹患阴道腺癌。

6. 没有任何一种药物对胎儿的发育是绝对安全的。

7. 有致畸作用的药如细胞毒性药物,只能给予那些采取可靠避孕措施的育龄妇女。

8. 禁止在孕期试验性用药。

9.未在本指南中列出的药物并不意味是安全的。本指南仅供临床医师参考。

表 10-4-1　常用药物对孕妇的不良反应

药物	不良反应	妊娠危险时期 (早、中、晚期)
●消化系统用药		
导泻剂：		
- 液状石蜡	- 阻止脂溶性维生素(A,D,E,K)的吸收	早、中、晚
- 刺激性泻药	- 对敏感的患者可增加子宫收缩	
利胆排石药和保肝药：		
- 鹅胆酸	可能对胎儿代谢有不良影响	
●心血管及造血系统用药		
心脏用药：		
- 胺碘酮	- 可能导致新生儿甲状腺肿及心动过速	中晚
- 奎尼丁	- 在大剂量使用时有时可导致早产	早、中、晚
抗高血压药：		
- ACE抑制剂 (巯甲丙脯氨酸、西拉普利、依那普利、赖诺普利、培哚普利)	- 禁用	早、中、晚
- 苄二甲胍	- 体位性低血压,减少子宫胎盘的灌注量	晚
- 利舍平	- 接近分娩时使用,可引起新生儿心动过慢、鼻塞、萎靡、嗜睡及拒奶	晚
- 二氧嗪	- 长期使用可引起新生儿脱发并损害他们的葡萄糖耐量。 明显松弛子宫平滑肌,分娩时用药可抑制子宫收缩	中、晚
β受体阻断剂： 醋丁洛尔、吲哚洛尔、普萘洛尔	- 可引起胎儿子宫内发育迟缓,新生儿低血糖及心动过缓、胎儿低血压	晚
钙拮抗剂 阿罗地平、尼卡地平、尼莫地平、硝苯地平、维拉帕米	- 可抑制分娩。有胎儿缺氧的可能,与母亲低血压有关	
利尿剂：		
- 呋塞米	- 减少血容量及胎盘灌注	晚
- 螺内脂	- 在动物试验中有毒性,对人类胚胎的影响尚没有报道	
- 噻嗪类	- 可引起新生儿血小板减少症及电解质紊乱	早、中、晚
血管收缩剂：		
- 间羟胺	- 禁用。可减少胎盘灌注量	早、中、晚
- 去甲肾上腺素	- 禁用。可减少胎盘灌注量	早、中、晚
偏头痛用药：		
- 麦角及麦角胺衍生物	- 禁用。诱发子宫收缩,可引起早产和急产	早、中、晚
抗凝血剂、抗血栓形成剂及纤维蛋白溶解剂：		
- 链激酶、尿激酶	- 产后禁用。可引起产后出血	早、中、晚
- 肝素	- 孕期长期使用可致母亲骨质疏松	
- 杀鼠灵	- 禁用。可致先天性畸形,胎儿及新生儿出血	早、中、晚
●呼吸系统用药		
哮喘用药：		
- 氨茶碱、茶碱	- 新生儿易激惹,心动过速,有呼吸暂停的报道	晚
- $β_1$受体兴奋剂	- 大剂量肠道外用药,如沙丁胺醇,可抑制子宫收缩使分娩延迟	晚

药物	不良反应	妊娠危险时期（早、中、晚期）
●神经肌肉系统用药		
解热镇痛剂：		
阿司匹林	－使胎儿的动脉导管于宫内关闭，并可能造成新生儿持续肺动脉高压（大剂量应用时发生），并可增加失血，延迟分娩并延长分娩时间。损伤血小板功能致母婴有出血的危险。有黄疸的新生儿可出现核黄疸	
－水杨酸类：		
－非类固醇类抗炎药		
（阿扎芬宗、双氯芬酸钠、二氟尼柳、芬布芬酸、苯氧基氢化阿托酸、氟比洛芬、吲哚美辛、布洛芬、甲芬那酸、萘普生、吡罗昔康、舒林酸、甲苯酰吡酸）	－常规使用可引起胎儿的肺动脉导管于宫内关闭，并可能造成新生儿持续肺动脉高压。推迟和延长分娩	
鸦片类：		
－罂粟碱、可待因、右美沙芬	－禁用	早
－右旋吗酰胺、右旋丙氧吩、二醋吗啡、二氢可待因、氯哌酯、二本哌己酮、芬太尼、美沙酮、吗啡、环丁甲羟氢吗啡、喷他佐辛	－新生儿呼吸抑制。母亲有药物依赖性的新生儿可能出现戒断症状	晚
抗风湿、抗炎药、镇痛剂：		
－金诺芬	－在某些动物种类可出现致畸作用	
－青霉胺	－尽量避免使用	早、中、晚
抗抑郁药、抗精神病药、抗焦虑药及镇静安眠药		
－巴比妥类	－禁用。新生儿出现戒断反应，新生儿出血或出血性疾病、低血压、呼吸功能减退及低体温	早、中、晚
－苯二氮䓬类	－新生儿萎靡及戒断症状，应避免长期大量使用	早、晚
－锂盐	－禁用，可出现先天性畸形、新生儿甲状腺肿、心脏病、发绀、肌张力低下、甲状腺功能低下、肺动脉高压	早、中、晚
吩噻嗪	－偶见新生儿锥体外系高压	晚
－三环类	－偶出现心动过速、易激惹、肌肉痉挛、惊厥、尿潴留、新生儿戒断反应	晚
（阿米替林、布替林、氯丙咪嗪、去郁敏、度硫平、多塞平、丙咪嗪、马普替林、甲苯吡䓬去甲替林、普罗替林、曲米帕明、曲唑酮、乙氧苯氧甲吗啉）		
抗惊厥药：	－治疗的益处超过其危险性	
卡马西平	－很小的致畸危险，新生儿神经管缺陷	早
－乙琥胺	致畸	早
－苯巴比妥、苯妥英	－先天性畸形，胎儿乙内酰脲综合征	早、晚
丙戊酸	－新生儿神经管缺陷（尤其是脊椎裂）的发病率增加，新生儿出血及肝损害	早、晚
止吐剂：		
－恩丹西酮	－对动物无致畸作用，但未用于人类，故应禁用，尤其是妊娠前3个月	早、中、晚
●激素类		
－新斯的明	－大剂量应用时致新生儿肌无力	晚
－嗅吡斯的明	－大剂量应用时致新生儿肌无力	晚
－雄激素	－禁用。致女胎男性化	早、中、晚
（甲二氢睾酮、苯丙酸诺龙、羟甲烯龙睾丸素）		
－氯米芬	－禁用。大剂量应用时对老鼠、兔子胚胎有毒性作用	早

续表

药物	不良反应	妊娠危险时期（早、中、晚期）
抗风湿、抗炎药、镇痛剂：		
－ 金诺芬	－ 在某些动物种类可出现致畸作用	
－ 青霉胺	－ 尽量避免使用	早、中、晚
抗抑郁药、抗精神病药、抗焦虑药及镇静安眠药		
－ 巴比妥类	－ 禁用。新生儿出现戒断反应，新生儿出血或出血性疾病、低血压、呼吸功能减退及低体温	早、中、晚
苯二氮䓬类	－ 新生儿萎靡及戒断症状，应避免长期大量使用	早、晚
－ 锂盐	－ 禁用。可出现先天性畸形，新生儿甲状腺肿、心脏病、发绀、肌张力低下、甲状腺功能低下、肺动脉高压	早、中、晚
吩噻嗪	－ 偶见新生儿锥体外系高压	晚
－ 三环类 （阿米替林、布替林、氯丙咪嗪、去郁敏、度硫平、多塞平、丙咪嗪、马普替林、甲苯吡草去甲替林、普罗替林、曲米帕明、曲唑酮、乙氧苯氧甲吗啉）	－ 偶出现心动过速、易激惹、肌肉痉挛、惊厥、尿潴留、新生儿戒断反应	晚
抗惊厥药	治疗的益处超过其危险性	
● 避孕药		
－ 口服避孕药	－ 流行病学研究显示对胎儿无不良影响	
－ 宫内避孕器	－ 禁用。可致妊娠早、中期自然流产，中期感染性流产，尤其是妊娠早期过后避孕器仍留在原位者	早、中、晚
● 抗生素		
－ 氨基糖苷类 （阿米卡星、庆大霉素、卡那霉素、乙基酸苏霉素、链霉素、妥布霉素）	－ 禁用。第八对颅神经损害，链霉素、卡那霉素比庆大霉素、妥布霉素的危险性更高。对胎儿有潜在神经毒性和耳毒性	中、晚
－ 氯霉素	－ 灰婴综合征	晚
喹宁酮类－（环丙沙星、萘啶酸诺氟沙星、氧氟沙星）	－ 导致未成熟动物出现关节病	早、中、晚
四环素类－（金霉素、地美环素、美浓霉素、多西环素、赖氨甲四环素）	－ 大剂量肠道外给药时造成母亲肝损害，骨生长异常，可诱发珐琅质发育不全及牙齿变色	中、晚
其他：		
－ 甲氧苄啶	－ 有致畸的危险（叶酸拮抗剂）	早
抗真菌药：		
－ 氟康唑	－ 大剂量应用时对动物胚胎有不良影响	
－ 5－氟胞嘧啶	－ 对某些动物有胚胎毒性及致畸作用，对人类的意义尚不明确	早、中、晚
－ 灰黄霉素	－ 对动物有胚胎毒性和致畸作用	早、中、晚
－ 酮康唑	－ 给予80mg/kg体重的剂量可诱发老鼠并趾症	
● 其他化疗药		
抗结核药：		
－ 利福平	－ 有动物胚胎毒性。如在妊娠晚期用药，新生儿出血症的危险性增加。如在妊娠的最后几周用药，建议给予母婴维生素k_1预防性用药	晚
－ 磺胺药： （磺胺多辛、长效磺胺、磺胺嘧啶、磺胺二甲基嘧啶）	－ 发现有新生儿毒性作用，包括黄疸、溶血性贫血及可能有核黄疸	
抗阿米巴药		
－ 甲硝唑	－ 避免大量、短期用药	
－ 他咪唑	－ 禁用于妊娠前3个月	早

续表

药物	不良反应	妊娠危险时期（早、中、晚期）
驱虫剂： －阿苯达唑、甲苯达唑、塞唑苯咪唑	－在动物研究中有致畸作用	早
抗病毒药： －碘苷	－禁用。在动物研究中有致畸作用	
－干扰素	－只在非用不可时使用	
三唑核苷	－禁用	
抗肿瘤药	－大部分有致畸作用	
放线菌素 D	－禁用。对动物有致畸作用	早
－三阿替洛尔	可能对胎儿发育有不良影响	早、中、晚
抗疟药： （预防与治疗疟疾的利大于弊时应用）		
－氯苯砜、羟基氯喹	－大剂量可引起胎儿神经系统异常	早、中、晚
－氨苯砜	－ 导致新生儿溶血及高铁血红蛋白血症	晚
－甲氟喹	－于妊娠早期给老鼠及小白鼠服用有致畸作用	早
－伯氨喹	－可引起 G-6-PD 缺乏症、新生儿溶血及高铁血红蛋白血症	晚
－氯胍	－应给母亲补充叶酸制剂	
－乙胺嘧啶	－叶酸拮抗剂。可能有致畸作用,应补充叶酸	
－磺胺多辛	－可能加重黄疸及核黄疸	
－奎宁	－大剂量可以致畸。可诱发宫缩引起流产	
●泌尿生殖系统用药		
抗尿道感染用药： －呋喃妥因	－G-6-PD 缺乏症的新生儿可能发生溶血	晚
作用于子宫的药物： －麦角新碱	－诱发子宫收缩,可能引起早产和急产	
其他作用于泌尿生殖系统的药物： 非那甾胺	－禁用。可引起男性胚胎女性化	早、中、晚
●代谢药		
口服降糖药： －双胍类	－禁用。可导致胎儿出现乳酸性酸中毒	晚
－磺酰脲类 （氯磺丙脲、格列本脲、格列齐特、格列吡嗪、二甲双胍、D-860）	－致新生儿低血糖	
甲状腺用药： －碘/碘化物	－可抑制胎儿甲状腺,引起甲状腺肿及甲状腺功能低下,但用于碘缺乏的地区以避免先天性呆小病是必要的	中、晚
放射性碘	－禁用。可致永久性甲状腺功能低下	早、中、晚
抗甲状腺素药： －卡比马唑	－致新生儿甲状腺肿及甲状腺功能低下	中、晚
－丙硫氧嘧啶	－致新生儿甲状腺肿及甲状腺功能低下	中、晚
抗高血脂药： －氯贝丁脂、普罗布考、苯扎贝特、环丙风特、二甲苯氧庚酸、普伐他汀	－禁用。药物降低胆固醇,可能干扰胚胎的生长和发育	早、中、晚
－辛伐他汀	－禁用。其活性代谢产物可使怀孕老鼠的胚胎出现畸形	
－甘珀酸	－禁用。可引起钠潴留性水肿	晚

续表

药物	不良反应	妊娠危险时期 (早、中、晚期)
●维生素及矿物质		
－维生素A	－大剂量有致畸作用	
－维生素K衍生物	－可引起新生儿溶血,黄疸儿有出现核黄疸的 危险,尤其中、晚是早产儿	中、晚
●营养剂		
减肥药:		
－安非拉酮	－禁用。致先天性畸形	
●皮肤病用药		
痤疮:		
－异维A酸、维A酸	－禁用。有致畸作用	早、中、晚
其他:		
－林丹	－极高剂量有胎儿毒性作用	
－米诺地尔	－可致新生儿多毛症	晚
－鬼臼(树)脂	－禁用。可致新生儿死亡或胚胎毒性	早、中、晚
－聚维酮碘	－可经皮肤吸收足够的碘而影响胎儿甲状腺	中、晚
●全麻及局麻药		
－全麻药	－抑制新生儿呼吸功能	晚
－局麻药	－大剂量使用时时出现新生儿呼吸抑制,肌张力 低下。用宫颈旁组织封闭及硬膜外麻醉后出 现心动过缓。用丙胺卡因和普鲁卡因可出现 新生儿高铁血红蛋白血症	晚
●过敏及免疫系统用药		
－疫苗、活疫苗、多疫抑制剂、抗血清	－可致先天性畸形	早
其他		
酒精	－经常饮酒者与偶尔饮酒者的不良反应不同	早、晚
	－影响胎儿发育	早
	－生长迟缓	晚

第五节　哺乳期用药指南

1. 哺乳期妇女的用药原则 假如药物可以安全地用于婴儿,一般说来对哺乳的母亲也是安全的。

2. 哺乳妇女不宜选用的药物　妇女在哺乳期间不宜选用的药物见表10-5-1。

表10-5-1　哺乳妇女不宜选用的药物

药　物	不良反应
●消化系统	
－蒽醌类(波希鼠李皮、1,8- 二羟蒽醌、番泻叶)	－禁用。大剂量可引起胃蠕动增加及腹泻。番泻叶较安全,但应避免大剂量 使用
－阿托品	－可引起婴儿的抗胆碱能反应
－酚酞	－增加胃蠕动,导致腹泻及皮疹
－柳氮磺胺吡啶	－有引起G-6-PD缺乏症婴儿出现溶血性贫血的可能
●心血管及造血系统	
－胺碘酮	－禁用。从乳汁排出的量较多,可因高碘诱发新生儿甲状腺功能低下

续表

药　物	不良反应
－抗凝血剂	－有婴儿出血症的危险,尤其是维生素 K 缺乏者。使用杀鼠灵是安全的。肝素不从乳汁排泄
－β-受体阻断剂	－应监测婴儿出现低血压、心动过缓及其他 β-受体阻断的症状
－麦角碱及其衍生物	－麦角中毒。反复使用可抑制乳汁分泌
●呼吸系统	
－麻黄碱	－可使婴儿易激惹及扰乱睡眠
－碘化钾(于咳嗽糖浆中)	－可影响婴儿甲状腺的功能
－茶碱	－可使婴儿易激惹
●神经肌肉系统	
抗抑郁药、抗精神病药、抗焦虑药、镇静安眠药:	
－酒精	－大剂量可使婴儿食欲减退
－苯丙胺	－禁用。排入乳汁的量较大
－巴比妥类	－禁用。大剂量可致婴儿萎靡
－苯二氮䓬类	－禁用。长期大剂量使用可致婴儿萎靡、嗜睡、生长缓慢
－水合氯醛	－致婴儿萎靡
－锂盐	－可引起婴儿间歇性肌张力低下、低体温和发绀
－甲丙氨酯	－禁用。乳汁中浓度为母血浓度的 2~4 倍,可引起婴儿萎靡
－吩噻嗪类	－婴儿萎靡及生长发育迟缓
抗惊厥药:	
－苯巴比妥、扑痫酮	－尽量避免使用,婴儿可出现萎靡
止吐剂:	
－恩丹西酮	－已发现可从老鼠乳汁排出,故不推荐用于哺乳期妇女
解热镇痛剂:	
－阿司匹林	－禁用。可能发生瑞氏综合征。长期大量使用可影响血小板功能,如新生儿维生素 K 储存不足可致低凝血因子 II(凝血酶原)血症
－吲哚美辛	－对母乳喂养儿,吲哚美辛可诱发惊厥
－金盐(金诺芬)	－可从乳汁排泄。有潜在毒性
－麻醉镇痛药	－长期大量使用可出现成瘾及戒断反应
抗帕金森病用药:	
－溴隐亭	－抑制泌乳
治疗痛风药:	
－秋水仙碱	－有细胞毒性作用
●激素类	
－雄激素	－禁用。可引起女婴男性化及男婴性早熟。大剂量可抑制乳汁分泌
－皮质类固醇	－长期大量(泼尼松 >10mg/d)使用可影响婴儿肾上腺功能
－达那唑	－禁用。婴儿可出现雄激素效应
－雌激素	－禁用。对泌乳有不良影响
●避孕药	
口服避孕药	－禁用至断奶或产后 6 个月。仅含孕激素的口服避孕药对泌乳无不良影响
●抗生素	
－氯霉素	－可能有骨髓抑制,乳汁中的浓度不足以引起灰婴综合征
－克林霉素	－有乳汁排泄。母亲使用克林霉素和庆大霉素后,婴儿出现肉眼血便
－甲硝唑	－乳汁中含量较高,可使母乳带苦味
－磺胺及磺胺甲基异噁唑	－有致 G-6-PD 缺乏症婴儿出现溶血性贫血的危险,致黄疸儿发生核黄疸的可能性不大
－四环素	－可引起婴儿牙齿色素沉着并抑制骨骼生长
抗结核药:	
－异烟肼	－可引起婴儿惊厥及神经系统病变,应给予母婴维生素 B_6 预防性用药
抗肿瘤药:	－禁用。有毒性

续表

药　物	不良反应
抗疟药:	
－氨苯砜	－尽管乳汁中含量较高,但引起婴儿溶血性贫血的可能性很小
－甲氟喹	－禁用
●泌尿生殖系统	
－萘啶酸	－少量从乳汁中排泄,个别 G－6－PD 缺乏症婴儿出现溶血性贫血
－呋喃妥因	－少量从乳汁排泄,警惕 G－6－PD 缺乏些婴儿可能出现溶血性贫血
●代谢用药	
口服降糖药:	
－磺酰脲	－有引起婴儿低血糖的危险,注意监测
甲状腺素制剂:	
－碘	－禁用。乳汁中含量高,可抑制婴儿甲状腺功能,致甲状腺肿大
－碘塞罗宁	－可能干扰婴儿甲状腺素的分泌
－放射性碘	－在治疗用药的基础上使用诊断用量时应暂停哺乳24小时
－甲状腺素	－可能干扰婴儿甲状腺素的分泌
抗甲状腺素制剂:	
－卡比马唑	－乳汁中的含量足以造成乳儿甲状腺功能低下,应严密监测
－丙硫氧嘧啶	－有少量从乳汁排泄,大剂量使用可能影响新生儿的甲状腺功能,应定期检查
其他影响代谢的药物:	
－降钙素	－可抑制动物泌乳
●过敏及免疫系统	
抗组胺药	－有乳汁排泄。婴儿出现萎靡和易激惹
免疫制剂:	
－环孢素	－禁用。有乳汁排泄并有潜在毒性
●维生素与矿物质	
－维生素 A	－母亲大量摄入时可造成婴儿毒性反应
－维生素 D	－母亲长期大量使用可造成婴儿高钙血症
－维生素 B_6(吡哆醇)	－极高剂量抑制泌乳,应监测婴儿生长情况
－维生素 B_1(硫胺)	－严重的维生素 B_1 缺乏症母亲不应给予母乳喂养,因为有毒的甲基乙二醛可排泄到乳汁中
●皮肤病用药	
－异维 A 酸	－禁用
－聚维酮碘	－从阴道制剂中可吸收足够的碘而影响婴儿的甲状腺
●杂药	
－溴化物	－禁用。婴儿可出现皮疹,有不同程度的镇静作用
－咖啡因	－长期大量摄入对婴儿有影响,可致易激惹及睡眠不安
－尼古丁	－一天吸烟超过20支者可减少乳汁分泌.并致婴儿烦躁不安

表 10－5－2　常用治疗剂量时,从乳汁中排出的量很少而不至于造成不良影响的药物

胰岛素	乙酰唑胺
酮洛芬	三环类抗抑郁药
美贝弗林	巴氯芬
甲芬那酸	疏甲丙脯氨酸
甲基多巴	氨甲酰氮䓬
甲氧氯普胺	氯甲噻唑
美西律	氯喹
萘普生	克拉布兰酸
对乙酰氨基酚	可待因

续表

保泰松	右旋丙氧吩
苯妥英	双氯芬酸
Pirenzepine	地高辛
吡罗昔康	丙吡胺
普鲁卡因胺	多潘立酮
假麻黄碱	乙胺丁醇
吡嗪酰胺	红霉素
溴吡斯的明	法莫替丁
利福平	芬布芬
特布他林	氟比洛芬
噻嗪类	呋塞米
Tiaprofenic acid	氟哌啶醇
甲苯酰吡酸	肝素
曲唑酮	肼屈嗪
甲氧苄啶	羟基氯喹
丙戊酸	天仙子碱
维拉帕米	布洛芬

表 10 - 5 - 3　乳汁排泄较多但未知是否有害的药物

米诺地尔	抗组胺药
乙胺嘧啶	西咪替丁
奎尼丁	地尔硫䓬
雷尼替丁	酚磺乙胺
Pironolactone	乙琥胺

第六节　胎儿药物治疗

由于产前诊断技术的进展,许多胎儿遗传代谢性疾病或先天性畸形在宫内即能作出诊断,如能给孕妇药物通过胎盘屏障进入胎儿进行治疗,以改进晚期胎儿宫内生存力及减少产后新生儿病率是较为理想的方法。

一、先天性肾上腺增生

女性胎儿因 21 - 羟化酶缺乏可引起先天性肾上腺增生,这是一种常染色体隐性遗传性疾病。胎儿性分化是在孕 13 周以前,因此在孕 5 周即给孕妇地塞米松,剂量为每日 1.5mg,分 2~3 次。给怀有先天性肾上腺增生女性胎儿的孕妇服地塞米松,通过对垂直体 ACTH 负反馈,抑制肾上腺雄激素产物,以防止女性胎儿男性化。服药期间应注意防止高血压、水肿、体重增加过多及面部毛生长等,定期测孕妇血清皮质醇、雌三醇。

治疗有效至孕 20 周时,母、儿肾上腺均受到抑制,实验室检查显示血清皮质醇、雌二醇、尿 17～羟皮质类固醇降低。

二、先天性弓形体病

高危感染可能者于孕 20 周开始给药。用螺旋霉素每日 3g,服 3 周,分娩前 2 周重复至分娩时。

三、Rh 同种免疫

孕妇 Rh 阴性,胎儿为 Rh 阳性者,在妊娠、分娩、流产或羊水穿刺过程中,胎儿 Rh 阳性红细胞进入母体,使母体致敏产生 Rh 抗体。致敏者第 2 次再受孕仍为 Rh 阳性胎儿时,产生的抗体速度快,数量多,这些抗体进入胎儿体内则产生溶血。

于孕 28 周常规单次注射抗 Rho(D) 免疫球蛋白 300μg,分娩 Rh(＋) 婴儿后,在 72 小时内再次注射 300μg,以减少下一胎的胎儿受影响,可起到预防 Rh 免疫作用。

有严重免疫的胎儿应考虑宫内输血。

四、产时胎儿宫内窘迫

宫缩过强导致胎心率异常(心动缓慢、反复减速),给孕妇 β_2 拟交感神经阻滞药可暂逆转,使宫缩减弱,常用药物如下:

1. 苯羟麻黄碱(ritodrine)2mg,口服或静脉 200～300μg/min。
2. 特布他林 0.25mg,口服。
3. 盐酸海索那林(hexoprenaline)300μg/min。
4. 奥西那林(orciprenaline)20～30μg/min。

少数胎盘功能损害严重者宫缩抑制剂并不能改善胎儿心率及酸中毒,因这些药物只是通过宫缩抑制改善胎盘循环,纠正胎儿窘迫。

五、胎儿宫内生长迟缓

预测有发生妊高征可能者,为预防发生宫内生长迟缓,于孕中、晚期,给孕妇小剂量阿司匹林,可促使胎儿宫内增长加速。孕 28～36 周给阿司匹林 150mg/d,每周胎儿做 1 次脐动脉多普勒频谱测试。

新生儿出生体重平均增加 526g,头围增长 1.7cm,胎盘重量增长 136g,无肺动脉高压。

六、巨大儿

妊娠期糖尿病娩出的巨大儿幼童期患肥胖症者较多,且巨大儿难产率也较高。孕妇使用胰岛素可预防巨大儿发生,胰岛素不通过胎盘屏障直接作用于胎儿,在孕 26 周前,胰岛素是因药物作用以减少葡萄糖向胎盘弥散。用法是早晨用普通胰岛素10U。

七、胎儿甲亢

孕妇有甲亢及甲亢行甲状腺切除病史,治疗后甲状腺功能已正常者,因孕妇血清中甲状腺素刺激免疫球蛋白通过胎盘仍可造成胎儿甲亢。胎儿甲亢未接受宫内治疗者围产死亡率约为16%。

1. 可通过孕妇服丙硫氧嘧啶或甲巯咪唑经胎盘达到抑制性治疗。

2. 羊膜腔内给药替代性治疗。

孕妇服药后可使胎儿心动过速消失,娩出甲状腺功能正常的婴儿。

新生儿在出生7天内可有血清甲状腺素升高及临床甲亢征象出现,此时需用β肾上腺能阻滞剂(普萘洛尔),甚至抗甲状腺药物治疗。

孕妇甲状腺功能组织清除者、放射性碘治疗后,或长期大量用抗甲状腺药物者,可造成婴儿克汀病、精神障碍,甲状腺肿大压迫气管,引起呼吸道梗阻。

若B超胎儿甲状腺明显肿大者,孕妇应停止服用抗甲状腺药物,并于羊膜腔内1次注射甲状腺素200μg,胎儿甲状腺肿可缩小。

八、羊水过多

羊水过多,用前列腺素合成酶抑制剂可使羊水量减少,主要机制是使胎儿尿量减少。

吲哚美辛2.2~3.0mg/(kg·d),孕妇口服或直肠给药,于孕22~31周开始,持续≤3周。

服用吲哚美辛期间,应注意以下事项。

1. 长期服吲哚美辛可引起暂时性胎儿动脉导管狭窄,故应警惕并加强监测。

2. 少数孕妇有胃痛或腹泻反应,有反应时,须暂停药1周。

在服药第1周B超监测胎尿减少最明显。

九、新生儿呼吸窘迫综合征

皮质类固醇可使肺泡Ⅱ型细胞磷脂表面活性物质合成增加,从而促进肺成熟。

(一)地塞米松

10mg,每日2次,肌注或静注2天,或1.5mg,每日3次,口服,5~7天。倍他米松12mg,12小时后重复1次。于孕28~32周给皮质类固醇地塞米松者,新生儿呼吸窘迫综合征可明显减少。

(二)甲状腺激素

1. 在孕27~31周 早产者,羊水内注射甲状腺素500μg对加速肺成熟有效。

2. 或给孕妇肌注倍他米松12mg,共2次,同时静脉注射促甲状腺释放激素(TRH)400μg,每8小时1次,共6次,治疗后L/S明显增加,比单纯用类固醇者佳。

3.新生儿呼吸困难者,娩出后应立即在气管内给予肺表面活性物质。

十、新生儿脑室内出血

体重不足1 500g的早产婴常见的并发症是脑室内出血(IVH)。

1.苯巴比妥　可降低动脉压增高,减少血流量及儿茶酚胺释放,还可减少脑新陈代谢率。若在分娩前短时间内产妇静脉给大剂量苯巴比妥500mg,发生严重IVH的明显减少,对孕妇不会引起并发症。

2.出生前4小时肌注维生素K 10mg也可使严重的IVH减少。

3.产前孕妇能长期口服维生素K 2mg,比单独1次肌注10mg更佳。

十一、新生儿败血症

胎膜早破、绒毛膜羊膜炎等感染在分娩前给抗生素可降低新生儿败血症的发生。

氨苄西林,预防用药为2g静脉输入,每4小时1次。在胎膜早破时用药者可延长孕期,新生儿败血症及呼吸窘迫发生率明显减少。

第七节　新生儿用药

一、新生儿用药注意事项

新生儿的生理特点及其对药物的反应与成人不同,在用药时必须注意以下几点。

【用药原则】

1.新生儿起病急,病情变化快,要求及时正确处理.以迅速控制病情发展。

2.新生儿对苯巴比妥、阿托品类耐受性较强,对吗啡敏感性高。

3.新生儿的生理功能不完善,有些药物剂量稍大,就可能产生严重中毒反应。

4.新生儿肾脏排钠能力较差。补充液体时宜用较少量氯化钠,否则易发生水肿,液体中5%葡萄糖液和生理盐水之比约为4:1,腹泻时可增至2:1。

5.仅在缺钾时补充10%氯化钾1~3mL/(kg·d)。

6.新生儿肾脏排酸能力也较差,易发生酸中毒。纠正酸中毒时用碳酸氢钠。首次用5%碳酸氢钠10~15mL加于葡萄糖液中,以后可根据血pH给药。

7.静脉补液时速度不宜过快,尤其未成熟儿、肺炎及先天性心脏病患儿,以免引起心衰和肺水肿。

8.抗生素的选择,应根据疾病诊断和可能的病原菌而决定。重症最好根据药敏测定结果给药。

9.抗生素用量必须适当,开始治疗时剂量可大些,及早控制感染,以后按病情酌减。中枢神经系统感染时,应考虑到药物在脑脊液中的浓度,剂量应较一般剂量为大。

10.新生儿用药剂量,按体重计算为宜。

二、新生儿抗生素的选择及剂量

表 10 - 7 - 1   新生儿感染抗生素的选择及剂量

病原体	药物	剂量/(kg·d)(分次)	
		≤1 周	>1 周
大肠杆菌	氨苄西林	50 ~ 100mg	100 ~ 200mg
	或庆大霉素	5.0mg	7.5mg
	或阿米卡星	15 ~ 20mg	20 ~ 30mg
葡萄球菌	新青霉素Ⅱ	50 ~ 100mg	100 ~ 200mg
	或氯唑西林	50 ~ 100mg	100 ~ 200mg
	或红霉素	25 ~ 50mg	25 ~ 50mg
溶血性链球菌及肺炎球菌	青霉素	5 万 ~ 10 万 U	10 万 ~ 20 万 U
厌氧菌	甲硝唑	15mg	30mg
脆弱厌氧菌	林可霉素	8 ~ 15mg	8 ~ 15mg
	或氯霉素	25mg	50mg
流感杆菌	氯霉素	25mg	50mg
绿脓杆菌	氨苄西林加	200mg	300 ~ 400mg
	庆大霉素	5mg	7.5mg
	或多黏菌素 B	1.5 ~ 2.5mg	1.5 ~ 2.5mg
	或妥布霉素	3mg	5mg
	或阿米卡星	15 ~ 20mg	20 ~ 30mg
病原不明菌	氨苄西林加	50 ~ 100mg	100 ~ 200mg
	新青霉素Ⅱ	50 ~ 100mg	100 ~ 200mg
病因不明菌	头孢噻肟加	100mg	150mg
(病情危重)	邻氯霉素	50 ~ 100mg	100 ~ 200mg

三、新生儿常用药物

表 10 - 7 - 2   新生儿常用药物

药物		作用及适应证	剂量	副作用及毒性
中枢兴奋药	盐酸山梗菜碱（洛贝林）Lobelinum	刺激颈动脉球的化学感受器,反射性地兴奋呼吸中枢,用于新生儿窒息、颅内出血	1 ~ 3mg/次,肌注,皮下注射 1 ~ 3mg 溶于 10% 葡萄糖 100mL 中,4 ~ 6 滴/min,静滴 0.3 ~ 3mg/次,必要时每隔 30 分钟,可重复,静注（1mL = 3mg）	大剂量能引起心动过速、传导阻滞、呼吸强度抑制及强直性阵挛性惊厥

续表

药物		作用及适应证	剂量	副作用及毒性
中枢兴奋药	咖啡因 Caffeinum	小剂量增强大脑皮层的兴奋过程,大剂量能兴奋呼吸、血管运动和迷走神经中枢。用于新生儿窒息、中枢性呼吸及循环衰竭	0.25~0.5mL 砍,肌注、皮下注射 必要时每隔 20~30 分钟重复一次(1mL=250mg)	
	尼可刹米(可拉明) Nikethamidum (Coramine)	用于中枢性呼吸及循环衰竭	肌注 0.3mL/次,皮下注射 静注	大剂量时引起阵挛性惊厥
	氯酯醒 Meclofenoxanum (Gentrophenoxine)	为中枢神经兴奋药,能促进神经细胞氧化-还原,增加碳水化合物的利用,调节新陈代谢,为刺激神经、抑制疲倦的药物(用于新生儿缺氧)	60mg/次,每 2 小时一次,肌注	
安定镇静止痉药	苯巴比妥(鲁米那) Phenobarbitalum (Luminal)	小剂量镇静,中剂量催眠,大剂量抗惊厥。用于新生儿破伤风镇痉,又能增强葡萄糖醛酸转换酶的作用,加速间接胆红质的转化,用于新生儿溶血症	5mg/(kg·次),肌注	有精神萎靡、疲倦等后遗症
	水合氯醛 Chlorali Hydras	为长时作用类催眠药(6~8 小时),用于止痉	10%1mL+生理盐水 5~10mL 保留灌肠 [止痉:0.4mL/(kg·次)]	大剂量可影响循环系统,表现为心脏抑制和血压下降,亦可抑制呼吸
	副醛 Paraldehydum	同上	0.1~0.2mL/(kg·次)适量温开水做成 10%溶液保留灌肠	毒性较低
	安定 Diazepamum (Valium)	有安定、横纹肌松弛与抗惊厥作用,用于止痉	0.2mg/(kg·次)肌注,静注	
	氯丙嗪 (冬眠灵,氯普马嗪) Chlorpromazinum (Wintermin)	加强大脑皮质的抑制过程,减弱兴奋过程,出现镇静、嗜睡。用于"人工冬眠",治疗颅内出血及新生儿惊厥等,常与异丙嗪同用,剂量为 1mg/(kg·次),静脉快滴	0.5~1.0mg/(kg·次) 静滴时加于 5%~10% 葡萄糖 20mL 中。必要时每 3~6 小时重复使用,肌注,静滴	超剂量可致中枢神经系统抑制

续表

药 物	作用及适应证	剂 量	副作用及毒性
凝血药 维生素 K$_1$ Vitaminum K$_1$	肝脏利用维生素 K 合成凝血因子Ⅱ,用于新生儿出血症及其他出血素质。妊娠晚期估计有难产或早产可能者,在分娩前 1 周,口服维生素 K$_1$20mg,每日 1 次。急产、难产及早产,产妇未用维生素 K 者,小儿出生后应注射维生素 K1 次	5~10mg/次,每日 1 次,缓慢静注或肌注	新生儿应用后可能出现高胆红素血症
维生素 K$_3$ Vitaminum K$_3$	为合成药,作用与用途同维生素 K$_1$,但作用较缓慢	1~2mg/次,每日 1 次,肌注或静注	毒性较维生素 K$_1$ 大
利尿剂及脱水剂 高渗葡萄糖注射液(50%)	为高渗透性利尿脱水剂,用于脑水肿、急性肺水肿、新生儿颅内出血症	40~60mL/次,一般 4~6 小时后可重复注射,静注	
甘露醇(20%) Mannitolum	由肾小球滤出,在近端肾小管中造成高渗透压而发生利尿作用,同时增加血液渗透压,降低颅内压,用于脑水肿、急性肾衰竭、新生儿颅内出血及呼吸困难综合征(肺透明膜)	1~2g/(kg·次),静注,必要时每 6~8 小时可重复使用,静注	
山梨醇(25%) Sorbitolum	同上	1~2g/(kg·次),必要时每 6~8 小时可重复 1 次。常与甘露醇及高渗葡萄糖交替使用,静注	
止泻药 鞣酸蛋白 Albumin Tannas	有收敛止泻作用,用于新生儿腹泻	0.1~0.2g/次,每日 3 次,口服	细菌性肠炎时,首先控制感染后使用
复方樟脑酊 Tr. Camphorae Co	含吗啡(约 0.05%),有镇咳、镇痛及止泻作用	0.05mL/(kg·次),每日 3 次,口服	
十六角蒙脱石 Smecta	对致病微生物有极强吸附作用,对消化道黏膜有很强的覆盖保护能力,小儿急慢性腹泻	<28 天新生儿,每次 1/4 袋,3 次/d,<1 岁者,每次 1/3 袋,3 次/d	饭后服用更宜,亦可用于灌肠疗法。极少数可产生便秘
激素 地塞米松 Dexamethasonum	抗炎、抗过敏抗毒、抗休克	0.1~0.25mg/(kg·d) 1~2.5mg/次,每日 1~2 次,静注、肌注	

第八节　妇产科肿瘤化学治疗

一、细胞周期

细胞从一次分裂结束开始,至下一次分裂终末,称为一个细胞周期。

在细胞分裂过程中,染色体上遗传物质脱氧核糖核酸(DNA)进行复制。每个细胞周期大致分 4 期。

1. G_1 期(DNA 合成前期)为合成 DNA 作物质准备,合成 DNA 各种前身物。

2. S 期(DNA 合成期)。

3. G_2 期(丝状分裂前期)。

4. M 期(丝状分裂期)。

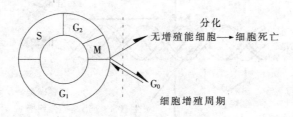

G$_1$ 期(或 DNA 合成前期)　S 期(或 DNA 合成期)

G$_2$ 期(或 DNA 合成后期)　M 期(有丝分裂期)　G$_0$ 期(休止状态细胞)

图 10 − 8 − 1　细胞周期的各个阶段

细胞分裂最明显的一个特点是染色体加倍,并且平均分配到两个子细胞,而染色体在化学上主要为 DNA。DNA 的生物合成主要在 S 期进行,而细胞核糖核酸(RNA)和蛋白质的生物合成在各个阶段基础上是不间断的,当细胞分裂后,进入 G_1 期。进入 G_1 期的细胞,有的继续进行增殖,有的暂时不进入增殖周期而处于休止状态,称为 G_0 期。

二、抗癌药分类

抗癌药物根据其对细胞周期各阶段的作用不同,分为两大类型。

(一)细胞周期特异性药物

系指抑制 DNA 合成的药物,这些药物仅对细胞周期中某期(主要是 S 期)有作用,例如抗代谢类药 5Fu、MTX 等,也包括一些抑制有丝分裂即抑制 M 期的药物,如长春碱等。这些药物只能影响已进入细胞周期或处于增殖状态的细胞,而对未进入细胞周期或处于休止状态的细胞则不敏感。

（二）细胞周期非特异性药物

系指能与 DNA 作用或能与 DNA 形成复合物,从而影响 DNA 功能的药物,也包括一些能抑制 RNA 和蛋白质合成的药物。这类药物主要为烷化剂及抗生素。由于细胞周期中的各个阶段都进行 RNA 和蛋白质的合成,都有 DNA 存在,所以这些药物不仅能影响增殖细胞,亦能影响休止细胞。

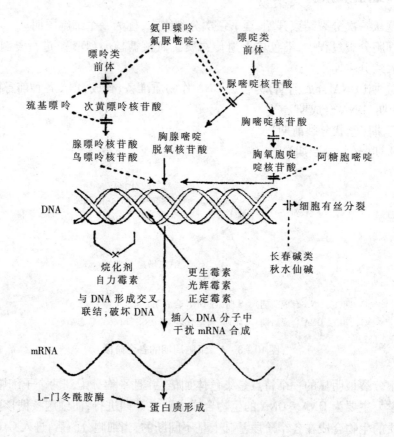

图 10 - 8 - 2 　抗癌药物作用原理示意图

三、常用抗癌药

（一）烷化剂（细胞毒素类）

非特异性药物。具有两个或两个以上活泼的烷化基团,主要作用是与脱氧核糖核酸的磷酸链结合,形成不同类型交叉键链,因而使脱氧核糖核酸活性减弱或失去活性。

对正常细胞或瘤细胞选择性不高,故疗效与毒性相近。

常见的毒性为对造血功能的抑制,对白细胞和血小板的影响较多,对红细胞生成的抑制作用较少。其次为胃肠道反应,脱发,停药后可恢复。

(二)抗代谢药

此类药物化学结构与肿瘤细胞所必需的代谢物质相类似。当抗代谢药与代谢物竞争所必需酶或者一部分与特异酶结合时,阻断代谢环节,影响生物合成,抑制癌细胞的繁殖。

这类药物选择性不够高,使用时常需达到中毒剂量方有效。因此,常可引起骨髓抑制,口腔、胃肠道等处黏膜损害,亦可引起脱发及肝、肾功能损害。

(三)抗肿瘤抗生素

主要抑制 DNA、RNA 或蛋白质的合成。

(四)植物碱

使分裂期纺锤丝微小血管蛋白质变性,纺锤丝的形成发生障碍,从而抑制细胞的有丝分裂,使细胞分裂停止于分裂中期而死亡。

(五)甾体激素类

主要为合成孕激素类制剂如羟孕酮(己酸孕酮)、甲羟孕酮等。

子宫内膜癌用孕酮类药物治疗,孕酮可使子宫内膜中的腺体转化为分泌状态,并使内膜间质呈蜕膜样变化,最后腺体分泌衰竭,蜕膜样组织退化,子宫内膜癌肿得以萎缩。孕酮类药物对于宫内膜癌治疗的效果与癌组织细胞质内孕酮受体的含量有密切关系。一般说来,内膜癌分化较好时,孕酮受体的含量较高;分化较差时,孕酮受体含量较低。因此,子宫内膜癌分化较高者疗效较好。

(六)其他化学抗癌药物

如干扰素等。

四、抗癌药物的适用范围

(一)根治性

以达到肿瘤的根治为目的,如绒毛膜上皮癌、恶性葡萄胎。

(二)辅助性

作为手术或放疗的辅助治疗,以提高疗效。肿瘤已大部分经手术切除用化疗来杀伤残留的癌细胞,以获得较长时间的缓解。

(三)姑息性

常用于晚期癌者、年龄过大或健康状况不能耐受手术或放射者,其目的在于抑制肿瘤继续生长,延长生存时间。若化疗后肿瘤缩小,仍有争取手术或放疗的可能。

(四)预防性

1. 良性葡萄胎者预防其恶变。

2. 用于杀灭手术时由于操作所引起血行的扩散。

五、抗癌药给药途径

为了提高疗效,减轻副作用,除全身给药外,还可采用多途径的给药方法,以提高抗癌药物在肿瘤组织局部的浓度。

(一)全身用药法

根据病情需要及临床经验,有单一用药、两种或两种以上药物合并用药、肌肉注射或静脉注射。

(二)腹腔内注药法

卵巢癌腹水者选用。常用药物有卡铂、5Fu 等。

方法:手术时在腹腔内留置长 20～30cm 的塑料管 2 根,左、右下腹或上、下腹各放 1 根,塑料管的一端自腹壁穿出,或在腹腔穿刺术时,放入一较套管内径略小的塑料管。先将腹水缓慢放出(放水量尽可能多一些,同时静脉滴入 5% 葡萄糖盐水,并注意血压的改变),然后注入药物。注射完毕后,将塑料管外露的一端用火封闭,或用线扎紧,或置注射器。下次注射前,消毒后剪去封闭或结扎之部分或抽出原置的注射器,即可应用。

(三)瘤体注射

常用药物有 5 - 氟尿嘧啶、博来霉素等。

适用于肿瘤表浅不易切除者,如阴道残端复发癌及外阴、阴道绒毛膜癌转移结节。

方法:局部消毒后,向瘤体周围做多点注射,注射剂量不宜过大,否则会发生坏死溃疡。

(四)鞘内注射

常用氨甲蝶呤、阿糖胞苷。适用于绒毛膜癌脑转移,维持时间较短,故仍应合并全身化疗。如有颅内压增高现象,须先用甘露醇脱水减压,以免发生脑疝。

(五)区域性动脉灌注

静脉给药的都可用于动脉给药。可使药物集中于肿瘤区域以提高疗效,同时降低全身毒性,适用于局限性的晚期癌肿。

六、化疗中值得考虑的几个问题

1. 生长缓慢的肿瘤中大部分肿瘤细胞处于静止状态,对细胞周期非特异性药物较为敏感,对正常细胞和肿瘤细胞作用相似,毒性较大,故一次总量不应过大,多次给药比一次给药好,较小剂量连续数日,必须停止一段时间,以利于正常造血功能的恢复。

2. 生长较快的肿瘤中大部分肿瘤细胞处于增殖周期,对细胞周期非特异性和特异性药物敏感,一次大量用细胞周期特异性药后,可杀死大量肿瘤增殖细胞,间歇一个短暂时间,便于正常造血功能恢复,尽快重复治疗。

3. 应参考肿瘤细胞增殖周期时间制定化疗疗程长短。用药时间应相当于瘤细胞的 1～2 个增殖周期,如绒毛膜癌细胞周期为 6 天左右,故药物疗程以 8～10 天为宜。

4. 根据不同肿瘤特点和药物性能,采用几种药物同时使用、序贯使用、间歇用药、交替用药等各种给药方法,以提高疗效,降低毒性和减少耐药。

5. 抗癌药物与非抗癌药物合并应用,如抗癌药氨甲蝶呤与解毒药物甲酰四氢叶酸钙合用,即能保持对肿瘤的杀伤作用,又可降低对骨髓的毒性。

七、化疗期间的注意事项

(一)鼓励疗法

鼓励患者坚持治疗,有信心。

(二)支持疗法

1. 特别饭。

2. 维生素 B 和维生素 C。

3. 进食少或呕吐重,输液补充营养。

(三)血象检查

白细胞计数及分类计数,每日或隔日 1 次。血常规及血小板计数每周 1 次。白细胞 $5 \times 10^9/L$、血小板 $10 \times 10^{10}/L$ 以上,给全量化疗。

(四)剂量的调整

1. 白细胞 $3 \times 10^9/L \sim 5 \times 10^9/L$、血小板 $75 \times 10^9 \sim 10 \times 10^{10}$ 几时,用半量或 2/3 量;白细胞 $3 \times 10^9/L$、血小板 $75 \times 10^9/L$ 以下时停药。

2. 复查肝、肾功能　一般每周或疗程进行至一半时测定 1 次。若大剂量化疗或联合用药者,或有肝、肾转移者,以及肝、肾功能原来较差者,必要时每周测定 2 次。肝、肾功能减退时,应考虑减量或停药。

3. 出现下列反应时应停药。

(1)出现过敏反应。

(2)用长春新碱时有明显神经症状。

(3)用 5 - 氟尿嘧啶时,腹泻每日 5 次以上或有便血。

(4)呕吐严重。

(5)用环磷酰胺、喜树碱时,出现明显血尿。

(五)副反应的处理

1. 造血功能障碍　白细胞及血小板减少:一般发生在疗程即将结束或停药后 1 ～ 2 周内,随后逐渐回升。轻度下降者都无须处理,待其自然恢复。下降明显者,应做下述处理。

(1)花生衣糖浆。

(2)维生素 B_4　口服 10 ～ 20mg,每日 3 次。病情严重时,每日肌肉注射 40 ～ 60mg。

(3)维生素 B_6　口服 10 ～ 20mg,每日 3 次或肌注,每日 25 ～ 50mg。

(4)利血生　口服 10 ～ 20mg,每日 3 次。

(5)鲨肝醇　口服 50 ～ 100mg,每日 3 次。

(6)肌酐　2mL 加入 10% ～ 25% 葡萄糖 20mL 静注,每日 1 ～ 2 次。

(7)地塞米松　0.75mg,每日 3 次。必要时地塞米松 5mg 加于 50% 葡萄糖 20mL

静注,每日1次。

(8)酚磺乙胺　肌注250mg,每日1~3次,有提升血小板作用。

(9)输新鲜血　必要时每日或隔日输少量新鲜血。

(10)患者隔离　病室每日紫外线消毒1次。

(11)注意口腔清洁　黏膜溃破处,涂以碘甘油。

(12)给予广谱抗生素,预防感染。

(13)肌注丙种球蛋白胎盘球蛋白,以增强机体的抵抗能力。

(14)天然型G-CSF(基因重组人体G-CSF制剂)非格司亭注射剂　升白细胞,2μg/kg,每日1次,皮下注射,或5μg/kg,每日1次,静注。

2.消化道反应　最常见的是恶心、呕吐、食欲不振。对此可做下述处理。

(1)维生素B$_6$　100~200mg加于50%葡萄糖40mL静注。每日1次;或与抗癌药物同时应用。

(2)甲氧氯普胺　10mg肌注,每日2次,或40mg加于10%葡萄糖100mL内,静点。

(3)昂丹司琼　8mg,每12小时1次,化疗前给予。

康泉:3mg稀释于5%葡萄糖或生理盐水20~50mL中,超过5分钟,静注,化疗前给予,24小时最高量9mg,一疗程最多5天。副作用为头痛、便秘。

(4)入量不足者需及时补液。

3.黏膜溃疡　常发生于应用MTX、5-Fu、6MP、放线菌素D者。以口腔炎、舌炎、咽峡炎为多见,亦可引起阴道炎、肛门周围炎、肠炎等。

(1)口腔溃疡　局部用药:可喷冰硼散、锡类散,或涂碘甘油。平时保持口腔清洁,饭后刷牙,盐水漱口。

(2)肠炎　a.小檗碱每日3次,每次200mg;b.复方樟脑酊2mL,每日2~3次;c.血性腹泻者可加服灭菌凝血质10mL,每日3次;d.严重腹泻者应及时补充液体及电解质。

4.内脏损害

(1)肝功能损伤(中毒性肝炎)多发生于抗代谢药物,主要表现为血清谷丙转氨酶(SGPT)值升高,同时伴有不同程度肝炎症状。严重时发生黄疸,停药后可恢复。处理方法如下:①高渗葡萄糖及各种保肝药如葡醛内脂、维丙胺等。②大剂量维生素B$_1$、维生素C、维生素B$_6$、维生素B$_{12}$等。③中药保肝。

(2)肾脏损害　大剂量氨甲蝶呤、丝裂霉素和顺铂对肾功能有影响,可出现血尿,环磷酰胺、喜树碱可引起化学性膀胱炎,出现尿频、尿急、血尿等。有时必须因此停药,采取预防和治疗措施,多饮水或输液等。

(3)心脏损害　对心肌有毒害,可发生心动过速或心力衰竭。6-巯基嘌呤、环磷酰胺剂量过高对心肌有损伤时,应停药,给予ATP、辅酶A等营养心肌药。

(4)肺病变　博来霉素集中于肺部,引起急性呼吸困难、哮喘,所谓"化学性肺炎"

严重时可致命,试用皮质激素治疗,但效果不肯定。苯丁酸氮芥、氨甲蝶呤有时也会引起肺纤维变,但一般发生缓慢,多无明显症状。

(5)神经系统反应 抗癌药引起神经反应较少,只有剂量过大时才会出现神经系统反应,但作用于 M 期的药物如长春新碱、长春碱、秋水仙碱对周围神经有明显的毒性,尚可引起乏力、四肢感觉减退、腱反射消失。门冬酰胺酶对中枢神经系统也有影响,表现意识障碍、无力、嗜睡等神经症状。轻症给予维生素 B_1 治疗,重症应停药。

(6)内分泌反应 大剂量长期应用烷化剂和 5 - 氟尿嘧啶可引起肾上腺皮质萎缩、功能减退,并对性腺有影响,有时可发生闭经,有可能引起染色体的断裂,即使将来恢复,亦可能有各种变异,使下一代子女畸形。

(7)皮肤及毛发等反应 皮疹并不多见,但少数患者皮疹严重,呈散在点状红疹,可融合成片,甚至皮肤剥脱。出现皮疹者一般应停药,给以抗过敏药物如苯海拉明、氯苯那敏尔敏和地塞米松等治疗。脱发是化疗中最常见反应之一,2～3 疗程以上者多有此症,一般不需特殊处理,停药后数月又可长出新发。此外还可出现指、趾甲色素沉着变化等。

表 10 - 8 - 1 抗癌药

类别	药 名	作用机制	适 应 证	用药途径	剂量与方法	疗程天数
烷化剂	环磷酰胺（CTX）	该药被肝或肿瘤组织内的磷酰胺酶和磷酸酶激活,释放出氮芥基团抑制肿瘤细胞核蛋白合成	卵巢癌、子宫肉瘤、子宫内膜癌	静注	200mL/d,总量 8～12g	
				口服	50～200mg/d	14 天
	甲氧芳芥 3p	抑制癌细胞的核分裂,抑制癌细胞核酸代谢	卵巢癌、绒癌	口服	25～50mg/d,总量达 500mg 以上时,减量为 25mg/d,总量 1 000～1500mg	
	邻脂苯芥（AT581）	抑制 DNA 和 RNA 代谢	绒癌,卵巢癌	静滴	20～30mg/d	8～10 天
				动注	200mg/次	
				腔内	20～30mg/次	每周1～2次
				口服	10～30mg/d	10～14 天
	硝卡芥（AT1258）	作用于 DNA	绒癌、宫颈癌、卵巢癌	静滴	20～30mg/d,1～3 日 1 次	8～10 次
				动注	20mg/次	
				腔内	40～80mg/次	每周1～2次
				口服	60mg/d	
				局注	20～40mg/次	

类别	药名	作用机制	适应证	用药途径	剂量与方法	疗程天数
烷化剂	氮芥（HN₂）	抑制核酸代谢,特别是 DNA	绒癌、卵巢癌	静注	0.1mg/（kg·次）	每日或隔日1次,4~6次为一疗程
				腔内	5~10mg	1~2次/周（不超过4~5次）
	左旋苯丙氨酸氮芥（米尔法兰 melphalan）	同氮芥	卵巢癌	口服	0.2mg/（kg·d）,口服5天	每4周重复1次,10~12疗程
				静注	0.5~1mg/kg 体重（用生理盐水 10~20mL 溶解）。每周1次	
				动脉灌注	一般每次20~40mg	
	苯丁酸氮芥（CB1348 苯丁酸氮芥）	与氮芥相似	卵巢癌	口服	0.1~0.3mg/（kg·d）总量300~500mg	
	噻替派（Thio - TE - PA）	抑制核酸代谢	卵巢癌疗效较好宫颈癌有一定效果	静注或肌注	10mg/d, 用5天,以后为10mg, 2次/周, 总量300mg	
				腔内	20~40mg/次	每周1次
				局注	5~10mg/次	
	卡莫司汀（BCNU）	与 DNA 聚合酶作用,抑制 RNA 和 DNA 合成	恶性肿瘤向脑与脊髓转移	静滴	2.5mg/（kg·d）	3天
	洛莫司汀（CCNU）	抑制核酸及蛋白质的合成	脑瘤	口服	130mg/m² 体表	1天
抗代谢药	氨甲蝶呤（MTX）	阻断叶酸还原酶,使叶酸不能转变为四氢叶酸,抑制核酸合成	恶性葡萄胎、绒毛膜癌、卵巢癌	口服	10~15mg/d	5天
				静滴	10mg/d	8~10天
				鞘内	10~15mg/次	2~4天1次（共4~5次）
	6 - 巯基嘌呤（6MP）	阻断次黄嘌呤转变为腺嘌呤核苷酸及鸟嘌呤核苷酸,因而妨碍核酸的生物合成	恶性葡萄胎、绒毛膜癌	口服	6~6.5mg/（kg·d）	10天

续表

类别	药名	作用机制	适应证	用药途径	剂量与方法	疗程天数
抗代谢药	溶癌灵（AT-1438）	与6-巯基嘌呤相同	绒毛膜癌	静滴	400~600mg/d	10天
	5-氟尿嘧啶（5-FU）	阻断尿嘧啶核苷酸转化为胸腺嘧啶脱氧核苷酸,影响脱氧核苷核酸合成	绒毛膜癌、卵巢癌、宫颈癌	静滴	20~30mg/(kg·d)	10天
				动滴	同上	同上
				局注	250~500mg/次	2~3天1次
				腔内	500~1500mg/次	每周1次
	阿糖胞苷（Ara-c）	抑制DNA聚合酶,阻断胞嘧啶核苷酸,还原为脱氧胞嘧啶核苷酸,抑制DNA合成		静滴	5~7.5mg/次	4~5天
				静注	1~2mg/(kg·d)	8~15天
抗癌抗生素	放线菌素D（Act-D）（KSM）	与DNA形成稳定的复合物,而干扰RNA合成	恶性葡萄胎、绒毛膜癌、卵巢癌、子宫肉瘤	静滴	7~9μg/(kg·d)	10天
	博来霉素	阻断DNA双链,抑制细胞分裂	外阴癌、宫颈癌	静滴	15~30mg/次,总量300~600mg	每周2~3次
				局注	加生理盐水溶解,稀释到2mg/mL	1或2天1次
	普卡霉素	与DNA结合影响RNA合成	卵巢癌、宫颈癌	静滴	2~4mg/d	10天
				腔内	2~6mL/次	
烷化剂	环磷酰胺（CTX）	该药被肝或肿瘤组织内的磷酰胺酶和磷酸酶激活,释放出氮芥基团抑制肿瘤细胞核蛋白合成	巢癌、子宫肉瘤、子宫内膜癌	静注	200mg/d,总量8~12g	
				口服	50~200mg/d	14天
	甲氧芳芥3p	抑制癌细胞的核分裂,抑制癌细胞核酸代谢	卵巢癌、绒癌	口服	25~50mg/d,总量达500mg以上时,减量为25mg/d,总量1000~1500mg	
	抗癌新芥（AT581）	抑制DNA和RNA代谢	绒癌、卵巢癌	静滴	20~30mg/d	8~10天
				动注	20mg/次	
				腔内	20~30mg/次	每周1~2次
				口服	10~30mg/d	10~14天

表 10 - 8 - 2　体表面积查阅表

体表面积(m²) / 身高(cm) ＼ 体重(kg)	40	42	44	46	48	50	52	54	56	58	60	62	64	66	68	70	72
150	1.30	1.33	1.35	1.38	1.40	1.43	1.45	1.48	1.50	1.53	1.55						
152	1.31	1.34	1.37	1.39	1.42	1.45	1.47	1.49	1.51	1.54	1.56						
154	1.32	1.35	1.38	1.41	1.43	1.46	1.48	1.50	1.53	1.56	1.58	1.60	1.62	1.64			
156	1.33	1.37	1.39	1.42	1.45	1.47	1.50	1.52	1.54	1.57	1.59	1.61	1.63	1.66	1.68	1.70	1.72
158	1.35	1.38	1.41	1.43	1.46	1.49	1.51	1.53	1.56	1.59	1.61	1.63	1.65	1.67	1.69	1.72	1.74
160	1.36	1.40	1.42	1.45	1.47	1.50	1.52	1.55	1.57	1.60	1.62	1.64	1.66	1.69	1.71	1.73	1.75
162	1.37	1.41	1.44	1.46	1.49	1.51	1.54	1.56	1.59	1.61	1.64	1.66	1.68	1.70	1.73	1.75	1.77
164	1.39	1.42	1.45	1.47	1.50	1.53	1.55	1.58	1.60	1.63	1.65	1.67	1.69	1.72	1.74	1.76	1.79
166	1.40	1.43	1.46	1.49	1.51	1.54	1.57	1.59	1.62	1.64	1.66	1.69	1.71	1.74	1.76	1.78	1.80
168	1.41	1.45	1.47	1.50	1.53	1.55	1.58	1.60	1.63	1.66	1.68	1.70	1.73	1.75	1.77	1.80	1.82
170	1.43	1.46	1.49	1.51	1.54	1.57	1.59	1.62	1.65	1.67	1.69	1.72	1.74	1.77	1.79	1.81	1.84
172	1.44	1.47	1.50	1.52	1.55	1.58	1.61	1.63	1.66	1.69	1.71	1.73	1.76	1.78	1.81	1.83	1.85
174	1.45	1.48	1.51	1.53	1.57	1.59	1.62	1.65	1.67	1.70	1.72	1.75	1.77	1.80	1.82	1.84	1.86
176	1.46	1.49	1.52	1.55	1.58	1.61	1.63	1.66	1.69	1.71	1.74	1.76	1.78	1.81	1.84	1.86	1.88
178	1.47	1.51	1.53	1.56	1.59	1.62	1.65	1.67	1.70	1.73	1.75	1.78	1.80	1.82	1.85	1.87	190
180	1.48	1.52	1.55	1.57	1.60	1.64	1.66	1.68	1.71	1.74	1.77	1.79	1.81	1.84	1.86	1.89	1.91

第十一章　计划生育篇

第一节　人类生殖调节技术

一、常用口服避孕药

(一)种类

合成的孕激素与炔雌醇的合剂,抑制排卵达到避孕目的。

1.口服避孕药Ⅰ号　炔诺酮 0.625mg,炔雌醇 0.035mg。

2.口服避孕药Ⅱ号　甲地孕酮 1mg,炔雌醇 0.035mg。

3.探亲避孕药　每片含炔诺酮 4mg。

(二)服法

1.口服避孕药Ⅰ号和Ⅱ号,月经周期第 5 天起每晚 1 片共 22 天。

2.探亲避孕药　性交当天开始服,同居 1 周服药 10 天,同居 10 天服药 2 周。超过 2 周者,在月经后服用Ⅰ号或Ⅱ号避孕药。

(三)副作用

1.出现恶心、胃纳不佳、呕吐、头晕、乏力等症状。一般第二、三周期后反应逐渐减少。可对症治疗。

2.阴道出血

(1)少量出血又称突破性出血,一般在服第五六片时出现。

可加服炔雌醇 0.005mg,每晚 1 片,一直到周期末。

(2)阴道多量出血:①加服炔雌醇;每日 0.005mg。每晚 2 片或 3 片半,一直到周期末。②或加服口服避孕药Ⅰ号Ⅱ号 1 片,服 3 天。

(3)月经量过多或经期延长:①止血剂:口服或肌注维生素 K、维生素 C、仙鹤草素、安得诺新。②男性激素:丙睾酮 25mg,每日 1 次,肌注共 3 天。禁用女性激素。

(4)预防阴道出血措施:①开始即同时服用炔雌醇,每日 0.005mg,服 22 天,共用 3 周期。②原服Ⅰ号改服Ⅱ号,原服Ⅱ号改服Ⅰ号口服避孕药。③改用半剂量 3 个月,如仍有出血,改用 1/4 剂量,3 个月后如仍有阴道出血,试用其他避孕法。

3.闭经

口服避孕药引起闭经的处理如下。

(1)服用避孕药,如未来月经,可仍按周期继续服药。

(2)凡闭经3个周期,检查未怀孕,则应停止服药,等待月经来潮后再按第一周期开始服药。

(3)在等待月经来潮阶段,应采取其他方法避孕。

(4)不转经者可用克罗米酚诱发排卵,或应用黄体酮20mg,每日1次,肌注3~5天。或甲羟孕酮,口服,6mg,每日2次,共3天。

4.肥胖　体重可增加1.5~3.5kg。

5.色素沉着　以脸部显著。

可服用维生素C　300mg,每日3次;维生素$D_6$20mg,每日3次;维生素E 100mg,每日2次。

6.心血管疾患　口服避孕药有诱发动脉病变与静脉血栓和血压升高的危险。

血压升高时可对症治疗,并停药,改用其他避孕方法。

(四)禁忌证

1.35岁以上的吸烟者,不宜采取口服避孕药,以防引起血管病变。

2.急、慢性肝炎。

3.肾炎。

4.血压高。

5.乳房肿块者。因长期、或于生育第一胎以前或早年即应用复方口服避孕药(COC)的年轻妇女,将来有发生乳腺癌的可能。

6.血栓性静脉炎者。

7.宫颈癌者。

8.年龄≥40岁的非吸烟妇女。

9.哺乳期妇女。

(五)注意事项

1.服用COC者,应定期做宫颈刮片,以便尽早发现宫颈恶性病变。

2.服用COC期间,应注意经常检查乳房,如发现硬结,及时停药、治疗。

3.因本药在糖衣层内,如果发现糖衣溶化,服药则效果不佳。宜密闭防潮贮存。

4.哺乳期妇女断乳后可任选一天开始服药。

5.人工流产后,可在术后一个月,即来第一次月经后开始服药。

二、口服避孕药改进剂型

(一)微量单纯孕激素(Progestogen only pill,POP 或 mini pill 微量片)

1.制剂

(1)双醋炔诺酮 500μg。

（2）炔诺酮（NET）350μg。

（3）左旋18炔诺孕酮（LNG）30μg。

2.用法　均在月经开始第一天服用,每日1片,每天必须固定在同一时间服用。

3.评价　效果与宫内节育器同样好,特别适合年龄较大的妇女。

(二)ST-1435胶(合成孕激素)

1.用法　将ST-1435胶外敷于脐周,每天1mg,于晚黄体期给药。

2.评价　长期用药可达到有效抑制排卵的孕酮血浓度,且可保持恒定水平。

透皮给药,可避免因口服通过肝脏代谢失效的特点。浓度为孕酮的5%~10%。

(三)新型微量COC

1.剂型有以下两种制剂。

（1）炔雌醇（EE）30μg 与 Gestodene（GSD）75μg。

（2）炔雌醇（EE）35μg 与 Norgestimate 250μg。其中 Gestodene 为新型强效孕激素。

2.评价　对月经周期控制好,副反应很少。

(四)单相型COC 和多相型03C

1.制剂　德国有以下几种制剂。

（1）单相型COC　低剂量固定复方,含炔雌醇（EE）30μg 和去氧孕烯（DSG）150μg。

（2）双相型COC　系模拟月经周期性激素变化,将21天服药分为两个时相,孕激素量前时相低,后时相高。雌激素不变或后时相稍低。

表11-1-1　双相型制剂

制剂	天数	雌激素	（μg）	孕激素	（μg）
A	11	EE	50	LNG	50
	10	EE	50	LNG	125
B	11	EE	30	LNG	75
	10	EE	30	LNG	150
C	10	EE	35	NET	500
	11	EE	35	NET	1 000
D	7	EE	40	DSG	25
	14	EE	30	DSG	125

（3）三相型COC　系将月经周期分为3个时相,各时相孕激素量均不同。雌激素量根据周期的需要和孕激素特性来决定。

表 11 - 1 - 2　三相型制剂

制剂	天数	雌激素	（μg）	孕激素	（μg）
A	6	EE	30	LNG	50
	5	EE	40	LNG	75
	10	EE	30	LNG	125
B	7	EE	35	NET	500
	7	EE	35	NET	750
	7	EE	35	NET	1 000
C	7	E	35	NET	500
	9	E	35	NET	1 000
	5	E	35	NET	500
D	6	EE	30	GSD	50
	5	EE	40	GSD	70
	10	EE	30	GSD	100

2. 作用机制

（1）抑制排卵。

（2）改变宫内膜形态，使其发育不良，与孕卵发育不同步。

（3）使宫颈黏液稠厚，精子不易通过。

3. 评价

（1）单相型和多相型效果相似，多相型每月比单相型减少激素量40%。

（2）三相比单相优点多，对月经周期控制较好，对脂类、糖代谢及血凝均无影响。

（五）事后避孕药

1. EE100/μg，LNG500μg，房事后72小时服1次，12小时再服1次。

2. 丹那唑（Danazol）600mg，房事后72小时服1次，12小时再服1次。

3. RU486　600mg，1次量。

三、新型缓释系统

缓慢释放极低剂量避孕药使血中保持恒定水平，不经肝代谢，无胃肠吸收等副反应，效果很好。

（一）皮下埋植

1. 制剂　Norplant 应用最多。

（1）Norplant Ⅰ　6个硅橡胶管，每管装36mgLNG，长34mm。管径2.4mm，埋植于前臂内侧皮下，最常用。每日释放30μg，至少5年，用完取出。

（2）Norplant Ⅱ系硅橡胶和 LNG 混合的实心棒两根，每根长44mm，含70mgLNG，每日释放50μg。

2. 作用机制

（1）使宫颈黏液稠厚，不利于精子透过。

(2)抑制排卵。

(3)改变宫内膜形态,使其与孕卵发育不同步而不利于着床。

3.埋植时间

(1)月经来潮7天之内。

(2)流产后立即埋植。

4.适应证

(1)经产妇不愿绝育者。

(2)已有一个小孩,需较长时间避孕者。

(3)年轻妇女暂不生育者。

(4)不适于用其他方法避孕或用其他方法失败者。

5.禁忌证

(1)出血素质。

(2)不明原因的子宫出血。

(3)抗凝血治疗中。

(4)有栓塞性静脉炎。

(5)冠心病或脑血管病史者。

(6)急性肝脏病或黄疸。

(7)妊娠。

(8)哺乳期。

(9)乳房结节。

(10)糖尿病。

(11)高血脂。

(12)高血压。

(13)重度偏头痛。

(14)肾脏病。

(15)胆囊疾病。

(16)癫痫。

(17)应用利福平、苯妥英钠可能降低避孕效果,故服药者不宜应用。

6.评价

优点如下:

(1)长效、高效、可逆。

(2)不含雌激素,故无雌激素的副反应,且恒定释放低剂量孕激素,避免激素高峰。

(3)兼治痛经、少经及闭经。

(4)减少宫内膜癌的危险性。

缺点如下:

(1)月经改变。

(2)埋植费用高于 COC。

(3)埋植和取出均需做小手术,局部可有疼痛或感染。

(二)阴道环

通过硅橡胶管每日恒定释放低剂量激素,经阴道上皮直接吸收入血,不经肝脏代谢,副反应很少。

1. 型式

(1)贝壳型　具有惰性轴心,外覆以含有 LNG 的薄层硅橡胶,激素可以从中央核心或围绕核心均匀通过硅橡胶向外弥散,速率保持恒定。

(2)核心型　中央核心含药 LNG 或雌、孕激素。LNG 的释放率为 $250\sim300\mu g/d$,EE 释放率为 $160\sim180\mu g/d$。

2. 阴道环作用机制

(1)改变宫颈黏液和宫内膜,使其不利于受孕。

(2)抑制排卵。

3. 方法

在阴道内放置 3 周,然后取出 1 周。如此循环,至少可用 1 年。另一种只含 1 种低剂量(5mg)LNG,释放率仅为 $20\mu g/d$,可连续放阴道内 3 个月,取出后可再换一枚新环。房事时及月经期均不必取出。

4. 阴道环的禁忌证

(1)盆腔炎,阴道炎。

(2)泌尿道感染。

(3)疑有生殖道癌或其他癌。

(4)子宫脱垂。

(5)严重尿失禁。

(6)肝脏病和黄疸史。

(7)性交痛。

(8)顽固便秘。

(三)LNG – 宫内节育器(IUD)

每日释放 $20\mu g$,可放置至少 6 年。副反应很少。

(四)LNG – 宫颈内节育器(LNG – ICD)

"T"型,横杆 14mm,纵杆 25mm。内有 LNG,每日释放 $20\mu g$,恒定低剂量。有效期为 4 年。

作用机制:通过对宫颈及宫内膜的作用,而达到避孕效果。

四、抗孕激素药物 RU485

(一)作用机制

1. 是一种米非司酮的甾体激素,有溶黄体作用。

2. 与孕激素受体能强力结合,使用体内孕激素减少。干扰卵子运行和胚泡发育,达到事后避孕,催经止孕的目的。

3. 用于药物流产,能软化宫颈,扩张宫口。

(二)用法

1. 事后避孕剂用法:RU486 100～200mg/d,连服 4 天,在月经第 23～27 天时服用。用药后 3 天内即有出血,无任何反应。

2. 药物流产用法

(1)100mg,每日 2 次,连服 4 天,于进食前 2 小时空腹服用。服药后 2 小时内不进食。

(2)150mg,一次,顿服。

(3)25mg,每日 2 次,连服 3 天,第 4 天晨起空腹服米索前列醇 600μg。

(4)每日口服 RU486 2 次,第 1 次 50mg,第 2 次 25mg,连服 2 日,第 3 天晨起空腹服米索前列醇 600μg。

临床研究发现,顿服 RU486 比分次服用时,阴道出血时间长。

国外有采取(1)服法进行药流者,而国内多采取(2)(3)(4)三种服药方法。按(1)法服药量大,不符合我国妇女体质要求。

五、阴道杀精子剂

(一)壬苯醇醚 -9(NP₉)

1. 作用机制 破坏精子细胞膜脂蛋白,使膜通透性增加,细胞内容物漏出,引起精子失活而死亡。

2. 评价

(1)加入发泡剂制成栓剂效果更好。

(2)可防止性传播性疾病。

(3)副反应为分泌物增多或局部轻度刺激。

(二)ORF13904

这种新型杀精子剂为聚苯乙烯多聚体,比 NP₉ 效力更强,能使精子凝固,抑制精子顶体作用。

(三)鱼肝油酸

适于新婚,近绝经期或哺乳期妇女。简单安全有效,易于接受。

(四)氯已定

作为阴道杀精剂正在研究中。

六、避孕疫苗

美国研制抗 β - HCG 及其受体的避孕疫苗,临床试用可致不孕且为可逆性,不影响月经,长期应用也无副反应。

美国又研制出抗 LDH - C$_4$ 的抗体对精子是特异性的,能在雌性生殖道内与精子结合而导致不孕。

七、工具避孕

(一)屏障避孕法

1. 男用避孕套　STDs 的病原体和 HIV 均不能透过乳胶套膜。若与 NP$_9$ 合用,不但能有效地避孕,而且还能预防 STDs。

日本研制出一种超薄套膜,厚 0.03mm,消毒密封,具有各种颜色,带有纹路且形状各异。另有超强套,以加强预防 STDs。滑润剂改为硅油。

2. 女用避孕套　英国研制。长 15cm,厚 0.05~0.07mm,是由一松弛柔软的聚氨酯套和两个松紧自如的聚氨酯环组成。在性生活前由女方自行放置。

3. 宫颈帽　硅橡胶宫颈帽。状似"水手帽"。

其阴道面有一圈沟槽以储存精子及涂杀精子剂。帽的宫颈面覆盖宫颈口,周边紧贴四周穹窿。

(二)新型宫内节育器——Cu - FixIUD

改进 IUD - 宫腔不协调关系,其优点如下:

1. 直接固定于宫底;

2. 没有支架;

3. 可适应宫腔而变形,从而减少副反应。

八、产后避孕

(一)产后放置 IUD

1. 产后胎盘娩出后 10 分钟内放置 IUD。

2. 剖宫产同时放置 IUD。有 STDs 者禁用 IUD。

优点:脱落率低。

(二)屏障避孕法

1. 优点　简便、安全不影响哺乳。

2. 缺点　有效率较低,可加用杀精子剂弥补之。

(三)放置阴道环

放置释放黄体酮的阴道环,每日释放 5mg,可放置 90 天。

(四)绝育术

需要终止生育者可行绝育术。

1. 女方绝育　最好在产后几日施术。

2. 男性绝育　哺乳期最适合男方结扎输精管,因精子在术后可残留于男性生殖道内 2~3 个月,女方产后此期不易受孕。

(五)口服避孕药

1. 单纯孕激素(微量片)　可在产后数周内开始服用,安全。

2.复合口服避孕药(COC)　至少要到产后 6 个月再用为宜。如可选择其他避孕方法,产后最好不选择口服避孕药,以防影响乳汁分泌及幼儿健康。

九、男性避孕

(一)男性避孕制剂

1.促性腺激素释放激素(GnRH)类似物。

(1)作用机制　使垂体抑制,分泌促性腺激素减少,因此抑制精子生成。

(2)用法　有喷鼻、埋藏或长效注射剂。

(3)评价　不能完全抑制精子生成,由于睾酮下降,性欲减退,需加用睾酮。

2.抗雄激素制剂　可抑制精子生成,需用量大,可产生性欲减退、阳痿等副反应。

3.雄激素　作用机制:可通过负反馈使促性腺激素分泌降低,抑制精子生成。但需用大剂量,因此可产生毒性反应。

(二)可逆性经皮输精管栓堵法

要生育时,可将栓子取出。

第二节　助孕技术

一、体外受精 – 胚胎移植(IV FET,试管婴儿)

1978 年英国诞生了世界第一例试管婴儿。

(一)适应证

1.主要用于输卵管阻塞而其他方面正常的育龄不孕妇女。

2.丈夫精液正常或轻度异常,经处理后可能致孕。

3.不明原因的不孕妇女。

(二)受术者选择

1.年龄在 40 岁以下。

2.证实输卵管不通,最好为非结核性者。

3.无遗传病史。

4.子宫发育正常。

5.卵巢功能基本正常,卵巢早衰者可考虑借用卵子及加用性激素。

(三)主要步骤

1.促卵泡发育　目前皆主张用药物刺激卵巢以获得多个卵细胞成熟,以便得到多个胚胎。常用药物为氯芪酚胺(CC)、人类绝经期促性腺激素(HMG)、绒毛膜促性腺激素(HCG)。

(1)山东省立医院方案　月经周期 3～7 天 CC,每日 100mg,月经周期 5～12 天肌注 HMG,每日 2 支,届时多有 2 个以上卵泡发育至 18～22mm,24 小时后肌注 HCG10000IU,38 小时左右取卵。

（2）北医大方案　月经周期第 3 天开始,每日肌注 Pergonal 2 支.每支含 FSH75IU,LH75IU,共 3 天,以后改为每天 1 支,共 3 天,以宫颈黏液及 B 超监测卵泡发育情况。用 Pergonal 6 天后,卵泡多可呈现≥12mm,52 小时后肌注 HCG10 000IU,于注射后 34～36 小时后采卵。

（3）中山医科大学庄广伦合用 Buserin、HMG（稍延长其应用天数）及 HCG 在少数病例与应用 CC、HMG 及 HCG 获得较多成熟卵母细胞,受精率高,受孕成功率也高。

预测排卵时间除用宫颈黏液和 B 超监测外,还依靠孕激素高峰预测即将排卵时间。

2.取卵

取卵方法不断改进,从最初剖宫取卵、腹腔镜取卵至经阴道在 B 超下穿刺取卵。

在 B 超下经阴道穿刺取卵,不仅可单人操作,不需麻醉,节省人力、物力和时间,而且还减少了患者恐惧心理和痛苦。

取卵用长 255mm 穿刺针连接无毒硅胶管,通入涂有肝素的 15mL 玻璃离心管,收集卵泡液及卵母细胞。

卵泡液为稻草黄色,清晰。在即将抽空阶段,卵泡出血,卵泡液可血染或含血凝块。将卵泡液倒入圆盘状平皿,检查有无卵－冠－丘复合物（oocyte corona cumulus complex,OCCC）。肉眼所见 OCCC 为黏液样团块,清亮透明,并可看到黏液样团块中含有针尖大小白点,即卵母细胞。愈成熟卵子其周围黏液样物质愈多,愈透明;愈不成熟卵子黏液样物质极少,呈实性白色小块状,与其他碎片相似。在倒置显微镜下观察,成熟卵母细胞为圆形,胞质均匀,少数可见到第一极体,放射冠伸展分散。泡液中有丰富的颗粒细胞,聚集成片状。未成熟的卵细胞位于致密 OCCC 中,放射冠未伸展,透明带看不清,介于二者之间者为中间型。将不同成熟度的卵细胞分别移入生长液中（Ham F10 +5% 患者排卵时血清）,较成熟者在 CO_2 培养箱内培养 6～10 小时,未成熟者培养 20～24 小时。

3.精液处理　在受精前 3～4 小时,嘱男方手淫取精液,精液取出后在室温下液化 30 分钟,用培养液洗涤、离心,上游法,去除精浆,使精子获能和优选活力强的精子,调度至 10^5～10^6 个/mL。

4.体外受精　培养成熟卵镜下检查结构更清晰,将其移入母血清中,加入 3～4 滴精子。

5.胚胎移植　受精 40 小时,卵裂多为 2～4 细胞期,经显微镜下证实,将胚胎移入新培养液中,用 Teflon 宫腔移植管吸入下列顺序物:培养液、空气泡、培养液及胚胎,空气泡培养液总量不超过 10～30μL。移植胚胎数目以不超过 4 个为宜。其操作方法如下:

（1）产妇取膀胱截石术位。

（2）外阴用1∶1000新苯扎氯铵液消毒,再用生理盐水冲洗。用生理盐水冲洗阴道,擦干,用生理盐水棉球擦净宫颈。

（3）以宫颈钳夹持前唇,将移植管轻轻放入宫腔内约6cm,即离宫底1cm。

（4）用TB空针将胚胎缓慢推入宫腔内,抽出移植管,检查胚有无残留在移植管内。

（5）令受术者平卧在手术床上,休息20小时,返回住所。3日内尽量限制下地活动。

6.术后处理

（1）手术当日给HCG5000IU,黄体酮20mg。

（2）第二日HCG 2000IU/d。

（3）第三、四日HCG1000IU/d。

（4）第五、六日HCG 500IU/d。

（5）黄体酮第一、二周40mg/d,第三、四周20mg/d。

（6）手术后两周做血清β – HCG测定。如月经未来潮,每周做1次β – HCG测定。

（7）术后4周做B超检查。

二、宫腔配子移植

其方法是将成熟卵及洗涤优选精子直接用Teflon管送入宫腔内。证明人类可不经体外培养成早期胚胎,而直接将配子移植入宫腔内,使之受精、着床、发育、分娩活婴。

三、配子输卵管移植（GIFT）

1984年Asch首创输卵管配子移植（图11 –2 –1和图11 –2 –2）。

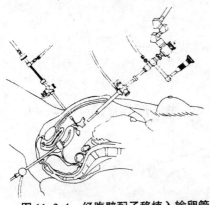

图11-2-1 经腹壁配子移植入输卵管

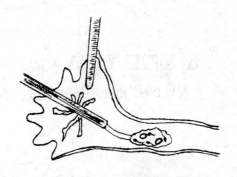

图11-2-2 配子输卵管内移植术

（一）适应证

1. 输卵管通畅。

2. 原因不明不孕症。

3. 免疫因索不孕。

4. 子宫内膜异位症致不孕。

（二）主要步骤

1. 刺激卵泡发育。

2. 取卵。

3. 精液处理。

4. 经 Teflon 管将优选的精子、空气、培养液中卵子，总量不超过 $50\mu L$ 注入输卵管内。在 B 超指导下，将导管伸入输卵管伞端内 $2\sim3cm$，或将配子经腹腔镜导管输入输卵管内。

配子输卵管移植成功率可高达 60%，远高于 IVF – ET。

四、配子腹腔移植（POST）

将卵子和精子直接送入子宫直肠窝，成功率为 12% ~ 20%，前提为输卵管通畅（图 11 – 2 – 3）。

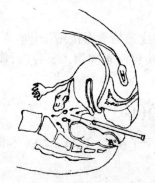

图 11 – 2 – 3　经阴道后穹窿输入卵子与精子

五、腹腔精子移植

情况与 POST 相似，只是将精子送入腹腔内，需要有通畅的输卵管（图 11 – 2 – 4）。

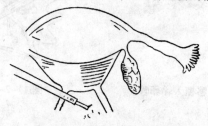

图 11 – 2 – 4　将精子送入腹腔

六、阴道培养胚胎移植

经阴道取卵细胞,优选精子,然后放入盛有培养液 3mL Nunc 管内,紧紧封闭 Nunc 管,外加塑料保护包装,置于阴道内 48 小时。在显微镜下证实有早期胚胎形成,用宫腔移植管植入宫腔内(图 11-2-5)。

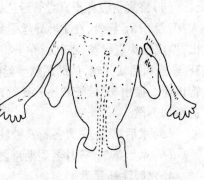

图 11-2-5　将早期胚胎用宫腔移植管植入宫腔内

七、宫腔内人工授精

(一)适应证

1. 免疫不孕。

2. 原因不明不孕。

3. 宫颈因素致不孕。

4. 男方精液质量差。

5. 女方输卵管通畅,排卵正常。

(二)精液来源

1. 丈夫精子,即丈夫人工授精(Artificial insemination husband,AIH)。这样心理上无不利因素。

2. 供精者人工授精(Artificial insemination donor,AID),受精者与供精者双方皆不知晓,医生应严格保密。适用于丈夫无精子者。

(三)授精时间

在自然周期第 10 天开始每日做尿 LH 测定,LH >40IU/1h,预测即将排卵;BBT 体温下降时,最好用促排卵药物,在注射 HCG10 000IU 后 38 小时左右进行,第二天再注入 1 次。

八、输卵管再通术

(一)显微外科手术

显微外科手术适用于输卵管结扎或苯酚粘堵术后,意外丧失后代而要求复通者,可实行显微复通术而达到较高复通率。

(二)导管扩张术和药物治疗输卵管炎性阻塞

1. 适应证　非结核性炎性输卵管阻塞者。

2. 时间　月经干净后 3~5 天。

3. 步骤

(1)术前 30 分钟肌注阿托品 0.5mg。

(2)排空膀胱。

(3)受术者取膀胱截石术位,常规消毒。

（4）将真空吸杯子宫导管经阴道固定于子宫颈部。在 X 线透视下,依次向子宫放入 9F 及 5.5F 导管,在 J 形导丝引导下,将 5.5F 导管放置于子宫角部。将 J 形导丝抽出,换成软头直导丝,在其指导下将 5.5F 导管放入输卵管子宫开口处,撤去导丝,放入 3F 导管和超软导丝,借助超软导丝的扩张分离作用和生理盐水冲洗疏通作用,使输卵管再通。撤出 3F 导管和超软导丝,注入造影剂,观察输卵管通畅情况,走行、盆腔有无造影剂弥散。

（5）术后第二、三天各行宫腔注药 1 次。

（6）术后第二、三月经周期重复宫腔注药及口服用药。

4. 宫腔注药种类

（1）中药　复方当归液 2mL 加生理盐水 20mL。可同时口服痛经定,每次 10g,每天 2 次,连服 10 天。

（2）西药　氟美松 20mg。

①2% 利多卡因 SmH 甲硝唑液 15mL。

将上述各药混合后,注入宫腔,隔日 1 次,5 次为一疗程。

②卡那霉素 1g,利多卡因 10mg,氟美松 20mg,注射用水 20mL。

将上述药液混合后,注入宫腔隔日 1 次,5 次为一疗程。

第三节　计划生育手术与引产

一、放置宫内节育器 IUD

【适应证】

1. 已婚育龄妇女,愿选用 IUD 避孕者。

2. 无禁忌证。

【禁忌证】

1. 生殖器炎症、急性盆腔炎、阴道炎、宫颈重糜。

2. 宫颈口松弛,宫颈旧裂重。

3. 子宫脱垂。

4. 月经频发或月经过多。

5. 严重全身急、慢性疾患(心衰、各种急性传染病、重度贫血、出血性疾患等)。

6. 体温高于 37.5℃。

（一）放置宫内节育器条件

1. 术前 3 日内无性交。

2. 体温低于 37.5℃。

3. 符合上宫内节育器适应证。

(二)放置时间

1. 月经干净后 3~7 天。

2. 人流后,宫腔小于 10cm,收缩佳,出血不多,无异常情况,可立即放置。

3. 自然流产后来过一次正常月经。

4. 中期引产后 3 个月。

5. 足月产后 3 个月以上。

6. 剖宫产后 6 个月以上。

7. 哺乳期闭经,排除早孕后。

8. 放置宫内节育器期满。无异常症状,可在取出后立即更换另一个新 IUD,或于下次月经干净后,再放置 IUD。

(三)IUD 消毒法

(四)宫内节育器大小的选择

1. 根据宫腔深度选择。

2. 根据宫腔宽度。

3. 根据宫口松紧程度选择,宫口松者,最好选择支撑力大的塑料或混合 IUD。

(五)IUD 放置术

1. 体位　排尿后,取膀胱截石位。

2. 消毒　常规消毒外阴、阴道,依次用肥皂水、棉球擦洗;无菌清水冲净;消毒液冲洗(可选用 1:10 碘伏或 1/1000 新苯扎氯铵液或 1/5000 高锰酸钾液)。

3. 常规铺无菌巾。

4. 阴道检查　了解子宫大小、方位及附件。

5. 窥器扩张阴道,暴露宫颈　用 0.5% 磺伏 2.5% 碘酒及 75% 酒精脱碘,消毒宫颈、颈管及阴道。

6. 探宫腔　用宫颈钳夹宫颈前唇,稍外牵。用子宫探针或小号宫颈扩张器沿宫腔方向探测宫腔深度及宽度。

7. 扩宫口　依次扩张宫颈口至 6 号。

宫口松者可不扩张。

8. 置器　放置 IUD 的方法取决于 IUD 的种类。

(1)金属麻花双环上环法　将尾丝置于环下方,用放环叉顶位环顶端,沿宫腔方向将其送至宫底。然后将叉后退 0.5cm,沿宫壁轻轻退出。

(2)T 型节育器放置法　本节育器和放置器配套包装,采用环氧乙烷气体灭菌,节育器概根据铜离子释放情况一般可使用 15 年以上。节育器规格按下表选用。

表 11 - 3 - 1　节育器的规格

子宫深度(cm)	型号规格 a×b(mm)	形状尺寸
5.5~6.5	28×32(TCuC-S)	
6.6~7.5	30×34(TCuC-M)	
7~9	32×36(TCu220C)	

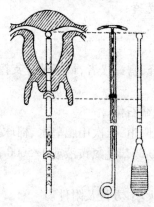

操作时应注意以下事项：

①节育器和放置器已经灭菌完毕,剪开包装袋即可使用。

②放置前测量宫腔深度,调正定位块位置(图 11 - 3 - 1)。

图 11 - 3 - 1　测量宫腔深度

③折叠 T 横臂(图 11 - 3 - 2)插入放置管内 0.4~0.6cm(图 11 - 3 - 3)。

④将节育器送至宫底(图 11 - 3 - 4)。

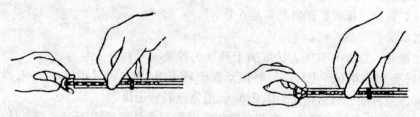

图 11 - 3 - 2　折叠 T 横臂　　　　图 11 - 3 - 3　将横臂插入放置管内

⑤固定实心杆,后撤放置管 0.8~1.2cm(图 11 - 3 - 5)。

⑥将放置管向宫底轻轻顶送一次,然后固定放置管撤出实心杆,再撤出放置管(图 11 - 3 - 6)。

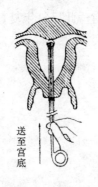

送至宫底

图 11-3-4　将节育器送至宫底

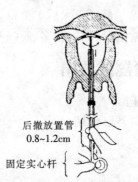

后撤放置管
0.8~1.2cm

固定实心杆

图 11-3-5　固定实心杆

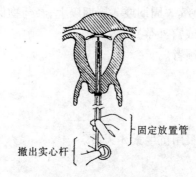

固定放置管

撤出实心杆

图 11-3-6　撤出放置管

⑦尾丝在宫颈口外保留 2cm 的长度。

9. 留尾丝　保留尾丝长度取决于子宫大小与术后复旧。

(1)月经后放置者,尾丝留 2cm。

(2)人流后立即放置者,尾丝留 lcm。

(六)施术注意事项

1. 放置 IUD 前,应让受术者看节育器外形,以便脱落时能及时发现。

2. 放置 IUD 时,避免接触外阴、阴道,以防污染。

3. 放置 IUD 时,又不要转向,以防将 IUD 放偏或扭曲。

4. 必须将 IUD 放于宫底。

5. 双子宫者,应双侧同时放置 IUD。

6. 放置 IUD 过程中,动作应轻巧,谨防子宫穿孔。尤其子宫有手术瘢痕或哺乳期子宫肌壁软者,更应小心。

(七)术后注意事项

1. 术后休息 3 天。

2. 术后两周内禁止房事与坐浴。

3. 金属 IUD 可放置 15 年,塑料、带铜 IUD 可放置 15 年,嘱其定期更换。

4.定期随诊　最好于术后 1 个月、半年、一年复查,此后每年复查 1 次。

5.出现异常情况,如出血多、腹痛等应及时就诊。

二、节育器的取出

(一)取出指征

1.放置节育器已到期。

2.要求再生育。

3.绝经后。

4.欲改用它法避孕。

5.放置 IUD 副反应重,阴道不规则出血持续一个月以上,或月经过多(经血量增加 2 倍或 2 倍以上),且持续 3 周期或 3 周期以上,经药物保守治疗无效者。

6.带器妊娠者(宫内或宫外孕)。

7.节育器异位,或嵌顿者。

(二)IUD 取出条件

1.体温 $<37.5℃$。

2.3 日内无性交。

3.阴道持续出血者,服用抗生素 3 天后。

(三)取出时间

1.月经干净 3~7 天。

2.带器妊娠者,人流同时取出。

3.绝经后半年至 1 年,以防绝经过久,子宫萎缩,宫口过紧,导致取环困难。

(四)取出 IUD 方法

1.有尾丝取法　用止血钳夹住尾丝,向外轻轻拉出。

2.无尾丝取法

(1)取出 IUD 前必须经 B 超或 X 线检查,确定有无 IUD 及 IUD 的位置。

(2)受术者取膀胱截石位,常规消毒外阴、阴道。

(3)铺无菌巾。

(4)阴道检查明确子宫大小及位置。

(5)常规消毒宫颈、颈管和阴道。

(6)扩张宫口至 6 号。

(7)将取出器的钩呈水平位,顺宫腔方向轻轻送入宫腔,体会 IUD 位置,然后转动钩的方向,勾住 IUD 下缘,再将钩成水平位,向外轻轻拉出。

3.带器妊娠取出法

(1)若可见到颈管内的 IUD 或尾丝,应先取出 IUD,然后行人工流产手术。

(2)反之,先行人流术,然后取了 IUD。以减少取出 IUD 的困难与出血。

4.IUD 嵌顿取出法

（1）IUD 嵌顿较浅时,用钩轻轻试拉出。

（2）IUD 嵌顿较深时,可如下操作:①将宫口扩至 7 号。②勾住 IUD 位于宫腔的部分轻轻向外牵拉,使部分环丝暴露于宫口外,贴宫颈外口剪断一侧环丝。③用止血钳夹住另一断端慢慢向外牵拉,从肌层中将其拉出。④B 超或 X 线检查显示有 IUD,但感宫内无 IUD 时,则 IUD 可能完全嵌入肌层,不可盲取。欲确定 IUD 位置可采取下述方法。

a.B 超下,取 IUD。b.宫腔碘酒造影(金属 IUD10% 碘化油,塑料 IUD 用 5% 碘化油造影),明确 IUD 位置后,再在 B 超下取 IUD,必要时开腹取 IUD。

5.异位 IUD 取出法

（1）IUD 异位于阴道穹隆部时,可经阴道切开穹隆取之。

（2）IUD 外游腹腔时,开腹取出。

6.IUD 取出后的注意事项

（1）单纯牵拉尾丝取出 IUD 时,可不休息。

（2）扩宫口后取出 IUD 时,术后休息 1 天。

（3）取出 IUD 困难时,酌情多休息数日。

三、人工流产

（一）吸宫术

【适应证】

1.孕 10 周之内要求中止妊娠者。

2.因某些疾病不宜继续妊娠者。

【禁忌证】

1.急性生殖器炎。

2.各种急性传染病或慢性传染病急性发作期,或严重的全身疾病,心衰、肺水肿等。

3.妊娠剧吐,酸中毒未纠正者。

4.体温高于 37.5℃。

5.3 天之内有性交史。

【术前准备】

1.询问病史　尤应注意询问半年内是否做过人流术,是否为哺乳期(哺乳期子宫极软,易穿孔)。

2.一般检查　测量体温,血压,脉搏,听心肺,摸肝脾。

3.阴道检查　明确子宫大小、位置,并排除生殖器炎症。

4.必要时做有关实验室检查　尿妊娠试验,血、尿常规,肝、肾功能等。

5.罹患高血压、心脏病等疾患者,术前酌情给予镇静或降压药。

6.为减少受术者在术中扩宫口时的疼痛,或月份较大,或初孕妇宫口较紧者,术前可酌情给予下述扩宫口药物。

(1)宫术安栓　术前 20 ~ 30 分钟,将栓填入直肠内。

(2)卡孕栓　术前 40 ~ 60 分钟,置于阴道穹隆部。

(3)0.5% 丁卡因　施术前,向宫腔内注入 2mL,可减轻疼痛,利于扩宫口。

【手术步骤】

1. 消毒方法　同放置 IUD 法。

2. 阴道检查　注意子宫大小、方向及软度。将过度前倾或后倾的子宫尽量摆成水平位。

3. 同窥器暴露宫颈。

4. 常规消毒宫颈、颈管及阴道。

5. 用宫颈钳夹宫颈　子宫后位时,夹宫颈前唇;前位时,可夹后唇,以便将子宫摆成水平位。

6. 探宫腔　用子宫探针或小号扩张器,顺子宫方向,轻轻送入宫腔达宫底。

7. 扩宫口　依次扩张宫口,扩张器比吸管大半号或 1 号即可。

8. 检查吸引器的负压吸引力。

9. 将吸管顺子宫腔方向轻轻放入,直达宫底,开动吸引器,使负压达 67kPa (500mmHg),开始吸引,将吸引头窗口朝向胚胎着床部位吸引。

一般前位子宫,孕卵多着床于子宫前壁,后位子宫,孕卵多着床于后壁,水平位多着床于宫底,或根据 B 超确定的孕卵位置进行吸宫。

表 11 - 3 - 2　根据妊娠周数选择吸管号与吸宫负压

妊娠周数	宫颈扩张大小 (扩张器号数)	选用吸管号	吸宫负压 kPa(mmHg)
<6	5 ~ 6	5	53(400)
6 ~ 8	6 ~ 7	6	60(450)
9 ~ 10	7 ~ 8	7	67(500)
11 ~ 12	8 ~ 9	8	73(550)

10. 然后,将吸管头下移,在宫内上下移动,按顺时针或逆时针方向移动吸管,吸引子宫四壁后,再吸引宫底及两宫角。

11. 子宫壁由光滑变为粗糙,子宫收缩、变小,吸头紧贴宫壁,取出吸管后无活动性出血,仅有少量血性泡沫时,提示已吸净。

12. 再用 6 号小吸管,40kPa(300mmHg)负压或用小刮匙清理宫腔一周,尤其注意清理宫角。

13. 术后再测宫腔深度。

【注意事项】

1. 吸宫动作自始至终应轻柔、缓慢、仔细。

2. 吸管进出宫颈管时不应带有负压,以免损伤颈管。

3.吸引中,若胎物堵塞吸管口,可借负压将胎囊牵引至于宫颈外口,用卵圆钳夹出。然后再吸,或再换大一号吸管吸引。

4.术毕,常规检查吸出物有无绒毛及胎儿,吸出物的量与妊娠月份是否相符合。

5.避免吸空(未怀孕,误诊为宫内妊娠而吸宫,未吸出绒毛,为吸空或空吸)。吸空时,应注意有宫外孕的可能,查血 HCG,做 B 超并严密观察。

6.避免漏吸(实为宫内妊娠,术中未吸出绒毛),以防吸宫后妊娠继续。漏吸原因有以下几点:

(1)吸管未达宫底。

(2)子宫过度前屈或后屈。

(3)子宫畸形(双子宫或纵隔子宫)未吸引妊娠侧宫腔。

(4)术毕未立即或未认真检查吸出物中是否有绒毛。杜绝漏吸原因,可防止漏吸发生。

(二)钳刮术

【适应证】

适用于孕 10~14 周,要求中断妊娠者。

【禁忌证】

同吸宫术。

【术前准备】

术前必须充分扩张宫颈。扩张宫颈的方法有下述几种:

1.术前颈管内放置怀牛膝。

2.术前颈管内放置海草。

3.术前颈管内放置灭菌干脐带。

4.术前颈管内放置 18 号导尿管。

5.服用 RU486 扩张宫颈(25mg,每日 2 次,连服 3 天)。

其他术前准备同吸宫术。

【注意事项】

1.宫颈应充分扩张至宫内容物可顺利排出为止。通常,孕 10~12 周,宫颈扩张对 8~10 号;孕 12~14 周,宫颈扩张至 10~12 号。以防宫颈扩张不充分。操作困难,延长手术操作时间,出血多,甚至导致颈管损伤。

2.钳夹时先破水,使羊水流出,宫腔缩小,利于操作。

3.胎体及胎盘组织被钳出后,再以 8 号吸管清扫宫腔一周。必要时用大钝头刮匙刮宫一周,尤注意刮净宫角。

4.术中,若子宫大、软或出血多,可在宫颈上注射催产素 20U,或静注。

5.钳夹不可用暴力,应避免损伤母体。

6.其余注意事项同吸宫术。

【术后处理】

1.术后令受术者卧床休息 2 小时左右,观察其阴道流血及腹痛症状。

2.术后给抗生素及宫缩剂,以预防感染,促进宫缩,减少出血。

3.术后保持阴部卫生,血未净前禁盆浴,禁性生活1个月。

4.术后出血多、腹痛重应及时处理,以除外流产不全与子宫穿孔之可能。

5.术后休息　孕不足3个月者,休2周,孕3个月或超过3个月者,休1个月,有异常情况,可适当延长休息时间。

【并发症的处理】

1.吸宫不全

(1)原因　吸宫不全可因施术者技术不熟练,吸管未达宫底,或子宫过度前屈、后屈,或负压过大,影响吸管进入,或术中未能认真检查吸出物是否符合孕周,或未能清除子宫角残存胚胎组织所致。

(2)诊断依据:①阴道出血10天或10天以上,用抗生素与宫缩剂,保守治疗无效。②阴道检查　子宫大、宫口松、自宫口有血流出。③尿妊娠试验阳性或阴性。④B超可见增大的子宫内有光团。

(3)处理:①给抗生素3天后再次清宫。②刮出物送病理。

2.子宫穿孔　详见女性生殖器损伤章。

3.感染

(1)原因　多因术前有感染,或手术无菌操作不严格,吸宫不全,或术后不注意卫生,或过早性交所致。

(2)诊断依据:①术后发烧。血实验室检查白细胞升高。②子宫有压痛,或附件增厚,压痛,阴道有脓性分泌物,味臭。

(3)处理:①抗生素治疗。②必要时阴道脓性分泌物做细菌培养及药敏,根据药敏结果,选择抗生素。

4.术中出血

(1)多因术中不能迅速清除胚胎组织所致,影响子宫收缩而出血。

(2)立即在宫颈上注射催产素20U。

(3)同时迅速清除宫内残留组织,必要时可换较大吸管清宫。

5.空气栓塞

(1)原因　多因电动机突然反向倒转,形成正压,或误将吸引管接于排气孔,而致空气栓塞。

(2)诊断依据　术中受术者突然呼吸困难、发绀,迅速死亡。

(3)处理　立即进行心、肺复苏抢救。

6.羊水栓塞

(1)多发生在人工破膜后数分钟内。患者突然呼吸困难、发绀,过敏休克,继之,出现DIC。

(2)羊水栓塞轻者,仅表现为子宫出血多。

(3)抢救以抗过敏、抗休克、缓解肺血管痉挛,纠正DIC为原则。(详见羊水栓塞

节)

7. 人流综合征

(1)原因 多由于人流时扩张宫颈过速,或使用暴力,或负压过大,或反复吸刮宫壁致患者迷走神经兴奋引起。

(2)诊断依据:①典型症状:心动过缓、心律不齐、血压下降,苍白、冷汗、头晕、胸闷,重者昏厥、抽搐。②阿托品 0.5 ~ 1mg,静注,阻断迷走神经反射,治疗较佳。

(3)处理

①吸氧。②必要时静脉输液。

8. 宫颈或宫腔粘连

(1)原因 多因带负压吸引管进出宫颈,或过度吸刮宫腔,损伤颈管及子宫内膜,引起颈管或宫腔局部或全部粘连。

(2)诊断依据:①症状:人流后闭经或月经过少,周期性腹痛,继发不孕。②阴道检查:宫体稍大,可有压痛,宫颈可有举痛,或无异常所见。③子宫输卵管碘油造影:可发现粘连闭锁部位。

(3)处理:①扩宫颈:扩至 7 ~ 8 号。可解除宫颈粘连,扩后宫颈管内填塞凡士林纱条,每日更换 1 次,连续 10 日。②探宫腔:可明确宫腔粘连部位,扩张器探入宫腔,左右摆可分离轻度新鲜粘连。③轻搔宫腔后放置 IUD。④雌激素治疗:不能用上法钝性分离宫腔粘加者,可按周期口服雌激素。乙芪酚 1mg,连服 20 天,停药 7 天,再开始第 2 周期,连续治疗 3 个周期。⑤开腹术:若经上述保守治疗无效,仍无撤退性出血,可考虑开腹切开子宫行钝性分离粘连,或行内膜移植术。⑥预防术后再度发生宫腔粘连措施的方法如下:

a. 施粘连分离术同时,放置 IUD,术后 3 ~ 6 个月取出避孕环。

b. 分离术后 5 ~ 7 天向宫腔内注入雌二醇溶液 10mg,或同时周期加服雌激素,以促使内膜生长。

c. 抗生素预防感染。

四、药物流产

(一)米非司酮与米索前列醇中止妊娠作用机制

米非司酮是作用于受体的新型米非司酮药物,其与子宫内膜的孕激素受体有高亲和力,从而抑制孕酮活性,引起蜕膜和绒毛变性,导致出血和体内绒毛膜促性腺激素 HCG 速减,继而卵巢黄体溶解,蜕膜变性引起内源性前列腺素释放,进一步促进宫缩和宫颈软化。

米非司酮对抗孕酮,使子宫肌处于兴奋状态,对前列腺素敏感性增高,子宫肌出现阵缩,前列腺素使胶原合成减弱,利于宫颈软化与扩张,两药协同有利于孕产物排出。

(二)剂量与给药方法

米非司酮 25mg/片。米索前列醇 200μg/片。服药方法主要有以下几种:

1. 米非司酮　25mg,每日 2 次,连服 3 天,第 4 天晨空腹口服米索前列醇 600μg。

2. 米非司酮　第一天空腹口服 150mg,第 3 天晨空腹口服米索前列醇 600μg。

3. 米非司酮　每日空腹服 2 次,第一次服 50mg,第 2 次服 25mg,连服 2 天,第 3 天晨空腹服米索前列醇 600mg。

【适应证】

妊娠周数越少,流产成功率就越高。

初起药物流产仅用于闭经 49 天以内的孕妇。目前,对妊娠期限无严格限制,但孕 2 个月以上服药物流产者,常流产不全,需刮宫清除宫内残留物。孕月大者,收入院药流。选择病例:此次流产后至第一次月经复潮,不准备用甾体激素或宫内节育品避孕者,且自愿选择使用米非司酮与米索药流,并能按医嘱执行者。

【禁忌证】

1. 肝、肾功能不良。

2. 闭经后有阴道出血。

3. 有出血性疾患。

4. 年龄 40 岁以上。

5. 带 IUD 妊娠。

6. 生殖道畸形如阴道横隔等,双子宫者慎用。

7. 可疑异位妊娠。

8. 哺乳期妊娠。

9. 感染,全身及生殖器急性炎症,控制后始可服药。

10. 孕吐重或胃肠炎不能进食者。

11. 有药物过敏史者。

12. 内分泌疾患者,例如肾上腺疾病等。

13. 有与甾体激素有关的肿瘤,如子宫肌瘤、乳腺癌、卵巢癌等。

14. 有使用前列腺的禁忌证,如青光眼、哮喘、癫痫、高血压、二尖瓣狭窄、镰状细胞贫血、慢性结肠炎、低血压[血压 $<10.7/6.7kPa(80.3/50.3mmHg)$]。

15. 有血栓病。

16. 妊娠期皮肤瘙痒史。

17. 每日吸烟超过 10 支者。

18. 此次妊娠前一个月使用过甾体激素。

19. 长期服用前列腺素合成抑制剂(阿司匹林、吲哚美辛等),或长期服用巴比妥类药物、利福平、异烟肼、抗癫痫药、抗抑郁药、西咪替丁等。

【服药前准备】

1. 仔细询问病史,并讲明药流的效果、可能出现的副反应及定期复诊的要求。

2. 详细查体(血压、脉搏、体温,听心肺,摸肝脾)。

3. 阴道检查　明确子宫大小及附件情况,排除生殖器畸形、异位妊娠、炎症等异常

（注意子宫大小与妊娠天数是否相符）。

4.实验室检查

（1）血常规、出凝血时间、血小板。

（2）尿常规。

（3）必要时查肝、肾功能。

（4）阴道分泌物查阴道清洁度、滴虫、真菌，必要时查淋菌及 PCR 除外病毒、衣原体、支原体等感染。

（5）尿 HCG 试验，必要时查血 β – HCG。

5.B 超 明确妊娠诊断，排除异位妊娠的可能。

6.填表 详细记录病史、查体、实验室检查及用药剂量方法。并注明地址，便于随访。

【注意事项】

1.严格掌握指征。

2.空腹服药，服药前、后 2 小时内禁食。

3.在医院医生监护下，服米索前列醇，服后，密切观察阴道出血及排出物。

4.排出物由医生查验，证实为完全流产者，可令患者回家休养；若流产不全，则立即行剖宫术，以避免不全流产引起大出血，甚至失血性休克。

5.服米索前列醇 4 小时，仍未排出胎物，可给催产素 10~20U，肌注。

6.阴道出血多时，应立即测血压、脉搏，输入液，必要时输血，并给予催产素 20U，肌注或静注。

7.服药后出现严重腹痛、阴道出血多、晕厥休克等异常，应及时随诊，必要时住院治疗。

8.米非司酮一次顿服 6 片（150mg）比分次服药阴道出血时间长。因此应选择分次服药法。因顿服（单次给药）时，米非司酮与蜕膜孕酮受体结合率低，结合时间短，不能有效地发挥其米非司酮活性作用，能抑制 PG 活性，使子宫收缩减弱，出血增多，出血时间延长。

五、水囊引产

【适应证】

妊娠 16~24 周，要求中止妊娠，且无禁忌证者。

【禁忌证】

1.生殖系统有炎症。

2.子宫壁有瘢痕（有剖宫产史、子宫肌瘤剔除史或子宫吻合术等）。

3.有妊娠期间阴道出血史。

4.胎盘位置低。

5.严重高血压、心脏病、血液病等重危疾患。

6.体温高于 37.5℃。

【术前准备】

1.B超　了解胎盘位置。

2.阴道灌洗　术前 3 天,每日用 1/5000 高锰酸钾液冲洗阴道。

3.术前服己烯雌酚　20mg,每日 3 次,连服 3 日。

4.制备水囊　新双层阴茎套内插入 14 号新橡皮导尿管,导尿管送至阴茎套的上 1/3 处,用丝线将囊口结扎于导尿管上,将囊内气体排空,将导尿管外端扎紧。月份大,注入液量大于 400mL 者可放入 2 个水囊。煮沸 10 分钟,备用。

【手术步骤】

1.受术者排空膀胱,取膀胱截石位。

2.消毒　常规消毒外阴、阴道、宫颈。

3.铺无菌巾。

4.插入水囊　用宫颈钳牵拉宫颈前唇,用长镊子将水囊顶端夹持,逐渐将水囊插入宫壁与羊膜腔之间,最终仅露出导尿管末端。

5.注入无菌等渗盐水

(1)松解导尿管末端结扎线,将等渗盐水由导尿管注入。

(2)盐水注入量　每一孕月注入 100mL,最多不应超过 500mL。

(3)将导尿管末端折叠,扎紧,置于阴道后穹隆,再填塞纱布(浸过甲硝唑液或庆大霉素药液),以防导尿管脱出。

(4)沿宫壁与胎囊间送入水囊时,如遇阻力或出血,应立即退出,更换方向再放。

【注意事项】

1.水囊插入后测量并记录子宫底高度。

2.注意孕妇自觉症状,定时测体温、脉搏、血压。

3.严密观察宫缩。

4.取出水囊放置 24 小时,先放出囊液,然后取出水囊。

5.若放置水囊过程中,出现宫缩过强,阴道出血较多,宫底升高,或有感染,体温高于 38℃ 时,应提前取出水囊。

6.如水囊取出后,宫缩乏力,可加用催产素 10U,溶于 10% 葡萄糖液 500mL 内,静点。以后根据宫缩适当增减,催产素一日量应少于 80U。

(1)静点中,专人守护,密切观察血压、脉搏、宫缩、宫底高度及阴道出血量。

(2)避免宫缩过强,以防宫缩过强宫颈不能及时扩张,或胎儿娩出过快,导致宫颈或穹隆破裂,甚至胎儿从穹隆排出。

(3)胎儿、胎盘娩出后,继续静点催产素 1 小时以防子宫收缩欠佳,引起子宫出血。

(4)若胎儿排出后,胎盘剥离不全或胎膜残留,半小时仍不能自动排出,或出血量多,应行刮宫术。

（5）胎儿、胎盘排出后,应常规仔细检查软产道有无损伤,如有损伤应及时修补。

（6）取出水囊与阴道内纱布,应认真清点,并记录之。

（7）第一次水囊引产失败后,再观察 3～5 天,无破膜及感染时,可第 2 次放水囊,最多放 2 次。

六、依沙吖啶引产

依沙吖啶(rivanol)系黄色结晶粉末。其可刺激子宫收缩,是一种强力杀菌剂。

【适应证】

孕 14～24 周,要求中止妊娠者。

【禁忌证】

1.急性传染病。

2.急性生殖器炎症。

3.急、慢性肝、肾疾病。

【术前准备】

1.B 超　确定胎盘位置。

2.冲洗阴道　1/10 000 碘液或 1/5000 高锰酸钾液阴道灌洗,每日 1 次,连续 3 天。

3.配制依沙吖啶溶液　100mg 依沙吖啶,溶于 100mL 注射用蒸馏水中(0.1%),现配现用。禁用生理盐水溶解,否则会引起沉淀。

【手术步骤】

(一)羊膜腔内注药法

1.孕妇排空膀胱,平卧。

2.查清宫底高度。

3.消毒　碘酒、酒精常规消毒腹部皮肤。

4.铺无菌巾。

5.注药　穿刺点应选在最囊感部位,一般宫底在脐上者,取宫底下三指,平脐者取脐下 2 指的中线或中线偏一侧,避开胎盘与胎体,避开肠管与膀胱,用 20～21 号腰穿针垂直刺入腹壁,针穿过宫壁时有落空感,可再进针 0.5～1cm。

6.抽出针芯,再接上空针,回抽羊水,证实针尖在羊膜腔内,换上依沙吖啶溶液注射器,将药液缓慢注入。

7.注药完毕,快速抽出穿刺针。穿刺部位盖以无菌纱布,用手按压穿刺部位 3 分钟左右。

8.注意事项

（1）穿刺时,若回抽时有血液,可能刺入胎盘,应向深部进针,如仍有血,则应选择另外穿刺点,穿刺不得超过 2 次。

（2）通常在术后 24 小时内,常有体温轻度上升,一般低于 38℃,且白细胞不增高。

若孕妇无不适,无局部感染症状,可不需特殊处理。

(3)注药48小时仍无效时,可给催产素静点。

(4)第一次注药失败,可在72小时后再应用依沙吖啶引产,或改用其他方法引产。

(二)羊膜腔外注药法

1. 孕妇排空膀胱,取膀胱截石位。

2. 常规消毒外阴、阴道、宫颈、宫颈管。

3. 铺无菌巾。

4. 用宫颈钳牵拉宫颈前唇。用长镊子将12号导尿管沿宫壁与胎膜间,徐徐放入,达宫腔深度的2/3。

5. 将依沙吖啶液0.2%50mL,或0.1%100mL,经导尿管注入。

6. 注射完毕,将导尿管末端折叠并结扎。用无菌纱布包裹。

7. 注意事项

(1)术后24小时取出导尿管及纱布,认真清点并记录。

(2)严格掌握依沙吖啶注药剂量,应≤100mg,以防由于剂量过大,导致肝、肾中毒,甚至死亡。

(3)注药后,孕妇应卧床。

(4)注药48小时无效,可加用催产素引产。

(5)插入尿管过程中如有出血,应改换方向,切勿刺破胎膜。

(6)胎儿及胎盘娩出后,应检查是否完整,如不完整,应及时刮宫。

七、前列腺素引产

前列腺素(prostaglandin,PG),其对生殖系统有特异作用,可刺激子宫,引起宫缩、扩张宫口,溶解黄体,故用于引产。

【适应证】

对早、中、晚期妊娠,要求中止者,均可应用。

【禁忌证】

1. 前列腺素有增加眼压副作用,故青光眼者忌用。

2. 前列腺素$F_{2\alpha}$可引起支气管平滑肌收缩,支气管哮喘者禁用。(前列腺素E_2有松弛支气管平滑肌的作用,则可应用。)

3. 因其有引起头痛、眼花、心悸的副作用,故高血压、心脏病者,不宜选用。

【给药途径】

(一)宫腔内羊膜腔外给药法

1. 患者排空膀胱,取膀胱截石位。

2. 常规消毒外阴、阴道、宫颈及颈管。

3. 将细塑料管经宫颈口插入子宫壁与羊膜囊之间。插入长度决定于子宫大小,要求导管顶端达宫底。

4.插管后阴道内填塞消毒小纱布,以包裹和固定导管。

5.再由针头经导管注药。

(1)PGE$_2$ 每次剂量为 50~200µg。

(2)或 PGF$_{2a}$250~750µg,每 2 小时 1 次。

6.本法优点是用药量少,副反应少。缺点是保留导管时间长,麻烦,需严格无菌技术操作,否则可导致感染。

(二)羊膜腔内给药法

单次注入 PGE$_2$ 5mg,或 PGF$_{2a}$25mg。

(三)静脉滴注法

PGE$_2$500µg,溶于 100mL 液中,滴速视宫缩而定,一般为 5µg/min 左右,PGF$_{2α}$ 50µg/min。

此法药量大,副反应也大,极少应用。

(四)肌注法

国外用 15 - 甲基 PGF2α,首剂 200µg 肌注,每隔 3 小时给药 1 次,逐渐增加剂量,至 500µg。此法剂量大,副反应大,极少应用。

(五)阴道给药法

1.药量 PGE$_2$20mg,或 PGF$_{2a}$50mg 的乳糖片,放入阴道后穹隆处。羊膜已破时,可放在肛门内。

2.次数 每隔 4 小时投药 1 次。因药物作用可持续 3 小时。

此投药方法简便,效果好。但用量大,局部有刺激反应,全身副反应大。

(六)口服法

1.药量 PGE$_2$0.5~1mg,PGF$_{2a}$5~10mg。

2.次数 每 2 小时服药 1 次,直至宫缩开始。

【注意事项】

1.前列腺素副反应 恶心、呕吐、腹泻、心跳、头痛,注射部位红斑,静脉刺激等。应给予对症处理。

2.应用前列腺素过程中,应严密观察宫缩及阴道出血,并应防止宫缩过强,引起宫颈或穹隆撕伤。

八、米索前列醇(PGE$_1$)(简称米索)引产

可刺激宫体收缩,软化宫颈,使受抗孕激素作用而坏死的胚囊排出宫腔外。

【适应证】

同 PG。

【禁忌证】

同 PC。

【给药方法】

1. 早孕药流　与米非司酮合用(米非司酮 25mg,每日 2 次;空腹服 3 天,第 4 天空腹顿服米索 600μg)。

2. 孕末期引产　促进宫颈成熟,诱导分娩,效果肯定。

(1)米索 100μg,一次放置阴道后穹隆,12 小时后宫颈成熟提高 5.3 分。

(2)米索 25μg,每 3 小时放置阴道一次,最多放 8 次,每日总量 100μg。

3. 死胎引产 100μg,放置阴道,每 12 小时一次,最多给 4 次。

九、剖宫取胎术

【适应证】

1. 妊娠 16~24 周,不适用其他引产方法,或经其他引产方法失败者。

2. 孕妇罹患某些疾病,不宜继续妊娠,且要求或需要绝育者。

【禁忌证】

1. 孕妇罹患急性传染病,或全身状况不能承担手术。

2. 腹部皮肤化脓性病灶。

【手术方式】

(一)经腹剖宫取胎术

1. 术式

(1)宫体纵切　切开宫壁后,保持胎囊完整,将胎囊完整剥出。然后逐层缝合子宫切口与腹壁各层。

(2)子宫下段切开(纵切或横切)　切开子宫后,先破膜。吸净羊水,尽可能完整取出胎儿、胎盘。子宫缝合部用子宫膀胱反折腹膜覆盖。

具体操作同古典式剖宫产与子宫下段剖宫产术。

2. 注意事项

为避免术后发生腹壁及子宫肌层子宫内膜异位症,术中应注意以下几点。

(1)在切开子宫前,用盐水纱布垫垫在腹壁切口与宫壁之间。

(2)术中随时吸净宫腔溢出的羊水、血及碎组织。

(3)胎盘取出后,勿触及伤口。

(4)凡与宫腔接触过的纱布一律不再使用。

(5)缝合子宫切口时,缝线避免穿过宫内膜。

(6)闭合腹膜后,用生理盐水冲洗腹壁切口,术者双手用盐水冲洗,然后逐层闭合腹壁各层。

(二)腹膜外经阴道剖宫取胎术

该手术一般以妊娠 14~20 周为宜。具体操作如下:

1. 麻醉后取膀胱截石位。

2. 常规消毒外阴、阴道。

3. 导尿。

4. 切口　将金属导尿管插入膀胱内,辨认膀胱后壁在子宫颈前唇的附着点,在其下 0.3cm 之前阴道壁上做一横切口,长达宫颈两侧方,深达宫颈筋膜。

5. 分离膀胱　提起切口上缘,将金属导尿管膀胱端挑起,看清膀胱下界,将膀胱至宫颈分离,通常游离 3cm,可达膀胱子宫反折腹膜。

6. 将腹膜反折上推,暴露子宫下段。

7. 用长止血钳伸入宫口内撑开,做衬托,在子宫下段前壁做纵切,长 4~5cm,切口下达宫颈内口。

8. 宫颈注射催产素 10U,待宫缩时胎囊从切口内凸出,刺破羊膜。

9. 用卵圆钳钳住胎足,向外将胎臂、体、头,逐一牵出。必要时做穿颅术,缩小头径后取出。

10. 胎盘自然娩出或用卵圆钳钳出。

11. 用纱布擦拭宫腔,擦过宫腔纱布不再使用。

12. 用工号肠线缝合子宫切口二层(连缝、褥式缝合),缝合时切忌将宫颈后壁缝上,以防造成宫颈粘连闭锁。

13. 同时行绝育术时,打开膀胱腹膜反折,找到双侧输卵管结扎之。

14. 闭合腹膜切口,可用 0 号肠线,或 2 号丝线。

15. 术后阴道填塞纱布压迫止血,术后 12 小时取出。

十、腹式绝育术

【适应证】

1. 已婚妇女,夫妻双方要求绝育者。

2. 因心脏病、肾脏病、重度肺结核等疾病不易妊娠者。

3. 重复剖宫产者。

【禁忌证】

1. 感染　生殖器感染、呼吸系感染、泌尿系感染及腹壁皮肤感染等。

2. 24 小时内测量体温两次均高于 37.5℃。

3. 体虚,不能承担手术,如产后出血、休克、心衰等,应待纠正后施术。

4. 神经官能症者。

【结扎时间】

1. 非孕期,在月经净后 3~7 天(经净后无性交史,以排除妊娠可能)。

2. 人流、取环、剖宫取胎或剖宫产术同时行绝育术。

3. 产后 24 小时至产后 7 天。

4. 哺乳期闭经者,应先排除妊娠的可能(B 超、尿妊娠试验,证实未怀孕)。

【术前准备】

1. 详问病史　注意询问麻醉及药物过敏史、手术史。

2.详细查体 测量血压、脉搏、体温、呼吸,听心肺,触诊肝脾,周身查体应全面排除各系统疾病。

3.阴道检查 了解子宫及附件情况。排除炎症。

4.做思想工作,消除顾虑,愉快接受手术。

5.阴道分泌物涂片查滴虫、真菌,必要时查淋菌、做 PCR 检查病毒、支原体、衣原体等。

6.查血、尿常规凝血四项,必要时验肝、肾功能。

7.普鲁卡因皮内敏感试验。

8.腹部皮肤准备。

9.术前晚镇静剂,艾司唑仑2片,晚8时服用。

10.术前1日服液状石蜡30mL,术日晨温肥皂水洗肠。

11.术日晨禁食。

12.术前给哌替啶50mg、异丙嗪25mg,肌注。

13.术前测体温、血压、脉搏。

14.入手术室前排空膀胱,注意无残留尿。

15.早孕者,先行人工流产术。

【手术步骤】

1.体位 平卧位。

2.消毒 常规消毒腹部术野皮肤,铺巾。

3.麻醉 0.5%普鲁卡或利多卡因局部浸润麻醉,切口周围逐层注射麻药,腹膜注麻药,利于找输卵管(图11-3-7)。

4.腹部切口

(1)产后扎管 按摩子宫,使之收缩变硬。在宫底下二横指,做横切口或纵切口。

(2)经后及人流后扎管 在耻骨联合上二横指,做横切口,或向上做纵切口。

(3)切口大小决定于腹壁厚薄,一般切口为2~3cm(图11-3-8)。

(4)逐层切开腹壁 切勿伤及肠管及膀胱。

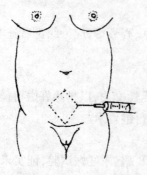 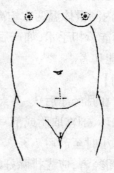

图11-3-7 局部浸润麻   图11-3-8 腹壁切口

5.寻找输卵管 要稳、准、轻,尽量减少受术者痛苦。查找输卵管的方法如下。

(1)卵圆钳夹取法 用无齿卵圆钳,在手指指引下,或直接从宫底滑向附件处,夹取输卵管。夹住输卵管时有一定阻力,患者有牵拉感。提取过程中无阻力,可能夹住肠管或大网。提取阻力过大,可能夹住圆韧带或阔韧带,应立即松开,重新夹取(图11 -3 -9)。

(2)指板法 适用于前位子宫。术者将食指从切口伸入腹腔,沿宫底向外触及输卵管,将指板放入腹腔,将输卵管置于手指与指板之间,轻轻向上提出(图11 -3 -10)。

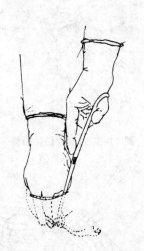

图 11-3-9 卵圆钳夹取输卵管

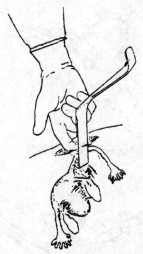

图 11-3-10 指板法取输卵管

(3)勾取法 适用于后位子宫。钩背朝向受术者头端,向下沿腹腔前凹陷进入腹腔,越过宫底达子宫后壁,略向外旋转30°住输卵管壶腹部,上提(图11 -3 -11)。

6.结扎输卵管 多采取抽心包埋法。

(1)结扎部位多选在输卵管内中1/3处,无血管区。

(2)用2把组织钳将输卵管峡部提起,两钳距1.5 ~2cm,用0.5%普鲁卡因或利多卡因1 ~2mL注入输卵管浆膜下,使输卵管与浆膜分离(图11 -3 -12)。

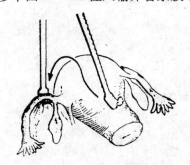

图 11-3-11 勾取法取输卵管

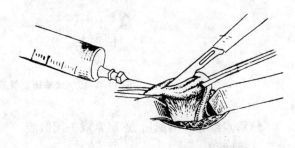

图 11-3-13 切开输卵管浆膜层

（3）切开输卵管浆膜层,用小止血钳分离,并挑起输卵管,钳夹两端,注意勿伤及其下血管,将两钳间输卵管切除1~1.5cm(图11-3-13、图11-3-14和图11-3-15)。

（4）用4号丝线结扎输卵管近端,用1号丝线连缝系膜,并将近端包埋在系膜内,将远端输卵管结扎,并暴露在系膜外。检查无出血,送回腹腔。

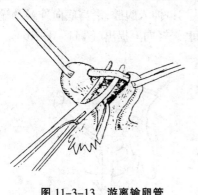

图 11-3-13　游离输卵管

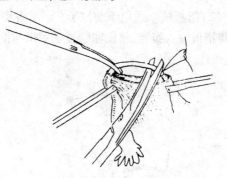

图 11-3-14　欲切输卵管

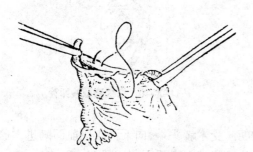

图 11-3-15　切除输卵管

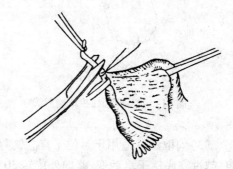

图 11-3-16　缝合输卵管浆膜切口

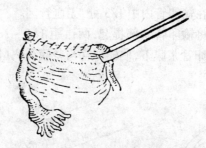

图 11-3-17　术毕输卵管远端露在浆膜外

（5）清点纱布和器械后,逐层常规关闭腹腔。

7. 注意事项

（1）施术应严格无菌操作。

(2)切勿误扎圆韧带,见到输卵管伞端,确认为输卵管后再结扎。

(3)结扎线松紧适度,过松易滑脱,过紧易勒断,形成窦孔。

(4)结扎术时不应同时行阑尾切除术,以防引起感染。

十一、阴式输卵管结扎术

【适应证】

1.同腹式输卵管结扎术。

2.腹壁有感染灶或有严重皮肤病不宜做腹部切口者。

3.对腹部手术有顾虑者。

【禁忌证】

1.同腹式输卵管结扎术。

2.既往曾行盆腔手术者。

3.有盆腔肿瘤者。

4.有盆腔炎者。

5.患盆腔粘连性疾病者。

6.患外阴炎、阴道炎及重度宫颈糜烂者。

7.产褥期者。

8.骨盆出口狭窄者。

9.阴道、会阴过紧者。

【术前准备】

1.同腹式输卵管结扎术。

2.阴部备皮。

3.月经后施术者,术前用1/5000高锰酸钾液或0.1%碘伏液冲洗阴道3次。

4.人工流产术同时施术绝育者,先做人工流产,再重新铺消毒巾施绝育术。

【手术步骤】

1.麻醉

(1)腰麻。

(2)硬膜外麻醉。

2.体位

受术者取膀胱截石位。

3.消毒

外阴、阴道常规消毒。

4.铺巾

铺无菌巾。

5.二次消毒

用双叶阴道窥器扩开阴道,再用碘酒、酒精或0.5%碘伏液消毒宫颈、宫颈管及阴道穹隆。

6. 切口

（1）阴道前穹隆切开法　适用于前倾、前屈位的子宫：①切开：将重垂拉钩或直角拉钩放进阴道后壁，向后下方拉开阴道，用直角阴道拉钩向上拉开阴道前壁，用宫颈钳夹住宫颈前唇，向外后下方牵引，暴露前穹隆，以金属导尿管导尿，排空膀胱，确定膀胱在子宫颈的最低点，在其下方约 1.5cm 处做一横切口长约 3cm，深达黏膜下疏松结缔组织，可在切开前黏膜下注射含有 10U 催产素或 1∶1000 肾上腺素的生理盐水 5mL，以减少出血使黏膜下组织易于与宫颈前筋膜剥离（图 11 - 3 - 18）。

②分离膀胱：用力柄沿子宫颈向上轻推，使膀胱与子宫颈分开，再用食指向上推，将膀胱与宫颈完全分离（图 11 - 3 - 19）。

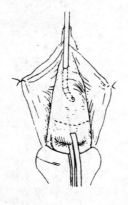

图 11 - 3 - 18　切口

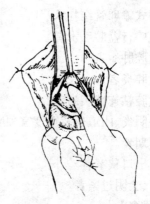

图 11 - 3 - 19　分离膀胱

③切开腹膜：膀胱上推后，即可暴露腹膜，此时令受术者咳嗽，稍加腹压可见白色腹膜随腹压膨出、移动，用两把血管钳前、后各一把夹持腹膜，在两钳之间横剪腹膜反折，确认腹膜已被剪开，将腹膜前、后缘各夹一把血管钳，然后向两侧延长切口，共长约 3cm。腹膜前、后各缝一 4 号丝线作为牵引，以防回缩（图 11 - 3 - 20）。

（2）阴道后穹隆切开法　适用于子宫后倾后屈位。

①切开：扩张阴道后用宫颈钳夹住子宫颈后唇，将宫颈向前上方牵引，阴道后壁拉钩拉向后膜壁交界处，横行切开长约 3cm 的切口，达黏膜下疏松组织，行钝性分离，直至露出子宫直肠窝的腹膜反折（图 11 - 3 - 21）。

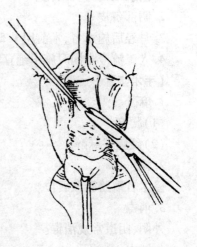

图 11 - 3 - 20　切开腹膜

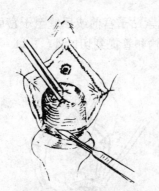

图 11 - 3 - 21　切开后穹窿

②切开腹膜:切开直肠窝腹膜(图 11 - 3 - 22)。

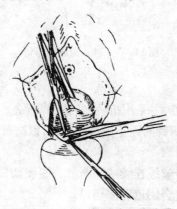

图 11 - 3 - 22　切开直肠窝腹膜

7. 提取输卵管

用单叶拉钩或直角拉钩拉开切口暴露宫体,用直接取管法或钩管法取出。

(1)直接取管法　前穹隆切口将子宫搬至前倾位,后穹隆切口将子宫体推至后倾位,用无齿卵圆钳或无齿长镊子沿宫体向子宫角方向直接钳取输卵管(图 11 - 3 - 23)。

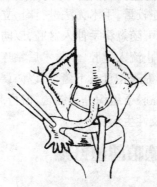

图 11 - 3 - 23　钳取输卵管

（2）**钩管法** 用输卵管钩紧贴子宫前或后壁至子宫底滑向输卵管方向,相当于输卵管的中段,向下钩取即可将输卵管提到切口处（图11-3-24）。

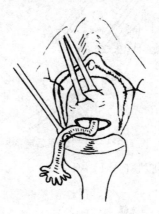

图11-3-24 钩取输卵管

8.结扎输卵管

因手术野小,操作稍困难,多采用折叠、结扎、剪断法。

可在近侧端加缝一针,两针间距不超过0.3cm,以防日后发生积液。

9.闭合切口

（1）用2-0肠线或1号丝线连续或间断缝合腹膜切口。

（2）用2-0肠线间断缝合阴道黏膜切口。

【注意事项】

1.谨防误伤膀胱或直肠。

2.若受术者肥胖且阴道紧,找输卵管有困难时,术者可将左手食指深入盆腔触到一侧卵巢,用手指勾住卵巢韧带,牵出卵巢,输卵管亦随之牵出。如为前穹隆切口,可先找到圆韧带,在圆韧带的外上方寻找。

3.如发现子宫及附件粘连较重,手术无法进行时,立即改由腹部施术。

4.严格遵守无菌操作,不可随意将手伸入盆腔,以防增加感染概率。

5.随时擦净切口渗血,防止流入盆腔,以防术后粘连。

6.缝合腹膜时,需将腹膜提起在直视下缝合,以防误缝其他组织。

7.缝合阴道黏膜时要将黏膜下组织一起缝合,既可起到止血作用又有利于愈合。

8.术后4周内禁止盆浴及性生活。

十二、剖宫产切口瘢痕部位妊娠

【内容提要】

剖宫产切口瘢痕部位妊娠（cesarean section scar pregnancy,CSP）是罕见的异位妊娠,是剖宫产远期并发症之一。近年随着剖宫产率的上升,其发病率也在不断攀升。

CSP 是指妊娠囊种植在原子宫下段剖宫产切口瘢痕部位的妊娠,可发生子宫破裂、大量出血,危及妊娠妇女生命或因此丧失生育能力。高度警惕 CSP 的发生并应用清晰度较高的 B 型超声可协助早期诊断。治疗方法包括局部或全身应用甲氨蝶呤(MTX),手术治疗包括单纯性刮宫、腹腔镜、宫腔镜辅助手术、子宫动脉栓塞术以及子宫切除术。应进行综合分析,做出适合于具体患者的治疗措施。如处理得当,预后较好。

【概念】

剖宫产切口瘢痕部位妊娠(CSP)较罕见,发生率为1:1800~1:2216。CSP 的主要并发症为子宫破裂和无痛性阴道出血,可危及妊娠妇女生命,需及时处理。因此,CSP 的快速、准确的诊断与治疗非常重要,并与预后密切相关。

【病因】

1. 多次刮宫、多次剖宫产所致子宫内膜损伤,使子宫切口处存在显微镜水平的裂隙,允许妊娠囊种植于其内,并不断生长,绒毛与子宫肌层粘连,植入甚至穿透子宫壁而发生子宫破裂出血。

2. 多次宫腔操作史,局部子宫内膜或肌层的损伤、感染机会增加,因此也不排除子宫切口部位某种慢性炎症因子可能对受精卵产生趋化作用,使其在此着床。

3. 剖宫产切口处血供不足,导致瘢痕修复不全,瘢痕处有较宽大裂隙,以及近年来剖宫产切口一层连续缝合,较容易引起切口愈合不良,产生裂隙。

4. 子宫内膜炎,子宫蜕膜发育不良,受精卵着床后可能因血供不良,绒毛部分伸展到子宫下段切口瘢痕甚至宫颈部位,因峡部管腔狭窄不利于妊娠囊的发育,常发生早期流产或不规则阴道出血。

【诊断】

1. 病史　停经史、剖宫产史、无痛性阴道出血。

2. 超声　经阴道超声和彩色多普勒常可以协助诊治。阴道超声可见:

(1)宫腔内及宫颈处未见妊娠囊。

(2)妊娠囊或混合性包块位于子宫峡部前壁切口瘢痕处。

(3)妊娠囊与膀胱之间肌层菲薄。

(4)如宫腔内或宫颈处见变形的妊娠囊或混合性包块,妊娠囊或包块有部分伸入切口瘢痕处,且被拉长呈锐角。

(5)彩色多普勒超声检查(color Doppler flow imaging, CDFI)包块内部及周边血流丰富,脉冲多普勒(pulsed wave Doppler, PW)呈高速低阻血流频谱。

(6)MRI 组织分辨率高,能显示妊娠囊着床于子宫前壁,外无完整子宫肌层或子宫内膜覆盖。

(7)超声影像学

诊断子宫下端的厚度能较好地提示子宫切口缺陷,认为子宫下段厚度为 2.0~3.5 mm、子宫肌层 1.4~2.0 mm 可诊断子宫切口缺陷。

(8)宫腔镜能清楚发现子宫下段妊娠组织,严重胎盘植入可穿透子宫累及膀胱,子宫内口正常形态消失,可见占位性凸起伴陈旧性血块,宫内空虚。手术后切除病理组织学检查:

①妊娠物不在宫体部或输卵管内,周围被肌层包围而子宫无畸形及憩室、小囊等为肌壁间妊娠。②滋养叶细胞种植于瘢痕处。③切除标本中有正常妊娠的宫颈内膜及宫颈,子宫下段前壁可见血管破裂及坏死组织。

【治疗】

原则:尽早终止妊娠,控制出血,尽可能地修复子宫。

具体治疗方案取决于阴道出血量的多少。

1. 杀胚药物 + 清宫

适用于停经时间短,阴道出血少,绒毛膜促性腺激素(HCG)水平低者:

(1)MTX:MTX 是一种十分有效的叶酸拮抗剂,应用 MTX 24 小时内可以抑制二氢叶酸还原酶,从而抑制细胞内的胸腺嘧啶核苷酸和嘌呤核苷酸的合成,致使滋养细胞死亡,使绒毛变性坏死而致胚胎死亡,便于清宫时妊娠物的清除,减少术中出血。

给药方式有全身和局部两种:①全身用药时 MTX 剂量为 50 mg/m^2 或 1mg/kg;有研究认为全身应用 MTX 较仅清宫有效。

②局部用药可在超声引导下经腹部或经阴道后穹隆穿刺,囊内注射 MTX,剂量为 1 mg/kg;局部用药可以提高局部血液浓度,促使滋养细胞活性快速丧失,胚胎局限性机化,疗效快,同时也减低了全身用药的不良反应。当血 β – HCG > 5000 IU/L 时,MTX 全身与局部联合治疗更为有效。

MTX 治疗以抑制滋养叶细胞的分裂增殖,破坏胚胎组织活性,待胚胎死亡后 β – HCG 下降至正常或接近正常,阴道超声检查局部无血流后再行刮宫术,并做好抢救准备。

对 CSP 患者先进行宫颈环扎(环扎线头用血管钳牵拉),再行超声下经宫颈妊娠囊的清除术,术后系紧宫颈环扎线,能有效预防术后出血,减少输血概率和输血量;缝线于 7 日后拆除。

(2)Ru486(米非司酮)是作用于受体的新型米非司酮药物,对子宫内膜的孕激素受体有高亲和力,从而抑制孕酮活性,引起蜕膜和绒毛变性,枯死使绒毛膜促性腺激(HCG)速减。

用法:以全身给药方式,每日口服 150mg,服前用冷水,前后对时空腹。可连服 3~5 日。服药期间监测 HCG 水平变化。当 HCG 降于正常或接近正常水平时,采取前述方法清宫。

2.宫腔镜

宫腔镜检查术作为一种微创技术,最近也被用于治疗 CSP。宫腔镜下能清楚地辨认胎囊与其种植部位的血管分布,经宫腔镜将胎囊自子宫壁分离,既可彻底清除妊娠组织,又可对创面进行电凝止血。

3. 腹腔镜

腹腔镜手术是子宫切口妊娠囊取出的简便、易行、安全的方法,是处理子宫切口妊娠的理想方式。对 CSP 妇女进行腹腔镜下妊娠囊取出术,并缝合子宫切口缺损,治疗成功,且术后并不需要额外的 MTX 治疗。

对 CSP 的患者进行腹腔镜下妊娠囊的切除能尽量保留子宫下段肌层,对子宫损伤较小,尤其在超声监测下腹腔镜手术能更精确地找到妊娠的部位。

4. 子宫动脉栓塞术与刮宫或 MTX 注射联合应用　子宫动脉栓塞术治疗子宫切口妊娠的优点:

(1)上子宫动脉栓塞后阻塞了子宫的主要血供,达到止血的目的。

(2)瘢痕病灶局部缺血缺氧促进了胚胎及滋养细胞坏死、萎缩。

(3)避免清宫术中和术后可能出现的大出血,提高了子宫切口妊娠保守治疗的成功率,且病灶清除后,血 β – HCG 下降快,月经复潮所需时间短。

(4)栓塞剂吸收后子宫动脉能再通,保留了生育功能。应用吸收性明胶海绵颗粒进行子宫动脉栓塞术预处理后再行清宫治疗效果较好。

4. 切宫手术

手术能很快控制出血,稳定病情。下述情况考虑施术:

(1)药物或清宫治疗失败,停经时间长;

(2)胎盘植入范围大、程度深、不恰当干预措施已引发大出血危及患者生命者。

(3)子宫破裂;难以控制的阴道出血者。

(4)年龄较大无生育要求者可切除子宫挽救生命。

【注意事项】

1. 当前,中国妊娠妇女剖宫产率居高不下,妊娠早期绒毛植入的可能明显增高,故在人工流产或剖宫产术中如遇到难以控制的大出血,特别是有剖宫产史和停经后有阴道出血情况者,要高度怀疑 CSP 的可能。

2. CSP 虽发病率低,但因可导致严重的并发症,故及时诊断、立即处理至关重要。

3. 产科医生应严格掌握剖宫产指征,降低剖宫产率,提高剖宫产手术质量以及缝合技术,并避免多次宫腔操作以及过度刮宫,避免 CSP 的发生。

第十二章　妇产科护理

第一节　分级护理常规

一、一级护理常规

(一)护理对象

病危,昏迷,高烧,心、肝、肾衰竭,休克,急性出血、内出血病情可疑有突变,子痫,重度妊高征,产前、产后出血等,生活不能自理,大中型手术后 3 日内者。

(二)护理内容

1.绝对卧床休息,协助患者料理日常生活。

2.每 30 分钟至 1 小时巡视观察患者 1 次,观察特殊药物治疗效果及反应情况。

3.每 4 小时测量 1 次体温、脉搏、呼吸,随时观测血压变化。

4.做好患者卫生处置,洗脸、梳头、洗脚,保持床单整齐、干燥。每日进行口腔护理,注意各种固定带合理舒适。

5.注意皮肤护理,昏迷患者每 2 ~ 4 小时协助其翻身 1 次,用 50% 酒精搓背 2 次,并按摩受压部位,以防褥疮发生。

6.注意各种引流管是否通畅,以及伤口渗血、阴道出血情况。

7.准确记录出入量。

二、二级护理常规

(一)护理对象

生活不能自理、卧床的患者,重大手术后病情稳定、体弱、不宜过多活动者。

(二)护理内容

1.每 2 小时巡回 1 次病房。

2.根据病情每日测体温、脉搏、呼吸 2 次。有发烧或脉搏不稳定者,每 4 小时测 1 次。

3.患者卧床休息,生活上给以协助。

4.注意病情变化,无特殊情况,鼓励和协助患者在室内适当活动。

三、三级护理常规

(一)护理对象
新入院等待治疗或手术,待产或手术后恢复期,个人生活能自理者。

(二)护理内容
1.每4小时巡视1~2次。

2.每日测体温、脉搏、呼吸2次。

3.一般生活自理,自己用餐,如有需要,随时可协助。

4.对孕妇及有需要的患者,每周测体重1次。

5.督促患者保持个人卫生。

四、特别护理常规

(一)护理对象
病情危重,需随时进行抢救的患者。

(二)护理内容
1.下病危通知书。

2.建立重症记录,订护理计划。

3.设专人日夜守护。

4.严密观察病情变化,观察生命体征等。

5.保持静脉、引流、呼吸道通畅。

6.做好一切生活护理,预防并发症的发生。

7.备齐急救仪器、药品,随时准备抢救。

8.及时准确填写特别重症护理记录。

第二节　妇科护理常规

一、妇科入院护理常规

1.新入院患者首先由护士安排床位,建立病历,填写床头卡片,通知主管医师。

2.按病情,规定分级护理。

3.下饮食通知。

4.进行一般卫生处置后更衣。

5.介绍医院各项制度及病室环境。

6.测量体重、体温、脉搏、呼吸并做记录。

7. 留血、尿常规标本,发给留尿容器,讲明留标本要求及时间、放置地点,必要时送检出凝血时间和血小板。

8. 次日晨取血做生化试验。

9. 检查患者住院常规是否完备。

10. 每日测体温、脉搏、呼吸 2 次,体温超过 37.5℃ 或手术后 3 日需每 4 小时测 1 次。

11. 发现传染病或可疑传染病者,须采取消毒隔离措施。

二、腹部手术术前护理常规

(一)术前一般护理常规

1. 解除患者思想顾虑。

2. 有吸烟嗜好者,嘱其忌烟。

3. 有内科合并症如高血压、气管炎者。应在术前进行治疗,贫血者应在术前纠正。

4. 若术前体温高,脉搏异常,应报告医师,推迟手术日期。

5. 术前 2 日协助患者清洁全身,术前 3 日开始处理脐部污垢,术前一日备皮。

6. 子宫全切者,按医嘱用 1/10 000 碘液阴道灌洗,连续 3 日,每日 1 次。

7. 病灶累及肠道者,术前 3 日改无油渣半流质饮食,术前 1 日晚进高糖、高蛋白流质。

8. 病灶累及肠道者,术前 3 日口服甲硝唑 0.4g,每日 3 次,或新霉素 0.5g,每日 4 次,连续口服 3 日。

(二)术前一日护理常规

1. 备皮。

2. 合血。

3. 做青霉素、链霉素皮试,呈阴性者记录下批号。

4. 做普鲁卡因麻药皮试。

5. 饮食护理方面,早餐照常给普食,午餐限量(100g),晚餐给无油渣半流质 50g。如需要做下述肠道准备,晚餐为高糖、高蛋白流质。

6. 肠道准备

(1)洗肠前测体温,体温高者应报告医师。

(2)一般腹部手术,早 8 时给液状石蜡 30mL,口服。

(3)大型腹部手术,患者术前 3 日每日口服液体石蜡 30mL,术前晚 20 时用 1000~1500mL 0.1% 肥皂水不保留灌肠一次,或进行清洁洗肠。

(4)对陈旧性宫外孕、卵巢囊肿扭转者,禁止洗肠。

7. 按医嘱临睡前给患者服用镇静剂。

8. 自午夜 12 时起禁食,术前 4 小时禁水。

(三)手术日晨护理常规

1. 测体温、脉搏、呼吸,发现异常及时报告医师。

2. 清洁洗肠者,术前 3 小时用 1000~1500mL 0.1% 肥皂水不保留洗肠,直至回流液澄清。

3. 口腔护理方面,需取下假牙。

4. 整理患者贵重物品,交家属妥善保存。取下患者头上发卡,将头发梳理整齐。

5. 按医嘱给患者术前用药(止血药、镇静剂)。

6. 初步消毒腹部(用 2.5% 碘酒涂碘,再用 75% 酒精脱碘),用无菌治疗巾覆盖。用腹带包扎好,更衣。

7. 放置保留尿管(子宫全切除外)。

8. 将病历及一切有关用物,随患者一起送手术室。

9. 准备好床及床边用物,以迎接患者术后归来。

三、腹部手术术后护理常规

1. 迎接患者至床位,接通尿管,记录回病房时间。

2. 测量血压、脉搏。

3. 注意保温。

4. 核对手术室输液量及用药。

5. 体位

(1)腰麻及分段麻醉者去枕平卧 24~48 小时。

(2)硬膜外麻醉者去枕平卧 6 小时。

(3)全麻者去枕平卧,头偏向一方,防止清醒前呕吐误吸。

6. 术日每 2 小时测血压 1 次,晚 20 时后每 4 小时测血压 1 次,血压波动明显者应随时测量。

7. 饮食

(1)排气前给流质,免奶,静脉补充液体和营养。

(2)排气后给半流质。

(3)排便后给普食,并应注意要逐渐增加饭量。

8. 术后 3 日内每 4 小时测量体温、脉搏 1 次,给一级护理。

9. 保留尿管长期开放

(1)子宫全切术保留 48 小时。

(2)子宫半切术、卵巢囊肿手术保留 24 小时。

10. 外阴擦洗

(1)保留尿管者,每日擦洗外阴 2 次。

(2)拔去尿管后,每日擦洗外阴 1 次,直至拆线为止。

(3)拆线后嘱患者自己清洗外阴。

11. 术后 3 日无大便者,服用液状石蜡 30mL。

12. 术后咳嗽可给镇咳剂,要协助、鼓励患者咳嗽。

13. 每 2～4 小时协助患者翻身 1 次。

14. 每日搓背 2 次。

15. 拍打背部,协助患者排气,48 小时不排气者,根据医嘱给新斯的明 0.5mg 肌注或足三里穴位注射。

16. 注意患者呼吸道通畅,防止吸入性肺炎。

17. 注意引流管及尿管是否通畅。

18. 注意伤口有无渗血及阴道出血情况。

19. 一般腹部手术后 3 日可坐起,4 天可下床活动。

20. 术后 6 天拆线。

四、大型阴道手术前护理常规

(一)术前一般护理常规

1. 解除患者思想顾虑。

2. 吸烟者,嘱其忌烟。

3. 患者术前出现体温高、脉搏异常或血压高,应及时报告医师推迟手术。

4. 子宫脱垂者,术前坐浴,每日 1 次,连续 1 周,术前 3 日用肥皂水、清水冲洗脱出的子宫及膨出的阴道前后壁,然后将其还纳阴道内,用干净月经带固定。

5. 做尿培养连续 3 次阴性,方可手术。

6. 膀胱阴道瘘者,术前做膀胱镜检查。

7. 协助患者做全身清洁。

8. 术前 3 日,进无油渣半流质饮食。

9. 术前 3 日,每天下午服液状石蜡 30mL。

10. 术前 3 日,给肠道抗生素 P. S. P1g,每日 4 次或甲硝唑 0.4g,每日 3 次,连续 3 日。阴道瘘、会阴Ⅲ度裂伤,术中有可能切除肠管者,术前 3 日给新霉素 0.5g,每日 4 次。

11. 做阴道成形者,入院后嘱患者每日用肥皂及清水擦洗两大腿内侧。

(二)术前 1 日护理常规

1. 备皮,合血。

2. 做抗生素、普鲁卡因皮试。

3. 晚 20 时测体温、脉搏,有异常者报告医师。

4. 晚餐改高糖、高蛋白流质。

5. 晚 20 时清洁洗肠,至回流液澄清为止。

6. 临睡前按医嘱给镇静剂。

(三)手术日晨护理常规

1. 测量体温、脉搏、呼吸、血压,发现异常及有月经来潮者应报告医师,停止手术。

2. 术前 3 小时清洁洗肠.直至回流液澄清。必要时肛管排气,直至去手术室。

3.整理患者贵重物品交给家属,注意取下患者假牙,取下发卡,梳理头发,协助患者更衣。

4.按医嘱给术前用药。

5.将病历、手术用品、内裤随患者一同送手术室。

6.准备术后用床及床边用物。

五、大型阴道手术后护理常规

1.护送患者至病床上。

2.接通尿管。

3.测量血压、脉搏。

4.术后体位

(1)腰麻者去枕平卧24~48小时。

(2)硬膜外麻者去枕平卧6小时。

(3)阴道成形术患者取平卧位,两腿合拢,避免加重腹压,影响手术效果。注意取皮侧下肢的温度及颜色,以保证血循环正常。

5.保留尿管长期开放

(1)阴道成形术者保留尿管8~10天。

(2)子宫脱垂修补术者保留尿管5天。

(3)阴式子宫全切术者保留尿管至少48小时。

6.每日外阴换药2次,每次用氯霉素滴尿道口,并更换消毒内裤直至拆线。

7.饮食 给流质,免奶,直至排气。排气后改无油渣半流质,拆线后改普食。子宫全切术后,排便后改普食。

8.控制排便

(1)子宫脱垂修补术后3日内每日服2次止泻合剂10mL(10%复方阿片酊),术后第4天服液状石蜡30mL,每日1次,以软化大便,利于排便。

(2)阴道成形术开封前1日服液状石蜡30mL。

9.阴道成形术后7~10天开封。

10.阴道成形术开封后,每日更换模型1次,至创面愈合。可训练患者自行换模型,熟练后出院。

11.植皮者大腿取皮创面应保持局部清洁干燥,必要时按医嘱换药。

12.停用尿管后不能自行排尿者,需安放尿管,定时开放,以训练膀胱功能,1~2日后测潴留尿,在50mL以下为正常。

六、滋养叶细胞疾患化疗患者护理常规

1.化疗前测量体重,并记录。

2.化疗前、后检查肝、肾功能,出现异常通知医师,停止化疗。

3. 化疗前常规做心电图、胸大片、B 超,发现心脏有异常者,报告医师延期化疗或临时停止化疗。

4. 严格执行给药时间、给药速度及给药途径。

5. 测量血 HCG,每周 1 次,或验尿浓缩 30 倍妊娠试验,每周 2 次。

6. 化疗期间。隔日验白细胞,如白细胞低于 $4.0 \times 10^9/L$、血小板低于 $80 \times 10^9/L$ 应报告医师,进行复查。必要时输新鲜血、血小板。

7. 化疗期间一日腹泻 3 次以上者,给止泻剂,并送验大便,报告医师,暂停化疗。

8. 注意口腔护理口腔溃疡者,给多贝尔氏液漱口或口腔喷药治疗。

9. 化疗静点期间,应每 30 分钟巡视 1 次,防止药液漏于皮下,发现静脉炎应及时报告医师。

10. 患者严重呕吐,需及时报告医师,补充液体。必要时停止化疗。

11. 随时注意患者脉搏和自觉症状,发现憋气、胸闷,须及时给氧气吸入并报告医师。

12. 化疗患者饮食 高糖、高蛋白普食,每日主食入量不应少于 150g,如进食少应报告医师补液。

13. 严密观察绒癌肺转移患者有无一过性脑转移症状,如出现头痛、喷射状呕吐、手麻等须立即报告医师。

14. 注意患者有无腹痛及阴道出血等绒癌穿孔症状,如有应立即合血、备皮、准备手术。

七、^{60}Co 外照射护理常规

1. 解除患者顾虑,耐心解释,讲清放疗期间注意事项。

2. 做好各项实验室检查,包括血、尿常规,出凝血时间,血小板,胸透,肝、肾功能,必要时做心电图。

3. 饮食应营养丰富,食高蛋白易消化。

4. 每周验血、查白细胞 2 次,每月查血常规、血小板、出凝血时间 1 次。白细胞低于 $3.5 \times 10^9/L$ 者,停止 ^{60}Co 照射。

5. 禁服含金属药品及食品。

6. 放射野禁止贴粘膏,禁用熟敷,有皮肤破溃者注意护理。

7. 1 个月内划野 2 次。

8. 有消化道反应者需对症处理。

9. 用 1/5000 高锰酸钾溶液阴道灌洗,每周 2 次。

八、^{137}铯后装护理常规

(一)上后装前

1. 解除顾虑,耐心解释,注意饮食。

2. 上后装当日晨 5 时给开塞露 1 支射肛,注意有无腹痛。

3. 白细胞≤3.0×10^9/L 者停止后装。

4. 上后装当日上午 6 时测体温、脉搏、呼吸、血压,发现有异常,停止后装。

(二)上后装后

1. 注意患者体温、脉搏、呼吸,患者如有腹痛异常情况,报告医师。

2. 注意观察患者有无阴道出血,若出血多,则阴道填塞纱条或给止血药。

3. 饮食以普食为宜。

九、出院护理常规

1. 由主治医师或主管医师决定患者出院日。整理病历,通知中心药站,病历送住院处,通知家属办理手续。

2. 凭出院通知回联,清点患者住院期间所用物品后,开出门证。

3. 指导患者出院后自身护理,告之复查日期。

4. 半小时之内做好终末处理,包括床、床头桌、暖瓶、脸盆。

5. 铺好备用床。

第三节　产科一般护理常规

一、产科入院护理常规

(一)入院常规

正常孕妇由门诊产前检查出现产兆时可入院,异常孕妇可提前入院。急症孕妇由值班人员检查后签发住院证入院。

(二)在急症室

1. 热情接待,协助孕妇上床检查。

2. 了解胎次、孕周,有无破水及宫缩开始时间。

3. 测量血压、宫高、腹围,检查胎位,听胎心。

4. 做直肠指诊,了解宫口开大情况,先露高低、胎膜情况,未行产前检查者,测量骨盆。

5. 按入院常规测体温、体重、脉搏,异常者送血、尿常规。

6. 按病情分配病房,有传染性疾病或感染的孕妇须隔离。

7. 来院途中分娩者,立即进行新生儿脐带及产妇会阴部消毒处理,必要时给破伤风抗毒素注射,先做过敏试验,新生儿隔离 3 日。

8. 在更衣室给孕妇做清洁处置,更衣后送入病房。

(三)入待产室或高危病房护理常规

1. 热情接待孕妇,即刻通知医生,安排好床位。

2. 向孕妇介绍病室环境及规章制度。

3. 设立病历,测量体温、脉搏、呼吸、血压、体重并记录。

4. 留验血、尿常规,讲明留尿时间、方法及尿液放置处。

5. 执行医嘱,进行分级护理。

6. 按医嘱下饮食通知单,应予以富营养、易消化、高热量半流食。

7. 每日测体温、脉搏、呼吸 2 次,如体温高于 37.5℃,每 4 小时测量 1 次,并记录。

8. 随时观察孕妇宫缩,每 4 小时听胎心 1 次。

9. 发现传染病或可疑传染病,立即采取措施,进行隔离消毒。

二、产前护理常规

1. 指导孕妇每日擦洗乳头,乳头凹陷者轻轻牵拉。

2. 进行妇幼卫生宣传教育。

3. 严密注意产程。宫口开大 2cm 时,转送临产室,胎膜破裂者用平车护送。

4. 注意孕妇入量,协助孕妇饮水进食。

5. 会阴部备皮、剃阴毛。

三、产程中护理常规

(一)第一产程护理

1. 必须按时听胎心及做肛查,掌握宫口进展情况。

2. 认真绘制产程图。

3. 酌情给予温肥皂水洗肠。

4. 观察并督促产妇排空膀胱,以免影响先露下降。如不能自解,可行导尿。

5. 产妇如有异常,如产前出血、胎位异常、已破水、重度妊高征、心脏病、高烧感染者,禁止下床活动。

6. 鼓励产妇进食及饮水。

7. 严密观察产程进展,初产妇宫口开全,经产妇宫口开大 4cm,用平车送产妇入产房。

(二)第二、三产程的护理

1. 专人守护产妇,注意胎心变化,每 10 分钟听 1 次胎心,指导产妇正确用腹压。

2. 进行外阴消毒,在无菌操作下打开产包。

3. 婴儿娩出后,擦净口鼻羊水,必要时施吸痰急救处理,系好手条标记,在进行母手印、婴儿足印操作中注意手足印质量,并注意保温。

4. 观察子宫收缩、出血量。

5. 注意胎盘剥离征象,切忌过早牵拉脐带。

6. 胎盘娩出后,检查是否完整,测量大小及重量。

7. 检查阴道、外阴有否裂伤,如有裂伤,进行缝合修补。

8. 注意宫缩情况,按摸宫底。如收缩不良,必要时注射子宫收缩剂。

9. 会阴缝合后,伤口局部置硝基羟乙唑或依沙吖啶纱布,敷好消毒巾,兜好丁字带。

10. 分娩后,在产房观察 1 小时,注意血压、宫缩、阴道出血,如无异常,可送回病房。

11. 填写完整的各种记录。

四、产后护理常规

1. 热情接待产妇,护送其至床位,安排舒适,交代清楚分娩情况及特殊医嘱。

2. 鼓励并协助给产妇热饮。

3. 注意产妇休息,严格探视制度。

4. 病室保持空气清新,每日应通风换气,寒冷季节防止对流,以防产妇受凉。

5. 每日测体温、脉搏、呼吸 2 次,体温 38℃以上者每 4 小时测 1 次体温。

6. 产后 6 小时之内观察子宫收缩及出血量,至少每小时观察 1 次,如子宫收缩不良,经过按揉子宫出血量多,及时报告医师。

7. 督促产妇在产后 6 小时内解小便,如不能自解,可选择方法帮助排尿。可采用坐起或用温水冲洗外阴、针灸、口服利尿中药、穴位注射等方法,如这些方法无效时可导尿,并保留尿管 24 ~ 48 小时,每 4 小时开放一次。

8. 每日用消毒液冲洗会阴 2 次,有侧切伤口者,大便后进行擦洗。

9. 注意恶露的性质,发现异常应报告医师。

10. 督促并指导产妇哺乳前洗手,乳头保持干净,发现异常,协助处理。

11. 产后 3 日未排便者给服缓泻剂或外用开塞露。

12. 正常产后鼓励产妇多翻身,24 小时后下地活动,48 小时可做产后体操锻炼。

13. 产妇衣服、床单污染后应及时更换,出院后将一次性用品集中统一处理。

第四节　病理产科护理常规

一、妊高征护理常规

1. 入院后测体重、体温、脉搏、呼吸、血压。

2. 抬高床头,绝对卧床休息。

3. 环境要保持安静,避免光刺激。

4. 严格留送验血、尿常规。

5. 低盐碱饮食。

6. 严格记录出入量。

7.每周测体重2次,送验血、尿常规2次。

8.密切观察病情变化,早期发现子痫先兆症状,如头痛、头晕、眼花、胸闷、恶心、呕吐,立即报告医师,测量血压,做好急救准备。

9.严密观察产程进展情况,注意胎心及血压变化。

10.注射硫酸镁时,应注意具备下述条件者方可给予。

(1)呼吸超过16次/min。

(2)膝腱反射存在。

(3)每日尿量达600mL以上。

(4)备10%葡萄糖酸钙20mL及20mL空针,以供突发呼吸、心搏骤停时急用。

二、子痫护理常规

1.保护病室静暗,避免光、声刺激。

2.必要时专护。

3.去枕平卧,抬高床头,头侧向一方,保持呼吸道通畅。

4.随时排出呼吸道分泌物,防止吸入性肺炎。

5.氧气吸入。

6.安放、保留尿管长期开放。

7.长期带尿管者,每日擦洗外阴2次,尿道口滴氯霉素药水,保持外阴清洁。

8.注意尿色及尿量,严格记录出入量。

9.安放床挡,防止患者跌落床下。

10.加强生活护理,注意保温。

11.每日做口腔护理,用盐水棉块清擦口腔,口唇干燥者涂油,舌部外伤处涂以甲紫。

12.昏迷期,必要时通过鼻饲进食或喂药。

三、抽搐时护理常规

1.解开衣领,给氧气吸入,注意抽搐发作的时间和间歇时间。

2.防止舌咬伤及舌回缩堵塞呼吸道,用开口器、舌钳子牵拉舌尖。

3.抽搐时勿用暴力加压,以防骨折。

4.严密观察产程进展、胎心情况,子宫收缩时患者可有不安躁动,随时有分娩可能,应严加注意。

5.分娩时,尽量缩短产乱必要时产钳助娩,备好母婴急救物品及药品。

四、前置胎盘护理常规

1.了解病情、出血时间、出血量、出血次数、贫血程度及有无休克情况。

2.严密观察宫缩、胎位及胎心情况。

3. 注意观察皮肤颜色,按时测量体温、脉搏、呼吸及血压。

4. 禁止肛查及洗肠。

5. 保持外阴清洁,会阴置消毒垫。

6. 注意观察阴道出血量,做好记录。

7. 密切观察病情,做好急救药品及用品的准备。

五、胎盘早剥护理常规

1. 了解病史,以及最近有无妊高征史、外伤史、胎动加剧或消失、腹痛发作等情况。

2. 密切观察病情变化、产程进展、宫底有无升高、宫壁硬度变化及阴道出血量。

3. 导尿做常规检查,并送验血常规,出、凝血时间、血小板及凝血因子I(纤维蛋白原)。

4. 宫口未开、病情严重者应做剖宫产准备,配血、备皮。

5. 注意无菌操作,以防感染。

6. 禁忌洗肠。

六、妊娠合并心脏病护理常规

(一)产前心脏病护理常规

1. 热情接待患者,了解病情,严密观察,按医嘱执行,发现异常,即刻报告医师。

2. 密切观察体温、脉搏、呼吸、血压,若呼吸≥28 次/min,脉搏≥110 次/min,可能为心衰,应立即报告医师。

3. 根据医嘱给患者取半卧位。

4. 严格记录出入量,每周测体重 2 次,每日饮水量限制在 1500~2000mL。

5. 根据医嘱给少量多餐低盐或无盐饮食。

6. 保证患者充分的休息和睡眠。

7. 呼吸困难者给氧气吸入。

8. 根据医嘱给洋地黄制剂,注意发药前必须测脉搏,若每分钟≤70 次,则停止给药,并注意观察有无恶心、头晕、眼花症状。

9. 预防全身感染,尤其对呼吸道感染和口腔感染做好预防措施。

10. 注意皮肤清洁及临床表现,发现异常及时报告医师。

(二)产后心脏病护理常规

1. 产妇产后,即刻在腹部放一沙袋,包扎固定,防止因突然腹压降低而引起心衰。

2. 注意产后阴道出血量。

3. 严密观察体温、脉搏、呼吸、血压,发现异常,立即报告医师。

4. 产后根据病情,给予镇静剂,保证产妇充分休息。

5. 口服洋地黄者应注意脉搏和呼吸,尤其在服药前如心率≤70 次/min,应考虑停药。若患者主诉黄视或发生呕吐,可能是中毒症状,应报告医师。

6. 保持会阴清洁,避免引起产褥感染。

7. 病情严重,呼吸困难者,取半卧位,吸氧气。

8. 根据医嘱记录出入量。

9. 必要时给抗生素,防止并发症。

10. 低盐碱饮食。

11. 产后 24 小时内,严格注意观察病情变化。

七、早破水护理常规

1. 绝对卧床休息。

2. 密切观察胎心,注意胎心节律及强弱。

3. 严格无菌技术,避免上行感染。

4. 保持外阴清洁,会阴置消毒垫。

5. 注意体温变化。

6. 破水超过 12 小时给抗生素。

7. 一旦发生脐带脱垂,应立即抬高床尾,准备阴道检查,应还纳脐带,必要时送产房,给予应急处理。

8. 根据医嘱,必要时包扎腹带。

9. 禁止洗肠。

八、剖宫产后护理常规

1. 迎接患者回病房,记录回病房时间,安好尿管,注意尿管是否通畅,尿色、尿质和尿量,并即刻测血压、脉搏。

2. 术后进食流质,免奶,排气后给半流质,排便后给普食。

3. 术后 3 天一级护理,每隔 4 小时测量 1 次体温、脉搏和呼吸,并详细记录,3 天后改二级护理;术后一两天协助患者翻身,给患者搓背、按摩,并协助患者咳嗽;术后 3 天鼓励患者坐起,下地轻微活动。

4. 保持外阴清洁,保留尿管期间每日擦洗外阴 2 次,尿道口滴氯霉素药水,拔尿管后改为每日冲洗外阴 2 次直至出院。

九、产后中暑护理常规

1. 护送患者入重症病室,昏迷者由专人守护。

2. 观察意识,每隔 4 小时测量 1 次体温、脉搏、呼吸、血压。

3. 记录出入量。

4. 保持室内空气新鲜,注意通风、降温,可准备冰块或用电扇吹风以物理降温,有条件的可使用空调,室内温度保持在 25℃ 左右,湿度不超过 55% ~65%。

5. 按医嘱补充水和电解质。

6. 体温超过 39℃时可采用下述方法进行物理降温。

（1）头、颈、腹股沟放置冰袋或用冰水毛巾冷敷。

（2）酒精浴或冰水浴。

（3）冰水灌肠。

（4）肥皂浴。

（5）冰帽。

7. 及时更换被汗水浸湿的衣服及床单，每日擦澡 2 次，保持皮肤干燥。

8. 昏迷或抽搐者，需安放床挡。

9. 做好口腔护理。

10. 定时翻身。

11. 及时吸痰，保持呼吸道通畅。

12. 放置、保留导尿管，记录每小时尿量。

十、产科出院护理常规

1. 产妇出院由主管医师、主治医师决定，根据医嘱整理病历。

2. 通知新生儿室的医师整理婴儿病历，通知中心药站清算药账。

3. 产妇病历和婴儿病历核对无误后，送往住院处，并通知家属，办理出院手续。

4. 凭出院回联，先接婴儿，由病房开具出门证，然后送产妇至出院更衣室更衣。

5. 出院前向产妇介绍出院后的注意事项，并做好卫生保健及计划生育宣传教育工作。

第五节　新生儿护理常规

一、新生儿入室一般护理常规

1. 新生儿入室后，值班人员应核对手条、姓名、性别、住院号、床号及体重，检查出生记录是否完整，同时检查新生儿一般情况（呼吸、皮色，有否畸形），发现异常须及时报告，并评分。

2. 填写住院病历及各种卡片。

3. 擦油浴处理胎脂。

4. 测量入室油浴后肛温。

5. 出生后 24 小时内应严密观察哭声、脐带断端出血情况、皮肤颜色、呼吸、体温、大小便、呕吐物及有无畸形。并注意有无产伤等。

6. 新生儿出生后 4 小时喂糖水（5% 糖水），6 小时开始喂3：1奶。正常新生儿每 4 小时喂奶 1 次，2 次喂奶间加水，2 周即可喂纯奶。

7. 严格记录出入量。

8. 每日测体温 2 次,体温低于 36℃ 或高于 37.5℃ 者 4 小时测 1 次体温。

9. 母乳喂养:

(1)剖宫产手术后 48 小时或阴道分娩产后 6 小时开始哺乳。剖宫产后 4 天产妇可下床到母乳间喂奶。

(2)哺乳前用 4% 硼酸水擦洗乳头。

10. 预防接种

(1)新生儿出生 12 小时,体重在 2500g 以上者,除有发烧、皮疹、产伤、严重腹泻或正在输液治疗中外,均可接种卡介苗。

(2)新生儿出生后 24 小时之内,除早产儿或正在输液治疗中均可接种乙肝疫苗。

11. 新生儿出现下述异常应及时报告医师。

(1)体温下降。

(2)发烧。

(3)脐带出血。

(4)感染皮下出血。

(5)无大小便。

(6)抽搐。

(7)四肢硬肿。

(8)异常哭。

(9)病理性黄疸。

(10)体重骤减。

(11)鹅口疮。

(12)感染征兆。

二、巨大儿护理常规

1. 除按入室护理常规护理外,出生后半小时 ~2 小时开始喂 5% ~10% 糖水。

2. 严密观察有无低血糖症,如:多汗、面色苍白、嗜睡、震颤、呼吸暂停、体温不升、食欲缺乏、惊厥、反应差。

3. 注意观察有无颅内出血及锁骨骨折等并发症。

4. 每 4 小时测体温 1 次。

三、早产儿护理常规

1. 凡产妇妊娠不足 37 周分娩的新生儿,或体重不足 2500g 的新生儿,视为早产儿。

2. 喂养

(1)早产儿根据体重喂养,一般出生后 6 小时开始喂水,8 小时开始喂奶。

(2)体重在 2500g 以下、2200g 以上者,每 3 小时喂奶 1 次。

(3)体重在 2200g 以下、2000g 以上者,每 2 小时喂奶 1 次。

(4)体重在 2000g 以下者,根据医嘱喂养。

(5)观察进水、进奶情况。

(6)发现腹胀或呕吐,报告医师,给以禁食或洗胃。并做好记录。

(7)喂奶后发绀者给氧气吸入。

(8)收集母乳并消毒后以备哺喂婴儿。

(9)口饲者做好口腔护理。

3. 保温

(1)早产儿入室测肛温。

(2)在保温条件下油浴,不给水浴。

(3)体温维持在 36.8℃ ~37.5℃。

(4)若体温低于 36℃,须放入热射床复温,每半小时测体温并翻身拍背 1 次。

(5)体重在 2000g 以下者,放入早产儿培养箱,每 30 分钟翻身拍背 1 次。

(6)喂奶、喂水后取右侧卧位。

4. 晨间护理时根据情况进行水浴,极低体重儿油浴。

5. 严格执行保护性隔离,非工作人员不得入内,入室必须着隔离衣,戴口罩、帽子,防止交叉感染。护理每个病儿前要洗手。

6. 经常巡视病房。如新生儿出现呼吸急促、紫绀,要及时给氧。如果出现高烧、呕吐、面色苍白,应立即报告医师。需保持呼吸道通畅。

7. 早产儿出暖箱后,要做好终末处理。

四、新生儿肺炎护理常规

1. 患儿与正常新生儿隔离。

2. 密切观察患儿呼吸情况,发现呼吸困难时,可抬高床头,给氧气吸入。

3. 保持患儿呼吸道通畅,随时吸痰。痰黏稠不易排出时,可给以湿化雾化吸入。

4. 少量多次喂水及喂奶,喂奶时抬高床头或抱起患儿。

5. 患儿咳嗽厉害时,可给鼻饲,注意避免误吸入气管,做好口腔护理。

6. 勤翻身,预防并发症发生。

7. 输液时需注意输液速度,不可过快。

8. 患儿腹胀可给肛管排气。

9. 密切观察病情,如突然出现呼吸困难、面色苍白、烦躁不安、憋气,须立刻做人工呼吸。

10. 若有心衰表现,应及时报告医师。

五、颅内出血护理常规

1. 除按新生儿入室一般护理常规外,还需抬高床头 15° ~30°,减低颅内压力。

2. 患儿保持绝对安静,护理治疗要集中,减少刺激。

3. 免水浴,实施擦浴。

4. 喂药、奶、水后应取侧卧。

5. 不能吸吮者可给鼻饲或静脉点滴,以保证供给所需热量。输液速度要慢,应为 6~7 滴/min。

6. 密切观察患儿呼吸情况,如发现呼吸困难,应立刻给氧。

7. 观察患儿有无尖叫、抽搐、前囟紧张膨隆等颅内出血症状。

8. 患儿昏迷抽搐时,应按昏迷惊厥护理常规执行。

9. 严格执行床头交接班。

六、新生儿黄疸护理常规

1. 除按入室新生儿一般护理常规外,还应密切观察黄疸出现的时间及进展。

2. 注意核黄疸症状,如出现精神萎靡、反应差、拒乳、抽搐等,应及时报告医师。

3. 患儿发生呼吸困难时,应给氧气吸入,保持呼吸道通畅。

4. 患儿呕吐时应侧卧,观察呕吐物性质和量。

5. 不能进食者给鼻饲,注意口腔护理。

6. 注意观察大便颜色、性质及次数,发现异常时通知医师。

7. 光疗护理

(1)光疗前,先清洁蓝光箱,并预热。患儿裸体。除去其身上粉和油,戴上眼罩,垫好尿布,遮盖生殖器。

(2)光疗护理记录内容,包括姓名、床号、住院号、时间、箱温、湿度、体温、呼吸、心率、出入量。

(3)每2小时按以上内容护理1次,并喂水。

(4)保持光箱清洁。

(5)光疗中,每15分钟巡视1次,当体温超过37℃时。暂停蓝光治疗,降温后继续照射。出现皮疹或发生青铜症,报告医师停止光疗。

(6)停止光疗后,进行终末处理(检查患儿生命体征,为其穿衣包被)。

(7)光疗前后,测体重。

七、新生儿呼吸窘迫护理常规

1. 除按新生儿入室一般护理常规外,还应注意室内空气清新,定时通风。

2. 应及时给氧,保持氧气吸入管道通畅。

3. 注意保温,室温保持在28℃~30℃,湿度65%~70%,必要时放入热射床或暖箱内护理。

4. 禁食,需维持每日有适当的液体入量,用电子输液泵控制输液速度。

5. 注意观察有无酸中毒及电解质紊乱。

6.应设专人护理,避免交互感染。

八、新生儿出血症护理常规

1.除按新生儿入室一般护理常规外,应保持安静,尽量少动患儿。

2.注意保温。

3.胃肠道出血者应禁食,取侧卧位,避免呕吐物呛入气管。禁食期按医嘱输液,保证适当入量。

4.保持呼吸道通畅,呕吐时如有必要应及时清理呼吸道。

5.必要时给氧吸入。

6.严密观察病情,注意精神、皮肤、面色,以及大小便的性质、次数和量。

7.详细记录出入量。

8.随时注意是否出现休克症状。

9.验血型,备血,随时准备输血及给止血药,协助医师抢救。

10.脐出血者,用无菌纱布加压包扎,防止感染。

11.肌肉或静脉注射后,均应压迫局部,以免针孔出血。

九、新生儿硬肿症护理常规

1.按新生儿入室一般护理常规进行护理。

2.复温

(1)体温不升的患儿,根据患儿体重、体温,调节暖箱温度,逐渐复温。

(2)使用肝素的患儿,应积极复温,并密切注意出血情况。

3.静脉输液应慢速,以免加重患儿水肿及心脏负担。

4.注意尿量和次数,无尿时应及时报告医师。

5.保证足够营养和水分,喂奶时应特别细心,必要时用滴管或鼻饲,注意口腔护理。

6.痰多者勤翻身,勤吸痰。

7.发绀时给氧吸入。

8.密切观察硬肿及出血情况,尤其是因肺出血需肌肉注射时,拔针后观察无出血现象,方可离开患儿。

十、新生儿呕吐护理常规

1.按新生儿入室一般护理常规进行护理。

2.抬高床头,取左侧卧位,必要时喂奶后半卧位。

3.喂奶前后抱起拍背驱气。

4.喂奶时观察有无发绀、窒息情况,并认真记录。

5.呕吐时及时吸净口内呕吐物,以免因误吸而窒息。

6.详细观察呕吐时间、性质及呕吐物内容,分析呕吐诱因。

7. 呕吐严重者应暂时禁食。

8. 详细记录出入量,输液按医嘱,严格掌握量及速度。

9. 按医嘱于喂奶20分钟前滴入1:500~1:1000阿托品。注意毒性反应。

10. 认真做皮肤护理,呕吐时应及时更换衣服,尤其注意颈部及耳部。

十一、新生儿惊厥护理常规

1. 按新生儿入室一般护理常规进行护理。

2. 患儿免水浴。

3. 保持病室安静。

4. 避免刺激,护理操作要敏捷、轻柔、集中。

5. 患儿平卧,头侧向一方。

6. 及时吸出口内分泌物,保持患儿呼吸道通畅。

7. 惊厥发作时应立即通知医师,详细记录发生部位、时间及次数。

8. 应预防肺炎,经常给患儿轻轻翻身。

9. 患儿缺氧时给氧气吸入。

10. 备齐急救药物及用物。

11. 观察患儿大小便及呕吐物,详细记录。

12. 保持床单位平整、干燥,注意保温。

十二、新生儿感染护理常规

(一)隔离对象
出现下列病症者均属隔离对象。

1. 院外分娩,随母入院者。

2. 呼吸道感染。

3. 腹泻。

4. 皮肤感染。

5. 患鹅口疮。

6. 其母有传染病,如肝炎、结核、性病等。

(二)消毒制度

1. 隔离儿所用物均需先消毒处置后再高压消毒。

2. 先护理正常儿,再护理隔离儿,护理完隔离儿后,应洗手、泡手,再做其他工作。

3. 患儿出院后,床单位置需紫外线照射2小时后,再进行洗涤。

(三)床头隔离
出现下列病症者要采取床头隔离措施。

1. 眼炎。

2. 汗疹。

3. 脐炎。

4. 尿布皮炎。

5. 皮下坏疽。

(四)护理常规

1. 眼炎

(1)必要时眼分泌物做细菌培养。

(2)眼分泌物用0.9%盐水棉签擦拭。

(3)每班给患儿涂0.5%金霉素眼药膏,用0.25%氯霉素眼药水滴眼。

2. 鹅口疮

(1)停止母乳喂养。

(2)喂奶前20分钟用2%碳酸氢钠棉签涂擦口腔,再用制真菌素粉涂口腔。

(3)找出原因给予控制。

3. 汗疹、脓疱疹

(1)注意皮肤清洁,必要时每天擦洗2次。

(2)治疗脓疱,可用75%酒精消毒后刺破,涂1%甲紫,并暴露。

(3)注意全身情况,遵医嘱给抗生素。

4. 脐炎

(1)脐轮红肿者,用2.5%碘酒、75%酒精、95%酒精依次消毒脐带,用依沙吖啶纱条湿敷。

(2)脐根部有分泌物及臭味者,应送分泌物进行培养,用过氧化氢冲洗。

(3)有肉芽增生者,用1%硝酸银烧灼。

(4)脐轮红肿并出现全身症状如发烧、败血症等,根据医嘱及时处置。

5. 乳腺炎

(1)急性期用75%酒精外敷,或敷消炎消肿药物,如金黄如意散(用浓茶水调成糊状)。

(2)根据医嘱给抗生素。

(3)化脓时及时切开引流。

6. 皮下坏疽

(1)早期用金黄如意散敷局部。

(2)口服抗生素或全身用药。

(3)若病变有扩散,可行放射状切开引流。

(4)加强护理,变换体位,防止局部受压。

(5)用消毒液冲洗伤口,放置引流。

7. 尿布皮疹

(1)臀红程度可分为以下3种:

Ⅰ度:局部皮肤潮红,并有斑疹、丘疹。

Ⅱ度:皮疹破溃,小片糜烂。

Ⅲ度:较大糜烂面,表皮剥脱溃疡或小脓疱。

(2)护理:①勤换尿布,及时清洗臀部,每次换尿布后涂凡士林或氧化锌软膏,保护臀部皮肤。减少刺激。②Ⅱ度臀红可定时用灯泡烘烤,使局部皮肤干燥,灯疗后涂药。③注意喂养,尽量喂母乳。

第六节　仪器使用常规

胎心监护仪使用常规

(一)监护指征

1.产前妊娠 34 周后的高危妊娠需监护胎心。

(1)妊娠高血压综合征。

(2)妊娠合并心脏病。

(3)妊娠合并呼吸系统疾病。

(4)能影响胎盘功能的产科并发症,如过期妊娠。

(5)胎儿宫内发育迟缓。

(6)羊水少。

(7)脐绕颈。

(8)听诊胎心异常。

(9)胎动异常。

(10)产前出血。

(11)早破水。

(12)胎位不正。

(13)足月头浮。

2.产时

(1)胎儿宫内窘迫,如胎心异常、顶先露、羊水污染。

(2)早产。

(3)滞产应用催产素等。

(二)监护目的

连续监护胎心率与宫腔压力及胎动的关系,了解胎儿对宫缩、胎动的耐受能力,从而做出正确诊断和及时处理。

(三)监护方法

1.孕妇取平卧位,将胎心探头放在胎心最响处,测宫缩探头放在宫底,测胎动的探头放在胎儿肢体的一侧。

2.监护时间一般为 20 分钟,若监护 10 分钟无反应,可推胎体唤醒胎儿,再观察

10 分钟,有特殊情况可任意延长监护时间。

3. 可酌情选择以下几种监护方法。

(1)无激惹试验(NST)。

(2)宫缩负荷试验:①刺激乳头试验(NS - CST)。②催产素激惹试验(OCT)。③自然宫缩负荷试验(CST)。

(3)联合试验　试验前 12 小时内一般不用镇静剂,以免影响胎心率试验结果。

(四)监护内容

1. 胎心率图形

(1)胎心率基线(BHR)

①胎心率水平

正常:120 ~ 160bpm。

轻度过缓:100 ~ 120bpm;明显过缓:小于 100bpm;轻度过速:160 ~ 180bpm;明显过速:大于 180bpm;心动过速可考虑为早期胎儿宫内窘迫,心动过缓是进行性缺氧的表现。

②胎心率基线变异:按 Hammacher 分类如下:

消失型:<5bpm(基线固定)

狭窄型:5 ~ 10bpm(变异减小)

波动型:11 ~ 25bpm(正常变异)

跳跃型:>25bpm(变异加大)

消失型、跳跃型为胎心率基线的不正常变异;狭窄型、波动型为胎心率基线的正常变异。

(2)周期性胎心率根据其对子宫收缩的反应,可分为下列几类:

无变化:胎心率基线固定。

加速:子宫收缩后,胎心率增加。

减速:早期减速,晚期减速,变异减速。

①早减的特点:

a. 每次宫缩都出现心率减慢,迅速下降,迅速恢复。b. 短落后时间少于 15 秒,恢复时间大于 15 秒。c. 减速振幅少于 40bpm。d. BHR 正常。e. 减速可用阿托品抵消。

一般认为早减无意义,不需治疗。

②晚减的特点:

a. 胎心率变化曲线形态规则,减速出现较晚,平均在宫缩开始 40 秒后出现,减速逐渐开始,逐渐恢复。

b. 长落后时间 30 ~ 60 秒,长复原时间 30 ~ 60 秒。

c. 减速振幅少于 40bpm。

d. 不能用注射阿托品来抵消。

晚期减速是胎儿预后不良的信号。

③变异减速的特点:

a. 形态不规则与宫缩不相关,减速及恢复均快,持续时间长。

b. 减速始于原来正常的胎心率基线上。

c. 减速振幅大,为 60~80bpm。

d. 改变体位或注射阿托品都可减轻减速程度。

变异减速是脐带受压或急性短暂胎儿缺氧所致,其发生及恢复均迅速,胎心率的自动调节功能仍是好的。

2. 试验判断标准

(1)无负荷试验(NST):

①反应型:胎心率(FNR)120~160bpm,胎动时胎心率加速大于 15bpm,持续时间大于 15 秒,心率变异大于 6 次/min。

提示:胎儿情况良好,在 1 周内分娩,胎儿能耐受分娩时暂时缺氧的负荷。

②无反应型:FHR 120~160bpm,有时有短暂减速,胎动每 20 分钟少于 3 次,胎动时胎心率无加速反应,胎心率变异少于 6 次/min。

提示:胎儿在宫内已受到一定程度的损害,对暂时缺氧耐受力差。

③弱反应型:介于反应型与无反应型二者之间。

④正弦型:极少见,见于严重贫血、ABO 溶血或宫内濒死状态。

⑤不满意:见于外界干扰、机器障碍时。

(2)负荷试验

①催产素应激试验(OCT):静滴 0.5% 催产素(Pitocin),直至出现有效宫缩,即每 10 分钟 3 次宫缩,每次宫缩持续 30~40 秒,宫缩压力 5.3kPa(40mmHg)以上,进行监护。②乳头刺激试验(NS－CST):以 100 次/min 的速度双手刺激乳头(由孕妇或医护人员进行)。③产时自然宫缩负荷试验(CST)。④判定标准

a. 阴性:无晚期减缓,胎动后胎心率加快。

b. 阳性:出现 3 次以上的晚期减缓图形,胎动后无胎心率加快。

c. 可疑:宫缩后偶见晚期减缓,胎心率基线变异正常或减小,胎动后胎心率可增加或不增加。

⑤提示:a. OCT 或 NS－CST 阴性:提示胎儿 1 周内比较安全。b. OCT 或 NS－CST 阳性:提示胎盘功能减退,胎儿有死亡的危险性,但不立即发生。当合并其他胎儿、胎盘功能不良指标,如 E_3 低时,若胎儿有存活能力,则宜行剖宫产终止妊娠。

(3)联合试验

①目的:更准确地判定胎儿预后。

②方法:对 NST 无反应者推醒胎儿,行加压试验,如仍无反应,行应激试验(OCT 或 NS－CST)。

③提示

阳性:结合临床其他指标结束分娩。可疑:24 小时后重复试验。

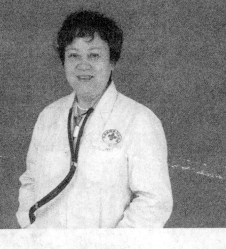

商雁冰
山西省大同新凤凰妇产医院 院长

★中华医学会大同妇产科学会副主任
★山西省围产医学会委员
★大同市医疗事故鉴定委员会委员
★大同市中医研究所副所长
★全国著名腔镜专家

新大同 新女性 新凤凰
——专访大同新凤凰妇产医院院长商雁冰

她，每年接诊孕妇3000多人，将全部关爱倾注在这些准妈妈身上；

她，爱自己的孩子，也爱亲手接生出来的孩子；

她，用自己的微笑和关爱，细心的呵护着每一个家庭；

她就是山西省围产医学会委员、大同新凤凰妇产医院院长商雁冰。

再累，我们也觉得幸福

商雁冰院长给人的第一印象是和蔼可亲。一大早她就在住院楼查房，忙碌的身影穿梭在各个病房中。好不容易来到办公室接受采访时，又有很多电话打进来找她，也有病人不时过来咨询。

为了不打扰她，我们就在一旁看起了她的履历。1979年商院长从山西医科大学毕业，至今整整有三十多个年头了，可以说她经历了大同市妇产科几十年的发展变迁，更见证了大同新凤凰妇产医院的成长与跨越。

终于等到商院长忙完，她告诉我们，随着医院环境条件和诊疗技术的提高，妇科、产科病源病种不断增多，她几乎没有什么节假日，无论严寒酷暑、白天黑夜，一个电话，病情如军情，无论家里有多么重要的事，她和她的同事们总是做到召之即来，来之能战，战之能胜。她已记不清寒冷的冬夜里多少次从被窝里爬起来，有时刚刚躺下，却不得不起来振作精神再次战斗。看到我们惊讶和不解的表情时，她笑了笑，说："妇产科医生这个行业就是这样，能和每一个家庭迎接新生命的降生，即使再累，我们也觉得幸福的。"

高龄生子，这份母爱打动了我

在交谈的过程中，商院长说每个妇产科医生都会遇到突然临盆的产妇，特别是在夜晚，那时妇产科就成了"战场"，我们就成了电影中英勇的战士。

商院长给我们讲述了一个让她至今感叹的病例：去年，有一位45岁高龄产妇来院就诊。那产妇在一次意外中失去了13岁的儿子，夫妻俩一度都很消沉，甚至多次轻生，妻子冒着高龄再次怀孕。

商院长说，我到现在还记得当时的手术画面，整个手术虽然只有46分钟，但我当时觉得那是我生命中最漫长也最难忘的一次手术。一般35岁以上就算是高龄产妇，像这个产妇年龄这么大，可想她吃的苦是很多产妇所无法想象的，这份伟大的母爱深深地感染了我。当听到孩子第一声啼哭后，我感觉到从来没有过的幸福感，我们手术现场的医护人员眼睛里都是泪水。我也是孩子的妈妈，深知做妈妈的辛苦，母爱无疆啊！

荣誉，对我们是动力也是压力

2011年9月，大同市卫生局批准"原大同新凤凰女子医院"正式升级更名为"大同新凤凰妇产医院"；2012年3月，由大同科技局批准成立的"大同不孕不育研究中心"正式落户大同新凤凰妇产医院，同年5月举办的"2012大同妇产科腔镜微创学术高峰论坛"在大同新凤凰妇产医院隆重召开……面对这样的荣誉，商院长又是如何看待的？

谈及此事，商院长说，荣誉背后是动力和压力的博弈。动力是因为技术得到认可而觉得欣慰，压力是我们感到自己身上肩负的使命和责任，我们不能满足现状，要不断学习新的知识来丰富、充实医疗队伍，让国内、省内更多优秀的妇产科医生为大同及周边地区的女性朋友们提供更权威专业、便捷称心的医疗服务。作为医生，我们能用自己学到的专业知识去帮助那些需要帮助的患者，这就是一个妇产科医生存在的意义。

■ 记者手记

在踏进大同新凤凰妇产医院之前，从没想到每天会有那么多同年同月同日生的人，认识了商院长，让我们看到了妇产科医生的伟大与荣高。有多少人在懂事时，心中就只有"妈妈最伟大"的念头，却从来不曾想起带我们来到这个世界的另一位"妈妈"。

如果把产房比做妈产科医生人生的舞台，那么母子平安，就是产科医生最成功的表演。在她们的眼神里，我读懂了一种情感——生命的延续是希望与爱心。

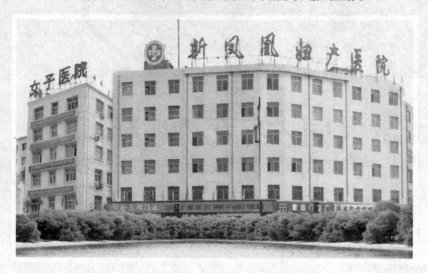
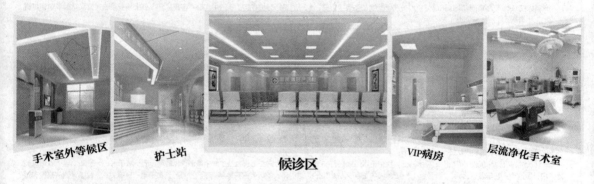